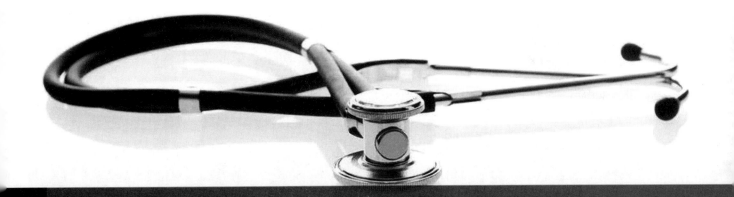

现代内科学诊疗要点

刘 玮 主编

XIANDAI NEIKEXUE ZHENLIAO YAODIAN

中国纺织出版社有限公司

图书在版编目（CIP）数据

现代内科学诊疗要点 / 刘玮主编. -- 北京：中国
纺织出版社有限公司, 2022.6
ISBN 978-7-5180-9448-6

Ⅰ.①现… Ⅱ.①刘… Ⅲ.①内科—疾病—诊疗
Ⅳ.①R5

中国版本图书馆CIP数据核字（2022）第051958号

责任编辑：傅保娣　高文雅　责任校对：高　涵　责任印制：王艳丽

中国纺织出版社有限公司出版发行
地址：北京市朝阳区百子湾东里A407号楼　邮政编码：100124
销售电话：010—67004422　传真：010—87155801
http://www.c-textilep.com
中国纺织出版社天猫旗舰店
官方微博 http://weibo.com/2119887771
唐山玺诚印务有限公司印刷　各地新华书店经销
2022年6月第1版第1次印刷
开本：889×1194　1/16　印张：16.5
字数：478千字　定价：98.00元

凡购本书，如有缺页、倒页、脱页，由本社图书营销中心调换

编 委 会

主　编　刘　玮　黄　慧　刘晓珺　李　爽　龙　军

副主编　尹　晶　王　杨　武建海　赵　敏
　　　　　于　佳　李振英　张丽丽　吴　静

编　委　(按姓氏笔画排序)
　　　　　于　佳　中国人民解放军联勤保障部队第九八〇医院
　　　　　　　　（白求恩国际和平医院）
　　　　　王　杨　佳木斯大学附属第一医院
　　　　　尹　晶　佳木斯大学附属第一医院
　　　　　龙　军　重庆医科大学附属第三医院
　　　　　刘　玮　佳木斯大学附属第一医院
　　　　　刘晓珺　哈尔滨医科大学附属第二医院
　　　　　孙丽萍　哈尔滨医科大学附属第二医院
　　　　　李　爽　深圳市龙岗区第三人民医院
　　　　　李振英　佳木斯大学附属第一医院
　　　　　吴　静　北部战区空军医院
　　　　　邹晓军　佳木斯大学附属第一医院
　　　　　张丽丽　哈尔滨医科大学附属第二医院
　　　　　武建海　南京中医药大学附属医院
　　　　　　　　（江苏省中医院）
　　　　　赵　敏　长春中医药大学附属第三临床医院
　　　　　赵微微　北部战区空军医院
　　　　　殷文娟　佳木斯大学附属第一医院
　　　　　黄　慧　四川省医学科学院·四川省人民医院

前　言

　　内科学涉及内容广泛，整体性强，主要研究人体各系统器官疾病的病因、诊断与防治，因此也是临床医学其他学科的基础，并与各临床学科之间有着密切的联系。为更好地治疗内科疾病，缓解医患关系，减轻患者经济负担，提高患者生活质量，本书作者参考大量国内外文献资料，结合国内临床实际情况，编写了本书。

　　本书主要介绍了常见内科疾病的诊治，包括呼吸内科疾病、心内科疾病、消化内科疾病、肾内科疾病、内分泌科疾病、免疫内科疾病、血液内科疾病、神经内科疾病、老年常见疾病、精神障碍性疾病的病因、发病机制、病理、临床表现、辅助检查、诊断、治疗等内容。全书紧扣临床，简明实用，图表清晰，资料新颖，对于内科医务工作者处理相关问题具有一定的参考价值，也可作为基层医生和医务工作者学习之用。

　　临床医学发展迅捷，知识更新快速，需要临床工作者不断学习和总结。编者虽竭尽全力，但由于时间和篇幅有限，难免存在疏漏和差错，敬请同道和广大读者不吝批评指正。

编　者

2022 年 1 月

目 录

第一章

呼吸内科疾病

第一节 慢性阻塞性肺疾病

慢性阻塞性肺疾病（COPD）是一组以气流受限为特征的肺部疾病，气流受限不完全可逆，呈进行性发展。COPD 是呼吸系统疾病中的常见病和多发病，患病率和病死率均比较高。因肺功能呈进行性减退，故常严重影响患者的劳动力和生活质量。

支气管哮喘也具有气流受限的特点，但支气管哮喘是一种特殊的气道炎症性疾病，其气流受限具有可逆性，它不属于 COPD。某些患者在患病过程中可能会出现慢性支气管炎合并支气管哮喘。支气管哮喘合并慢性支气管炎，或当哮喘与慢性支气管炎和肺气肿重叠存在时，表现为气流受限不完全可逆，也可列为 COPD。

一、病因及发病机制

确切病因不清楚，与下列导致慢性支气管炎的因素有关。

1. 吸烟

为重要发病因素，吸烟者慢性支气管炎的患病率比不吸烟者高 2～8 倍，烟龄越长，吸烟量越大，COPD 患病率越高。吸烟可导致：①支气管纤毛运动减退和巨噬细胞吞噬功能降低；②支气管黏液腺肥大，杯状细胞增生，黏液分泌增多，使气道净化能力下降；③支气管黏膜充血、水肿、黏液积聚；④副交感神经功能亢进，引起支气管平滑肌收缩，导致呼吸道阻力增加，气流受限。此外，烟草、烟雾还可使氧自由基产生增多，诱导中性粒细胞释放蛋白酶，抑制抗蛋白酶系统，破坏肺弹力纤维，诱发肺气肿形成。

2. 空气污染

大气中的有害气体如二氧化硫、一氧化碳、氯气等可损伤气道黏膜上皮，使纤毛清除率下降，黏液分泌增加，为细菌侵入创造条件。

3. 感染

是 COPD 发生、发展的重要因素之一。病毒、细菌和支原体是本病急性发作的主要因素。病毒主要为流感病毒、鼻病毒、腺病毒和呼吸道合胞病毒等，细菌则以肺炎链球菌、流感嗜血杆菌及葡萄球菌为多见。

4. 蛋白酶—抗蛋白酶失衡

蛋白酶对肺组织有损伤、破坏作用，而抗蛋白酶对弹性蛋白酶等多种蛋白酶具有抑制功能。蛋白酶和抗蛋白酶维持平衡是保证肺组织正常结构免受破坏的主要因素。蛋白酶增多或抗蛋白酶不足均可导致肺组织结构破坏而产生肺气肿。

5. 其他

机体自主神经功能失调、内分泌功能减退、营养低下、维生素摄入不足、气温突变等都有可能导致COPD 的发生和发展。

二、病理

病理学改变发生在中央气道、外周气道、肺实质和肺血管。

1. 中央气道（气管、支气管以及内径>2 mm的细支气管）

炎症细胞浸润气道上皮，黏液分泌腺肥大、杯状细胞增生、纤毛倒伏或部分脱落。

2. 外周气道（内径<2 mm的细小支气管）

慢性炎症导致气道壁损伤和修复过程反复发生。修复过程导致气道壁结构重塑、胶原含量增加及瘢痕组织形成，使气腔狭窄，引起固定性气道阻塞。

3. 肺实质

表现为肺过度膨胀，弹性减弱。外观灰白、表面可见大小不等的大疱。显微镜下可见肺泡壁变薄、肺泡腔扩大、破裂或形成大疱。阻塞性肺气肿按累及肺小叶的部位分为小叶中央型、全小叶型和混合型三类，其中以小叶中央型最常见。

（1）小叶中央型：由于终末细支气管或一级呼吸性细支气管炎症导致管腔狭窄，其远端的二级呼吸性细支气管呈囊状扩张。

（2）全小叶型：呼吸性细支气管狭窄引起所属终末肺组织（肺泡管—肺泡囊及肺泡）的扩张。

（3）混合型：两型同时存在于一个肺内称混合型肺气肿。

4. 肺血管

早期改变以血管壁增厚为特征，继之出现平滑肌增厚和血管壁炎症细胞浸润。COPD晚期继发肺心病时，部分患者可见多发性肺小动脉原位血栓形成。

三、临床表现

（一）症状

缓慢、进展、病程长。

1. 慢性咳嗽

随病程发展可终身不愈。常晨间咳嗽明显，夜间有阵咳或咳痰。

2. 咳痰

一般为白色黏液或浆液泡沫痰，偶尔带血丝，清晨咳痰较多。急性发作期痰量增多，可有脓性痰。

3. 气促或呼吸困难

早期在体力劳动后或上楼等活动时出现，后逐渐加重，以致在日常活动甚至休息时也感到气促。气促是COPD的标志性症状。

4. 喘息和胸闷

部分患者特别是重度患者或急性加重时出现喘息。

（二）体征

早期体征可不明显，随病情进展可出现以下肺部体征：桶状胸，部分患者呼吸变浅，频率增快，严重者可有缩唇呼吸等。触诊双侧语颤减弱；叩诊呈过清音，心浊音界缩小，肺下界和肝浊界下降；双肺呼吸音减弱，呼气延长，部分患者可闻及湿啰音和（或）干啰音。

四、辅助检查

（一）肺功能检查

肺功能检查是判断气流受限的主要客观指标，对COPD诊断、严重程度评价、疾病进展、预后及治疗反应等有重要意义。

（1）第1秒用力呼气容积占用力肺活量百分比（FEV_1/FVC），是评价气流受限的一项敏感指标。

（2）第1秒用力呼气容积占预计值百分比（FEV_1%预计值），是评估COPD严重程度的良好指标，其易变性小，易于操作。

（3）吸入支气管舒张药后 $FEV_1/FVC < 70\%$ 及 $FEV_1 < 80\%$ 预计值者，可确定为不能完全可逆的气流受限。

（4）肺总量（TLC）、功能残气量（FRC）和残气量（RV）增高，肺活量（VC）减低，表明肺过度充气，有参考价值。根据 FEV_1/FVC、$FEV_1\%$ 预计值的下降程度，可对 COPD 的严重程度作出分级（表 1-1）。

表 1-1　COPD 的严重程度分级

分级	FEV_1/FVC	$FEV_1\%$ 预计值
Ⅰ级（轻）	<70%	≥80%（≥80%）
Ⅱ级（中）	<70%	50%~79%（<80%）
Ⅲ级（重）	<70%	30%~49%（<50%）
Ⅳ级（极重）	<70%	<30%（<30%）

（二）胸部 X 线检查

COPD 早期胸片可无变化，以后可出现肺纹理增粗、紊乱等非特异性改变，也可出现肺气肿改变（两肺野透亮度增加，肋间隙增宽，膈面低平，胸廓及膈肌运动减弱，心影狭长呈垂直位）。X 线胸片改变对 COPD 的诊断特异性不高，主要作为确定肺部并发症及与其他肺疾病鉴别之用。

（三）血气分析

血气分析对确定发生低氧血症、高碳酸血症、酸碱平衡失调，以及判断呼吸衰竭的类型有重要价值。

五、诊断

1. 病因

由吸烟等引起 COPD 的高危因素。

2. 临床表现

咳嗽、咳痰、喘息，逐渐加重的气促。

3. 体征

主要是肺气肿体征。

4. 肺功能

①$FEV_1/FVC < 70\%$，$FEV_1 < 80\%$ 预计值可确定为不完全可逆气流受限。②少数并无咳嗽、咳痰，仅在肺功能检查时 $FEV_1/FVC < 70\%$，而 $FEV_1\% \geqslant 80\%$ 预计值，在排除其他疾病后，也可诊断为 COPD。

六、鉴别诊断

1. 支气管哮喘

①多在儿童或青少年起病。②一般无慢性咳嗽、咳痰等，以发作性喘息为特征。③发作时两肺满布哮鸣音，缓解后消失。④常有过敏史或家族史。⑤气流受限多为可逆性。

2. 肺结核

①有午后潮热、乏力、盗汗等结核中毒症状。②痰检查可发现结核分枝杆菌。③胸片可发现结核病灶。

3. 支气管肺癌

①年龄在 40 岁以上，尤其是有多年吸烟史。②发生刺激性咳嗽，常有反复发作的痰中带血。③X 线胸片显示肿块阴影或阻塞性肺炎表现。④痰脱落细胞检查及纤维支气管镜检可帮助诊断。

七、并发症

1. 慢性呼吸衰竭

常在 COPD 急性加重时发生，其症状明显加重，发生低氧血症和（或）高碳酸血症，可具有缺氧和（或）二氧化碳潴留的临床表现。

2. 自发性气胸

如有突然加重的呼吸困难，并伴有明显的胸痛、发绀，患侧肺部叩诊为鼓音，听诊呼吸音减弱或消失，应考虑并发自发性气胸，通过 X 线检查可确诊。

3. 慢性肺源性心脏病

由于 COPD 病变引起肺血管床减少及缺氧致肺动脉痉挛、血管重塑，导致肺动脉高压、右心室肥大，最终发生右心功能不全。

八、治疗

（一）稳定期治疗

1. 治疗原则

①健康教育。②合理使用支气管扩张药。③止咳化痰。④坚持家庭氧疗。

2. 具体措施

（1）教育和劝导：其中最重要的是劝导吸烟的患者戒烟，这是减慢肺功能损害有效的措施。

（2）支气管扩张药：短期按需要应用以暂时缓解症状，长期规则应用以预防和减轻症状。可依病情严重程度、用药后患者的反应等酌情选用。

1）抗胆碱药：①短期有异丙托溴铵（异丙阿托品），雾化吸入，持续 6~8 小时，每次 40~80 mg（每喷 20 μg），每天 3~4 次；②长效制剂有噻托溴铵，每吸 18 μg，每天 1 次。

2）β_2 受体激动剂：①短效如沙丁胺醇，100~200 μg/次（1~2 喷）雾化吸入，疗效持续 4~5 小时；②长效有沙美特罗，每次 1 吸（每吸 25 μg），福莫特罗每次 1~2 吸（每吸 4.5 μg）。

3）茶碱类：①茶碱缓释片 0.2 g，早、晚各 1 次；②氨茶碱 0.1 g，每天 3 次。

（3）祛痰药：对痰不易咳出者可应用，常用药物有氨溴索、羧甲司坦、乙酰半胱氨酸等。

（4）长期家庭氧疗（LTOT）：对 COPD 慢性呼吸衰竭者可提高生活质量和生存率，对血流动力学、运动能力、肺生理和精神状态均会产生有益的影响。一般用鼻导管吸氧，氧流量为 1.0~2.0 L/min，吸氧时间 >15 h/d。

（二）急性加重期治疗

1. 治疗原则

①早期有效地控制感染。②保证呼吸道通畅，合理给氧。③密切观察病情变化，控制性地使用糖皮质激素。

2. 具体措施

（1）抗生素：由于 COPD 急性加重由细菌感染诱发，故抗生素在 COPD 急性加重的治疗中具有重要地位。COPD 加重并有脓性痰是应用抗生素的指征，应根据患者所在地常见病原体类型及药物敏感情况积极选用抗生素治疗。

（2）支气管扩张药：药物同稳定期。有严重喘息症状者可给予较大剂量雾化吸入治疗，如应用沙丁胺醇 2 500 μg 或异丙托溴铵 500 μg，或沙丁胺醇 1 000 μg 加异丙托溴铵 250~500 μg，通过小型雾化吸入器给患者吸入治疗以缓解症状。

（3）控制性吸氧：氧疗是 COPD 加重期住院患者的基础治疗。无严重并发症的 COPD 加重期患者氧疗后较容易达到满意的氧合水平（PaO_2 >60 mmHg 或 SaO_2 >90%），但有可能发生潜在 CO_2 潴留。鼻导管给氧时吸入氧浓度与给氧流量有关，估算公式为吸入氧浓度（%）=21 +4×氧流量（L/min）。一般吸入氧浓度为 25% ~ 29%（氧流量为 1 ~ 2 L/min），吸入氧浓度过高时引起 CO_2 潴留的风险加大。应注意复查动脉血气以确定氧合满意而未引起 CO_2 潴留或酸中毒。

（4）糖皮质激素：对需住院治疗的急性加重期患者，可考虑口服泼尼松龙（强的松龙）30 ~ 40 mg/d，有效后减量，疗程为 10 ~ 14 天。也可静脉给予甲泼尼龙（甲基强的松龙），一般为 40 mg/d，3 ~ 5 天，有效后改口服并逐渐减量。

（5）其他治疗措施：合理补液和电解质以保证水电解质平衡。注意补充营养，根据患者胃肠功能状况调节饮食，保证热量和蛋白质、维生素等营养素的摄入，必要时可选用肠外营养治疗，积极排痰等。如患者有呼吸衰竭、肺源性心脏病、心力衰竭，进行相应的治疗。

九、预防

（1）积极劝导患者戒烟。
（2）控制职业和环境污染，减少有害气体吸入。
（3）积极防治婴幼儿和儿童期的呼吸道感染。
（4）对有慢性支气管炎反复感染的患者可注射流感疫苗、肺炎链球菌疫苗等。
（5）加强体育锻炼，增强体质，提高机体免疫力。
（6）对 COPD 高危因素人群，定期进行肺功能监测，以早期发现 COPD 并及时治疗。

第二节　支气管扩张

支气管扩张简称支扩，是指由支气管及其周围组织的慢性炎症导致的支气管壁破坏，管腔形成不可逆扩张、变形。典型临床症状为慢性咳嗽、咳大量脓痰和反复咯血。过去本病常见，随着人民生活的改善，麻疹、百日咳预防接种及抗生素的应用等，本病已明显减少。本病多见于儿童或青年。大多继发于急、慢性呼吸道感染和支气管阻塞，反复支气管炎症导致气管管壁破坏而引起支气管的异常和持久扩张。

一、病因及发病机制

（一）病因

支气管扩张的病因有先天性和继发性。大多为后天获得性，由先天性发育缺损和遗传性疾病引起者较少见，另有约 30% 支气管扩张患者病因不明，但通常存在遗传、免疫或解剖缺陷。重要的发病因素是急、慢性呼吸道感染和支气管阻塞。

（二）发病机制

支气管扩张发病机制中的关键环节为支气管感染和支气管阻塞，两者相互影响，形成恶性循环，最终导致支气管扩张的发生和发展。另外，支气管外部牵拉、先天性发育缺陷及遗传因素等也可引起支气管扩张。

1. 支气管—肺感染

婴幼儿时期严重的支气管—肺感染是引起支气管扩张的主要原因之一，如病毒和细菌感染引起的细支气管炎和支气管肺炎，造成支气管壁的破坏和附近组织纤维收缩。这些病变使支气管引流不畅、分泌物潴留，导致阻塞，而阻塞又容易进一步诱发感染。这个感染—阻塞—感染的过程反复进行，最终将导致支气管扩张。肺结核在痊愈过程中常伴有支气管肺组织纤维组织增生，牵拉支气管，造成局部支气管扭曲、变形，分泌物不易被清除。随后，继发的普通细菌感染病变进入感染—阻塞—感染的恶性循环过程，最终形成支气管扩张。

2. 支气管先天性发育缺损和遗传因素

支气管先天性发育障碍，如巨大气道—支气管症，可能因先天性结缔组织异常、管壁薄弱所致。支气管扩张伴鼻窦炎、内脏转位（右位心），称为卡塔格内综合征（Kartagener Syndrome），可能与软骨发育不全或弹性纤维不足，导致局部管壁薄弱或弹性较差有关。

3. 其他疾病

部分不明原因的支气管扩张患者有不同程度的体液免疫和（或）细胞免疫功能异常，提示支气管扩张可能与机体免疫功能失调有关，如类风湿关节炎、系统性红斑狼疮、溃疡性结肠炎、克罗恩病等疾病可同时伴有支气管扩张。

二、病理

1. 形态

支气管弹力组织、肌层及软骨等陆续遭受破坏，由纤维组织代替，管腔逐渐扩张。按形态分为柱状和囊状两种，常合并存在。柱状扩张的管壁破坏较轻，随着病情发展，破坏严重，进而出现囊状扩张。

2. 部位

感染性支气管扩张多见于下叶基底段支气管的分支。由于左下叶支气管较细长，且受心脏血管的压迫而引流不畅，容易导致继发感染，故左下叶支气管扩张多于右下叶。舌叶支气管开口接近下叶背段，易受下叶感染的影响，故左下叶与舌叶支气管扩张常同时存在。结核后性支气管扩张多位于肺上叶，特别多见于上叶尖段与后段支气管及其分支。下叶背段的支扩多数也是结核后发生。右中叶支气管较细长，周围有内、外、前三组淋巴结围绕，易引起肺不张及继发感染，反复发作也可发生支气管扩张。

三、临床表现

（一）症状

支气管扩张的病程较长，多于幼年、青年期发病。常在童年有麻疹、百日咳或支气管肺炎病史、迁延不愈，以后伴有反复发作的肺部感染。

1. 慢性咳嗽、吐大量脓痰

（1）咳嗽：一般为阵发，与体位改变有关。

（2）痰：①黄、绿色，每天数百毫升（100～400 mL）；②痰静置于玻璃瓶中可分为三层（泡沫、浆液、沉渣）；③如有厌氧菌感染，呼吸时有腥臭味。

2. 反复咯血

半数以上患者有不同程度的反复咯血，从痰中带血到大量咯血，咯血量与支气管病变范围及感染程度有时并不一致。部分患者仅有反复咯血，临床称为"干性支气管扩张"，常见于结核性支气管扩张，病变多位于引流良好的上叶支气管。

3. 反复肺部感染

同一肺段可反复发生肺炎并迁延不愈。患者可出现发热、食欲缺乏、乏力、消瘦、贫血等慢性感染中毒症状，儿童可影响发育。

（二）体征

（1）早期：可无阳性体征。

（2）后期：①病变部位恒定、局限湿啰音，为支气管扩张的典型肺部体征；②慢性病例伴杵状指（趾）；③出现肺气肿、肺心病等可有相应体征。

四、辅助检查

（一）血常规

一般无特殊表现。继发感染时，血白细胞计数和中性粒细胞数增高。红细胞沉降率增快，反复咯血的患者可出现贫血。

（二）影像诊断

（1）X 线检查：早期无特殊或仅有肺纹理增深；晚期可见粗乱肺纹理的环状透亮阴影；沿支气管的卷发样阴影；合并感染时阴影中可有液平面。

（2）CT 检查：柱状扩张显示支气管壁增厚，并延伸到肺的边缘；囊状扩张表现为支气管显著扩张，成串或成簇囊状改变，感染时阴影内出现液平面。

（3）高分辨率 CT（HRCT）检查：可显示次级肺小叶为基本单位的肺内细微结构，是支气管扩张的主要诊断方法。

（三）支气管碘油造影

以往为确诊支气管扩张的金标准。现在由于胸部 CT 技术的不断发展，对诊断支扩的准确性很高，因此，已经取代支气管碘油造影而成为确诊支气管扩张的金标准。

（四）支气管镜检查

目前支气管镜可以达到 3 级支气管，可以窥见 4 级支气管，而支气管扩张病变多发生于远端的支气管，故经支气管镜直接窥见支气管扩张病变的概率较低。对部分病例可发现出血部位及支气管阻塞原因，对支扩的病因及定位诊断有一定帮助；对获取标本明确病原体有一定价值。

（五）痰微生物检查

痰涂片可发现革兰阴性及革兰阳性细菌；培养可检出致病菌；药敏试验结果对于临床正确选用抗生素具有一定指导价值。

五、诊断

（1）儿童或青年期开始发病。

（2）以后长期咳嗽，咳大量脓痰或反复咯血。

（3）肺下部局限、恒定的湿啰音。

（4）X 线片（胸片）可见肺纹理粗乱或卷发样阴影。

（5）肺 HRCT 和支气管碘油造影可确诊。

六、鉴别诊断

（1）慢性支气管炎：①中年以上发病；②肺部以干啰音为主，无恒定、局限的湿啰音；③一般无咯血。

（2）肺结核：①有结核中毒症状；②病变（体征）多在上肺；③痰结核菌检查可为阳性。

（3）肺脓肿：①起病急；②X 线检查可见大片阴影内有透光区、液平面；③经有效抗生素治疗，炎症可完全吸收。

（4）先天性肺囊肿：①无慢性咳嗽、咳大量脓痰、反复咯血症状；②X 线检查可见数量不等、边缘锐利的圆形阴影，壁光洁整齐。

（5）支气管肺癌：①多发生于 40 岁以上的男性吸烟者；②行 X 线、纤维支气管镜、痰细胞学检查等，可作出鉴别诊断。

七、治疗

治疗原则为：①控制呼吸道感染；②促进痰液引流；③必要时手术切除。

（一）一般治疗

根据病情轻重，合理安排休息。合并感染及咯血时，应卧床休息。平时应避免受凉，劝导患者戒烟，预防呼吸道感染。对于反复长期感染、反复咯血而身体虚弱者，应加强营养。

（二）控制感染

抗生素是治疗支气管扩张的最重要药物。有发热、咳脓痰等化脓性感染时，开始可根据病情经验性选药，获得痰培养及药敏试验结果后酌情进行调整。病情轻者可口服，较重者需静脉给药，如喹诺酮类、头孢菌素类等。有厌氧菌感染者可使用甲硝唑。对于感染不易控制者可考虑轮换使用不同的抗生素。

（三）祛除痰液

有多种方法可供选用，但效果不稳定。

1. 体位引流

（1）原则：病变位于高处，其口朝下，借助重力使痰液排出。

（2）意义：排痰、减轻症状，有时较使用抗生素更有效。

（3）具体方法：中叶，头低脚高仰卧位（床脚抬高 30 cm 左右）；下叶：俯卧位，仍头低脚高位；上叶：取坐位。

（4）注意事项：患者深呼吸，间隙用力咳嗽并拍背；引流前可超声雾化（可加入庆大霉素 α-糜蛋白酶）；每天 2~4 次，每次 15~30 分钟。体位引流见图 1-1。

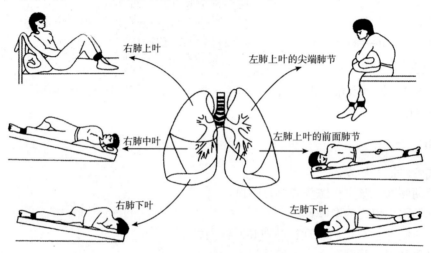

图 1-1 体位引流示意图

2. 祛痰剂

如氯化铵 0.3 g，溴己新 16 mg，盐酸氨溴索片 30 mg，鲜竹沥 10 mL，每天 3 次，可促进痰液排出。

3. 雾化吸入

可稀释分泌物，使其易于排出，促进引流，有利于控制感染。可选用生理盐水、胰脱氧核糖核苷酸酶、α-糜蛋白酶超声雾化，每天 2~3 次。

4. 补充水分

通过多饮水补足机体的水分，可有效地祛痰。

（四）支气管扩张剂

对有阻塞性通气功能障碍的患者可使用支气管扩张剂，能减轻患者症状，提高生活质量。

（五）咯血的处理

大量咯血可引起窒息死亡，必须积极治疗。

第三节　肺结核

肺结核是结核分枝杆菌（简称结核杆菌或结核菌）引起的慢性肺部传染病，占各器官结核病总数的 80%~90%，其中痰中排菌者称为传染性肺结核。这是一个非常古老而迄今仍然威胁人类健康的重要疾病和重大公共卫生问题。

近年来，由于高效抗结核药物的问世和合理应用，结核病已得到明显控制。但在农村和条件较差的地区仍是严重危害人民健康的主要疾病之一。

一、病因及发病机制

（一）结核杆菌特点

结核杆菌在分类学上属于放线菌目、分枝杆菌科、分枝杆菌属，分人型、牛型、非洲型和鼠型四型。对人类致病的主要是人型结核杆菌，牛型菌很少，非洲分枝杆菌见于赤道非洲，是一种过渡类型，西非国家分离菌珠倾向于牛型分枝杆菌，而东非国家分离菌更类似于人型分枝杆菌。田鼠分枝杆菌对人无致病力。结核杆菌细长而稍弯，约为 $0.4~\mu m \times 4.0~\mu m$，两端微钝，不能运动，无荚膜、鞭毛或芽孢；严格需氧，不易染色，但经品红加热染色后不能被酸性乙醇脱色，故称抗酸杆菌。结核菌对不利环境和某些理化因子有抵抗力。在阴湿处能生存 5 个月以上，干燥痰标本内可存活 $6 \sim 8$ 个月，$-8 \sim -6~℃$ 下能存活 $4 \sim 5$ 个月。对湿热抵抗力差：烈日暴晒 $2 \sim 7$ 小时，紫外线消毒 30 分钟，煮沸 5 分钟，70% 乙醇接触 2 分钟可被杀死。

（二）发病机制

1. 原发感染

在结核病普遍流行的国家和地区，人们常在不知不觉中受到结核杆菌的感染。当首次吸入含有结核杆菌的微粒后，是否感染取决于结核杆菌的毒力和肺泡内巨噬细胞和吞噬杀菌能力。如果结核杆菌能够存活下来，并在肺泡巨噬细胞内外生长繁殖，这部分肺组织出现炎症病变，称为原发病灶。原发病灶中的结核杆菌沿肺内淋巴管到达肺门淋巴结，引起淋巴结肿大。原发病灶和肿大的支气管淋巴结合称为原发综合征或原发性结核。原发病灶继续扩大，可直接或经血流播散到邻近组织器官发生结核病。

2. 结核病免疫与变态反应

（1）细胞免疫：当结核杆菌首次侵入人体开始繁殖时，人体通过细胞介导的免疫系统对结核杆菌产生特异性免疫，使原发病灶、肺门淋巴结和播散到全身各器官的结核杆菌停止繁殖，原发病灶炎症迅速吸收或留下少量钙化灶，肿大的肺门淋巴结逐渐缩小、纤维化或钙化，播散到全身各器官的结核杆菌大部分被消灭，这就是原发感染最常见的良性过程。其免疫过程是：感染结核杆菌→巨噬细胞吞噬→将抗原信息传递 T 淋巴细胞→T 细胞致敏→再次遇到结核杆菌→释放淋巴活性物质（趋化因子、巨噬细胞激活因子等）→激活巨噬细胞→增强吞噬（使巨噬细胞聚集在细菌周围）→最终形成结核结节，使病灶局限化。

（2）变态反应：结核杆菌入侵 $4 \sim 8$ 周后，人体组织对结核杆菌及其代谢产物产生敏感反应，称为变态反应，此变态反应可用结核菌素试验检测。

3. 科赫（Koch）现象与结核病发病学

（1）结核病发病学：1890 年 Koch 观察到，将结核杆菌皮下注射到未感染的豚鼠体内，$10 \sim 14$ 天后局部皮肤红肿、溃烂，形成深的溃疡，不愈合，最后豚鼠因结核杆菌播散到全身而死亡。而对 $3 \sim 6$ 周前受小量结核杆菌感染或幸存者，给予同等剂量的结核杆菌皮下注射，$2 \sim 3$ 天后局部出现红肿，形成表浅溃疡，继而较快愈合，无淋巴结肿大，无播散和死亡。这种机体对结核杆菌再感染和初感染表现出不同的现象称为科赫现象。

（2）科赫现象意义：①初次感染无免疫力，也无变态反应，但可经血行播散，豚鼠死亡；②再次感染出现变态反应，病灶趋于局限且不扩散，豚鼠不死亡。前者说明豚鼠对结核杆菌无免疫力，后者说明豚鼠对结核杆菌已产生免疫力。

4. 继发性结核

继发性结核包括内源性复发和外源性重染。原发性感染时期遗留下来的潜在、病灶中的结核杆菌重活动而发生的结核病，此为内源性复发，约占 10%。由于受到结核杆菌再感染而发病，称为外源性重染。继发性结核有明显的临床症状，容易出现空洞和排菌，有传染性，必须给予积极治疗。继发性结核具有重要临床和流行病学意义，是防治工作的重点。继发性肺结核发病有两种方式，一种是发病慢，临床症状少而轻，多发生在肺尖或锁骨下，痰涂片阴性者，一般预后良好。另一种是发病迅速，数周前肺部检查还是正常，发现时已广泛出现病变、空洞和播散，痰涂片检查阳性。这类患者多发生在青春期女性、营养不良、抵抗力弱的群体，以及免疫功能受损的患者。

二、传染源与传播途径

1. 传染源

传染性肺结核排菌是结核传播的主要来源。带菌牛乳曾是重要传染源，现已很少见。但我国牧区仍需重视牛乳的卫生消毒和管理。

2. 传播途径

主要为患者与健康人之间的飞沫传播。排菌量越多，接触时间越长，危害越大；直径 $1 \sim 5~\mu m$ 的飞沫最易在肺泡沉积，情绪激昂的讲话、用力咳嗽，特别是打喷嚏所产生的飞沫直径小，影响大。患者随地吐痰，痰液干燥后结核菌随尘埃飞扬，也可造成感染。经消化道、胎盘、皮肤伤口感染均属罕见。

3. 易感人群

生活贫困、居住拥挤、营养不良等是经济不发达社会中人群结核病高发的原因。婴幼儿、青春后期和成人早期尤其是该年龄期的女性及老年人结核发病率较高，可能与免疫功能不全或改变有关。某些疾病如糖尿病、硅沉着病、胃大部分切除后、百日咳等易诱发结核；免疫抑制者尤其好发结核病。

三、病理

（1）三种基本病变：①渗出：充血、水肿形成浸润或浆膜炎（变态反应高）；②变性：干酪样坏死（抵抗力降低或毒力增强的表现）；③增生：形成结核结节或肉芽肿（免疫力占优势）。

（2）转归：播散进展、吸收消散、纤维钙化。

（3）播散：支气管内播散（最常见的播散途径）、淋巴播散（儿童原发性多见）、血行播散（干酪病灶破入肺动脉）、直接播散（可直接扩散到邻近肺组织）。

四、临床表现

（一）症状

1. 结核中毒症状

低热、盗汗、乏力、消瘦；女性可出现月经不调或闭经；小儿表现为不活泼（性格改变）、发育迟缓。

2. 咳嗽、吐痰

一般为轻咳，白色黏液，量不多；空洞形成使痰量增加，继发感染者痰呈脓性。

3. 咯血

$1/3 \sim 2/3$ 的患者可发生咯血。发生机制：痰中带血为血管通透性增加；中等咯血为小血管破裂；大咯血为大血管或血管瘤溃破；突然大咯血发生窒息应立即进行抢救。

4. 胸痛

常有患侧钝痛或沉重感；若波及胸膜则为固定刺痛，与呼吸有关。

5. 呼吸困难

早期：结核毒素兴奋呼吸中枢；晚期：因呼吸功能不全、积液、气胸等引起。

（二）体征

早期、轻症患者可无明显体征；病变范围较大或干酪性肺炎时，患侧呼吸运动下降，叩诊浊音，听诊管状呼吸音和湿啰音。继发肺结核好发于上叶尖后段，于肩胛间区闻及细湿啰音，对诊断有极大价值。空洞性病变位置浅表而引流通畅时，有支气管呼吸音或伴湿啰音；巨大空洞可出现带金属调的空瓮音，现已很少见。慢性纤维空洞型肺结核体征有患侧胸廓塌陷，气管和纵隔向患侧移位，叩诊浊音，听诊呼吸音降低或闻及湿啰音，以及肺气肿征。支气管结核有局限性哮喘鸣音，特别是呼气和咳嗽末。

（三）特殊宿主肺结核

1. 无反应性结核

①见于极度免疫抑制患者。②是一种严重的单核—吞噬细胞系统结核病，又称结核败血症。③肝、脾、淋巴、骨髓、肺、肾有严重干酪样坏死，大量或成簇结核菌，而缺乏类上皮细胞和巨细胞反应。

2. 糖尿病合并结核

X线检查以渗出、干酪病变为主，可呈大片状，易形成空洞，好发于肺门及中下肺。

3. 艾滋病合并结核

病变多在中、下肺叶；常合并肺外结核；结核菌素试验（PPD）阴性。

4. 原有慢性肺部疾病合并结核

①易被掩盖。②按原发病治疗无缓解。③应进行 CT 及痰检查以免漏诊。

5. 变态反应性结核

临床表现类似风湿热，故有学者称其为结核性风湿症。如表现为低热、多发关节痛（炎），皮肤损害表现为结节性红斑等。水杨酸制剂治疗无效。

五、辅助检查

（一）痰结核菌检查

痰中找到结核杆菌是确诊肺结核的主要依据。涂片抗酸染色镜检快速简便，痰菌量较多者易呈阳性。培养法则更精确，尚可做药敏试验与菌型鉴定。近年来开展基因诊断，用聚合酶链反应（PCR）法检测结核杆菌更加简便、敏感和快速，并可鉴定菌型，但有时会出现假阳性或假阴性结果。

（二）影像学检查

1. X线检查

诊断肺结核的重要方法。了解病变的部位、范围，并大致估计结核病灶的性质，对于肺结核的诊断和疗效判断都有重要价值。肺结核常见的 X 线表现包括：①纤维钙化的硬结病灶（如斑点、条索、结节状影等）；②浸润病灶（如云雾状、密度较淡、边缘模糊阴影）；③干酪样病灶（大片状密度较高、浓度不一阴影）；④空洞（有环形边界的透光区病变）。

2. 胸部CT检查

有助于微小或隐蔽区病灶的诊断（如早期粟粒样阴影的显示优于平片）。

（三）结核菌素试验

1. 概念

（1）旧结核菌素（OT）：用培养成熟的结核菌，加温杀灭过滤后，将滤液蒸发到原液的1/10。

（2）结核菌素试验（PPD）：结核菌纯蛋白衍生物，以硫酸铵做沉淀提取结核蛋白，相对较纯，不产生非特异反应，已基本取代OT。

2. 试验方法

（1）OT 浓度有三种：①1∶10 000，1 U（0.1 mL）；②1∶2 000，5 U（0.1 mL）；③1∶100，100 U（0.1 mL）。1∶2 000 人群普查时用。

（2）PPD：通常用 5 U（0.1 mL），在左前臂曲侧上中 1/3 交界处做皮内注射，经48～72 小时测量皮肤硬结直径。

3. 判断

① 48～72 小时看结果；②硬结直径≥5 mm 为阳性（5～9 mm 为＋，弱阳性；10～19 mm 为＋＋，中度阳性；＞20 mm 或局部有水疱、坏死者为＋＋＋，强阳性）；＜5 mm 为阴性。

4. 意义

（1）小儿：＜3 岁阳性，视为新近感染，活动性肺结核。

（2）成人：强阳性，体内有活动病灶。

（3）排除结核：OT 浓度 1 : 100 阴性，大多可排除结核。

5. OT 阴性的意义

①结核感染 4~8 周内。②应用激素。③重症肺结核和各种危重症。④营养不良、麻疹、百日咳患者可暂时阴性。⑤细胞免疫缺陷患者，如淋巴细胞疾病、白血病等。

（四）其他检查

（1）血常规检查：一般无特殊表现；严重者可有继发性贫血、白细胞降低或类白血病样反应。

（2）红细胞沉降率测定：对结核诊断无特异性，可作为判断活动的一个指标。

（3）纤维支气管镜检查：常应用于支气管结核和淋巴结支气管瘘的诊断。对于肺内结核病灶，可以采集分泌物或冲洗液标本做病原体检查，也可以经支气管肺内活检获取标本检查。

六、诊断

（一）一般诊断

①结核接触史。②有肺结核的表现（结核中毒症状与呼吸道症状）。③痰中找到结核菌（最为重要）。④X 线检查有病灶或空洞。

（二）分型

1. Ⅰ 型

原发性肺结核，初次感染而在肺内发生的病变；以淋巴结受累和血行播散倾向明显为特点；常见类型有原发综合征（包括肺门原发病灶、肺门淋巴结炎、连接两者的淋巴管炎）和支气管淋巴结核。

2. Ⅱ 型

血行播散型肺结核急性多见于儿童，大量结核杆菌同时或短期内侵入血液；临床有严重毒性症状；X 线检查可见双肺均匀粟粒样阴影。亚急性或慢性多见于成人；少量结核杆菌分批侵入血液循环，毒性症状较急性轻，病情发展缓慢；X 线检查可见粟粒样病灶大小不等，新旧不一，分布不匀。

3. Ⅲ 型

继发型肺结核，有以下情况。①浸润型肺结核：如病灶多在锁骨上下，片状或云雾状阴影。②干酪性肺炎：如病灶大片干酪样坏死，呈叶、段实变时。③结核球：干酪坏死部分消散，周围形成纤维包膜；或空洞内干酪样坏死凝固成球状病灶。④慢性纤维空洞型肺结核特点：空洞开放、闭合型；未愈型，呈慢性经过，单个或多个厚壁空洞，支气管播散病灶，广泛纤维化等。

4. Ⅳ 型

结核性胸膜炎。

（三）病变范围及部位

按左、右侧分上、中、下肺野记述，右侧病变记于横线上，左侧记于横线下，无病变者以（-）表示，有空洞者在相应肺野部位加"O"号。

七、鉴别诊断

1. 肺癌

①多发生在 40 岁以上男性，并长期有吸烟史。②常无结核中毒症状，而有刺激性咳嗽等。③X 线、痰查菌、脱落细胞检查有助诊断。④抗结核治疗无效。

2. 肺炎

（1）支原体肺炎：2~3 周内可自行消散。

（2）过敏性肺炎：血常规示嗜酸性粒细胞增高。

（3）细菌性肺炎：起病急，患者表现为寒战、高热、口唇疱疹，咳铁锈色痰，抗生素治疗有效等。

3. 肺脓肿

①急性发病史。②多有杵状指（趾）。③X 线检查：空洞、液平，周围无播散病灶。④痰检查（-）。

八、治疗

治疗原则：①及时、合理化疗；②保证休息和营养；③预防并发症。

（一）抗结核化疗

化疗对控制结核起决定性作用。合理的化疗可杀灭病灶内结核菌，促进病变愈合。

1. 化疗原则及适应证

坚持早期、联用、适量、规律、全程使用敏感药物的原则。活动性肺结核均为化疗适应证，如临床有结核中毒症状，痰菌阳性，X 线检查示病灶有浸润渗出或空洞，病变处于进展期或好转期。

2. 化疗方法

（1）"标准"化疗与短程化疗：过去常规使用异烟肼、链霉素和对氨基水杨酸钠，每天给药，疗程为 12～18 个月，称为"标准"化疗。但因疗程过长，患者不能坚持完成，使疗效受到影响。目前采用利福平加异烟肼两种抗生素与其他药物合用，疗程 6～9 个月，称为短程化疗，因其优点有痰转阴快、疗程短，便于管理，疗效与标准化疗相同，现推荐为标准化疗方案。

（2）间歇用药及分阶段用药：有规律地每周用药 3 次，能达到与每天用药相同的效果。开始化疗 2 个月内，每天用药强化治疗（强化阶段），以后每周 3 次间歇用药（巩固阶段）。间歇用药阶段仍联合用药异烟肼、利福平、乙胺丁醇等药物，剂量可适当增加，而链霉素、对氨基水杨酸钠等不良反应较多，每次用药，用药剂量不宜增加。

3. 常用化疗药物

（1）异烟肼（INH，简写为 H）：具有杀菌力强、可以口服、不良反应少、价格低等优点。口服后吸收快，易渗入组织，能渗入胸腔积液及干酪样病灶中，较易通过血脑屏障，杀灭细胞内外代谢活跃或静止期的结核菌。常规用量很少发生不良反应，偶尔发生周围神经炎、肝功能异常等。

（2）利福平（RFP，简写为 R）：对细胞内外代谢旺盛和偶尔繁殖的结核菌均有杀灭作用。可渗入胸膜腔，透过血脑屏障，与其他抗结核药之间无交叉耐药性，一般不良反应小，偶有轻度胃肠刺激和暂时性肝功能损害。

（3）链霉素（SM，简写为 S）：对细胞外生长旺盛的结核杆菌有杀灭作用，对细胞内的结核杆菌作用小。主要不良反应为第Ⅷ对脑神经损害，表现为眩晕、耳鸣、耳聋等。肾功能严重受损者不宜使用。

（4）乙胺丁醇（EMB，简写为 E）：为抑菌药，与其他抗结核药物联用时，可延缓细菌对其他药物产生耐药性。不良反应少，偶有胃肠不适及神经毒性反应。

（5）吡嗪酰胺（PZA，简写为 Z）：能杀灭吞噬细胞内、酸性环境中的结核菌。不良反应与药物剂量有关，偶有肝功能损害、高尿酸血症、关节痛、胃肠不适等不良反应。

（6）对氨基水杨酸钠（PAS，简写为 P）：为抑菌药，用量较大，疗效较小，常与异烟肼、链霉素合用，不良反应以胃肠刺激多见，偶见发热、皮疹、肝功能损害等。

4. 化疗方案

视病情轻重、有无痰菌和细菌耐药情况及经济情况、药源供应等选择适当化疗方案。方案表示方法：用药物英文缩写字母和相关数字表示，如 2RHZ/4RH 表示前 2 个月用利福平（R）、异烟肼（H）、吡嗪酰胺（Z），后 4 个月用利福平和异烟肼，每天 1 次。如药名右下方有数字者，则表示每周给药次数。

（1）初治方案：分强化期和巩固期两阶段。①每日用药：2RHZ/4RH，重症强化期加用 S 或 E [2HRZE（S）/4HR]，此为目前标准化疗方案。②间歇用药：$2H_3R_3Z_3E_3/4H_3R_3$ 方案。

（2）复治方案：也分强化期和巩固期两阶段。①初期治疗不规律患者：每天用药采用 2HRZSE/

6HR，结束后痰仍未转阴，续期可延长 2 个月。②初期治疗规律失败患者：隔天或每周 3 次用药：采用 $2H_3R_3Z_3S_3E_3/6H_3R_3E_3$ 方案。

（二）对症治疗

1. 一般治疗

（1）结核毒性症状：在有效抗结核治疗 1～2 周后多可消失，不需特殊处理。

（2）盗汗：必要时睡前服颠茄酊 0.3～0.6 mL，中药用浮小麦。

2. 糖皮质激素

重症结核在有效的抗结核基础上加用糖皮质激素。

3. 咯血的处理

（1）小量咯血：安静休息，必要时给予小剂量镇静剂、止咳剂。

（2）中、大量咯血：卧床休息，慎用强镇咳药以免抑制咳嗽反射；止血药首选脑垂体后叶素、升压素，其他止血药如抗血纤溶芳酸（PAMBA）、六氨基己酸（EACA）等。

（3）大咯血止血处方（选用）：5% 葡萄糖注射液（GS）20 mL 或 0.9% 氯化钠注射液（NS）20 mL + 脑垂体后叶素 5～10 U 静脉滴注（10～20 分钟内），每天 2 次，必要时每 4～6 小时 1 次；10% GS 500 mL + 脑垂体后叶素 10 U 静脉滴注（1～2 小时内）；10% GS 500 mL + 抗血纤溶芳酸（PAMBA）0.3～0.6 g 静脉滴注，每天 1～3 次；10% GS 500 mL + 普鲁卡因 100～300 mg 静脉滴注，每天 1～2 次。大咯血不止者可用支气管镜。支气管动脉造影，发现出血部位后注入吸收性明胶海绵止血；必要时行紧急外科手术治疗（肺叶、段切除）。

（4）窒息的处理：发现胸闷、气憋、唇指发绀、面色苍白、冷汗淋漓、烦躁不安者应考虑合并窒息，应取头低脚高 45°俯卧位或倒提拍背，迅速排出积血。

第四节　重症支气管哮喘

支气管哮喘（简称哮喘）是由多种细胞（嗜酸性粒细胞、肥大细胞、T 淋巴细胞、中性粒细胞、气道上皮细胞等）和细胞组分参与的气道慢性炎症性疾病。通常出现广泛多变的可逆性气流受限，在易感者中此种炎症可引起反复发作的喘息、气促、胸闷和（或）咳嗽等症状，多在夜间或凌晨发生，可自然缓解或经治疗缓解。国外支气管哮喘患病率、病死率逐渐上升，全世界支气管哮喘患者约 3 亿人，成为严重威胁人们健康的主要慢性疾病。我国的哮喘发病率为 1%，儿童达 3%。尽管对支气管哮喘的病理生理日臻了解及治疗药物不断增多，但严重哮喘病例依然较多，病死率高，其中重症哮喘是引起哮喘患者死亡的原因之一。重症哮喘包括慢性持续期的重度哮喘和哮喘急性发作程度在重度及危重度两种情况，其可以单独存在或者并存，本章节主要介绍后者。

一、病因及发病机制

重症哮喘的病因及发病机制复杂，国内外对重症哮喘患者的早期诊断和抢救给予了高度关注，并积极地探讨重症哮喘病因，以期从预防角度来避免重症哮喘的发生。临床医生在抢救重症哮喘患者时应清醒地认识到，若要有效地控制病情，除对重症哮喘进行及时的诊治外，寻找每例患者发展成为重症哮喘的病因并排除是非常重要的环节。

1. 变应原或其他致喘因素持续存在

哮喘是由支气管黏膜感受器在特定的刺激后发生速发相及迟发相反应而引起支气管痉挛、气道炎症和气道高反应性，造成呼吸道狭窄所致。如果患者持续吸入或接触变应原或其他致喘因子（包括呼吸道感染），可导致支气管平滑肌的持续痉挛和进行性加重的气道炎症，上皮细胞剥脱并损伤黏膜，使黏膜充血水肿，黏液大量分泌甚至形成黏液栓，加上气道平滑肌极度痉挛，可严重阻塞呼吸道，引起哮喘持续状态而难以缓解。

2. 呼吸道感染

各种病原体包括细菌、病毒、支原体和衣原体等引起的呼吸道感染。细菌及其代谢产物刺激支气管内胆碱能神经纤维引起迷走神经介导的支气管痉挛，损伤支气管黏膜引起黏膜急性炎症、充血、水肿和分泌物增多变稠，致小气道阻塞，使一般支气管解痉剂难以奏效。病毒感染，尤其是呼吸道合胞病毒感染可使气道上皮细胞损伤，感觉神经末梢暴露，易致气道的神经源性炎症，加上上皮屏障功能的丧失，黏液—纤毛廓清能力的降低，使变应原较易积聚并进入黏膜下层，导致呼吸道黏膜呈高反应状态。气道高反应性加剧，气道阻塞程度严重，可导致哮喘呈重度发作或持续状态。

3. β_2 受体激动剂应用不当和（或）抗感染治疗不充分

哮喘是一种气道炎症性疾病，抗炎药物已被推荐为治疗哮喘的第一线药物。临床上许多哮喘患者长期以支气管扩张剂为主要治疗方案，抗感染治疗不充分或抗感染治疗药物使用不当，导致气道变态反应性炎症未能有效控制，使气道炎症日趋严重，气道高反应性加剧，哮喘病情日益恶化而长期盲目地大量应用 β_2 受体激动剂，可使 β_2 受体发生下调，从而导致其"失敏"。在这种情况下突然停止用药可造成气道反应性显著增高，从而诱发重症哮喘。

4. 脱水、电解质紊乱和酸中毒

哮喘发作时，患者出汗多和张口呼吸使呼吸道丢失水分增多；吸氧治疗时，加温湿化不足；氨茶碱、强心剂、利尿药使尿量相对增加；加之患者呼吸困难、饮水较少等因素，哮喘发作的患者常存在不同程度的脱水，组织脱水，痰液黏稠，形成无法咳出的黏液痰栓，广泛阻塞中小气道，加重呼吸困难，导致通气功能障碍，形成低氧血症和高碳酸血症。同时，由于缺氧、进食少、体内酸性代谢产物增多，可并发代谢性酸中毒。在酸中毒情况下，气道对许多平喘药的反应性降低，进一步加重哮喘病情。

5. 激素与"反跳"

某些患者因对一般平喘药无效或因医生治疗不当，长期反复使用糖皮质激素，使机体产生糖皮质激素依赖或耐受，一旦某种原因如缺药、手术、妊娠、消化道出血、糖尿病或治疗失误等导致糖皮质激素减量过快或突然停用糖皮质激素，改用其他平喘药，使哮喘症状复发或恶化导致哮喘不能控制并加剧，称为激素"反跳"现象。

6. 情绪紧张

患者对病情的担忧和恐惧可通过皮质和自主神经反射加重支气管痉挛和呼吸困难，另外，患者昼夜不眠，体力减退，均可促其哮喘病情进一步恶化。此外，临床医师和家属的精神情绪也会影响患者病情变化。

7. 理化因素

理化因素如气温、湿度、气压、空气离子等，对某些哮喘患者可产生不同程度的影响。气候因素能影响人体的神经系统、内分泌体液中的 pH、钾与钙的平衡及免疫机制等。空气中阳离子过量也可使血液中钾与钙变化，导致支气管平滑肌收缩。

8. 严重并发症或伴发症

如并发气胸、纵隔气肿或伴发心源性哮喘发作、肾功能衰竭、肺栓塞或血管内血栓形成等均可使哮喘症状加重。

二、临床表现

（一）症状

患者呈极度呼气性呼吸困难，吸气浅，呼气延长而费力，强迫端坐呼吸，不能平卧，不能讲话，大汗淋漓，焦虑，烦躁，表情痛苦而恐惧，严重者可有意识障碍，甚至昏迷、面色苍白、脱水、口唇发绀。如症状持续 24 小时以上，经常规给药途径给予常规平喘药（一般剂量的氨茶碱和 β_2 受体激动剂）治疗无效，称为哮喘持续状态。

（二）体征

典型发作表现为面色苍白、口唇发绀、出汗多、端坐呼吸，呼吸频率常在 30 次/分以上，有三四征，胸锁乳突肌痉挛性收缩，胸廓胀满、触觉语颤减弱，呼气延长，呼吸之比倒转，常呈 3 ：1 或 2 ：1。呼气期双肺满布哮鸣音，有时不用听诊器即可闻及，严重时双肺可闻及弥漫性减弱的哮鸣音或呼吸音几乎听不清。肺叩诊为过清音，肺界下移，心浊音界缩小，哮鸣音盖过肺泡呼吸音。心率 >120 次/分，严重时血压下降，出现"肺性奇脉"、四肢湿冷、脉搏细弱而频数。一旦出现嗜睡、意识模糊、肺部哮鸣音减弱或消失，表示气道已严重阻塞，病情危重。

三、辅助检查

（一）血常规检查

白细胞总数及中性粒细胞计数一般正常，并发细菌感染时则相应增高；可有嗜酸性粒细胞增高。

（二）痰液检查

一般为白色泡沫痰，并发感染时可为黄稠痰。如重症哮喘痰中以中性粒细胞为主，而嗜酸性粒细胞较少，可能是并发感染所致。痰涂片显微镜下可见较多嗜酸性粒细胞及嗜酸性粒细胞退化形成的尖棱结晶、黏液栓和透明的哮喘珠。痰涂片革兰染色、细胞培养及药物敏感试验有助于病原菌诊断及指导治疗。

（三）X 线检查

X 线检查一般无特征性表现。可有肺纹理增多、增粗、模糊，肺内高度充气，双肺平坦，活动度低，肺下界下移。感染时有相应 X 线表现。并发症时可有肺炎、气胸、纵隔气肿、肺不张等的 X 线表现。

（四）动脉血气分析

动脉血气分析是判断病情严重程度和恶化速度的重要依据。尤其是当 FEV_1 低于 1.0 L 或呼气高峰流量（PEFR）小于 120 L/min 时，动脉血气分析能反映低氧血症的程度及酸碱平衡状态。重症哮喘存在低氧血症，早期由于代偿性过度通气可引起 $PaCO_2$ 轻度降低，出现呼吸性碱中毒，pH >7.45。随着气道阻塞的加重、体力消耗及肺泡通气不足和（或）生理无效腔增加等因素的影响，$PaCO_2$ 逐渐上升。一般而言，若非 FEV_1% 预计值 <25%，高碳酸血症是不会发生的。出现代谢性酸中毒则预示着气道阻塞和低氧血症的加重。$PaCO_2$ 迅速上升（>5 mmHg/h），$PaCO_2$ >50 mmHg，提示病情严重，需行机械通气。

（五）肺功能检查

判断哮喘严重性的最常用的指标是 FEV_1 和 PEFR，一般 FEV_1 或 PEFR 低于预计值或个人最好水平的 30%~50%（相当于 FEV_1 <1.0 L 和 PEFR <120 L/min）预示着哮喘严重恶化。

（六）特异性过敏原检查

可用放射性过敏原吸附试验（RAST）测定特异性 IgE，过敏性哮喘患者血清 IgE 可较正常人高 2~6 倍。在缓解期可做皮肤过敏试验判断相关的过敏原，但应防止发生过敏反应。

（七）心电图检查

可表现为窦性心动过速、肺型 P 波或电轴右偏、顺时针转位和低电压改变，急重症哮喘可出现快速型心律失常、ST-T 改变、右束支传导阻滞等。

四、诊断

重症哮喘的早期诊断对于及时地制订治疗方案，防止病情的进一步加重，改善重症哮喘的预后，降低重症哮喘的病死率具有重要意义。应该根据病史、发作的先兆、肺功能的改变果断地判断和处理，特别是有重症哮喘发作史的患者应予以高度警惕，以免延误抢救时机。

1. 病史

曾有哮喘严重发作的患者往往能提供下列重要病史：如插管史、高碳酸血症、纵隔气肿、气胸及长期口服激素治疗仍需住院者；另外，存在心理疾病和不配合治疗的患者也是重症哮喘的重要诊断线索；需要机械通气辅助呼吸的重度哮喘患者有发生死亡的可能；有激素依赖和长期应用 β_2 受体激动剂史，正在使用或刚停用糖皮质激素；曾因哮喘住院或近期的哮喘持续状态发作，发作频繁的不稳定性哮喘，并发慢性支气管炎，病情进行性加重在数天或数周以上。

2. 症状

患者气急逐渐加重，极度呼吸困难，端坐呼吸，讲话不连续，痰黏稠不易咳出；疲劳状态、易怒、心情焦躁、大汗淋漓；意识障碍、昏迷。

3. 体征

脱水貌、面色苍白、口唇发绀，胸锁乳突肌收缩、典型三凹征、胸廓过度膨胀、低血压、心率 > 120 次/分、奇脉，哮鸣音减弱或消失则提示广泛的气道阻塞，病情危重。

4. 辅助检查

X 线表现为肺过度充气，气胸或纵隔气肿。心电图呈肺性 P 波，电轴右偏，窦性心动过速。血气分析：pH < 7.30，PaO_2 < 60 mmHg，$PaCO_2$ > 50 mmHg。

重症哮喘是指哮喘急性发作严重程度在重度和危重度，其判定标准见表 1-2。

表 1-2 哮喘急性发作严重程度分级

临床特点	重度	危重度
气短	休息时	—
体位	端坐呼吸	—
讲话方式	单字	不能讲话
精神状态	常有焦虑、烦躁	嗜睡或意识模糊
出汗	大汗淋漓	—
呼吸频率	常 > 30 次/分	—
辅助呼吸机活动及三凹征	常有	胸腹矛盾运动
哮鸣音	响亮、弥漫	减低或无
脉率	> 120 次/分	变慢或不规则
奇脉	常有，> 25 mmHg（成人）	无，提示呼吸肌疲劳
最初应用支气管扩张剂治疗后 PEF 占预计值或个人最佳值%	< 60% 或 < 100 L/min 或作用持续时间 < 2 小时	—
PaO_2（吸气时）	< 60 mmHg	< 60 mmHg
$PaCO_2$	> 45 mmHg	> 45 mmHg
SaO_2（吸气时）	≤ 90%	≤ 90%
pH	—	降低

注：只要有符合某一严重程度的指标，即可提示为该级别的急性发作。

五、鉴别诊断

本病须与上气道阻塞、慢性阻塞性肺疾病、左心衰竭引起的喘息样呼吸困难、气胸、肺栓塞鉴别，原有哮喘并发上述疾病者易发生漏诊或误诊。

1. 上气道阻塞

见于隆突癌、纵隔肿瘤压迫双侧主支气管或者异物吸入、气管支气管结核导致支气管狭窄。急性上气道阻塞起病急骤，病情严重，甚至导致窒息而死亡，常有明显的症状和体征。上气道阻塞的临床表现并无特异性，可表现为刺激性干咳、气喘和呼吸困难，其呼吸困难以吸气困难为主，活动可引起呼吸困难明显加重，且常因体位变化而出现阵发性发作。少数患者夜间出现打鼾，并可因呼吸困难加重而数次惊醒，表现为睡眠呼吸暂停综合征。吸入异物所致者，可有呛咳史，常有明显的呼吸窘迫，表情异常痛苦，并不时抓搔喉部。根据病史特别是出现吸气性呼吸困难，以及痰细胞学或细菌学检查、胸部 X 线摄片、CT 检查或支气管镜检查，常可明确诊断。

2. 慢性阻塞性肺疾病

多见于中老年，有慢性咳嗽，喘息长期存在，有加重期。患者多有长期吸烟或接触有害气体的病史，有肺气肿体征，双肺或可闻及湿啰音。但临床很难与哮喘相鉴别，使用支气管舒张剂和口服或吸入糖皮质激素做治疗性试验可能有所帮助。

3. 左心衰引起的喘息样呼吸困难

患者多有冠心病、急性心肌梗死、高血压、老年瓣膜病、风湿性心脏病和二尖瓣狭窄等病史和体征。突然发生严重呼吸困难、端坐呼吸、咳嗽及咳大量白色或粉红色泡沫痰，心率增快，有奔马律，两肺满布水泡音及喘鸣音。X 线检查显示心脏增大、支气管和血管影增粗，可见 Kerley B 线，肺泡水肿时两侧肺门附近有云雾状蝶翼状阴影。若一时难以鉴别，可雾化吸入 β_2 受体激动剂或静脉注射氨茶碱症状缓解后，进一步检查。

4. 气胸

患者发病前可有或无用力增加胸腔、腹腔压力等诱因，多突然发病，主要症状为呼吸困难、患侧胸痛、刺激性干咳，张力性气胸者症状严重，烦躁不安，可出现发绀、多汗甚至休克。根据突发一侧胸痛，伴有呼吸困难并有气胸体征，即可作出初步诊断。X 线检查显示胸腔积气，肺受压，气管、纵隔向健侧移位。在原有肺气肿基础上并发气胸时，气急、胸闷等症状有时不易觉察，要与原先症状、体征仔细比较。

5. 肺栓塞

肺血栓栓塞（简称肺栓塞）是指栓子进入肺动脉及其分支，阻断组织血液供应所引起的病理改变和临床状态的综合征。病史：有血栓性静脉炎、久病卧床后突然离床活动或胸腹腔用力过度等诱因。临床表现：发病急骤，重者突然出现心悸、呼吸困难、恐惧不安、剧烈胸痛、干咳、咯血，也可出现喘息、头晕、晕厥，甚至休克与猝死；肺部栓塞区可出现干、湿性啰音，胸膜摩擦音或胸腔积液征；重者可有发绀、休克和急性右心衰征象。辅助检查：胸部 X 线检查常见 X 线征象为栓塞区域的肺纹理减少及局限性透过度增加；肺梗死时可见楔形、带状、球状、半球状肺梗死阴影，也可呈肺不张影；另外，可以出现肺动脉高压，即右下肺动脉干增粗及残根现象。心电图检查：动态出现 $S_1 Q_{III} T_{III}$ 征及 $V_{1\sim2}T$ 波倒置、肺性 P 波及完全或不完全性右束支传导阻滞。心脏超声检查：可直接检出栓子或表现有肺动脉高压、右心增大的征象。螺旋 CT 及 MRI 检查：直接征象见肺动脉半月形或环形充盈缺损或完全梗阻，间接征象见主肺动脉扩张，或左右肺动脉扩张，血管断面细小缺支，肺梗死灶或胸膜改变等可作出诊断。选择性肺动脉造影是确定肺栓塞的部位和程度的可靠方法，为创伤性检查，应用受条件限制。

六、治疗

（一）氧疗

重症哮喘患者由于存在气道炎症、痰栓及支气管收缩等导致气道阻塞的因素，可引起肺内通气血流比例（V/Q）失调和不同程度的低氧血症，原则上都应吸氧。临床常采用鼻导管或鼻塞导管给氧，氧流量为 $1\sim3$ L/min，吸氧浓度一般不超过 40%，使 PaO_2 维持在 60 mmHg 以上，吸入氧气应温暖湿润，以免引起气道干燥。给氧时应注意有无二氧化碳潴留，若缺氧伴二氧化碳潴留，宜用低浓度持续给氧，使 PaO_2 在 $50\sim60$ mmHg，其原因如下。①当 $PaCO_2 > 80$ mmHg 时，呼吸中枢由兴奋转为抑制，主要依靠缺氧刺激主动脉体和颈动脉体的化学感受器，通过反射维持呼吸；如不限制给氧浓度，氧疗使 $PaO_2 > 60$ mmHg 时，则失去缺氧刺激以维持呼吸兴奋的作用，可出现呼吸抑制使肺泡通气量减低，加重缺氧、二氧化碳潴留和呼吸性酸中毒的程度。②由于血红蛋白氧离曲线的特性，严重缺氧，氧分压与 SaO_2 的关系处于氧离曲线的陡直段，氧分压稍有增高，SaO_2 就有较多的增加。提高吸氧浓度 2%，可提高 PaO_2 15 mmHg，由于仍保持着轻度缺氧，能刺激化学感受器。③低浓度氧吸入能纠正低通气肺区的低肺泡氧分压。④间断氧疗并不能防止进一步二氧化碳潴留，反而加重缺氧。因此，对于伴有二氧化碳潴留的低氧血症患者应行控制性氧疗，根据病情严格控制吸氧浓度，低流量持续给氧。

（二）解除支气管痉挛，降低气道阻力，改善通气功能

1. β₂受体激动剂

β₂受体激动剂可选择性地作用于β₂肾上腺素能受体，激活腺苷酸环化酶，使细胞内cAMP增加，引起蛋白激酶A的脱磷酸作用并抑制肌球蛋白的磷酸化，使其轻链的活性下降，从而降低细胞内Ca^{2+}浓度，使支气管平滑肌松弛。另外，位于胆碱能神经突触前膜上的β₂受体兴奋，可减少胆碱能神经乙酰胆碱的释放。同时，β₂受体激动剂也可稳定肥大细胞膜，减少其介质的释放。重症哮喘患者，患者无法配合做深吸气和屏气，不能协调喷药与呼吸间的同步，不宜经口服或定量雾化吸入器给药。①持续雾化吸入：以高压氧气（或压缩空气）为动力，将沙丁胺醇溶液做持续雾化吸入。一般情况下，成人每次雾化吸入沙丁胺醇雾化溶液1~2 mL（含沙丁胺醇5~10 mg），12岁以下儿童减半，在第1个小时内每20分钟重复一次，以后视患者病情决定给药间隔时间。②静脉或皮下注射：沙丁胺醇0.5 mg皮下注射，再以沙丁胺醇1 mg加入100 mL液体内缓慢静脉滴注（每分钟2~8 μg）。无心血管疾病的年轻患者可皮下注射1：1 000肾上腺素0.3 mL，1小时后可重复注射一次。③经与呼吸机相连的管道给药：吸入β₂受体激动剂至出现轻度肌颤为其最佳剂量。

使用β₂激动剂的禁忌证：①严重高血压、心律失常、近期有心绞痛的患者禁用；②就诊前过量应用β₂受体激动剂，心率>120次/分者不宜使用；③心电监护下使用；④静脉注射β₂受体激动剂可能引起严重低钾血症，故应适当补充钾盐。

2. 茶碱类药物

茶碱的主要作用机制：抑制细胞的Ca^{2+}内流，促进Ca^{2+}外流，使胞内Ca^{2+}浓度降低，从而松弛气道平滑肌；抑制肥大细胞内炎性介质的释放；直接刺激儿茶酚胺的释放；兴奋呼吸中枢，增强呼吸肌肌力，增加通气量等。

（1）24小时内未用过氨茶碱的患者，应先给5~6 mg/kg的负荷剂量，稀释成100 mL静脉滴注，以后按0.6~0.9 mg/（kg·h）的速度静脉滴注维持。成人每天氨茶碱总量一般不超过1.5 g。

（2）24小时内用过氨茶碱的患者，不给负荷剂量。

（3）对老年人及心动过速者宜选用对心血管不良反应小的二羟丙茶碱，首次0.25~0.5 g用葡萄糖注射液稀释后缓慢静脉滴注，以后每4~6小时1次，1天总量不超过2 g为宜。

应用茶碱类药物时应注意茶碱血药浓度的监测，使之维持在6~20 μg/mL。对老年人、幼儿及心、肝、肾功能障碍，甲状腺功能亢进患者慎用，应警惕西咪替丁、氟喹诺酮及大环内酯类抗生素等药物对茶碱清除率的影响。茶碱与糖皮质激素具有协同作用，但该药与β₂受体激动剂合用可能增加心律失常和心肌损害。

3. 糖皮质激素

糖皮质激素是重症哮喘抢救中不可缺少的药物，一旦确诊为重症哮喘，在应用支气管解痉剂的同时，及时足量静脉快速给予糖皮质激素治疗。

（1）作用机制：①促使哮喘患者已发生"向下调节"的β₂受体数目和功能的恢复，促进其对腺苷酸环化酶的活化，提高β₂受体激动剂扩张支气管效应；②拮抗炎性介质收缩支气管的作用：激素通过抑制多种炎性细胞在气道中的浸润、激活和介质释放，并直接对抗白三烯（LTC_4、LTD_4）和前列腺素；③减少气道内毛细血管渗出、抑制气道黏液腺分泌；④降低气道对各种刺激的敏感性和反应性。

（2）使用方法如下。①早期：糖皮质激素使用后需4~6小时才能充分起效，而重症哮喘患者病情可在短时间内恶化、致死，故应尽早应用激素。②静脉：重症哮喘均应静脉给药，口服或经定量雾化器给药疗效不佳。③足量：激素治疗哮喘的疗效与剂量有关，临床主张使用大剂量激素。第一天静脉应用琥珀酸氢化可的松400~1 500 mg或地塞米松20~60 mg为宜。可先静脉推注琥珀酸氢化可的松200 mg，再以3~5 mg/（kg·h）的速度静脉滴注维持，地塞米松可分次静脉推注。近年来，多主张应用甲泼尼龙立即静脉注射125~250 mg，以后每4~8小时静脉注射20~50 mg，起效后改为肌内注射。④短程：

过去未用过激素的患者，可在哮喘症状控制后3～5天内停用激素；原先经常应用激素者应逐渐减少激素用量，以后改用口服或吸入激素，直至停药。

4. 抗胆碱能药

通过对气道平滑肌 M_3 受体的作用，抑制细胞内 cGMP 的合成、降低迷走神经张力的机制，使支气管扩张，气道分泌物减少。肥大细胞表面也有 M 受体分布，故抗胆碱能药可通过降低细胞内 cGMP 途径，提高 cAMP/cGMP 比值，减少肥大细胞介质释放，获得平喘效应。与 β_2 受体激动剂相比，抗胆碱能药的支气管扩张效应较小，患者对该药的反应性个体差异较大。对于急性哮喘发作患者，不主张抗胆碱能药作为第一线药物使用。抗胆碱能药特别适用于存在严重气流阻塞的哮喘患者（FEV_1% 预计值 < 25%），最常用的是溴化异丙托品等。溴化异丙托品被推荐用于对 β_2 受体激动剂及糖皮质激素治疗效果不好的哮喘患者，吸入 $40\ \mu g$ 气雾剂后5～10分钟起效，15分钟使通气功能改善，4小时达峰值，作用持续4～6小时，可每2小时重复使用。溴化异丙托品与 β_2 受体激动剂联合应用，可增加疗效并延长其舒张支气管的时间。

5. 解除支气管痉挛的非常规治疗药物

（1）硫酸镁：作用机制可能与下列因素有关。①与 Ca^{2+} 竞争，抑制平滑肌对 Ca^{2+} 的摄入和肌质网内 Ca^{2+} 的释放，使细胞内 Ca^{2+} 浓度下降，致气道平滑肌舒张。②减少乙酰胆碱对终板的去极化作用，降低肌纤维膜的兴奋性而使气道平滑肌松弛。③抑制肥大细胞内组胺释放的生物学效应。④镇静作用等。常用方法：①25% 硫酸镁 5 mL 加入 40 mL 葡萄糖注射液中静脉注射。②25% 硫酸镁 10 mL + 5% 葡萄糖注射液 250 mL 静脉滴注。使用该药时应注意静注速度不能过快，以免引起低血压、心率减慢。若出现上述不良反应，停止注射硫酸镁，让患者平躺休息即可。

（2）酚妥拉明：酚妥拉明为 α 受体阻滞剂，可增加平滑肌细胞内 cAMP 含量而导致气道平滑肌松弛，但仅在 β 受体被阻滞或有内毒素存在的情况下其作用才较明显。一般用法为酚妥拉明 0.1 mg/kg，加入 5% 葡萄糖注射液 500 mL 中缓慢静脉滴注。

（3）前列腺素 E_1（PGE_1）：PGE_1 能增加肺组织中腺苷酸环化酶的活性，增加 cAMP 的含量，促使支气管平滑肌松弛，常用 PGE_1 50 mg 雾化吸入。

（4）吸入氦—氧混合气体（Heliox）：吸入氦—氧混合气体的作用机制如下。①氦气（He）具有低密度特性，能使哮喘时小气道狭窄及黏膜表面分泌物增多引起的涡流减轻，使气道阻力下降，呼吸做功减少，氧耗和二氧化碳产生减少。②氦能加强二氧化碳的弥散，二氧化碳通过氦—氧混合气体的弥散速度比通过氮—氧混合气体快4～5倍，使单位时间内二氧化碳排出量增加。③吸入氦—氧混合气体比吸入氮—氧混合气体时，肺内气体均匀。因此，吸入 He 能改善肺泡通气，使气体交换明显好转。一般常用的氦氧之比为 80∶20、70∶30 及 60∶40。通过呼吸面罩吸入氦—氧混合气体，流速保持在 12 L/min 左右，根据低氧血症的严重程度，使混合气体内的氧浓度调节在 25%～40%，氦—氧混合气体能减少哮喘患者呼吸肌疲劳和肺过度充气。

（三）纠正脱水、酸碱失衡和电解质紊乱

由于重症哮喘患者存在摄水量不足、过度呼吸、出汗、感染、发热等因素，常伴有不同程度的脱水，使气道分泌物黏稠难以排出而影响通气功能。补液有助于纠正脱水、稀释痰液、防止黏液栓形成。应遵循一般补液原则，输液速度不宜过快，一般每天输液 2 000～3 000 mL，可根据心脏、脱水和24小时出入液体量情况决定，同时，注意电解质情况。

重症哮喘时，由于缺氧、过度消耗和入量不足等原因易于出现代谢性酸中毒。患者早期通气过度可出现呼吸性碱中毒，晚期通气量减低又可因二氧化碳潴留而出现呼吸性酸中毒。在酸血症的情况下，细支气管和肺小血管痉挛，使气道阻力增加和通气血流比例失调加剧。在酸性环境下，许多支气管舒张剂均不能充分发挥效用，及时纠正酸中毒在治疗重症哮喘的措施中甚为重要。通常先予 5% 碳酸氢钠 150 mL 静脉滴注，再根据动脉血气分析的情况酌情补充。

（四）去除病因

仔细分析和及时发现哮喘病情加重或持续不缓解的原因，去除变应原和避免致喘因子、控制呼吸道

感染、积极的抗感染治疗、防治并发症或伴发症包括心律失常、颅内高压、脑水肿、消化道出血等，是治疗重症哮喘的重要环节。

（五）控制感染

触发哮喘呼吸道感染的主要病原体是病毒，不主张常规使用抗生素。如患者痰量增多并发肺部细菌感染，必须应用抗生素。多选择静脉用药，兼顾革兰阳性球菌与革兰阴性杆菌，临床依据血常规、痰细菌培养及药敏试验结果来合理选择抗生素。并发深部真菌感染者，给予氟康唑 0.2 g/d 静脉滴注，首剂加倍。并发肺炎支原体感染者可选用红霉素静脉滴注或口服治疗，但应注意该药有明显增高茶碱血浓度的作用，茶碱剂量应酌减，以免出现不良反应。

（六）促进排痰

痰液阻塞是重症哮喘病情难以缓解的重要原因之一。加强排痰，保持气道通畅甚为必要。

（1）补液：纠正脱水，有利于稀释痰液。

（2）药物祛痰：①盐酸氨溴索：每次 30mg，每天 3 次口服；②溴己新：每次 8 ~ 16mg，每天 3 次口服；③氯化铵：每次 0.3 ~ 0.6mg，每天 3 次口服；④α - 糜蛋白酶：每次 5mg，每天 2 次。

（3）雾化吸入：生理盐水加入 α - 糜蛋白酶 5 mg 或乙酰半胱氨酸 0.2 g 雾化吸入，每天 2 ~ 3 次，有湿化气道、稀释痰液的作用。

（4）机械性排痰：①翻身后拍背；②经气管插管或气管切开处吸痰。

（七）机械通气

重症哮喘患者经支气管扩张剂、激素、氧疗、补液和补充碱剂等积极治疗，大多数患者可得到缓解。治疗无效的患者，应及时建立人工气道和机械通气。重症哮喘患者出现以下情况之一，可考虑行气管插管和应用机械辅助呼吸：①心跳、呼吸停止；②严重意识障碍、谵妄或昏迷；③发绀明显，$PaO_2 < 60$ mmHg；④$PaCO_2 > 50$ mmHg；⑤pH < 7.25，且持续性降低；⑥心动过速（成人≥140 次/分，儿童≥180 次/分）或有血压下降。

1. 建立人工气道

临床上常用气管插管和气道造口术后置入气管导管两种方法建立人工气道。

（1）气管插管：可防止口咽分泌物或呕吐物进入气道，减少气道感染机会。组织相容性较好的高容低压（<40 cmH_2O）气囊的聚氯乙烯或硅胶导管的问世，使气管导管留置时间可达 7 ~ 14 天。

（2）气管切开：适用于痰液黏稠，难以咳出及估计辅助呼吸时间较长的哮喘患者。但气管切开术可有出血、气胸、空气栓塞、皮下及纵隔气肿等即时并发症，以及感染、气道狭窄等后期并发症，且切开后失去上呼吸道对空气的过滤、加温及湿润的作用，易加重肺部感染，必须严格掌握气管切开的指征。

2. 机械通气

（1）简易手控呼吸囊：操作简便易使用，具有吸氧浓度较高、潮气量可控，可与患者的呼吸基本同步，能较快地改善缺氧，减少二氧化碳潴留等优点，常用于紧急气管插管前通气和应用呼吸机前过渡阶段通气。

（2）持续气道正压通气（CPAP）和呼气末正压通气（PEEP）：CPAP 可以通过机械作用扩张支气管以增加呼吸肺容量，降低功能残气量，减少吸气肌负荷。PEEP 可以减少吸气肌的负荷做功，避免内源性呼气末正压（iPEEP）的增加，扩张萎缩的气道和肺泡，改善通气血流比例，防止痰栓在终末气道阻塞引起的肺泡压力过高和肺泡膨胀破裂。但是，随着 PEEP 的增加，可增加肺容积、气道压、胸膜腔内压，导致血压下降。因此，PEEP 对于严重哮喘患者具有潜在的危险性。哮喘患者做 CPAP 治疗，呼气末压力为 5.2 ± 2.8 cmH_2O 时，患者感觉最舒适，PEEP 一般以 3 ~ 5 cmH_2O 较为安全。

（3）控制性低通气量辅助呼吸（MCHV）：呼吸机通气频率 6 ~ 12 次/分，潮气量 8 ~ 12 mL/kg。通过减低频率和潮气量（仅为常规预计量的 2/3），使每分通气量控制在能使 $PaCO_2$ 略有下降的最小值。同时，应给予的治疗措施包括：①给予地西泮、吗啡或盐酸哌替啶来消除自主呼吸，保持患者镇静；

②气管内滴入生理盐水 200 ~ 240 mL/d，使痰液稀释，加以吸引，使气道通畅。

（4）吸入氦—氧混合气体：给予机械通气的哮喘患者吸入由 80% 氦气和 20% 氧气组成的混合气体，可使最大气道压力降低，肺泡通气量增加，减少气压伤，迅速改善缺氧和二氧化碳潴留。

3. 应用呼吸机的注意事项

（1）以定容型呼吸机为宜。

（2）增加通气量，缓慢降低 $PaCO_2$，应在气道平滑肌痉挛缓解后才使 $PaCO_2$ 逐渐恢复正常。

（3）烦躁不安或呼吸机对抗者，宜用地西泮或咪达唑仑 10 ~ 20 mg 静脉注射，必要时应用神经肌肉阻滞剂。

（4）选择尽可能大的气管插管导管。

（八）营养疗法

重症哮喘患者不能进食，呼吸肌消耗热能大，机械通气热能消耗更大。因此，在抢救重症哮喘患者时，应注意补充营养。可给予鼻饲高蛋白、高脂肪和低碳水化合物的饮食，也可静脉给予葡萄糖注射液、氨基酸、脂肪乳剂和冻十血浆等，必要时可应用深静脉高营养。

（九）防治并发症

重症哮喘患者尤其是哮喘持续状态时间超过 48 小时伴昏迷患者极易发生脑水肿、心力衰竭、颅内高压、消化道出血、休克、心律失常、肺水肿、酸中毒，甚至弥散性血管内凝血等严重并发症，应密切观察，及时防治。

第五节　急性肺栓塞

肺栓塞（PE）是以各种栓子阻塞肺动脉系统为其发病原因的一组疾病或临床综合征的总称，包括肺血栓栓塞症（PTE）、脂肪栓塞、羊水栓塞、空气栓塞、肿瘤栓塞及细菌栓塞等。

PTE 为来自静脉系统或右心的血栓阻塞肺动脉或其分支所致的疾病，以肺循环障碍和呼吸功能障碍为其主要特征。PTE 是最常见的 PE 类型，通常所称的 PE 即指 PTE。PE 所致病情的严重程度取决于以上机制的综合和相互作用：栓子的大小和数量、多个栓子的递次栓塞间隔时间、是否同时存在其他心肺疾病、个体反应的差异及血栓溶解的快慢对发病过程有重要影响。肺动脉发生栓塞后，若其支配区的肺组织因血流受阻或中断而发生坏死，称为肺梗死（PI）。

引起 PTE 的血栓主要来源于深静脉血栓形成（DVT），PTE 常为 DVT 的并发症。PTE 与 DVT 都属于静脉血栓栓塞症（VTE），为 VTE 的两种类别。

急性 PE 是指深静脉血栓等栓子突然脱落进入肺循环，造成肺动脉较广泛的阻塞，可引起肺动脉高压，至一定程度导致右心失代偿，右心扩大，出现急性肺源性心脏病。临床上常表现为呼吸困难、胸痛、咯血，严重者可以导致猝死。

PTE 和 DVT 近几十年已经超过感染性疾病和肿瘤，成为全球性的重要医疗保健问题，其发病率较高，病死率也高。由于 PTE 发病和临床表现的隐匿性和复杂性，对 PTE 的漏诊率和误诊率普遍较高。近年来，随着 PE 指南及各种专家共识发表和普及，PE 不再是少见病，普遍受到临床医生尤其是骨外科、神经内科等科室医务人员的重视。随着人们出行增多，临床也出现了所谓的经济舱综合征和旅行者血栓形成等新型 PE 名称。

一、病因及发病机制

（一）病因

任何可以导致静脉血液淤滞、静脉系统血管内皮损伤和血液高凝状态的因素都可以导致 DVT，而 DVT 是急性 PE 的主要原因。DVT 危险因素包括原发性和继发性两类。

原发性危险因素由遗传变异引起，可导致参与抗凝、凝血、纤溶的抗凝蛋白缺乏和凝血因子活性异常增强，包括抗凝血酶缺乏、先天性异常纤维蛋白原血症、血栓调节因子异常、高同型半胱氨酸血症、抗心磷脂抗体综合征、纤溶酶原激活物抑制因子过量、XII因子缺乏、V因子Leiden突变、纤溶酶原缺乏、纤溶酶原不良血症、蛋白S缺乏、蛋白C缺乏等，常以反复静脉血栓形成和PE为主要临床表现。

继发性危险因素是指后天获得的易发生DVT和PTE的多种病理和病理生理改变，包括血小板异常、克罗恩病、脊髓损伤、充血性心力衰竭、外科手术后、急性心肌梗死、恶性肿瘤、肿瘤静脉内化疗、肥胖、脑卒中、因各种原因的制动/长期卧床、肾病综合征、长途航空或乘车旅行、中心静脉插管、口服避孕药、慢性静脉功能不全、真性红细胞增多症、吸烟、高龄、巨球蛋白血症、妊娠/产褥期、植入人工假体、静脉注射毒品等。

（二）发病机制

各种栓塞物如静脉血栓等通过血液循环进入肺循环，阻塞肺动脉主干或其分支，产生机械梗阻，并通过神经体液因素产生一系列继发的病理生理学变化。

1. 血流动力学异常

栓子阻塞肺动脉及其分支达一定程度后，通过机械阻塞作用，加之神经体液因素和低氧所引起的肺动脉收缩，导致肺循环阻力增加、肺动脉高压；右心室后负荷增高，右心室壁张力增高，至一定程度引起急性肺源性心脏病、右心室扩大，可出现右心功能不全，回心血量减少，静脉系统淤血；右心扩大致室间隔左移，使左心室功能受损，导致心排血量下降。

外周DVT后脱落，随静脉血流移行至肺动脉内，形成肺动脉内血栓栓塞，体循环低血压或休克；主动脉内低血压和右心房压升高，使冠状动脉灌注压下降，心肌血流减少，特别是右心室内膜下心肌处于低灌注状态，加之PTE时心肌耗氧增加，可致心肌缺血，诱发心绞痛。

若急性PTE后肺动脉内血栓未完全溶解，或反复发生PTE，则可能形成慢性血栓栓塞性肺动脉高压，继而出现慢性肺源性心脏病、右心代偿性肥厚和右心衰竭。

2. 呼吸功能异常

栓塞部位的肺血流减少，肺泡无效腔量增大；肺内血流重新分布，通气血流比例失调；右心房压升高，可引起功能性闭合的卵圆孔开放，产生心内右向左分流；神经体液因素可引起支气管痉挛；栓塞部位肺泡表面活性物质分泌减少；毛细血管通透性增高，间质和肺泡内液体增多或出血；肺泡萎陷，呼吸面积减小；肺顺应性下降，肺体积缩小，并可出现肺不张；如累及胸膜，则可出现胸腔积液。以上因素导致呼吸功能不全，出现低氧血症、代偿性过度通气（低碳酸血症）或相对性低肺泡通气。

3. 肺梗死

当肺动脉阻塞时，被阻塞远端肺动脉压力降低，富含氧的肺静脉血可逆行滋养肺组织，同时由于肺组织接受肺动脉、支气管动脉和肺泡内气体弥散等多重氧供，故PTE时较少出现肺梗死。如存在基础心肺疾病或病情严重，影响到肺组织的多重氧供，则可能导致肺梗死。

二、临床表现

急性PE临床表现多种多样，临床表现主要取决于栓子的大小、数量、栓塞的部位及患者是否存在心、肺等器官的基础疾病。较小栓子可能无任何临床症状，较大栓子可引起呼吸困难、发绀、晕厥、猝死等。有时晕厥可能是急性PE的唯一或首发症状，不同病例常有不同的症状组合，但均缺乏特异性。各病例所表现症状的严重程度也有很大差别，可以从无症状到血流动力学不稳定，甚至发生猝死。PE三联征（胸痛、呼吸困难、咯血）临床发生率为20%～30%，过分强调这些症状容易引起漏诊和误诊。

当注意PTE的相关症状和体征，并考虑PTE诊断时，要注意是否存在DVT，特别是下肢DVT。下肢DVT主要表现为患肢肿胀、周径增粗、疼痛或压痛、浅静脉扩张、皮肤色素沉着、行走后患肢易疲劳或肿胀加重，半数以上的下肢深静脉血栓患者无自觉临床症状和明显体征，应测量双侧下肢的周径来评价其差别。大、小腿周径的测量点分别为髌骨上缘以上15 cm处，髌骨下缘以下10 cm处，双侧相差＞1 cm即考虑有临床意义。

（一）症状

（1）呼吸困难：是最常见的症状，尤以活动后明显，80%～90%的患者可以有不同程度的胸闷、气短。

（2）胸痛：包括胸膜炎性胸痛，占40%～70%，或心绞痛样疼痛，占4%～12%。部分患者可以没有胸痛表现。

（3）咯血：常为小量咯血，大咯血少见。

（4）晕厥：可为 PTE 的唯一或首发症状，11%～20%的患者可有晕厥。

（5）其他：烦躁不安、惊恐甚至濒死感（55%）；咳嗽（20%～37%）；心悸（10%～18%）。

（二）体征

呼吸急促，呼吸频率 >20 次/分，是最常见的体征；心动过速，血压变化，严重时可出现血压下降甚至休克；发绀；发热，多为低热，少数患者可有中度以上的发热；颈静脉充盈或搏动；肺部可闻及哮鸣音（5%）和（或）细湿啰音（18%～51%），偶可闻及血管杂音；出现胸腔积液时可有相应体征；肺动脉瓣区第二心音亢进或分裂，$P_2 > A_2$，三尖瓣区可闻及收缩期杂音。

三、辅助检查

（一）动脉血气分析

动脉血气分析是诊断急性 PE 的初筛指标，常表现为低氧血症、低碳酸血症、肺泡—动脉血氧分压差［$P(A-a)O_2$］增大。部分患者的结果可以正常，部分患者由于过度通气可以出现呼吸性碱中毒。

（二）心电图检查

大多数病例表现有非特异性的心电图异常，较为多见的表现包括 $V_1 \sim V_4$ 的 T 波改变和 ST 段异常；部分病例可出现 $S_I Q_{III} T_{III}$ 征，即 I 导 S 波加深，III 导出现 Q 波及 T 波倒置；其他心电图改变包括完全或不完全右束支传导阻滞；肺型 P 波；电轴右偏，顺时针转位等。心电图改变多在发病后即刻开始出现，以后随病程的发展演变而呈动态变化。观察到心电图的动态改变较静态异常对于提示 PTE 具有更大意义。

（三）胸部 X 线检查

急性 PE 患者胸部 X 线检查多有异常表现，但缺乏特异性。可表现为：区域性肺血管纹理变细、稀疏或消失，肺野透亮度增加；肺野局部浸润性阴影；尖端指向肺门的楔形阴影；肺不张或膨胀不全；右下肺动脉干增宽或伴截断征；肺动脉段膨隆及右心室扩大征；患侧横膈抬高；少至中量胸腔积液征等。仅凭 X 线胸片不能确诊或排除 PTE，但在提供疑似 PTE 线索和除外其他疾病方面，X 线胸片具有重要作用。

（四）超声心动图检查

超声心动图在提示诊断和除外其他心血管疾患方面有重要价值。对于严重的 PTE 病例，超声心动图检查可以发现右室壁局部运动幅度降低；右心室和（或）右心房扩大；室间隔左移和运动异常；近端肺动脉扩张；三尖瓣反流速度增快；下腔静脉扩张，吸气时不萎陷。这些征象说明肺动脉高压、右室高负荷和肺源性心脏病，提示或高度怀疑 PTE，但尚不能作为 PTE 的确定诊断标准。超声心动图为划分次大面积 PTE 的依据。检查时应同时注意右心室壁的厚度，如果增厚，提示慢性肺源性心脏病，对于明确该病例存在慢性栓塞过程有重要意义。若在右房或右室发现血栓，同时患者临床表现符合 PTE，可以作出诊断，超声检查偶可因发现肺动脉近端的血栓而确定诊断。

（五）血浆 D-二聚体测定

D-二聚体是交联纤维蛋白在纤溶系统作用下产生的可溶性降解产物，为一个特异性的纤溶过程标志物。在血栓栓塞时，因血栓纤维蛋白溶解致其血中浓度升高。D-二聚体对急性 PTE 诊断的敏感性达

92%～100%，但其特异性较低，仅为40%～43%。手术、肿瘤、炎症、感染、组织坏死等情况均可使D-二聚体升高。在临床应用中，D-二聚体对急性PTE有较大的排除诊断价值，若其含量低于500 μg/L，可基本除外急性PTE。酶联免疫吸附法（ELISA）是较为可靠的检测方法，建议采用。

（六）核素肺通气/灌注扫描

肺通气/灌注扫描检查是PTE重要的诊断方法。典型征象是：呈肺段分布的肺灌注缺损，并与通气显像不匹配。但是由于许多疾病可以同时影响患者的肺通气和血流状况，致使通气/灌注扫描在结果判定上较为复杂，需密切结合临床进行判读。一般可将扫描结果分为三类。①高度可能：其征象为至少一个或更多叶、段的局部灌注缺损，而该部位通气良好或X线胸片无异常；②正常或接近正常；③非诊断性异常：其征象介于高度可能与正常之间。

（七）CT肺动脉造影（CTPA）

CTPA能够发现段以上肺动脉内的栓子，是PTE的确诊手段之一。PTE的直接征象：肺动脉内的低密度充盈缺损，部分或完全包围在不透光的血流之间（轨道征），或者呈完全充盈缺损，远端血管不显影（敏感性为53%～89%，特异性为78%～100%）。间接征象包括：肺野楔形密度增高影，条带状的高密度区或盘状肺不张，中心肺动脉扩张及远端血管分支减少或消失等。CT扫描可以同时显示肺及肺外的其他胸部疾患，对亚段PTE的诊断价值有限。电子束CT扫描速度更快，可在很大程度上避免因心跳和呼吸的影响而产生的伪影。

（八）磁共振成像（MRI）

MRI对段以上肺动脉内栓子诊断的敏感性和特异性均较高，避免了注射碘造影剂的缺点，与肺血管造影相比，患者更易于接受。适用于碘造影剂过敏的患者。MRI具有潜在的识别新旧血栓的能力，有可能为将来确定溶栓方案提供依据。

（九）肺动脉造影

为诊断PTE的经典与参比方法。直接征象：肺动脉内造影剂充盈缺损，伴或不伴轨道征的血流阻断；间接征象：肺动脉造影剂流动缓慢，局部低灌注，静脉同流延迟等。肺动脉造影是一种有创性检查技术，有发生致命性或严重并发症的可能性，故应严格掌握其适应证，CTPA广泛应用以来肺动脉造影已经很少。

（十）下肢深静脉检查

由于PTE和DVT关系密切，且下肢静脉超声操作简便易行，因此下肢静脉超声在急性PE诊断中的价值应引起临床医师重视，对怀疑PE的患者应检测有无下肢DVT。除常规下肢静脉多普勒超声检查外，对可疑患者推荐行加压静脉多普勒超声成像诊断下肢DVT，静脉不能被压陷或静脉腔内无多普勒超声信号是DVT的特征性超声征象。

四、诊断

PTE的临床表现多样，具有胸痛、咯血、呼吸困难三联征者仅约20%。早期准确诊断PTE的关键是对有疑似表现、特别是高危人群中出现疑似表现者及时安排相应检查。

（一）一般诊断

存在危险因素的患者出现不明原因的呼吸困难、胸痛、晕厥、休克或伴有单侧或双侧不对称性下肢肿胀、疼痛等，应进行血D-二聚体、血气分析、心电图、胸部X线检查、超声心动图及下肢深静脉血管超声检查。疑诊病例可安排CTPA、核素肺通气—血流灌注扫描、磁共振或磁共振肺动脉造影（MRPA）进一步检查以明确PTE的诊断。经典的肺动脉造影临床应用日渐减少，需注意严格掌握适应证。对某一病例只要疑诊PTE，无论其是否有DVT症状，均应进行体检，并行静脉超声、放射性核素或X线静脉造影、CT静脉造影（CTV）、MRI静脉造影（MRV）、肢体阻抗容积图（IPG）等检查，以帮助明确是否存在DVT及栓子的来源。

（二）临床分型

（1）大面积 PTE：临床上以休克和低血压为主要表现，即体循环动脉收缩压 <90 mmHg，或较基础值下降幅度≥40 mmHg，持续 15 分钟以上。须除外新发生的心律失常、低血容量或感染中毒症所致的血压下降。

（2）非大面积 PTE：不符合以上大面积 PTE 的标准，即未出现休克和低血压的 PTE。非大面积 PTE 中一部分病例临床出现右心功能不全，或超声心动图表现有右心室运动功能减弱（右心室前壁运动幅度 <5 mm），归为次大面积 PTE 亚型。

五、鉴别诊断

1. 冠状动脉粥样硬化性心脏病（冠心病）

一部分 PTE 患者因血流动力学变化，可出现冠状动脉供血不足、心肌缺氧，表现为胸闷、心绞痛样胸痛，心电图有心肌缺血样改变，易误诊为冠心病所致的心绞痛或心肌梗死。冠心病有其自身发病特点，冠脉造影可见冠状动脉粥样硬化、管腔阻塞证据，心肌梗死时心电图和心肌酶水平有相应的特征性动态变化。而急性 PE 患者心电图典型改变为 $S_1Q_{III}T_{III}$ 征，很少出现动态演变。

2. 主动脉夹层

PTE 可表现为胸痛，部分患者可出现休克，需与主动脉夹层相鉴别。后者多有高血压，疼痛较剧烈。胸片常显示纵隔增宽，心血管超声和胸部 CT 造影检查可见主动脉夹层征象。

3. 其他原因所致的胸腔积液

PTE 患者可出现胸膜炎样胸痛，并发胸腔积液，需与结核、肺炎、肿瘤、心力衰竭等其他原因所致的胸腔积液相鉴别。其他疾病有其各自临床特点，胸腔积液检查常有助于作出鉴别。

4. 其他原因所致的晕厥

PTE 有晕厥时，需与迷走反射性、脑血管性晕厥及心律失常等其他原因所致的晕厥相鉴别。

5. 其他原因所致的休克

PTE 所致的休克，需与心源性、低血容量性、过敏性休克、血容量重新分布性休克等相鉴别。

此外尚需与肺血管炎、原发性肺动脉肿瘤、先天性肺动脉发育异常等少见疾病鉴别。

六、治疗

早期诊断，早期治疗；根据危险度分层决定不同治疗策略和治疗手段，急性 PE 危险度分层见表1-3。

表1-3　急性肺栓塞危险度分层

APTE 死亡危险	休克或低血压	心肌损伤	右心功能不全	推荐治疗
高危（>15%）	+/-	+	+	溶栓或肺动脉血栓摘除术
中危（3%~15%）	-	-	+	住院加强治疗
低危（<3%）	-	-	-	早期出院或门诊治疗

（一）一般治疗

对高度疑诊或确诊 PTE 的患者，应该严密监测患者意识、呼吸、心率、血压、血氧饱和度、静脉压、心电图及血气的变化；绝对卧床，保持大便通畅，避免用力；可适当使用镇静、止痛、镇咳等对症治疗。低氧血症可采用经鼻导管或面罩吸氧纠正。对于出现右心功能不全，但血压正常者，可使用多巴酚丁胺和多巴胺；若出现血压下降，可增大剂量或使用其他血管加压药物，如去甲肾上腺素等。对于液体负荷疗法须持审慎态度，一般所给负荷量限于 500~1 000 mL。出现呼吸衰竭者可以行无创或者有创机械通气治疗。

（二）溶栓治疗

1. 适应证与禁忌证

（1）适应证：大面积 PTE 病例；对于次大面积 PTE，若无禁忌证可考虑溶栓，但存在争议。溶栓治疗时间窗一般为 14 天以内。

溶栓治疗主要是通过溶栓药物促进纤溶酶原转化为纤溶酶，以降解血栓中的纤维蛋白原，从而溶解肺动脉内血栓，使肺动脉再通。其主要并发症为出血，最严重的是颅内出血，发生率为 1%～2%，近半数死亡。用药前应充分评估出血的危险性，必要时应配血，做好输血准备。溶栓前应留置外周静脉套管针，以方便溶栓中取血监测，避免反复穿刺血管。

（2）绝对禁忌证：活动性内出血、近期自发性颅内出血；相对禁忌证：10 天内的胃肠道出血；2 周内的大手术、分娩、器官活检，或不能以压迫止血部位的血管穿刺；15 天内的严重创伤；1 个月内的神经外科或眼科手术；2 个月内的缺血性脑卒中；难以控制的重度高血压（收缩压 >180 mmHg，舒张压 >110 mmHg）；近期曾行心肺复苏；血小板计数 $<100×10^9$/L；妊娠；细菌性心内膜炎；严重肝、肾功能不全；糖尿病出血性视网膜病变等。对于致命性大面积 PTE，上述绝对禁忌证应被视为相对禁忌证。

2. 常用的溶栓药物

尿激酶（UK）、链激酶（SK）和重组组织型纤溶酶原激活剂（rt-PA）。

3. 溶栓方案与剂量

（1）2 小时溶栓方案：尿激酶：按 20 000 IU/kg 剂量，持续静脉滴注 2 小时。

（2）链激酶：负荷量 250 000 IU，静脉注射 30 分钟，随后以 100 000 IU/h 持续静脉滴注 24 小时。链激酶具有抗原性，故用药前需肌内注射苯海拉明或地塞米松，以防止过敏反应。链激酶 6 个月内不宜再次使用。

（3）rt-PA：50～100 mg 持续静脉滴注 2 小时。

溶栓治疗结束后，应每 2～4 小时测定一次凝血因子时间（PT）或活化部分凝血活酶时间（APTT），当其水平降至正常值的 2 倍时，即应开始规范的肝素抗凝治疗。

（三）抗凝治疗

临床疑诊 PTE 时，即可使用肝素或低分子肝素进行有效的抗凝治疗。抗凝的禁忌证：活动性出血、凝血功能障碍、未予控制的严重高血压等。对于确诊的 PTE 病例，大部分禁忌证属相对禁忌证。

1. 普通肝素

予 3 000～5 000 IU 或按 80 IU/kg 静脉注射，继之以 18 IU/（kg·h）持续静脉滴注。在开始治疗后的最初 24 小时内每 4～6 小时测定 APTT 一次，根据 APTT 调整剂量，尽快使 APTT 达到并维持于正常值的 1.5～2.5 倍。达稳定治疗水平后，改每天测定 APTT 一次。肝素也可用皮下注射方式给药。一般先予静注负荷量 3 000～5 000 IU，然后按 250 IU/kg 剂量每 12 小时皮下注射一次。调节注射剂量，使注射后 6～8 小时的 APTT 达到治疗水平。根据 APTT 调整普通肝素剂量，剂量见表1-4。

因肝素可能会引起肝素诱导的血小板减少症（HIT），在使用肝素的第 3～5 天必须复查血小板计数。若较长时间使用肝素，尚应在第 7～10 天和 14 天复查。若出现血小板迅速或持续降低达 30% 以上，或血小板计数 $<100×10^{12}$/L 应停用肝素。

表1-4 根据 APTT 调整普通肝素剂量

APTT	普通肝素调整剂量
<35 秒（<1.2 倍正常对照值）	静脉注射 80 IU/kg，然后静脉滴注剂量增加 4 IU/（kg·h）
35～45 秒（1.2～1.5 倍正常对照值）	静脉注射 40 IU/kg，然后静脉滴注剂量增加 2 IU/（kg·h）
46～70 秒（1.5～2.3 倍正常对照值）	无须调整剂量
71～90 秒（2.3～3.0 倍正常对照值）	静脉滴注剂量减少 2 IU/（kg·h）
>90 秒（>3 倍正常对照值）	停药 1 小时，然后静脉滴注剂量减少 3 IU/（kg·h）

2. 低分子肝素

根据体重给药，建议每次 100 IU/kg，皮下注射每天 1～2 次。使用该药的优点是无须监测 APTT，但对肾功能不全的患者需谨慎使用低分子肝素，并应根据抗 Xa 因子活性来调整剂量。对于有严重肾功能不全的患者在初始抗凝时，使用普通肝素是更好的选择（肌酐清除率 < 30 mL/min），因为普通肝素不经肾脏代谢。对于有严重出血倾向的患者，也应使用普通肝素进行初始抗凝，因为其抗凝作用可被很快逆转。此外对过度肥胖患者或孕妇应监测血浆抗 Xa 因子活性，并据此调整剂量。而对于其他 APTE 患者，都可使用皮下注射低分子肝素进行抗凝。低分子肝素的分子量较小，HIT 发生率较普通肝素低，可在疗程大于 7 天时每隔 2～3 天检查血小板计数。

3. 华法林

在肝素开始应用后的第 1～3 天加用口服抗凝剂华法林，初始剂量为 3.0～5.0 mg。由于华法林需要数天才能发挥全部作用，因此与肝素重叠应用至少需 4 天，当连续两天测定的国际标准化比率（INR）达到 2.5（2.0～3.0）时，或 PT 延长至正常值的 1.5～2.5 倍时，方可停止使用肝素，单独口服华法林治疗，华法林的剂量应根据 INR 或 PT 调节。

抗凝治疗的持续时间因人而异。一般口服华法林的疗程至少为 3 个月。部分病例的危险因素短期可以消除，例如服雌激素或临时制动，疗程为 3 个月即可；对于栓子来源不明的首发病例，需至少给予 6 个月的抗凝；对复发性 VTE、并发肺心病或危险因素长期存在者，抗凝治疗的时间应延长，达 12 个月或以上，甚至终身抗凝。

妊娠的前 3 个月和最后 6 周禁用华法林，可用肝素或低分子肝素治疗。产后和哺乳期妇女可以服用华法林，育龄妇女服用华法林者需注意避孕。

华法林的主要并发症是出血。华法林所致出血可以用维生素 K 拮抗。华法林有可能引起血管性紫癜，导致皮肤坏死，多发生于治疗的前几周。

4. 新型抗凝药物

选择性 Xa 因子抑制剂磺达肝癸钠起效快，不经肝脏代谢，不与非特异蛋白结合，生物利用度高达 100%，而且因药物半衰期为 15～20 小时，药代动力学稳定，可根据体重固定剂量每天皮下注射 1 次，无须监测凝血指标，但肾功能不全患者应减量或慎用。使用剂量为 5 mg（体重 < 50 kg）；7.5 mg（体重 50～100 kg）；10 mg（体重 > 100 kg）。此外，直接凝血酶抑制剂阿加曲班、直接 Xa 因子抑制剂利伐沙班等均可应用。

（四）肺动脉血栓摘除术

本手术风险大，死亡率高，需要较高的技术条件，仅适用于经积极的内科治疗无效的紧急情况，如致命性肺动脉主干或主要分支堵塞的大面积 PTE，或有溶栓禁忌证者。

（五）肺动脉导管碎解和抽吸血栓

用导管碎解和抽吸肺动脉内巨大血栓，同时还可进行局部小剂量溶栓。适应证为肺动脉主干或主要分支的大面积 PTE，并存在以下情况者：溶栓和抗凝治疗禁忌；经溶栓或积极的内科治疗无效；缺乏手术条件。

（六）腔静脉滤器放置

为防止下肢深静脉大块血栓再次脱落阻塞肺动脉，可考虑放置下腔静脉滤器。对于上肢 DVT 病例，还可应用上腔静脉滤器。置入滤器后如无禁忌证，应长期口服华法林抗凝，定期复查有无滤器上血栓形成。

第二章

心内科疾病

第一节　成年人原发性高血压

一、流行状况

高血压与国情、经济、地域、年龄、种族、营养、健康教育等状况紧密相关。欧美发达国家35～64岁患病率在20%以上。我国高血压患病率虽比发达国家低，但随着经济、社会的发展呈上升趋势。我国各地高血压患病率相差较大，东北、华北地区高于南部地区，具有从北到南逐渐降低的明显趋势。男性与女性总体患病率无明显差别，两者高血压的患病率均与年龄增长呈正相关。在我的高血压人群中，绝大多数是轻、中度高血压（占90%），轻度高血压占60%以上。血压正常高值水平人群占总成年人群的比例不断增长，尤其是中青年，是我国高血压患病率持续升高和患者数剧增的主要来源。随着人口的老龄化，原发性高血压患病率将不断升高，高血压的防治任务任重而道远。

高血压患病率随年龄增长而升高；女性在更年期前患病率略低于男性，但在更年期后迅速升高甚至高于男性；高纬度寒冷地区患病率高于低纬度温暖地区；盐和饱和脂肪酸的摄入越高，平均血压水平和患病率也越高。我国人群高血压流行有两个比较显著的特点：①从南方到北方，高血压患病率呈递增趋势，可能与北方年平均气温较低，以及北方人群盐摄入量较高有关；②不同民族之间高血压患病率也有差异，生活在北方或高原地区的藏族、蒙古族和朝鲜族等患病率较高，而生活在南方或非高原地区的壮族、苗族和彝族等患病率则较低，可能与地理环境、生活方式等有关。在国际24小时动态血压监测数据库中，直接对比欧洲人和亚洲人尤其是东亚人24小时的血压监测数据时，发现东亚人夜间血压比欧洲人有显著升高，可能与高钠、低钾饮食有关，另外，酗酒也可能是我国高血压患病率高的重要原因。值得指出的是，我国人群中高同型半胱氨酸和低叶酸合并高血压患者较多，而在欧美国家相对较少，有学者将高同型半胱氨酸伴有高血压称为"H型高血压"。

二、致病因素

（一）高血压与遗传、神经、内分泌因素

1. 遗传因素

高血压的发病有明显的家族聚集性。国内调查发现，与无高血压家族史者相比，双亲一方有原发性高血压者其子女高血压的患病率高1.5倍，双亲均有原发性高血压者其子女患病率高2～3倍。某些基因突变如血管紧张素、糖皮质激素受体、脂蛋白酶等基因与高血压发病有关，但尚未肯定高血压的相关基因。目前认为，原发性高血压是多基因遗传病，具有遗传背景的患者占整个高血压人群的30%～50%。

2. 精神神经作用

（1）精神源学说：患者在长期或反复的外因刺激下，会出现比较明显的精神紧张、焦虑、烦躁等情绪变化，导致人体各类感受器传入的病理信号增多，大脑皮质兴奋，交感冲动增强，引起缩血管物质

占优势而导致血压升高。流行病学资料表明，长期精神紧张是高血压发病的危险因素，长期从事高度精神紧张工作的人群高血压的患病率增高。

（2）神经源学说：各种诱因（如精神紧张、运动等）-大脑皮质＋压力感受器＋化学感受器＋下丘脑和其他高级中枢变化-延髓心血管中枢整合各种冲动信号并调节-交感神经兴奋-缩血管冲动增强＋阻力血管对神经介质反应过度-血压升高等。交感神经及其相关的体液因子在高血压的发生发展中起着更重要的作用。

3. 肾素—血管紧张素—醛固酮系统（RAAS）平衡失调

肾脏球囊细胞分泌的肾素，可将肝脏合成的血管紧张素原转变成血管紧张素（Ang）Ⅰ，Ang Ⅰ经过肺肾等组织时在血管紧张素转化酶（ACE）的活化作用下转化为 Ang Ⅱ，ACE 还可促进缓激肽的分解，而 Ang Ⅱ 再在酶的作用下脱去门冬氨酸转化成 Ang Ⅲ。Ang Ⅱ 也可经非 ACE 途径转化形成，如胃促胰酶等可直接将血管紧张素原转化成 Ang Ⅱ、醛固酮。此外，脑、心、肾、肾上腺、动脉等多种器官组织可局部合成 Ang Ⅱ、醛固酮，称为组织 RAAS。在 RAAS 中 Ang Ⅱ 是最重要的活性部分，其病理生理作用主要是通过与受体的结合而产生的，可使血管收缩、醛固酮分泌增多、水钠潴留及增强交感神经活性，最终导致高血压的形成。Ang Ⅱ 强烈的缩血管作用造成的加压效应为肾上腺素的 10～40 倍。Ang Ⅱ、醛固酮还是组织纤维化的刺激因素，可导致组织重构。

（二）高血压与高钠、低钾饮食

根据盐负荷或限盐后的血压反应，分为盐敏感性高血压、盐不敏感性高血压和中间型。盐敏感性高血压是指高盐饮食后导致血压明显升高≥10% 或限盐后血压下降≥10%，否则为盐不敏感性高血压或中间型。流行病学研究表明，若摄盐量 <3 g/d，高血压的发病率很低；若摄盐量 >3 g/d，随着年龄的增长，未来患高血压的风险显著增高，而且盐摄入量越大，其风险越大。目前，已知的诱发盐敏感性高血压的环境因素是盐过多摄入，而个体血压对盐的敏感性则是遗传因素所决定。

摄入盐过多引起血压升高的机制比较复杂，目前认为是由于各种原因导致部分人群细胞膜离子转运缺陷和肾脏排钠功能异常，在高盐环境下发生钠盐代谢异常，出现多种病理生理改变，从而发生高血压。遗传性细胞膜钠离子代谢异常、肾脏排钠功能障碍、血管反应性异常增高是盐敏感性高血压的重要发病机制。具体机制如下。①正常人血压升高时肾排钠排水增多，以维持血压保持正常，称为压力—钠利尿现象。而高血压患者此种机制减弱，不能排除过多的钠与水，致使血压升高。肾脏排钠障碍引起水钠潴留，细胞外液和循环血量明显增多，血压升高后即使肾脏排钠增强，也难以保持体液平衡。②水钠潴留刺激下丘脑—肾上腺释放毒毛花苷样物质，抑制平滑肌细胞和心肌细胞钠钾 ATP 酶活性，Na^+-Ca^{2+} 交换增强，血管对升压物质反应性增高，心肌收缩力增强。③高盐摄入引起交感—肾上腺髓质活动增强，血管内皮受损，一氧化氮（NO）释放减少，内皮素释放增多，使血压进一步升高。④高钠能够诱导成纤维细胞和血管平滑肌细胞肥大，使血管平滑肌细胞表达血管紧张素Ⅱ受体 1mRNA 增多，血管紧张素Ⅱ受体 1 密度增高，介导 Ang Ⅱ 引起血管收缩和心肌肥厚。⑤高钠负荷可使血压的昼夜节律发生变化，因过多的钠需于夜间排泄，早期的效应是影响夜间动脉血压。⑥在盐敏感性高血压患者中，血浆肾素活性较低（非调节型盐敏感高血压肾素水平正常或升高），水钠潴留又促进 RAAS 激活，出现 RAAS 功能异常。⑦内分泌机制也参与盐敏感性高血压的形成。如雌激素缺乏，可使盐敏感性增高，绝经期后女性更容易发生高血压。⑧高盐饮食可诱导胰岛素抵抗，主要是改变胰岛素代谢途径必需酶的活性而发挥作用，但是目前尚缺乏证据证实胰岛素抵抗是盐敏感性高血压的独立危险因素。⑨许多神经体液因子如抗利尿激素、醛固酮、肾素、心钠肽（ANP）、前列腺素（PG）等对其也有影响。

人群中钠盐摄入量与血压水平和高血压患病率呈正相关，而钾盐摄入量与血压水平呈负相关。膳食钠/钾比值与血压的相关性更强。高钠、低钾饮食是我国大多数高血压发病的主要危险因素之一。

（三）高血压与代谢性因素

1. 超重与肥胖

人群中体重指数（BMI）与血压水平呈正相关，BMI 每升高 3 kg/m²，4 年内发生高血压的危险男性升高50%，女性升高57%。我国24万成人随访资料的汇总分析显示，BMI≥24 kg/m²者发生高血压的危险是体重正常者的3~4倍。身体脂肪的分布与高血压的发生也密切相关，腹部脂肪聚集越多，血压水平就越高。男性腰围≥90 cm和女性腰围≥85 cm时，发生高血压的危险是腰围正常者的4倍以上。随着我国经济发展和生活水平提高，人群中超重与肥胖的比例均有明显上升。在城市的中年人群中，超重者的比例已达25%~30%，超重与肥胖将成为我国高血压患病率的又一重要危险因素。肥胖导致高血压的可能原因：①肥胖影响心排血量、肺活量而增强交感神经活性；②肾内脂肪积聚，系膜细胞及毛细血管内皮细胞增生，肾乳头顶端乳头管闭塞、变形造成尿路不畅，肾内压增高；③肥胖是代谢综合征的重要组成部分，常伴有胰岛素抵抗、高胰岛素血症；④脂肪细胞可产生过多的血管紧张素原等。

2. 代谢综合征

约50%的原发性高血压患者中存在胰岛素抵抗，而胰岛素抵抗、高胰岛素血症与代谢综合征、2型糖尿病密切相关。2型糖尿病患者高血压的发生率为非糖尿病患者的2.5~3倍。基因研究发现，有过氧化物酶体增殖物活化受体γ（PPAR-γ）基因突变者首先出现高胰岛素血症，随之出现高血压、高密度脂蛋白胆固醇（HDL-C）低，提示高血压与代谢性疾病有关。胰岛素抵抗时血压升高的机制可能是胰岛素水平升高影响钠钾ATP酶与其他离子泵，促使细胞内Na^+、Ca^{2+}浓度升高，并使交感神经活性增强，促进肾小管对水、钠的重吸收，提高血压对盐的敏感性，以及减少内皮细胞产生一氧化氮，刺激生长因子（尤其是平滑肌）和内皮素的分泌等。

（四）高血压与饮酒及其他因素

1. 饮酒

过量饮酒也是高血压发病的危险因素，人群高血压患病率随饮酒量的增大而升高。虽然少量饮酒后短时间内血压会有所下降，但长期少量饮酒可使血压轻度升高，过量饮酒则使血压明显升高。如果每天平均饮酒 >3个标准杯（1个标准杯相当于12 g酒精，约合360 g啤酒，或100 g葡萄酒，或30 g白酒），收缩压与舒张压分别平均升高3.5 mmHg和2.1 mmHg，且血压上升的幅度随着饮酒量的增大而增大。我国饮酒人数众多，部分男性高血压患者有长期饮酒嗜好和饮烈度酒的习惯，因此更应重视长期过量饮酒对高血压产生的影响。饮酒还会减弱降压药物治疗的效果，而过量饮酒可诱发脑出血或心肌梗死。

2. 其他因素

高血压发病的其他危险因素包括年龄、缺乏体力活动等。前列腺素系统与RAAS有密切关系，高血压的形成可能与肾髓质合成具有扩血管作用的前列腺素A或E不足有关。缓激肽系统可能参与其中，与ACE促进缓激肽降解而使扩血管作用消失有关。升压素、内皮素等肽类物质也应引起重视，但尚未明确与高血压的因果关系。吸烟可能也是引起高血压的原因。

三、临床表现

根据起病和病情进展的缓急及病程的长短，将原发性高血压分为缓进型高血压（良性高血压）、急进型高血压（恶性高血压）。急进型高血压占原发性高血压的1%~5%。

（一）缓进型高血压

1. 发病特点

①多为中青年起病，有家族史者年龄相对较轻。②起病隐匿，病情发展慢，病程长。③早期血压间歇性升高，精神紧张、情绪变化、劳累等常为诱因，而后血压逐渐变为持续性升高。④约半数无症状，体格检查或因其他疾病就医时发现，症状多发于早期血压波动时，血压持续升高后症状反而减轻或消失，主观症状与血压升高的程度并不完全一致，少数发生重要脏器的并发症后才明确诊断。

2. 临床表现

（1）神经精神系统：常见症状为头痛、头晕和头胀，或有颈项扳紧感。头痛多位于前额、颞部和枕部；头晕暂时或持续，少见眩晕，与内耳迷路血管障碍有关。特点是降压治疗有效，但降压过快也可导致头晕、头痛。长期高血压可导致缺血性和出血性脑卒中，临床表现可轻可重。

（2）心血管系统：左心室肥厚，主动脉瓣第二心音（A2）亢进。随病情发展出现舒张功能不全的临床表现。

（3）肾脏：肾小动脉血管病变的程度与高血压程度及病程密切相关。早期无临床表现，随着肾功能损伤加重，出现多尿（夜尿增多明显）、尿比重降低（固定在 1.01 左右）。肾功能进一步减退，出现尿量减少、肌酐清除率下降等严重肾功能不全的表现。需要强调的是，在缓进型高血压中，患者出现尿毒症前，多数因心脑血管并发症而死亡。

（二）急进型高血压

急进型高血压主要为：①多在青中年发病，男女发病比例为 3 ∶ 1；②起病较急，或由缓进型高血压转化而来；③典型表现为血压显著升高，舒张压多持续≥130 mmHg；④脑缺血症状如头晕、头痛更为显著；⑤病情严重且发展迅速，常于数月至 2 年内发生重要脏器的损害，出现脑卒中、心力衰竭、肾功能衰竭及视物模糊或失明，以肾损害最为显著。

四、病史收集与辅助检查

诊断性评估前，要进行病史收集、体格检查和实验室检查等。主要评估内容：①确定血压水平及其他心血管病危险因素；②判断高血压的原因，明确有无继发性高血压；③寻找靶器官损害及相关的临床情况，据此作出高血压的诊断并评估患者的心血管危险程度，以指导诊断和治疗。

（一）病史收集

（1）家族史：询问患者有无高血压、糖尿病、血脂异常、冠心病、脑卒中或肾脏病家族史。

（2）病程：患高血压的时间、血压最高水平、是否接受过降压治疗及其疗效与不良反应。

（3）症状与既往史：目前及既往有无冠心病、心力衰竭、脑血管病、外周血管病、糖尿病、痛风、血脂异常、支气管哮喘、睡眠呼吸暂停综合征、性功能异常和肾脏疾病等病史、症状以及治疗情况。

（4）有无继发性高血压的临床表现：如有肾炎史或贫血史，提示肾实质性高血压；有肌无力、发作性软瘫等低血钾表现，提示原发性醛固酮增多症；有阵发性头痛、心悸、多汗，提示嗜铬细胞瘤。

（5）生活方式：脂肪、盐、酒摄入量，吸烟支数，体力活动量以及体重变化等情况。

（6）药物引起高血压：是否服用使血压升高的药物，如避孕药、甘珀酸、滴鼻药、可卡因、安非他明、类固醇、非甾体类抗炎药、促红细胞生成素、环孢素及中药甘草等。

（7）心理社会因素：包括家庭情况、工作环境、文化程度及精神创伤史。

（二）体格检查

有利于发现继发性高血压的线索和靶器官损害情况。包括：①正确地测量血压和心率，必要时测定立卧位血压和四肢血压；②测量 BMI、腰围及臀围；观察有无库欣综合征面容、神经纤维瘤性皮肤斑、甲状腺功能亢进症性突眼症或下肢水肿；③听诊颈动脉、胸主动脉、腹部动脉和股动脉有无杂音；④触诊甲状腺，全面心肺检查，检查腹部有无肾脏增大（多囊肾）或肿物；⑤检查四肢动脉的搏动和神经系统体征。

（三）辅助检查项目

1. 基本检查项目

心电图、血生化［血钾、空腹血糖、血浆胆固醇（TC）、三酰甘油（TG）、高密度脂蛋白（HDL）、低密度脂蛋白（LDL）、肌酐］、全血细胞计数、血红蛋白和血细胞比容；尿液分析（尿蛋白、尿糖和尿沉渣镜检）。基本检查项目对于发现高血压合并的危险因素及进行危险分层很有价值，是每例高血压患者的必查项目。需要指出的是：①心电图诊断左心室肥厚的敏感性不高，假阴性率为 68% ~77%，假阳性率为 4% ~6%；②注意有无贫血，贫血可加重心脏的损害，而且是心力衰竭预后的独立预测因子；③血脂、血糖、尿蛋白等是高血压患者危险分层的重要因素，应当及时检查，并尽早进行危险分层和决定治疗策略。

2. 推荐检查项目

24 小时动态血压监测（ABPM）、超声心动图、颈动脉超声、餐后血糖（当空腹血糖≥6.1 mmol/L 时）、同型半胱氨酸、尿白蛋白定量（糖尿病患者必查项目）、尿蛋白定量（用于尿常规检查蛋白阳性者）、眼底检查、胸片、脉搏波传导速度（PWV）及踝肱指数（ABI）等。需要强调以下 6 点。①动态血压监测要规范，报告数据要全面。②尿微量蛋白检查可发现早期肾脏损伤，尽可能检查。③超声心动图是发现心脏损害方便且无创的检查方法，有利于发现左心室肥厚、舒张功能障碍等早期改变。室间隔和（或）左心室后壁厚度 >13 mm，可诊断为左心室肥厚，应注意非对称性。约 1/3 以室间隔肥厚为主，室间隔厚度：左心室后壁厚度比值 >1.3，并注意有无单纯心尖肥厚。舒张期顺应性下降的指标有等容舒张期延长、二尖瓣开放延迟、A 峰明显增高等。④X 线胸片检查早期不敏感，晚期可有主动脉改变 + 左心形态改变 + 肺淤血。当左心衰竭并发右心衰竭时，肺淤血反而减轻。⑤眼底检查是人体唯一通过无创检查发现小动脉硬化的方法。眼底检查分级：Ⅰ级，视网膜动脉痉挛；ⅡA 级，视网膜动脉轻度硬化；ⅡB 级，视网膜动脉显著硬化；Ⅲ级，视网膜渗出或出血；Ⅳ级，视神经盘水肿。⑥颈动脉超声是发现大、中等动脉硬化的无创检查方法，对于判定有无动脉硬化、有无粥样斑块以及斑块的稳定性具有重要价值。

3. 选择检查项目

对怀疑继发性高血压者，根据需要可以分别选择以下检查项目：血浆肾素活性、血和尿醛固酮、血和尿皮质醇、血游离甲氧基肾上腺素及甲氧基去甲肾上腺素、血和尿儿茶酚胺、动脉造影、肾和肾上腺超声、CT 或 MRI、睡眠呼吸监测等。明确继发性高血压后应针对不同的病因给予针对性治疗。对有并发症的高血压患者，进行相应的脑功能、心功能和肾功能检查。

（四）血压的测量方法及要求

（1）选择符合计量标准的水银柱血压计，或经过验证（英国高血压协会、美国医疗器械协会或欧洲高血压国际协会推荐产品）的电子血压计。

（2）使用大小合适的气囊袖带，气囊应包裹 80% 以上的上臂。大多数成年人的臂围为 25 ~ 35 cm，可使用气囊长 22 ~ 26 cm、宽 12 cm 的标准规格的袖带（国内标准气囊的规格：长 22 cm，宽 12 cm）。肥胖者或臂围大者应使用大规格的气囊袖带，儿童应使用小规格的气囊袖带。

（3）测量血压前，受试者 30 分钟内禁止吸烟或饮咖啡，排空膀胱，至少坐位休息 5 分钟。

（4）受试者取坐位，最好坐靠背椅，裸露上臂，上臂与心脏处在同一水平。如怀疑外周血管病，首次就诊时应测量左、右上臂的血压，以后通常测量较高读数一侧的上臂血压。老年人、糖尿病患者及出现直立性低血压者，应加测站立位血压。站立位血压应在卧位改为站立后 1 分钟和 5 分钟时测量。

（5）将袖带紧贴缚在被测者的上臂，袖带下缘应在肘弯上 2.5 cm。将听诊器探头置于肱动脉搏动处。

（6）使用水银柱血压计测压时，快速充气，使气囊内压力达到桡动脉搏动消失后，再升高 30 mmHg，然后以恒定的速率（2 ~ 6 mmHg/s）缓慢放气。心率缓慢者，放气速率应当减慢。获得舒张压读数后，快速放气至零。

（7）在放气的过程中，仔细听取柯氏音，观察第 Ⅰ 时相（第一音）和第 Ⅴ 时相（消失音）水银柱凸面的垂直高度。收缩压读数取柯氏音第 Ⅰ 时相，舒张压读数取柯氏音第 Ⅴ 时相。年龄 <12 岁的儿童、妊娠妇女、严重贫血、甲状腺功能亢进症、主动脉瓣关闭不全及柯氏音不消失者，可以第 Ⅳ 时相（变音）为舒张压。应相隔 1 ~ 2 分钟重复测量，取 2 次读数的平均值记录。如果收缩压或舒张压的 2 次读数相差 5 mmHg 以上，应当再次测量，取 3 次读数的平均值记录。

（8）使用水银柱血压计测压读取血压数值时，末位数只能为偶数，不能出现奇数。

（9）计算脉压：脉压 = 收缩压 – 舒张压。

（10）计算平均动脉压（MAP）：MAP = 舒张压 + 1/3 脉压。MAP 是高血压急症紧急降压时常用的评价指标，较单纯评价收缩压和舒张压更为合理。

（五）无创动态血压监测

1. 临床价值

2011 年《英国高血压指南》明确指出，必须进行动态血压或家庭血压监测方能诊断高血压。建议所有诊室血压 ≥140/90 mmHg 的患者，都必须进行动态血压监测，同时将其用于高血压的分级。分级标准：白天清醒状态下血压 ≥135/85 mmHg 为 1 级高血压，≥150/95 mmHg 为 2 级高血压。该建议存在着较大的争议，但从侧面反映了动态血压监测在高血压诊断方面地位的提升。目前普遍认为，如果条件允许，所有新诊断的高血压患者，或血压尚未达标的患者，或诊室血压已经达标但靶器官损害仍在加重的患者，均需要进行 24 小时动态血压监测。监测目的如下。

（1）明确高血压的诊断：24 小时动态血压能够测量患者不同时间段的血压值，更能真实地反映患者 24 小时血压的变化情况，有利于高血压的确立。动态血压监测更为重要的价值在于排除假性高血压、白大衣高血压或假性正常血压。白大衣高血压是指诊室血压异常升高，但 24 小时血压监测正常。如果白大衣高血压误诊为高血压并进行相应治疗，可能存在潜在的风险。白大衣高血压或单纯性诊所高血压可能是一种特殊的病理生理现象，心血管风险低，但发生率不低，而且部分白大衣现象患者长时间后可能转变为真正高血压。对于高血压患者如果伴有白大衣现象，常被误认为难治性高血压，可通过动态血压监测加以区别。假性正常血压又称为隐匿性高血压，是指充分休息后在诊室测量血压正常，但 24 小时血压监测出现异常升高。属于病理生理状态，具有较高的心血管风险，由于不能及时识别，其心血管风险较发现并得到及时治疗的高血压患者更高。假性正常血压表现为活动状态下血压异常升高，清晨异常升高（晨峰血压）或夜间睡眠状态下血压异常升高（夜间高血压），监测 24 小时动态血压具有特殊的临床价值，特别是高血压患者经过降压治疗后更容易发生晨峰高血压、夜间高血压。单纯夜间高血压可能与摄入过多盐有关，即过多钠盐白天不能充分排泄，而通过升高夜间血压、增加肾血流量和肾小球滤过率而加快水钠排泄。

（2）观察血压的昼夜变化：健康人的血压昼夜变化为构型，而高血压可表现为构型，也可表现为非构型。80% 高血压属于构型，非构型高血压可能对组织器官影响较大，更易发生心血管事件。动态血压监测有利于发现短时间血压升高如晨峰血压等。

（3）评价疗效和安全性：主要观察 24 小时、白天和夜间的平均收缩压与舒张压是否达标，计算谷/峰比值和平滑指数，分析降压药物出现抵抗或低血压的原因等。

（4）预后的判断：通过计算 24 小时监测的收缩压和舒张压水平之间的关系，可评估大动脉的弹性功能，预测心血管事件特别是脑卒中的危险。

2. 测量方法和要求

①使用经英国高血压协会、美国医疗器械协会或欧洲高血压国际协会推荐的动态血压监测仪，并每年至少 1 次与水银柱血压计进行读数校准，采用"Y"形或"T"形管与袖带连通，两者的血压平均读数应 <5 mmHg。②测压间隔时间可选择 15 分钟、20 分钟、30 分钟，通常夜间测压时间间隔 30 分钟。血压读数应达到应测次数的 80% 以上，并且每个小时至少有 1 个血压读数。③动态血压监测的常用指标是 24 小时、白天（清醒）和夜间（睡眠）的平均收缩压和舒张压水平，夜间血压下降的百分比以及清晨时段血压升高的幅度（晨峰）。④动态血压测量期间，应避免过度活动、饮酒、吸烟与喝咖啡等。⑤患者应当记录睡眠时间、晨醒时间及有无其他特殊情况。

3. 高血压的诊断标准

24 小时 ≥130/80 mmHg，白天 ≥135/85 mmHg，夜间 ≥120/70 mmHg。夜间血压下降的百分比为（白天血压平均值 – 夜间血压平均值）/白天平均值，10% ~ 20% 为构型，<10% 为非构型。收缩压与舒张压不一致时，以收缩压为准。血压晨峰为起床后 2 小时内的收缩压平均值 – 夜间睡眠时的收缩压最低值（包括最低值在内的 1 小时内的平均值），≥35 mmHg 为血压晨峰升高。

（六）家庭血压的测量

2011 年《英国高血压指南》明确指出：如果患者不能耐受或无条件进行动态血压监测，建议进行连续多天的家庭血压监测，其诊断标准与动态血压监测相同。2012 年我国专门制订了家庭血压监测专家共识，指出家庭自测血压的必要性。家庭血压适用于一般高血压患者的血压监测、白大衣高血压的识别、难治性高血压的鉴别、长时间血压变异的评价、降压疗效的评估，心血管病危险及预后的预测等。此外，还具有独立的临床价值，如可有效提高高血压患者长期降压治疗的依从性。

家庭血压监测必须做到规范，才能更为准确，避免误差。其测量方法和要求具体包括：①使用经过验证的上臂式全自动或半自动电子血压计（BHS 或 AAMI、ESH）；②家庭血压值一般低于诊室血压值，高血压的诊断标准为≥135/85 mmHg，与诊室血压的 140/90 mmHg 相对应；③一般每天早晨和晚上测量血压，每次测 2~3 遍，取平均值；血压控制平稳后，可每周测量 1 天血压；对初诊高血压或血压不稳定的高血压患者，建议连续测量血压 7 天（至少 3 天），每天早、晚各 1 次，每次测量 2~3 遍，取后 6 天血压的平均值作为参考值；④详细记录每次测量血压的日期、时间以及所有血压读数，而不是仅记录平均值，应尽可能向医生提供完整的血压记录；⑤家庭血压监测（home blood pressure monitoring，HBPM）是观察数天、数周，甚至数月、数年间长期变异情况的可行办法，应当鼓励家庭监测血压，将来可通过无线通信与互联网为基础的远程控制系统，实现血压的实时、数字化监测；⑥对于精神高度焦虑的患者，不建议家庭自测血压。

（七）中心动脉压测量的临床价值

血压具有变异性，而且不同的血管段血压也不相同。血压变化以收缩压、脉压变化较大，而舒张压变化较小。从主动脉到外周大血管，随着管径的不断变小，收缩压呈现逐渐增高的趋势，到达微小的阻力血管（尤其是管径在 300 μm 以下的血管）时，总体上压力是下降的。如果单纯测定肱动脉压力，可能难以反映其他部位的血压，如主动脉压、腘动脉压、踝动脉压等。主动脉压关系到冠状动脉、脑动脉及肾动脉等重要脏器的血液供应，测量中心动脉压比测量肱动脉压更能直接地反映器官的灌注和更为密切地预测心血管的风险。

测量中心动脉压的临床价值在于决定是否采用降压治疗和如何选用药物。如果肱动脉压升高而中心动脉压很低，心血管风险可能较低，一般无须药物治疗或不必加强治疗，但尚需进一步研究证实。如果中心动脉压升高，β 受体阻滞剂因减慢心率，在一定程度上增加压力反射，而压力反射较大时可致中心动脉压下降。若必须服用 β 受体阻滞剂，需要考虑中心动脉压的水平，必要时联合用药。钙通道阻滞剂等降压药物对中心动脉压疗效较好，可以选择。

五、高血压患者靶器官损伤的评估

高血压患者靶器官损伤的识别，对于评估患者的心血管危险、早期积极治疗具有重要意义。在高血压到最终发生心血管事件的整个过程中，亚临床靶器官损伤是极其重要的中间环节。在高血压患者中检出无症状亚临床靶器官损伤是高血压诊断评估的重要内容。

（一）心脏

心电图检查可以发现左心室肥厚、心肌缺血、心脏传导阻滞或心律失常。近年来有报道称，aVR 导联的 R 波电压与左心室重量指数密切相关，甚至在高血压不伴有心电图左心室肥厚时，也可以预测心血管事件的发生。胸部 X 线检查可以了解心脏轮廓、大动脉及肺循环情况。超声心动图在诊断左心室肥厚和舒张功能不全方面优于心电图。必要时采用其他的诊断方法，如 MRI 和磁共振血管造影（MRA）、计算机断层扫描冠状动脉造影（CTCA）、心脏放射性核素显像、运动试验等。

（二）血管

颈动脉内膜中层厚度和粥样斑块可独立于血压水平而预测心血管事件。大动脉硬度预测并评估心血管危险的证据日益增多。多项研究证实，脉搏波传导速度（PWV）增快是心血管事件的独立预测因素。踝肱指数（ABI）能有效筛查外周动脉疾病，评估心血管事件的危险性。

（三）肾脏

肾脏损害主要是根据肌酐的升高、估测肾小球滤过率（eGFR）降低或尿白蛋白排出量（UAE）增多评估。

微量白蛋白尿（MAU）不仅反映了肾小球内皮功能的受损，同时也是全身血管内皮损伤的一个重要标志。MAU 的存在常常提示动脉粥样硬化性心血管疾病的病理生理过程。大量临床研究证实，与无 MAU 的患者比，伴 MAU 的高血压和（或）糖尿病患者发生颈动脉内膜增厚、左心室肥厚、缺血性心脏事件，以及外周血管疾病的风险明显增高。MAU 的检测简便易行，且敏感可靠，有助于早期发现肾脏损害与心血管高危人群，因此成为心血管高危患者风险评估时的一项重要指标。

微量白蛋白尿已经被证实是心血管事件的独立预测因素。高血压尤其并发糖尿病患者应当定期检查尿白蛋白排泄量，以 24 小时尿白蛋白排泄量或晨尿白蛋白/肌酐的比值为最佳，随机尿白蛋白/肌酐的比值也可使用。eGFR 是判定肾功能简便而敏感的指标，可采用肾脏病膳食改善试验（MDRD）公式，或我国学者提出的 MDRD 改良公式计算。eGFR 降低与心血管事件之间存在着强相关性。血尿酸可能对评估有价值。

（四）眼底

视网膜动脉病变可反映小血管病变情况。常规眼底检查的高血压眼底改变，按 Keith‐Wagener 和 Backer 四级分类法，3 级和 4 级高血压眼底对判断预后有价值。

（五）脑

脑 MRI 与 MRA 有助于发现腔隙性病灶和脑血管痉挛、钙化及斑块病变。经颅多普勒超声对诊断脑血管痉挛、狭窄、闭塞有帮助。目前认知功能的筛查评估主要采用简易精神状态量表（MMSE）。

六、分类与分级

（一）按血压水平分类

正常血压为收缩压/舒张压 < 120/80 mmHg；正常高值为收缩压 120 ~ 139 mmHg 和（或）舒张压 80 ~ 89 mmHg；高血压为收缩压≥140 mmHg 和（或）舒张压≥90 mmHg。此分类适用于 18 岁以上的成人。将收缩压/舒张压在（120 ~ 139）/（80 ~ 89）mmHg 定为血压高值，是根据我国流行病学调查研究数据的结果确定。血压在（120 ~ 139）/（80 ~ 89）mmHg 的人群，10 年后心血管危险比血压水平 110/75 mmHg 的人群增高 1 倍以上；血压在（120 ~ 129）/（80 ~ 84）mmHg 和（130 ~ 139）/（85 ~ 89）mmHg 的中年人群，10 年后分别有 45% 和 64% 的高血压发生率。

（二）根据血压水平分级

Ⅰ级高血压（轻度）为收缩压 140 ~ 159 mmHg 和（或）舒张压 90 ~ 99 mmHg；Ⅱ级高血压（中度）为收缩压 160 ~ 179 mmHg 和（或）舒张压 100 ~ 109 mmHg；Ⅲ级高血压（重度）为收缩压≥180 mmHg 和（或）舒张压≥110 mmHg。

七、高血压患者的心血管危险分层

高血压患者的心血管危险评估是血压及其他危险因素的综合评估，危险分层是根据个体存在的多种危险因素进行分层，并非单一危险因素。患者心血管危险的分层，有利于确定启动降压治疗的时机，有利于采用优化的降压治疗方案，有利于确立合适的血压控制目标，有利于实施危险因素的综合管理。

（一）心血管危险因素

①高血压。②年龄，男性年龄 > 55 岁，女性年龄 > 65 岁。③吸烟。④糖耐量受损，餐后 2 小时血糖 7.8 ~ 11.0 mmol/L，和（或）空腹血糖 6.1 ~ 6.9 mmol/L。⑤血脂异常，TC≥5.7 mmol/L 或 LDL‐C > 3.37 mmol/L，或 HDL‐C < 1.0 mmol/L。⑥早发冠心病家族史，一级亲属的发病 < 50 岁。⑦肥胖，男性腰围≥90 cm，女性腰围≥80 cm，或 BMI≥28 kg/m²。⑧高同型半胱氨酸，血浆水平 > 10 μmol/L。

（二）心血管危险分层

（1）低危：高血压 1 级，无其他危险因素。10 年内发生主要心血管事件的危险 < 15%。

（2）中危：高血压 2 级，或 1~2 级高血压伴有 1~2 个其他危险因素。10 年内发生主要心血管事件的危险为 15%~20%。

（3）高危：高血压 3 级，或 1~2 级高血压伴有 3 个及更多的其他危险因素，或伴有靶器官损伤，或糖尿病者。10 年内发生主要心血管事件的危险为 20%~30%。

（4）很高危：高血压 3 级伴有其他危险因素或靶器官损伤、糖尿病，或高血压并发临床疾患。10 年内发生主要心血管事件的危险≥30%。

八、鉴别诊断

1. 白大衣高血压

白大衣高血压的发生率较高（约为 30%），临床上应注意鉴别。当诊断有疑问时，可进行冷加压试验，如收缩压增高 >35 mmHg，舒张压增高 >25 mmHg，支持高血压的诊断。动态血压监测或家庭自测血压可明确诊断。

2. 假性正常血压

假性正常血压发生率为 10%~30%，预后较白大衣高血压差。临床上对有相应症状和靶器官损伤等临床表现，而诊室血压正常的患者，应考虑到假性正常血压的可能，并监测动态血压或家庭自测血压以明确诊断。

3. 一过性血压升高

由于血压受到情绪、睡眠、运动和特殊饮食等多因素的影响，常呈波动性，因此应当检测非同日血压，并在检查前去除各种影响血压的因素。

4. 继发性高血压

血压急骤升高或难治性高血压，尤其发生于年轻人，应当考虑到继发性高血压的可能并加以鉴别。

九、治疗

（一）治疗策略

1. 治疗目的

最大限度地降低心脑血管并发症的发生和死亡的总体危险。积极干预可逆性心血管危险因素、靶器官损害以及并存的临床疾病。危险因素越多，干预的力度就越大。

2. 基本原则

①高血压常伴有其他危险因素、靶器官损害或临床情况，需要进行综合干预。②抗高血压治疗包括非药物和药物治疗，大多数患者需要长期甚至终身坚持治疗。③定期测量血压，规范治疗，改善依从性，尽可能实现降压目标。④坚持长期平稳有效的降压。

3. 标准目标

对检出的高血压患者，在非药物治疗的基础上，使用高血压指南推荐的起始与维持降压药物，特别是每天 1 次就能够控制 24 小时血压的降压药物，使血压达到治疗目标。同时，控制其他可逆性的危险因素，并有效干预亚临床靶器官损害和临床疾病。

4. 基本目标

对检出的高血压患者，在非药物治疗的基础上，使用国家食品与药品监督管理局审核批准的任何安全有效的降压药物，包括短效药物，使血压达到治疗目标。同时，尽可能控制其他可逆性危险因素，并有效干预亚临床靶器官损害和临床疾病。

5. 降压目标

在患者耐受的情况下，逐步降压并使血压达标。一般高血压患者，应将血压（收缩压/舒张压）降至 <140/90 mmHg；年龄≥65 岁的老年人，收缩压应控制在 <150 mmHg，如能耐受可进一步降低；伴有肾脏疾病、糖尿病或病情稳定的冠心病患者的治疗宜个体化，一般可以将血压降至 <130/80 mmHg；脑卒中后的高血压患者一般血压目标为 <140/90 mmHg。处于急性期的冠心病或脑卒中患者，应当按照

相关指南进行血压管理。舒张压 <60 mmHg 的冠心病患者，应在密切监测下逐渐实现血压达标。

6. 策略选择

全面评估患者的总体危险，并在危险分层的基础上作出治疗决策。

（1）较高危的患者：立即开始对高血压及并存危险因素和临床情况进行综合治疗。

（2）高危患者：立即开始对高血压及并存危险因素和临床情况进行药物治疗。

（3）中危患者：对患者血压及其他危险因素进行为期数周的观察，并评估靶器官损害情况，然后决定是否及何时开始药物治疗。一般在进行治疗性生活方式干预的基础上，监测血压及其他危险因素 1 个月，如收缩压 ≥140 mmHg 和（或）舒张压 ≥90 mmHg，开始药物治疗；如收缩压 <140 mmHg 和舒张压 <90 mmHg，继续监测和积极纠正不良的生活方式。

（4）低危患者：对患者进行较长时间的观察，反复测量血压，尽可能进行 24 小时动态血压监测，并评估靶器官损害情况，然后决定是否给予药物治疗。一般在有针对性生活方式干预的基础上，监测血压及其他危险因素 3 个月，如收缩压 ≥140 mmHg 和（或）舒张压 ≥90 mmHg，应考虑药物治疗；如收缩压 <140 mmHg 和舒张压 <90 mmHg，应继续监测和纠正不良的生活方式。

（二）非药物治疗

健康的生活方式对高血压患者（包括正常高值血压）是有效的治疗方法，在降低血压的同时，也显著影响其他危险因素和相关的临床情况。

1. 改善高钠、低钾的摄入

钠盐可显著升高血压及高血压发病的危险，而钾盐可拮抗钠盐升高血压的作用。对于所有高血压患者，均应限制钠盐摄入量，并增加食物中钾盐、蔬菜和水果的摄入量，对肾功能良好者使用含钾的烹调用盐。每人每日食盐量逐步降至 6 g，收缩压可下降 2 ~ 8 mmHg。

2. 控制体重

减轻体重可起到显著降压效果。BMI ≥28 kg/m²，或腰围 ≥95/90 cm（男/女），应当减重；BMI ≥24 kg/m²，或腰围 ≥90/85 cm（男/女），应当控制 BMI。最有效的措施是控制能量的摄入和增加体力活动，通常以每周减重 0.5 ~ 1 kg 为宜。对重度肥胖患者，在医生指导下应用药物减肥。每减重 10 kg，收缩压可下降 5 ~ 20 mmHg。合理膳食并且营养均衡，收缩压也可降低 8 ~ 14 mmHg。

3. 限制饮酒

可显著降低高血压的发病率。每天酒精摄入量男性不应 >25 g，女性不应 >15 g，不提倡高血压患者饮酒。如果饮酒，则宜少量：白酒、葡萄酒（米酒）、啤酒量分别少于 50 mL、100 mL 和 300 mL。每天白酒 <50 g、葡萄酒 <100 g、啤酒 <250 g，收缩压可降低 2 ~ 4 mmHg。

4. 戒烟

吸烟与高血压并无明确的关联，但已成为冠心病的第二大危险因素。任何年龄的戒烟均有益。

5. 体育运动

对身体产生多重有益的作用，可降低血压、改善糖代谢、消耗能量等。要求每天进行适当的 30 分钟以上的体力活动，而每周则应有 1 次以上的有氧体育锻炼。运动形式与运动量均根据个人的兴趣和身体状况而定。每周中等量运动 3 ~ 5 次，每次 30 分钟左右，收缩压可下降 4 ~ 9 mmHg。

6. 精神与心理

心理或精神压力可引起心理应激（反应）。长期过量的心理反应，尤其是负性的心理反应会显著增加心血管事件的风险。精神压力增大的主要原因包括过度的工作和生活压力及病态心理（抑郁症、焦虑症、A 型性格等），应当进行心理与药物干预。

（三）药物治疗

1. 降压药物分类

根据作用机制分为容量依赖性降压药物和 RAAS 与交感神经抑制剂，前者包括利尿剂、钙通道阻滞剂，通过利尿和扩血管降低血压；后者包括血管紧张素转换酶抑制剂（ACEI）、血管紧张素 Ⅱ 受体阻滞剂（ARB）、β受体阻滞剂，通过抑制交感神经系统和RAAS而发挥降压作用。根据作用时间分为短效、中效和长效。短效和中效降压药物需要每天多次服药，血压控制不稳定，同时短效和中效容量依赖性降压药物在降低血压的同时具有部分交感神经激活的作用，临床上除非病情需要，一般不选用。

临床上应根据患者的危险因素、亚临床靶器官损害及并发的临床疾病，优先选择某类药物。α受体阻滞剂和其他降压药物有时也用于某些高血压人群。肾素抑制剂（如阿利吉伦）已在国内注册，临床试验表明阿利吉伦具有良好的耐受性，降压效果良好，引起干咳的不良反应少。但是，对心血管事件的影响尚缺乏循证医学证据。

2. 降压药物应用原则

遵循四项原则，即小剂量、长效药、联合性、个体化。

（1）小剂量：初始治疗时，通常采用较小的有效治疗剂量，并根据需要，逐步增加剂量。降压药物需要长期或终身使用，药物的安全性和患者的耐受性不亚于甚至更胜于药物的疗效。小剂量初始用药的目的主要为：①防止血压下降过快诱发不良反应；②便于观察药物效果，有利于下一步用药剂量的确定；③即使发生不良反应，也相对较大剂量轻微。

（2）长效药：尽可能使用能够具有24小时降压作用的长效药物，即每天1次服药，以有效控制夜间血压和晨峰血压，更有效地预防心脑血管并发症的发生。

（3）联合性：联合用药目的是药物降压的叠加和放大作用、不同药物对心血管的保护作用、药物不良反应的互相抑制作用。在低剂量单药治疗疗效不满意时，可以采用两种或多种药物联合治疗。对于血压≥160/100 mmHg或中危以上的患者，起始即可采用两种小剂量药物联合治疗或用小剂量的复方制剂。目前两种药物联用的临床试验证据比较充分，而多种药物联用仅有钙通道阻滞剂＋ACEI＋噻嗪类利尿剂有充分的循证医学证据。

（4）个体化：根据患者的个体不同的临床情况选用降压药物，尤其是伴有靶器官损伤或靶器官疾病。《英国高血压指南》明确提出：按照年龄选用药物，将会使降压药物的选用更加合理。RAAS抑制剂和β受体阻滞剂可能对低龄高血压患者更为敏感。

3. 钙通道阻滞剂的作用特点与临床选择

（1）二氢吡啶类钙通道阻滞剂：主要通过阻断血管平滑肌细胞上的"L"形钙通道发挥降压作用。临床试验证实，以其为基础的降压治疗方案能够显著降低高血压患者脑卒中的危险。亚洲钙通道阻滞剂临床应用增加建议强调了其降压优势与预防心脑血管疾病尤其是脑卒中的作用，主要原因如下。①我国人群钠盐摄入量较高，钠盐敏感性高血压更为多见，作用于容量血管的钙通道阻滞剂较噻嗪类利尿剂更为有效。②国内进行过较大样本的降压临床试验，钙通道阻滞剂降压与预防心血管并发症疗效确切。③多个Meta分析显示，更有效预防脑卒中，与其他种类的药物相比差别＞10%。④与其他四类药物联用均有协同或相互减弱不良反应的作用。二氢吡啶类钙通道阻滞剂尤其适用于老年高血压、周围血管疾病、单纯收缩期高血压、稳定性心绞痛、颈动脉粥样硬化、冠状动脉粥样硬化患者。服药1周后才出现明显的降压作用，最大降压效果在用药后4~6周，在初期治疗时应当反复检测血压并调整药物剂量。二氢吡啶类钙通道阻滞剂没有绝对禁忌证，但短效二氢吡啶类如硝苯地平、尼群地平、尼莫地平、非洛地平不作为高血压的一线药物，因可引起反射性交感神经兴奋和水钠潴留，使用时宜与β受体阻滞剂合用，联用利尿剂可预防水肿的发生。慎用于冠心病、心动过速、心力衰竭者，禁用于急性冠状动脉综合征患者。大规模临床试验表明，硝苯地平缓释剂用于冠心病患者是安全的，非洛地平缓释片和氨氯地平可用于心力衰竭患者。常见的不良反应包括心悸、面部潮红、头痛、眩晕、胃肠不适、踝部水肿、肝酶升高（多见于用药后2~3周）等，多为一过性，若持续存在应当停药；少见的不良反应为嗜睡、心动过缓、牙龈增生、多尿、尿频、肌肉酸痛和抽搐等；偶有过敏反应（如皮疹、血管神经性水肿）、血常规异常（如粒细胞减少、血小板减少）。对血电解质、尿酸、脂质及糖代谢无影响。

（2）非二氢吡啶类钙通道阻滞剂：维拉帕米和地尔硫䓬可用于降压治疗，尤其适用于并发心绞痛、颈动脉粥样硬化、室上性心动过速患者。可与利尿剂、ACEI、ARB联用。常见不良反应主要由负性变时和变力作用引起。禁用于心力衰竭、窦性心动过缓、Ⅱ度以上的房室传导阻滞（AVB）。其与β受体阻滞剂合用时可加重负性变时和变力作用，特别是避免维拉帕米与 β 受体阻滞剂的合用。地尔硫䓬可致牙龈增生，维拉帕米易致便秘，两者均可增加地高辛的血浆浓度。

4. ACEI 或 ARB 的降压作用特点与临床选择

（1）ACEI：通过抑制血管紧张素转换酶，使血管紧张素 I 转化为血管紧张素 II 受到抑制，血管紧张素 II 是强有力的血管收缩剂。大规模临床试验表明，ACEI 对于高血压患者具有良好的靶器官保护和心血管终点事件的预防作用。更适用于心力衰竭、左心室功能不全、心肌梗死后、左心室肥厚、颈动脉粥样硬化、糖尿病肾病、非糖尿病肾病、蛋白尿/微量白蛋白尿、代谢综合征、新发心房颤动的预防（尤其是左心室功能不全者）。临床常用的 ACEI 有羟基类卡托普利，羧基类贝那普利、培哚普利和赖诺普利，磷酸基类福辛普利等，对糖脂代谢无不良影响，常见的不良反应为持续性干咳，多见于用药初期，症状较轻者可坚持服药。少见的不良反应有低血压、皮疹，偶见血管神经性水肿、粒细胞减少和味觉异常，长期应用可导致血钾升高。禁忌证为双侧肾动脉狭窄、高钾血症及妊娠妇女。

（2）ARB：通过阻断血管紧张素 II 受体 1 而发挥降压作用。临床上常用药物有氯沙坦、缬沙坦、厄贝沙坦、替米沙坦、坎地沙坦、奥美沙坦。欧美国家大规模的临床试验表明，ARB 可降低高血压患者心血管事件的危险；降低糖尿病或肾病患者的蛋白尿及微量白蛋白尿；降低新发糖尿病的风险；有预防高血压、左心室功能不全新发心房颤动的作用。适用于各种高血压患者，为高血压患者的一线药物，更适用于心力衰竭、心肌梗死后、糖尿病肾病、蛋白尿/微量蛋白尿、左心室肥厚、代谢综合征、心房颤动的预防。ACEI 不能耐受时 ARB 常作为替代药物。ARB 不良反应少见，无咳嗽不良反应，偶有腹泻，长期应用有可能导致血钾升高。禁用于双侧肾动脉狭窄、高钾血症及妊娠妇女。

5. 利尿剂的降压作用特点与临床选择

国内流行病学研究显示，高血压患者中盐敏感的比例约为 60%，在老年、肥胖、糖尿病等患者中盐敏感的比例更高。但利尿剂在国内降压治疗中的应用严重不足，尤其是在摄盐量较大的北方地区，与高血压的低控制率有明确的关系。在利尿剂的应用中特别强调：①使用利尿剂的同时不能忽视严格限盐；②Meta 分析显示，利尿剂长期应用对糖代谢的影响取决于低钾血症的发生率，而控制血钾降低则可以减少利尿剂引起的糖尿病的发生率；高钠、低钾是我国高血压患者的饮食特点，因此应当在限盐的同时适当补钾，并监测血钾；③对 eGFR < 30 mL/（min·1.73 m^2）或血肌酐 > 200 fmol/L 的高血压患者，推荐使用袢利尿剂；④对盐敏感或摄盐量较大的糖尿病患者可使用利尿剂，应注意小剂量，同时限盐和补钾，有利于减少利尿剂对糖代谢的影响。

（1）噻嗪类利尿剂：作用于肾近曲小管，通过利尿排钠而发挥降压作用。初期降压机制主要为利尿排钠，降低血容量和细胞外液量，数周后恢复正常，此后降压作用可能为血管壁内钠离子减少，引起血管张力降低或血管扩张而降压。使用小剂量作用温和而不良反应少，临床常用的是氢氯噻嗪、氯噻酮和吲哒帕胺。氢氯噻嗪口服后 2 ~ 6 小时达有效作用，作用维持 12 小时，氯噻酮作用维持 24 ~ 48 小时，均在服药 3 ~ 4 周降压作用达高峰。吲哒帕胺口服 24 小时达有效作用，服药 3 ~ 4 周降压作用达高峰。PATS 研究证实，吲哒帕胺可明显减少脑卒中的再发危险。小剂量噻嗪类利尿剂对糖脂代谢影响很小，与常用的其他降压药合用可显著增强降压的效果。噻嗪类利尿剂适用于心力衰竭、老年高血压、单纯收缩期高血压。对"钠敏感性"和并发肥胖患者效果更好。噻嗪类利尿剂的不良反应与剂量密切相关，常见的不良反应包括血容量不足（较大剂量时）、低钾血症、血糖和尿酸升高。长期应用应当补钾。痛风患者禁用，慎用于高尿酸血症及肾功能不全。非固醇类抗炎药可减弱其降压作用，与 β 受体阻滞剂联用时疲乏感和嗜睡的发生率增多。

（2）袢利尿剂：作用于肾小管髓袢升支粗段的离子通道，阻滞钠和氯的重吸收，从而达到利尿和降压作用。临床常用呋塞米和托拉塞米，作用强而迅速，呋塞米作用时间为 6 ~ 8 小时，托拉塞米作用可持续 24 小时。适用于肾功能不全（血肌酐 > 221 μmol/L）、心力衰竭患者。可与其他常用的四类降压药合用。非甾体类抗炎药可减弱袢利尿剂的作用。常见不良反应为血容量不足、低血压和电解质丢失（如低钠血症、低钾血症、低镁血症）、尿酸升高、继发醛固酮增多等。禁用于高尿酸血症和原发性醛固酮增多症。因增加尿钙排泄，骨质疏松症患者不宜长期使用。

（3）醛固酮受体拮抗剂：拮抗醛固酮而产生利尿和排钠保钾作用，引起细胞外液容量减少和扩张血管。常用的药物有螺内酯（非选择性）、依普利酮（选择性）。降压作用慢而弱，不单独用于降压，常与噻嗪类利尿剂或袢利尿剂联用，不与保钾利尿剂联用。适用于严重心力衰竭、心肌梗死后，也适用于原发性醛固酮增多症及其手术后血压仍升高者。禁用于高钾血症、肾功能不全者。螺内酯与 ACEI 或 ARB 合用时，易发生高钾血症，需监测；长期应用可导致男性阳痿、乳房发育和女性月经紊乱等。

（4）保钾利尿剂：选择性阻断肾远曲小管的钠转运通道，减少其钠钾交换，使尿钠排泄增多而钾排出相对减少。常用药物有阿米洛利、氨苯蝶啶。不单独用于降压治疗，多与噻嗪类利尿剂或袢利尿剂合用，以防止低钾血症的发生。不宜与醛固酮受体拮抗剂合用，而与 ACEI 或 ARB 合用时，需警惕高钾血症的发生。不良反应包括高钾血症、胃肠反应、小腿痉挛、月经不规则等。氨苯蝶啶可从尿中析出，诱发尿路结石。

6. β 受体阻滞剂的降压作用特点与临床选择

（1）β 受体阻滞剂：主要降压机制为阻滞交感神经 β 受体，抑制激活的交感神经活性，减弱心肌收缩力，减慢心率及抑制肾素释放。美托洛尔、比索洛尔对 $β_1$ 受体具有高度的选择性，因阻断 $β_2$ 受体而产生的不良反应较少。既可降低血压，又对靶器官具有保护作用，并可降低心血管事件的危险性，特别具有预防猝死的作用。因 β 受体阻滞剂在高血压患者降压的同时未显著降低心血管事件，其降压地位有所降低。主要适用于心绞痛、心肌梗死后、快速性心律失常、稳定型心力衰竭。降压起效缓慢，1 ~ 2 周内出现稳定的降压作用。常见不良反应有疲乏、头晕、肢体冷感、激动不安、胃肠不适、心动过缓，可出现心力衰竭加重、抽搐、雷诺现象，还可能影响糖脂代谢。禁用于窦性心动过缓、高度 AVB、支气管痉挛、急性心力衰竭患者，慎用于哮喘、冠状动脉痉挛、AVB、周围血管疾病、重度高脂血症、糖耐量异常者，即使使用也不宜采用常规的降压剂量。糖脂代谢异常必须选用 β 受体阻滞剂时，宜选用高度选择性 β 受体阻滞剂。运动员和从事重体力活动者尽量避免使用。长期应用突然停药可发生撤药综合征，尤其是冠心病患者可诱发心绞痛，除非临床必须用药。每次减量不宜过大，尤其是原来使用较大剂量时。本品不宜与维拉帕米合用，与地尔硫草合用时要谨慎，需从小剂量开始。与利舍平或含有利舍平的复方制剂（复方降压片）合用可导致重度心动过缓，甚至晕厥。与 α 受体激动剂如麻黄碱、伪麻黄碱、肾上腺素等合用时明显升高血压。

（2）α、β 受体阻滞剂：以阻滞 β 受体为主，同时兼有阻滞 α 受体的作用。常用药物包括卡维地洛、阿罗洛尔、拉贝洛尔等。卡维地洛阻滞 α、β 受体的作用为 1∶7。与 β 受体阻滞剂相比，其降压作用明显，β 受体阻滞作用略低，与 α 受体阻滞剂比较，不引起体位性低血压。不良反应与 β 受体阻滞剂相似。因可能具有水钠潴留的作用，应与利尿剂联用。

7. α 受体阻滞剂的降压作用特点与临床选择

阻断节后肾上腺素能 α 受体而扩张周围小动脉，分为选择性和非选择性。非选择性 α 受体阻滞剂有酚苄明、酚妥拉明，同时阻滞 $α_1$、$α_2$ 受体；选择性 α 受体阻滞剂包括哌唑嗪、特拉唑嗪、多沙唑嗪和奈哌地尔，选择性阻滞 $α_1$ 受体，特点是降压的同时不伴有心排血量的改变。酚苄明作用时间 > 24 小时，酚妥拉明作用时间短暂，需要静脉反复或持续用药。哌唑嗪半衰期为 2 ~ 3 小时，作用时间为 6 ~ 8 小时，起始剂量为 1 mg，逐渐增大剂量。特拉唑嗪半衰期为 12 小时，起始剂量为 1 mg，逐渐增大剂量；多沙唑嗪半衰期为 11 小时，起始剂量为 0.5 mg，逐渐增至常规用量，两者均于用药 4 ~ 8 周后作用达高峰。因大规模临床试验提示不能降低高血压患者的心血管事件，甚至有增加心血管事件发生率的趋势，故不作为高血压的首选药物，仅用于高血压伴有前列腺增生、高脂血症和糖耐量异常的患者，或作为难治性高血压联合药物。主要不良反应为头痛、头晕和首剂直立性低血压、水钠潴留。开始用药应在入睡前，以防发生直立性低血压。使用中测量坐立位血压。最好使用控释剂。可与利尿剂、β 受体阻滞剂联用。禁用于直立性低血压者，慎用于高龄老年和心力衰竭患者。

8. 其他降压药物的作用特点与临床选择

（1）中枢抑制剂：可乐定、甲基多巴通过兴奋中枢神经的 $α_2$ 受体而减少交感神经的传出冲动，减慢心率，降低心排血量、外周血管阻力，并抑制肾素分泌。莫索尼定通过选择性激动延髓腹外侧核的咪

唑啉受体 β 而降低交感神经活性，引起外周血管扩张和血压下降；与可乐定相比，对 α_2 受体的亲和力较弱，在降压的同时无明显的减慢心率和中枢镇静作用。可乐定服用后 30 分钟血压开始下降，2 ~ 4 小时达高峰，作用维持 4 ~ 24 小时；甲基多巴 2 ~ 5 小时起效，作用维持 24 小时；莫索尼定降压作用 4 ~ 6 周最显著。中枢神经抑制剂对不同体位的血压均有显著的降压作用，但不作为首选药物，可用于难治性高血压联合用药时，或用于肾功能不全和血浆肾素增高的患者。甲基多巴用于妊娠高血压综合征是安全的。可乐定可与利尿剂和血管扩张剂联用，因具有降压拮抗作用而不宜与普萘洛尔、胍乙啶、溴苄胺和三环类抗忧郁药合用。主要不良反应包括嗜睡、口干、停药后反跳现象等。甲基多巴可致可逆性肝损害、狼疮综合征，禁用于肝病患者。可乐定禁用于孕妇。

（2）周围交感神经抑制剂：利舍平通过耗竭周围交感神经末梢的去甲肾上腺素而抑制反射性血管收缩和肾素分泌，降压作用温和而持久，口服 1 周后开始下降，2 ~ 3 周达最低水平。不作为首选药物单独使用，但可作为难治性高血压的联合用药，也适用于交感神经活性过度增强和血浆肾素增高的患者。不能与单胺氧化酶抑制剂合用。主要不良反应为鼻塞、抑郁、增加胃酸分泌而加重溃疡、诱发胆绞痛等。禁用于溃疡病、精神抑郁患者。

（3）节后交感神经抑制剂：胍乙啶降压机制为耗竭节后交感神经末梢的去甲肾上腺素，阻碍肾上腺素能节后神经末梢冲动的传递，降低外周小血管阻力，减慢心率，降低心排血量。服药后 24 ~ 36 小时血压下降，停药后作用持续 3 ~ 4 天，降低坐位、立位血压尤为显著。可作为常规降压药物难以控制高血压时的联合用药，与利尿剂合用可增强作用，不宜与单胺氧化酶合用。不良反应与迷走神经张力增强有关，如口干、乏力、腹泻、阳痿，可致直立性低血压。慎用于冠心病、心力衰竭、脑血管病、肾功能不全；禁用于青光眼患者。

（4）直接血管扩张剂：直接作用于小动脉的平滑肌使动脉扩张。常用药物有肼屈嗪、米诺地尔。肼屈嗪服药后作用迅速，3 ~ 4 小时作用达高峰，持续 24 小时。米诺地尔作用显著而持久，1 次给药降压作用可持续 12 小时以上，可作为难治性高血压患者的联合用药。肼屈嗪可安全地用于妊娠高血压综合征患者，其静脉制剂可用于妊娠高血压综合征急症的治疗，口服制剂可用于肾功能不全者，并可与 β 受体阻滞剂、利尿剂或中枢交感神经抑制剂联用。常见不良反应包括头痛、头晕、乏力、呕吐、腹泻、心率增快、周围神经炎等。长期大量（> 400 mg/d）服用可引起类风湿关节炎和狼疮综合征。禁用于冠心病、主动脉夹层、心动过速及近期脑出血患者。

（四）联合用药

1. 联合用药的目的

①提高降压疗效，降压作用机制不同但具有互补性，不同药物的疗效具有相加作用。联合用药较单药治疗使血压达标更早，单药治疗有效率约为 60%，两药联合可达 90%；单一用药增大剂量与降压之间并非呈线性关系。②降低心血管事件，高血压患者心血管事件的降低主要来自血压的控制，但高血压并发靶器官亚临床损害或并发临床疾病时，常需联合用药。联合用药有不同的作用机制，有利于重要器官的保护和预防心血管事件。③抵消不良反应，合理选用药物联合降压，可互相抵消和减弱药物的不良反应。起始给予两药小剂量，较单药给予全量的不良反应更小。④提高患者依从性，药物效果增强使患者依从性提高，固定复方制剂对于患者的依从性可能更高。

2. 联合用药的适应证

2 级高血压和（或）伴有多种危险因素、靶器官损害或临床疾患的患者，往往初始治疗即需要应用两种小剂量降压药物。如仍不能达到目标水平，可在原药基础上加量或可能需要 3 种以上的降压药物。

3. 常用的联合用药方案

（1）两药联合方案：①优先使用：二氢吡啶类钙通道阻滞剂 + ACEI；二氢吡啶类钙通道阻滞剂 + ARB；ARB + 噻嗪类利尿剂；ACEI + 噻嗪类利尿剂；二氢吡啶类钙通道阻滞剂 + 噻嗪类利尿剂；二氢吡啶类钙通道阻滞剂 + β 受体阻滞剂；②一般使用：利尿剂 + β 受体阻滞剂；α 受体阻滞剂 + β 受体阻滞剂；二氢吡啶类钙通道阻滞剂 + 保钾利尿剂；噻嗪类利尿剂 + 保钾利尿剂；③不作为常规使用：ACEI + β 受体阻滞剂；ARB + β 受体阻滞剂；ACEI + ARB；中枢作用药 + β 受体阻滞剂。ACEI + β 受体阻滞剂虽然降压方面无协同作用，但在某些交感神经活性增高、高动力循环状态的高血压患者可以选择，尤其适用于心力衰竭患者。

（2）三药联合方案：在两药联用方案的基础上加用另一种降压药物，其中二氢吡啶类钙通道阻滞剂 + ACEI（或 ARB）+ 噻嗪类利尿剂最为常用。

（3）四药联合方案：主要适用于难治性高血压患者，可以在上述三药联用的基础上加用第 4 种药物，如 β 受体阻滞剂、螺内酯、可乐定或 α 受体阻滞剂。

（4）固定配比复方制剂：又称单片固定复方制剂。通常由不同作用机制的两种小剂量降压药组成。与分别处方的降压联合治疗相比，其优点是使用方便，能够改善治疗的依从性。大规模临床试验证明，氨氯地平/缬沙坦（5 mg/80 mg）固定配比复方制剂能够进一步降压，对 2~3 级高血压或某些高危患者可作为初始治疗药物的选择之一。降压药与其他心血管药物组成的固定配比复方制剂有二氢吡啶类钙通道阻滞剂 + 他汀类、ACEI + 叶酸。应用时注意其相应的成分、剂量、适应证、禁忌证或可能的不良作用。

（五）高血压患者并发其他危险因素的处理

1. 调脂治疗

临床大规模试验证实，降脂治疗使高血压患者脑卒中的危险显著降低；对于冠心病并发高血压患者能够明显减少冠心病事件及总病死率。他汀类药物调脂治疗对高血压或非高血压患者预防心血管事件的效果相似，均能有效降低心脑血管事件；小剂量他汀类药物用于高血压并发血脂异常安全有效。他汀类药物降脂治疗对心血管危险分层为中、高危的患者可带来显著临床获益，但低危人群未见获益。基于安全性及效益/费用比的考虑，低危人群的一级预防使用他汀类药物仍应慎重。

2. 血糖控制

高血压并发糖尿病时心血管病发生危险更高。英国前瞻性糖尿病研究（UKPDS）显示，强化血糖控制较常规血糖控制预防大血管事件的效果并不显著，但可明显降低微血管并发症。控制血糖的目标是空腹血糖≤6.1 mmol/L，糖化血红蛋白（HbA1c）≤6.5%。对于老年人、并发症多、自理能力差的患者，空腹血糖≤7.0 mmol/L 或 HbA1c≤7.0%、餐后血糖≤10.0 mmol/L 是合理的。对于中青年糖尿病患者，要求空腹血糖≤6.1 mmol/L、餐后血糖≤8.1 mmol/L、HbA1c≤6.5%。

3. 抗血小板药物

①高血压并发稳定型冠心病、心肌梗死、缺血性脑血管病，或短暂性脑缺血发作（TIA）史及并发周围动脉硬化疾病患者，应用小剂量阿司匹林每天 100 mg 进行二级预防。②并发血栓症急性发作，如急性冠状动脉综合征、缺血脑卒中或 TIA、闭塞性周围动脉粥样硬化症时，应当使用阿司匹林，通常急性期给予负荷量每天 300 mg，然后应用小剂量（每天 100 mg）作为二级预防。③高血压并发心房颤动的高危患者宜口服抗凝剂，中、低危患者或不能口服抗凝剂的患者可给予阿司匹林。④高血压并发糖尿病、心血管高危者可用小剂量阿司匹林（每天 75~100 mg）进行一级预防。⑤阿司匹林不能耐受者，可用氯吡格雷（每天 75 mg）替代，使用时须在高血压控制稳定（<150/90 mmHg）后开始应用，并筛选出血的高危患者。

4. 多种危险因素的综合干预

强调综合心血管危险因素的干预，并使各种可逆性危险因素达到目标水平，能进一步降低心脑血管事件。综合干预是多方面的，包括降压、调脂、控制血糖、抗血小板或抗凝等。对于叶酸缺乏者，补充叶酸也是综合干预的措施之一。

十、防治策略

（一）全人群防治策略

包括政策发展和环境支持、公众健康教育、社区参与、工作场所干预（医院、单位、学校）。

（二）易患人群防治策略

高血压易患人群的筛选包括正常高值血压人群、超重和肥胖、酗酒及高盐饮食。高血压易患人群的防治包括健康体检（一般询问，身高、体重、血压测量，尿常规、血糖、血脂、肾功能和心电图检查等）、控制危险因素的水平（对高危个体随访管理和生活方式指导）。

（三）社区分级管理

根据实际情况采用多种多样的随访方式，达到患者方便、随访顺利完成即可。需要强调的是，高血压一旦发生，需要终身管理。

（1）一级管理：低危患者；建立健康档案；立即开始治疗性生活方式；观察 3 个月，血压未达标可考虑药物治疗，每 3 周 1 次随访血压；血压达标且稳定后，每 3 个月 1 次随访血压；测量腰围和 BMI，每 2 年 1 次；检测尿常规、血脂、血糖、肾功能、心电图，每 4 年 1 次。

（2）二级管理：中危患者；建立健康档案；立即开始治疗性生活方式；随访观察 1 个月，血压未达标可开始药物治疗，每 2 周 1 次随访测量血压；血压达标且稳定后，每 2 个月 1 次随访测血压；测量腰围和 BMI，每年 1 次；检测尿常规、血脂、血糖、肾功能、心电图，每 2 年 1 次。

（3）三级管理：高危和极高危患者；建立健康档案；立即开始治疗性生活方式；立即给予药物治疗；血压未达标可每周 1 次随访测血压；血压达标且稳定后，每个月 1 次随访血压；测量腰围和 BMI，每 6 个月 1 次；检测尿常规、血脂、血糖、肾功能、心电图，每年 1 次；根据患者情况选做眼底、超声心动图检查。

（四）社区防治效果评价指标

评价指标包括管理率、管理人群的血压控制率（时点达标和时期达标）、高血压知晓率、服药率、控制率（主要指标）。

第二节　儿童与青少年高血压

儿童、青少年的身体指标随着年龄变化较大，不能以一个单纯的血压指标作为其高血压的诊断标准。世界各国儿童、青少年的身体指标不同，其高血压诊断的标准数据来源也不相同。

根据美国第四次健康营养状况调查报告，2006 年美国国家高血压教育计划委员会（NHBPEP）和 2009 年欧洲心脏学会/高血压学会（ESC/ESH）制定儿童、青少年高血压的诊断标准为：正常血压指收缩压、舒张压低于年龄、性别及身高的 90%；高血压指收缩压和（或）舒张压持续≥95%，并以听诊法在至少 3 次不同时间测量；临界高血压（美国称为高血压前期）是指平均收缩压/舒张压≥90% 并 < 95%。如儿童、青少年血压≥120/80 mmHg，即使 <90% 仍视为临界高血压。此外，该诊断标准还提供了儿童、青少年高血压的分期标准，1 期是高血压水平在 95% 与 99% 之间 + 5 mmHg；2 期是高血压 >99% + 5 mmHg。儿童、青少年高血压 2 期时应进行评估和治疗。

一、危险因素

流行病学资料表明我国原发性高血压逐年上升，起病年龄趋向年轻化，与儿童、青少年超重与肥胖日渐增多、学习和工作压力普遍较大、不良饮食生活习惯等多种因素有关。

1. 家族史与遗传倾向

相关研究表明，有 86% 的青少年原发性高血压患者有高血压家族史；随访 7 ~ 18 岁有高血压家族史的青少年，收缩压 >90% 组于成年后患高血压的概率是收缩压正常组青少年的 4 倍，舒张期高血压组成年后患高血压的概率是正常组的 2 倍；有高血压家族史的健康青少年组颈总动脉中膜厚度明显高于无高血压家族史组。

2. 体重指数（BMI）

儿童、青少年超重与肥胖的发生率呈升高趋势。前瞻性研究证实，超重与肥胖是高血压的主要因素，并且独立于吸烟、缺乏运动等其他因素，提示青少年时期 BMI 与高血压呈明显相关，并且与成人超重与肥胖及其他因素相比更有预测价值。有研究显示，BMI 为 22 ~ 25 kg/m² 的青少年未来高血压或 2

型糖尿病的发病率明显升高。青少年的腰围主要与收缩期高血压相关，而高脂饮食主要与舒张期高血压相关。有研究认为，BMI是儿童、青少年的高血压独立预测因素，而非腰围和身高。

3. 胰岛素抵抗

国内青少年临界高血压或高血压者糖耐量异常发生率明显高于伴有肥胖的血压正常者。有高血压家族史者血浆胰岛素水平比阴性者高。早期胰岛素分泌异常是胰岛素抵抗和导致青少年早期高血压的初始因素，并且与成人代谢综合征也存在着明显的相关性。

4. 缺乏运动

多项研究显示，有肥胖、胰岛素抵抗、高胰岛素血症的儿童与青少年往往缺乏运动，而体力运动有助于减少成年期高血压的发病率。但也有研究认为，运动、吸烟尚不能作为儿童、青少年高血压的独立预测因素。

5. 心理因素

某些心理因素，如焦虑、紧张、急躁、压抑等均可引起血压短暂升高，早年不良的生活环境增加了将来血压升高的可能性。有研究认为，青少年未来高血压的风险增高与充满敌意和急躁情绪有关，而与焦虑、抑郁及竞争无明显相关。

二、儿童与青少年高血压的特点

1. 继发性高血压

临床相对较高多见，与成人高血压相比，儿童、青少年高血压更为多见。主要发生于青春期前，多数为肾脏疾病或肾血管疾病，部分与药物有关，少数为主动脉瓣或主动脉缩窄、神经系统病变，以及内分泌疾病等引起。儿童与青少年患继发性高血压的可能性与年龄呈负相关，与血压升高的程度呈正相关。

2. 无症状性高血压

临床较多见，儿童、青少年高血压多以临界高血压和1期高血压为主，多无明显症状，临床表现隐匿，应注意筛查。

3. 早发动脉粥样硬化

较多研究发现，儿童、青少年高血压组血小板聚集和血栓素B_2水平明显高于血压正常组，血小板环磷酸腺苷（cAMP）水平则明显降低，一氧化氮水平则代偿性增高；高血压常伴有单核巨噬细胞功能的改变及免疫应答的增强，提示存在高氧化应激的状态，白细胞介素-6的水平明显增高，单核细胞对内皮细胞黏附力增强；与中老年高血压相比，青少年高血压患者在矫正BMI后，C反应蛋白并不作为高血压的独立预测指标。儿童、青少年炎症反应细胞及其因子的增强是导致动脉硬化的基础因素。

4. 早发靶器官损害

儿童、青少年高血压者表现为高血流动力学状态，如心率增快、心脏指数及左室射血分数（LVEF）增高等。青少年临界高血压及高血压者左心室厚度及质量、相对室壁厚度、平均脉压/心排血量和总外周阻力均明显高于血压正常者，而心室舒张早期流速峰值/舒张晚期流速峰值（E/A）值降低，左心室离心性肥大较向心性肥大更为多见。颈动脉中膜厚度是动脉粥样硬化早期重要的预测因素，青少年颈动脉内膜、中膜厚度与血压和BMI的升高有关。

5. 严重性血压升高

更危险儿童、青少年严重血压升高往往很危险，易发生高血压脑病、惊厥、脑卒中和心力衰竭等，需要紧急治疗。

三、血压测量规范

（一）血压测量基本要求

NHBPEP建议，年龄>3岁的儿童在医疗机构就诊时应常规测量血压；年龄<3岁的儿童在下列情况时应该测量血压：①既往有早产、低出生体重，或有其他新生儿期重症监护疾病的病史；②已修复或未修复的先天性心脏病；③反复泌尿系统感染、血尿或蛋白尿；④并发已知的肾脏疾病或泌尿系统畸

形；⑤有先天性肾脏疾病家族史；⑥实体器官移植；⑦恶性病和骨髓抑制；⑧应用对血压有影响的药物；⑨其他伴随高血压的全身疾病（如神经纤维瘤、结节性硬化等）；⑩颅内高压。儿童、青少年高血压的测量较成人准确性差，可能与儿童、青少年神经发育不成熟，更易受到体力活动、精神压力，以及周围环境的干扰等因素有关。测量时受测者应处于安静状态，避免外界干扰，必要时测量双臂或下肢血压。高血压的诊断应以不同时间的血压测量值为基准，一般间隔 1 周后重复测量，并且至少 3 次。需要强调的是，诊室外血压可能更有利于评估及治疗。

（二）诊室测量血压

儿童、青少年采用听诊法测量血压的方法与成人基本相同，但也存在着某些问题，如血压测量袖带标准问题和采用听诊法还是示波法问题。

在听诊法测压中，早期普遍以科罗特科夫（Korotkoff）第 1 音为收缩压、科罗特科夫第 4 音作为 13 岁以下儿童的舒张压标志，目前以科罗特科夫第 5 音为舒张压标志。目前臂式示波法测量血压也被普遍应用，该法简单、方便，可直接读数，但其误差较大。以示波法测量血压时，应选用英国高血压协会、美国医疗器械协会或欧洲高血压国际协会推荐产品，并通过听诊法校准。欧洲开始禁用水银柱血压计，但采用听诊法的其他血压计仍可使用。

（三）动态血压监测

动态血压已成为高血压诊治过程中的重要手段，可提供诊室血压无法获得的信息，如夜间高血压、晨间高血压、H 型高血压、白大衣高血压及隐性高血压（又称为隐匿性高血压）等。由于儿童高血压的患病率不清，动态血压测量相对更重要。动态血压测量是以正常血压为参考值，最初的参考值来自欧洲人群。该标准或许不适用年幼儿童，但动态血压监测也是儿童高血压研究的方向。

（四）家庭自测血压

儿童、青少年的家庭自测血压资料较少。与诊室血压相比，其重复性好。家庭自测血压时，每天早、晚 2 次测压，每周测量 6~7 天。儿童家庭自测血压值较白天动态血压低，可能与其白天体力活动较多有关。采用动态血压鉴别儿童和青少年白大衣高血压、隐性高血压，其参考值尚未明了。与成人不同的是儿童、青少年白天活动较多，动态血压与家庭自测血压值可能高于诊室血压。儿童、青少年的白大衣高血压患病率为 1%~44%、隐性高血压的患病率约为 10%，且该类患者左心室体积明显增大。

（五）随访血压

如血压正常，下一次常规体检后再测量；临界高血压患者，间隔 6 个月再测量；高血压 1 期患者，如果患儿有症状，间隔 1~2 周或更短时间测量，如果 2 次血压测量均升高，在 1 个月内评估；高血压 2 期患者，在 1 周内评估，如果患儿有症状应立即就诊。

四、临床评估

应针对不同高血压对象进行评估的内容，以便于儿童、青少年高血压的病因诊断、伴随临床情况和靶器官损害的评估。

（一）确诊病因

（1）病史：包括家族史、睡眠史、饮食、体育运动、吸烟、饮酒等，目的是寻找高血压的易患因素与此后的评估。

（2）测定体重、身高、腰围等：目的是计算 BMI 和估测超重和肥胖程度。

（3）检查尿素氮、肌酐、电解质、尿液分析、尿培养、全血细胞分析，目的是除外肾脏疾病、慢性肾盂肾炎和贫血（伴随明显肾脏疾病）。

（4）肾脏超声检查：目的是除外肾脏占位、先天性畸形或者确定肾脏大小。对象均为血压持续 ≥95% 的儿童。

（二）评估伴随的临床情况

（1）空腹血脂和血糖检查：目的是发现高脂血症和代谢异常，对象为血压持续在 90%~94% 的超重儿童、血压持续>95%的所有儿童和有高血压，或者有心血管疾病家族史及慢性肾脏病的儿童。

（2）进行药物筛选：找出可导致高血压的化学物质，对象为病史中提示药物或化学物质可能对血压有影响的儿童和青少年。

（3）多导睡眠记录仪检查：目的是发现伴随高血压的睡眠障碍，对象为经常大声打鼾的儿童和青少年。

（三）评估靶器官损害

（1）超声心动图检查：目的是发现左心室肥厚和心脏受累的依据，对象为有多个危险因素和血压持续在90%~94%的儿童和血压>95%的所有儿童。

（2）实施动态血压再评估：以发现白大衣高血压和1天中异常血压形式，对象为怀疑白大衣高血压患儿和其他特殊类型血压异常的儿童青少年。

（3）检查血浆肾素水平：目的是发现低肾素水平并提供盐皮质激素相关疾病的线索，对象为高血压1期的年幼儿童、高血压2期所有的儿童青少年和有严重高血压家族史的儿童。

（4）肾血管造影检查：包括肾脏核素扫描、肾脏MRI血管显像、肾脏多普勒超声显像、三维CT或数字减影血管造影等，目的是发现肾血管疾病，对象为高血压1期的年幼儿童和高血压2期所有的儿童青少年。

（5）血浆和尿中激素水平、儿茶酚胺水平测定：目的是发现激素介导或儿茶酚胺介导的高血压，对象为高血压1期的年幼儿童和高血压2期所有的儿童青少年。

五、治疗

（一）治疗原则

（1）明确病因：确诊为儿童、青少年高血压，首先明确病因，排除继发性高血压。如属继发性高血压，应当针对病因进行有效治疗。

（2）防治危险因素：对于儿童、青少年原发性高血压，应尽力寻找高血压的危险因素，如肥胖、高钠饮食、运动减少、睡眠不足以及饮酒、吸烟等，并采取合理措施予以控制。所有儿童、青少年高血压均应进行生活方式的改善，并且贯穿于始终。对于临界高血压、1期或2期高血压，如果超重应当进行体重调节咨询，保持规律的体育运动，并控制饮食。

（3）药物治疗原则：儿童、青少年高血压的心血管终末事件，如心肌梗死、猝死、肾功能不全、心力衰竭相对少见，不宜将其作为降压试验目标，通常以靶器官损害如左心室肥厚、肾功能下降、尿蛋白作为其试验终点。临床上应根据高血压的分期以及并发靶器官损害情况决定药物治疗。对于临界高血压患者，如果无慢性肾脏疾病、糖尿病、心力衰竭或左心室肥厚，无需药物治疗；高血压1期患者，如果是症状性高血压、继发性高血压、高血压伴有靶器官损害、1型或2型糖尿病、非药物治疗效果不满意，应当开始药物治疗；高血压2期患者应当开始药物治疗，实施单药、小剂量并逐渐加量的原则，必要时联合用药。

（4）血压控制目标：由于儿童、青少年人群缺乏循证依据，血压控制目标未明。理论上应将其控制低于年龄、性别、身高相同分组的95%，更安全的目标是降至90%以下。并发靶器官损害时，其降压目标各不相同。伴有肾脏疾病者，将24小时血压控制在平均动脉压的50%时，其5年肾功能维持相对较好，但蛋白尿可能反弹；控制在75%时，5年肾功能控制最好；控制在90%时，肾功能维护较差。儿童、青少年糖尿病肾病患者，对其降压、减少蛋白尿的治疗缺乏循证依据，治疗策略源于成人强化治疗理念。

（二）改变生活方式的治疗方法

控制体重是肥胖相关性高血压最基本的治疗。规律的体育运动和限制静坐时间可改善体重指数。临界高血压和高血压患者必须进行饮食调整，鼓励以家庭为基础的干预。

儿童期维持正常的体重可减少成年后高血压发病率。青少年体重减轻可使血压下降，而且可减低血压对盐的敏感性，降低其他心血管危险因素如脂质代谢异常和胰岛素抵抗的发生率。控制体重也可以避免药物治疗或推迟药物治疗的开始时间。

鼓励自我控制静坐时间，包括看电视录像、玩计算机游戏等，将静坐时间控制在每天 2 小时以内。定期体育活动对于心血管很有益处，推荐规律的有氧体育运动，每天 30 ~ 60 分钟。需注意的是 2 期高血压未被控制时，限制竞技性体育运动。

适宜的饮食调整包括减少含糖饮料和高能量零食的摄入，增加新鲜水果、蔬菜、纤维素和非饱和脂肪酸的摄入，减少盐的摄取，推荐包括健康早餐在内的规律饮食。建议 4 ~ 8 岁儿童盐的摄入量为 1.2 g/d，年龄较大儿童为 1.5 g/d。

适于所有儿童青少年的健康生活方式包括：规律体育运动，饮食中富含新鲜的蔬菜、水果、纤维素，低脂饮食，限制钠盐摄入。

（三）药物治疗

目前尚无降压药物被真正批准用于儿童、青少年高血压的治疗，美国、欧洲也未明确从法律上反对应用 AIEI、ARB、钙通道阻滞剂、β 受体阻滞剂、利尿剂，以及双肼屈嗪、哌唑嗪。小剂量单药初始治疗是可行的。治疗 4 ~ 8 周后血压未明显下降，可增加药量。仍然无效或出现明显不良反应时，应考虑换药。中、重度高血压单药治疗效果不佳，可考虑联合给药。儿童、青少年的降压药物尚无对照研究的比较，但有较低的参考剂量。

（1）β 受体阻滞剂：用于治疗儿童、青少年高血压已有多年，它是具有儿童、青少年降压治疗证据的少数药物之一，包括普萘洛尔、阿替洛尔、美托洛尔。一项安慰剂对照的美托洛尔控释片治疗高血压的研究证实，美托洛尔控释片 1.0 mg/kg 和 2.0 mg/kg，在治疗 52 周后，能显著降低收缩压、舒张压，且耐受性好。

（2）钙通道阻滞剂：维拉帕米、硝苯地平、非洛地平、地尔硫草及伊拉地平等，均可安全、有效降压。氨氯地平剂量从 0.06 mg/kg 开始，逐渐加至 0.34 mg/kg，具有剂量依赖性降压作用。药代动力学研究显示，年龄 ≤6 岁儿童与成年人明显不同，建议使用时剂量适当增加。

（3）ACEI：卡托普利在儿童中应用较久，其安全性、有效性得到确认。该药作用时间短，需每天 2 ~ 3 次给药。依那普利、赖诺普利的最佳剂量为每天 0.6 mg/kg。福辛普利的量效关系尚未确定。雷米普利主要用于慢性肾病的儿童患者，每天 6 mg/kg 可有效控制 24 小时平均动脉压，低剂量每天 2.5 mg/kg 也可有效降压、减少蛋白尿。

（4）ARB：在儿童中已获得了一些积累数据。氯沙坦降低舒张压的效用有明显的剂量依赖性，起始剂量为每天 0.75 mg/kg，最佳剂量为每天 1.44 mg/kg。伊贝沙坦每天 3.8 ~ 5.9 mg/kg 能有效降压、减少蛋白尿，最佳剂量为每天 75 ~ 150 mg。坎地沙坦每天 0.16 ~ 0.47 mg/kg 能明显降压，无论是否并发蛋白尿，其降压疗效无明显差异。

（5）其他：利尿剂、血管扩张剂及 α_1 受体阻滞剂用于治疗儿童高血压的历史较久，但多数缺乏临床试验，其起始剂量基于临床经验。

（四）联合用药

目的在于提高降压疗效、减少不良反应。如并发肾脏疾病患者，单药治疗降压作用有限，早期联合给药很重要。联合方案参考《2007 年欧洲高血压指南》。固定复合制剂很少用于儿童，但可能提高其治疗依从性。

第三节　继发性高血压

继发性高血压又称症状性高血压，此种高血压存在明确的病因，高血压为其临床表现之一。继发性高血压在所有高血压患者中占 5% ~ 10%。继发性高血压本身的临床表现和危害性，与原发性高血压甚为相似。因此当原发病的其他症状不多或不太明显时，容易被误认为原发性高血压。由于继发性高血压和原发性高血压的治疗方法不尽相同，且有些继发性高血压的病因是可以去除的，因此在临床工作中，两者的鉴别关系到是否能及时正确地进行治疗，非常重要。

一、病因及发病机制

1. 肾脏疾病

肾脏疾病引起的高血压，是继发性高血压中最常见的一种，称为肾性高血压。包括：①肾实质性病变，如急性和慢性肾小球肾炎、慢性肾盂肾炎、妊娠高血压疾病、先天性肾脏病变（多囊肾、马蹄肾、肾发育不全）、肾结核、肾结石、肾肿瘤、继发性肾脏病变（各种结缔组织疾病、糖尿病性肾脏病变、肾淀粉样变、放射性肾炎、创伤和泌尿道阻塞所致的肾脏病变）等；②肾血管病变，如肾动脉和肾静脉狭窄阻塞（先天性畸形、动脉粥样硬化、炎症、血栓、肾蒂扭转）；③肾周围病变，如炎症、脓肿、肿瘤、创伤、出血等。

2. 内分泌疾病

肾上腺皮质疾病，包括皮质醇增多症（库欣综合征）、原发性醛固酮增多症、伴有高血压的肾上腺性变态综合征和肾上腺髓质的嗜铬细胞瘤、肾上腺外的嗜铬细胞瘤都能引起继发性高血压。其他内分泌性的继发性高血压包括垂体前叶功能亢进（肢端肥大症）、甲状腺功能亢进或减退、甲状旁腺功能亢进（高钙血症）、类癌和绝经期综合征等。内分泌疾病伴有高血压的并不少见。继发性高血压也可由外源性激素所致：雌激素（女性长期口服避孕药）、糖皮质激素、盐皮质激素、拟交感胺和含酪胺的食物和单胺氧化酶抑制剂等。

3. 血管病变

如主动脉缩窄、多发性大动脉炎等。主要引起上肢血压升高。

4. 其他

睡眠呼吸暂停综合征和各种药物引起的高血压等。

二、临床表现

继发性高血压的临床表现主要是有关原发病的症状和体征，高血压仅是其中的表现之一。但有时也可由于其他症状和体征不甚显著而使高血压成为主要表现。继发性高血压患者的血压特点可与原发性高血压类似，但又各有自身的特点。如嗜铬细胞瘤患者的血压增高常为阵发性，伴有交感神经兴奋的症状，在发作间期血压可以正常；而主动脉缩窄患者的高血压可仅限于上肢。

三、诊断

对下列高血压患者应考虑继发性高血压的可能：①常规病史、体检和实验室检查提示患者有引起高血压的系统性疾病存在；②20岁之前开始有高血压；③高血压起病突然，或高血压患者原来控制良好的血压突然恶化，难以找到其他原因；④重度或难治性高血压；⑤靶器官损害严重，与高血压不相称，宜进行深入仔细的病史询问、体格检查和必要的实验室检查。

在病史询问中，应特别注意询问各种肾脏病、泌尿道感染和血尿史、肾脏病家族史（多囊肾），有无发作性出汗、头痛与焦虑不安（嗜铬细胞瘤）、肌肉无力和抽搐发作（原发性醛固酮增多症）等。体检中注意有无皮质醇增多症的外表体征、是否扪及增大的肾脏（多囊肾）、腹部杂音的听诊（肾血管性高血压）、心前区或胸部杂音的听诊（主动脉缩窄或主动脉病），以及股动脉搏动减弱、延迟或胸部杂音，下肢动脉血压降低（主动脉缩窄或主动脉病）、神经纤维瘤性皮肤斑（嗜铬细胞瘤）等。靶器官损害的体征包括有无颈动脉杂音、运动或感觉缺失、眼底异常、心尖搏动异常、心律失常、肺部啰音、重力性水肿和外周血管病变的体征。除常规实验室检查外，根据不同的病因选做下列实验室检查项目：血浆肾素、血管紧张素、醛固酮、皮质醇、儿茶酚胺，主动脉和肾血管造影、肾上腺B超或CT、核素检查等。

四、鉴别诊断

1. 肾实质性疾病

肾实质性高血压是最常见的继发性高血压，以慢性肾小球肾炎最为常见，其他包括结构性肾病和梗阻性肾病等。应对所有高血压患者初诊时进行尿常规检查以筛查除外肾实质性高血压。体检时双侧上腹部如触及块状物，应疑为多囊肾，并做腹部超声检查。目前超声检查在肾脏的解剖诊断方面几乎已经完全取代了静脉肾盂造影，可以提供有关肾脏大小和形态、皮质厚度，有无泌尿道梗阻和肾脏肿块的所有必要的解剖学资料。功能方面的筛选试验包括尿蛋白、红细胞、白细胞和血肌酐浓度。应当对所有高血压患者进行这些检查。如多次复查结果正常，可以排除肾实质疾病；如有异常，应进一步做详细检查。

2. 肾血管性高血压

肾血管性高血压是继发性高血压的第二位原因，是由一处或多处的肾外动脉狭窄所致。老年人肾动脉狭窄多由动脉粥样硬化所致。在我国，大动脉炎是年轻人肾动脉狭窄的重要原因之一。纤维肌性发育不良症状较少见。突然发生或加重、难治的高血压提示肾动脉狭窄的存在。肾动脉狭窄的表现包括腹部血管杂音、低钾血症和肾功能进行性减退。彩色多普勒超声可以发现肾动脉狭窄，尤其是接近血管开口处的病变，并能确定有助于预测介入治疗效果的阻力指数。三维增强磁共振血管造影也有助于肾血管性高血压的诊断。螺旋 CT 诊断肾血管性高血压的敏感性也相似。肾动脉狭窄的确诊性检查是动脉内血管造影。肾静脉肾素比值需要多次侵入性导管检查，操作复杂，敏感性和特异性不高，目前不作为筛选试验推荐。

3. 嗜铬细胞瘤

嗜铬细胞瘤是一种少见的继发性高血压（占所有高血压患者的 0.2% ~ 0.4%），可为遗传性或获得性。嗜铬细胞瘤患者约 70% 有高血压，为稳定性或阵发性（伴有头痛、出汗、心悸和面色苍白等症状）。诊断根据血浆或尿中儿茶酚胺或其代谢产物增多。在进行旨在定位肿瘤的功能显像检查之前，应当进行药物试验以获得支持诊断的依据。敏感性最高（97% ~ 98%）的试验是血浆游离甲氧基肾上腺素的测定加上尿甲氧基肾上腺素片段的测定。但由于目前血浆游离甲氧基肾上腺素的测定尚未常规用于诊断，因此尿甲氧基肾上腺素片段和尿儿茶酚胺仍然是首选的诊断试验。很高的测定值则无需进一步检查即可作出诊断；如测定值为中等升高，尽管临床高度怀疑嗜铬细胞瘤，仍有必要用胰高糖素或可乐定做激发或抑制试验；当试验结果为边缘时，许多临床医师愿意直接进入影像学检查。胰高糖素试验必须在患者已经有效地接受 α 受体阻滞剂治疗之后实施，以防注射胰高糖素后发生显著的血压下降。给予可乐定后血浆儿茶酚胺水平显著下降被视为可乐定抑制试验阴性。作出定性诊断后，还需要进行定位诊断。约 95% 位于肾上腺附近，经常是体积较大的肿瘤，因此有时可通过超声检查而被发现。CT 和磁共振是最敏感的检查手段（敏感性为 98% ~ 100%），但后者的特异性较低（50%）。

4. 皮质醇增多症

高血压在本病十分常见，约占 80%。患者典型的体形常提示本病。可靠指标是测定 24 小时尿氢化可的松水平，> 110 nmol（40 ng）高度提示本病。确诊可通过 2 天小剂量地塞米松抑制试验（每 6 小时给予 0.5 mg，共 8 次）或夜间（夜 11 时给予 1 mg）地塞米松抑制试验。2 天试验中第二天尿氢化可的松排泄超过 27 nmol（10 ng）或夜间地塞米松抑制试验中次日 8 时血浆氢化可的松水平超过 140 nmol（50 ng）提示本病，而结果正常可排除本病。最近也有采用后半夜血清或唾液氢化可的松作为诊断的更简单指标。本症的分型可采用进一步实验室和影像学检查。

5. 原发性醛固酮增多症

血清钾水平的检测是原发性醛固酮增多症的重要筛查试验，但只有少数患者会在本症的早期有低钾血症。病因方面，30% 为肾上腺腺瘤（多见于女性），70% 为肾上腺皮质增生，罕见的是肾上腺癌。血压可轻度增高，也可为显著增高而难以用药物控制。对难治性高血压和不能激发的低钾血症患者要考虑原发性醛固酮增多症。进一步证实可通过氟可的松抑制试验（给予激素 4 天不能使血浆醛固酮水平降至阈值以下）以及标准状况下测定的醛固酮和肾素。也可测定醛固酮/肾素比值。但老年人也可有醛固酮增高和肾素降低。而且慢性肾病患者醛固酮/肾素比值也可增高，由高血钾刺激醛固酮释放所致。一项 Meta 分析的结果显示，本症患者醛固酮/肾素比值增高者在不同研究中所占比例的变化很大，从 5.5% 到 39%，因此其临床使用价值尚有争议。肾上腺显影（目前常用 CT、磁共振或放射性核素胆固醇标记技术）也有一定的使用价值。

6. 主动脉缩窄

先天性主动脉缩窄或多发性大动脉炎引起的降主动脉和腹主动脉狭窄，都可引起上肢血压增高，多见于青少年。本病的特点常是上肢血压高而下肢血压不高或降低，且上肢血压高于下肢，形成反常的上下肢血压差别（正常平卧位应用常规血压计测定时，下肢收缩压读数较上肢高 20～40 mmHg）。下肢动脉搏动减弱或消失，有冷感和乏力感。在胸背和腰部可听到收缩期血管杂音，在肩胛间区、胸骨旁、腋部和中上腹部，可能有侧支循环动脉的搏动、震颤和杂音。多发性大动脉炎在引起降主动脉或腹主动脉狭窄的同时，还可以引起主动脉弓在头臂动脉分支间的狭窄或一侧上肢动脉的狭窄，这时一侧上肢血压增高，而另一侧血压则降低或测不到，应予注意。影像学检查（超声和放射学检查）可确立诊断。

7. 睡眠呼吸暂停综合征

又称阻塞性睡眠呼吸暂停综合征（OSA），特点是睡眠中上呼吸道吸气相陷闭引起呼吸气流停顿的反复发生，血氧饱和度下降。对肥胖者，特别是伴有难治性高血压者应疑及本症的存在。对动态血压监测显示为"非杓型"者，应进行呼吸监测。患者的体征包括白天嗜睡、注意力不集中、睡眠不安、睡眠中呼吸发作性暂停、夜尿、易激惹和性格变化、性功能减退等。一旦怀疑本病，应做进一步检查。呼吸监测是诊断的主要工具。本症可通过兴奋交感神经、氧化应激、炎症和内皮功能障碍等机制对心血管功能和结构产生有害影响。本症可在相当一部分患者中引起血压增高，机制可能是心血管反射性调节机制的损伤和血管内皮功能障碍。

8. 药物诱发的高血压

升高血压的药物有甘草、口服避孕药、类固醇、非甾体类抗炎药、可卡因、安非他明、促红细胞生成素和环孢素等。

五、治疗

继发性高血压的治疗，主要是针对其原发病。对原发病不能根治手术或术后血压仍高者，除采用其他针对病因的治疗外，对高血压可按治疗原发性高血压的方法进行降压治疗。

有关肾血管性高血压的治疗，目前认为：①顽固性高血压和肾功能进行性下降是血管重建的指征；②介入治疗已较手术血管重建更多选用；③对肌纤维发育不良者，选用单纯血管成形术成功率高、血压控制好，而对动脉粥样硬化性病变，再狭窄发生率较高，需加放置支架；④介入治疗的效果优于药物治疗，但药物治疗仍然十分重要。如果肾功能正常、血压得到控制、肾动脉狭窄不严重，或高血压病程较长，则首选药物治疗。由于动脉粥样硬化病变有进展的高度危险，仍然需要强化生活方式的改变、小剂量阿司匹林、他汀类药物和多种降压药治疗。降压药宜选用噻嗪类利尿剂和钙通道阻滞剂，如无双侧肾动脉狭窄，尚可加用肾素—血管紧张素抑制剂。主要危险是狭窄后部位血流灌注显著减少导致的肾功能急性恶化和血清肌酐增高，常见于给予肾素—血管紧张素抑制剂后，但血清肌酐的变化可在撤药后恢复正常。

嗜铬细胞瘤的治疗是切除肿瘤。手术前，患者必须充分准备，包括给予 α 受体阻滞剂和 β 受体阻滞剂（前者足量给药后），然后给予手术切除，常用腹腔镜指导，此前给予足量补液，以免容量不足。

对原发性醛固酮增多症，通过腹腔镜切除腺瘤，术前给予醛固酮拮抗剂（如螺内酯或依普利酮）。对肾上腺增生，给予醛固酮拮抗剂治疗。

主动脉缩窄患者在手术修复或安置支架后，高血压可仍然存在，患者可能需要继续服用降压药。

睡眠呼吸暂停综合征并发高血压的治疗，包括肥胖者减轻体重，以及使用正压呼吸装置。

第四节　不稳定型心绞痛

临床上将原来的初发型心绞痛、恶化型心绞痛和各型自发性心绞痛广义地统称为不稳定型心绞痛（UAP）。其特点是疼痛发作频率增加、程度加重、持续时间延长、发作诱因改变，甚至休息时也出现持续时间较长的心绞痛。含化硝酸甘油效果差，或无效。本型心绞痛介于稳定型心绞痛和急性心肌梗死之间，易发展为心肌梗死，但无心肌梗死的心电图及血清酶学改变。

不稳定型心绞痛是介于稳定型心绞痛和急性心肌梗死之间的急性冠脉综合征。有学者认为除了稳定的劳力性心绞痛为稳定型心绞痛外，其他所有的心绞痛均属于不稳定型心绞痛，包括初发劳力性心绞痛、恶化劳力性心绞痛、卧位型心绞痛、夜间发作的心绞痛、变异型心绞痛、梗死前心绞痛、梗死后心绞痛和混合心绞痛。如果劳力性和自发性心绞痛同时发生在一个患者身上，则称为混合型心绞痛。

不稳定型心绞痛具有独特的病理生理机制及临床预后，如果得不到恰当及时的治疗，可能发展为急性心肌梗死。

一、病因及发病机制

目前认为有五种因素与产生不稳定型心绞痛有关，它们相互关联。

（1）冠脉粥样硬化斑块上有非阻塞性血栓：为最常见的发病原因，冠脉内粥样硬化斑块破裂诱发血小板聚集及血栓形成，血栓形成和自溶过程的动态不平衡过程，导致冠脉发生不稳定的不完全性阻塞。

（2）动力性冠脉阻塞：在冠脉器质性狭窄基础上，病变局部的冠脉发生异常收缩、痉挛导致冠脉功能性狭窄，进一步加重心肌缺血，产生不稳定型心绞痛。这种局限性痉挛与内皮细胞功能紊乱、血管收缩反应过度有关，常发生在冠脉粥样硬化的斑块部位。

（3）冠状动脉严重狭窄：冠脉以斑块导致的固定性狭窄为主，不伴有痉挛或血栓形成，见于某些冠脉斑块逐渐增大、管腔狭窄进行性加重的患者，或经皮冠脉介入术（PCI）术后再狭窄的患者。

（4）冠状动脉炎症：近年来研究认为，斑块发生破裂与其局部的炎症反应有密切的关系。在炎症反应中感染因素可能也起一定作用，其感染物可能是巨细胞病毒和肺炎衣原体。这些患者炎症介质标志物水平检测常有明显增高。

（5）全身疾病加重的不稳定型心绞痛：在原有冠脉粥样硬化性狭窄的基础上，由于外源性诱发因素影响冠脉血管导致心肌氧的供求失衡，心绞痛恶化加重。常见原因有：①心肌需氧增加，如发热、心动过速、甲状腺功能亢进等；②冠脉血流减少，如低血压、休克；③心肌氧释放减少，如贫血、低氧血症。

二、临床表现

（一）症状

临床上不稳定型心绞痛可表现为新近发生（1个月内）的劳力性心绞痛，或原有稳定型心绞痛的主要特征近期内发生了变化，如心前区疼痛发作更频繁、程度更严重、时间也延长，轻微活动甚至在休息时也发作。少数不稳定型心绞痛患者可无胸部不适表现，仅表现为颌、耳、颈、臂或上胸部发作性疼痛不适，或表现为发作性呼吸困难，其他还可表现为发作性恶心、呕吐、出汗和不能解释的疲乏症状。

（二）体格检查

一般无特异性体征。心肌缺血发作时可发现反常的左室心尖搏动，听诊有心率增快和第一心音减弱，可闻及第三心音、第四心音或二尖瓣反流性杂音。当心绞痛发作时间较长，或心肌缺血较严重时，可发生左室功能不全的表现，如双肺底细小水泡音，甚至急性肺水肿或伴低血压。也可发生各种心律失常。

体检的主要目的是努力寻找诱发不稳定型心绞痛的原因，如难以控制的高血压、低血压、心律失常、梗阻性肥厚型心肌病、贫血、发热、甲状腺功能亢进、肺部疾病等，并确定心绞痛对患者血流动力学的影响，如对生命体征、心功能、乳头肌功能或二尖瓣功能等的影响，这些体征的存在高度提示预后不良。

体检对胸痛患者的鉴别诊断至关重要，有几种疾病状态如得不到及时准确的诊断，即可能出现严重后果。如背痛、胸痛、脉搏不齐，心脏听诊发现主动脉瓣关闭不全的杂音，提示主动脉夹层破裂，心包摩擦音提示急性心包炎，而奇脉提示心脏压塞，气胸表现为气管移位、急性呼吸困难、胸膜疼痛和呼吸音改变等。

（三）临床类型

（1）静息心绞痛：心绞痛发生在休息时，发作时间较长，含服硝酸甘油效果欠佳，病程 1 个月以内。

（2）初发劳力性心绞痛：新近发生的严重心绞痛（发病时间在 1 个月以内），加拿大心脏病学会的劳力性心绞痛分级标准（CCS，表 2-1）分级，Ⅲ级以上的心绞痛为初发性心绞痛，尤其注意近 48 小时内有无静息心绞痛发作及其发作频率变化。

表 2-1　加拿大心脏病学会的劳力性心绞痛分级标准

分级	特点
Ⅰ级	一般日常活动如走路、登楼不引起心绞痛，心绞痛发生在剧烈、快速或长时间的体力活动或运动后
Ⅱ级	日常活动轻度受限，心绞痛发生在快步行走、爬楼、餐后行走、冷空气中行走、逆风行走或情绪波动后
Ⅲ级	日常活动明显受限，心绞痛发生在一般速度行走时
Ⅳ级	轻微活动即可诱发心绞痛，患者不能做任何体力活动，但休息时无心绞痛发作

（3）恶化劳力性心绞痛：既往诊断的心绞痛，最近发作次数频繁、持续时间延长或痛阈降低（CCS分级增加 Ⅰ 级以上或 CCS 分级 Ⅲ 级以上）。

（4）心肌梗死后心绞痛：急性心肌梗死后 24 小时以后至 1 个月内发生的心绞痛。

（5）变异型心绞痛：休息或一般活动时发生的心绞痛，发作时心电图（ECG）显示暂时性 ST 段抬高。

三、辅助检查

（一）心电图检查

不稳定型心绞痛患者中，常有伴随症状而出现的短暂的 ST 段偏移伴或不伴有 T 波倒置，但不是所有不稳定型心绞痛患者都发生这种 ECG 改变。ECG 变化随着胸痛的缓解而常完全或部分恢复。症状缓解后，ST 段抬高或降低、或 T 波倒置不能完全恢复，是预后不良的标志。伴随症状产生的 ST 段、T 波改变持续超过 12 小时者可能提示非 ST 段抬高心肌梗死。此外临床表现拟诊为不稳定型心绞痛的患者，胸导联 T 波呈明显对称性倒置（≥0.2 mV），高度提示急性心肌缺血，可能由前降支严重狭窄所致。胸痛患者 ECG 正常也不能排除不稳定型心绞痛可能。若发作时倒置的 T 波呈伪性改变（假正常化），发作后 T 波恢复原倒置状态，或以前心电图正常者近期内出现心前区多导联 T 波深倒，在排除非 Q 波性心肌梗死后结合临床也应考虑不稳定型心绞痛的诊断。

不稳定型心绞痛患者中有 75%～88% 的一过性 ST 段改变不伴有相关症状，为无痛性心肌缺血。动态心电图检查不仅有助于检出上述心肌缺血的动态变化，还可用于不稳定型心绞痛患者常规抗心绞痛药物治疗的评估以及是否需要进行冠状动脉造影和血管重建术的参考指标。

（二）心脏生化标志物

心脏肌钙蛋白：肌钙蛋白复合物包括 3 个亚单位，即肌钙蛋白 T（TnT）、肌钙蛋白 I（TnI）和肌钙蛋白 C（TnC），目前只有 TnT 和 TnI 应用于临床。约有 35% 不稳定型心绞痛患者显示血清 TnT 水平增高，但其增高的幅度与持续的时间与急性心肌梗死（AMI）有差别。AMI 患者 TnT＞3.0 ng/mL 者占 88%，非 Q 波心肌梗死中仅占 17%，不稳定型心绞痛中无 TnT＞3.0 ng/mL 者。因此，TnT 升高的幅度和持续时间可作为不稳定型心绞痛与 AMI 的鉴别诊断参考。

不稳定型心绞痛患者 TnT 和 TnI 升高者较正常者预后差。临床怀疑不稳定型心绞痛者 TnT 定性试验为阳性结果者表明有心肌损伤（相当于 TnT > 0.05 μg/L），但如为阴性结果并不能排除不稳定型心绞痛的可能性。

（三）冠状动脉造影

目前仍是诊断冠心病的金标准。在长期稳定型心绞痛的基础上出现的不稳定型心绞痛常提示为多支冠脉病变，而新发的静息心绞痛可能为单支冠脉病变。冠脉造影结果正常提示可能是冠脉痉挛、冠脉内血栓自发性溶解、微循环系统异常等原因引起，或冠脉造影病变漏诊。

不稳定型心绞痛有以下情况时应视为冠脉造影强适应证：①近期内心绞痛反复发作，胸痛持续时间较长，药物治疗效果不满意者可考虑及时行冠状动脉造影，以决定是否行急诊介入性治疗或急诊冠状动脉旁路移植术（CABG）；②原有劳力性心绞痛近期内突然出现休息时频繁发作者；③近期活动耐量明显减低，特别是低于 Bruce Ⅱ级或 4METs 者；④梗死后心绞痛；⑤原有陈旧性心肌梗死，近期出现由非梗死区缺血所致的劳力性心绞痛；⑥严重心律失常、LVEF < 40% 或充血性心力衰竭。

（四）螺旋 CT 血管造影（CTA）

近年来，多层螺旋 CT 尤其是 64 排螺旋 CT 血管造影（CTA）在冠心病诊断中正在推广应用。CTA 能够清晰显示冠脉主干及其分支狭窄、钙化、开口起源异常及桥血管病变。CTA 对冠状动脉狭窄病变、桥血管、开口畸形、支架管腔、斑块形态均显影良好，对钙化病变诊断率优于冠状动脉造影，阴性者不能排除冠心病，阳性者应进一步行冠状动脉造影检查。另外，CTA 也可以作为冠心病高危人群无创性筛选检查及冠脉支架术后随访手段。

（五）其他

其他非创伤性检查包括运动平板试验、运动放射性核素心肌灌注扫描、药物负荷试验、超声心动图等，也有助于诊断。通过非创伤性检查可以帮助决定冠状动脉造影单支临界性病变是否需要做介入性治疗，明确缺血相关血管，为血运重建治疗提供依据。同时可以提供有无存活心肌的证据，也可作为经皮腔内冠状动脉成形术（PTCA）后判断有无再狭窄的重要对比资料。但不稳定型心绞痛急性期应避免做任何形式的负荷试验，这些检查宜放在病情稳定后进行。

四、诊断

（一）诊断依据

对同时具备下述情形者，应诊断不稳定型心绞痛。

（1）临床新出现或恶化的心肌缺血症状表现（心绞痛、急性左心衰竭）或心电图心肌缺血图形。

（2）无或仅有轻度的心肌酶（肌酸激酶同工酶）或 TnT、TnI 增高（未超过 2 倍正常值），且心电图无 ST 段持续抬高。应根据心绞痛发作的性质、特点、发作时体征和发作时心电图改变以及冠心病危险因素等，结合临床综合判断，以提高诊断的准确性。心绞痛发作时心电图 ST 段抬高或压低的动态变化或左束支阻滞等具有诊断价值。

（二）危险分层

不稳定型心绞痛的诊断确立后，应进一步进行危险分层，以便于对其进行预后评估和干预措施的选择。

（1）中华医学会心血管分会关于不稳定型心绞痛的危险度分层：根据心绞痛发作情况，发作时 ST 段下移程度以及发作时患者的一些特殊体征变化，将不稳定型心绞痛患者分为高、中、低危险组（表 2-2）。

表 2-2 不稳定型心绞痛临床危险度分层

组别	心绞痛类型	发作时 ST 降低幅度（mm）	持续时间 （min）	肌钙蛋白 T 或 I
低危险组	初发、恶化劳力性心绞痛，无静息时发作	≤1	<20	正常
中危险组	1 个月内出现的静息心绞痛，但48 小时内无发作者 （多数由劳力性心绞痛进展而来）或梗死后心绞痛	>1	<20	正常或 轻度升高
高危险组	48 小时内反复发作静息心绞痛或梗死后心绞痛	>1	>20	升高

注：①陈旧性心肌梗死患者其危险度分层上调一级，若心绞痛是由非梗死区缺血所致时，应视为高危险组；②左心室射血分数（LVEF）<40%，应视为高危险组；③若心绞痛发作时并发左心功能不全、二尖瓣反流、严重心律失常或低血压［SBP≤12.0 kPa（90 mmHg）］，应视为高危险组；④当横向指标不一致时，按危险度高的指标归类，例如，心绞痛类型为低危险组，但心绞痛发作时 ST 段压低 >1 mm，应归入中危险组。

（2）美国 ACC/AHA 关于不稳定型心绞痛/非 ST 段抬高心肌梗死的危险分层见表2-3。

表 2-3 ACC/AHA 关于不稳定型心绞痛/非 ST 段抬高心肌梗死的危险分层

分层依据	高危（至少有下列特征之一）	中危 （无高危特点但有以下特征之一）	低危 （无高中危特点但有下列特点之一）
病史	近 48 小时内加重的缺血性胸痛发作	既往 MI、外围血管或脑血管病，或 CABG，曾用过阿司匹林	近 2 周内发生的 CCS 分级 Ⅲ 级或以上伴有高、中度冠脉病变可能者
胸痛性质	静息心绞痛 >20 分钟	静息心绞痛 >20 分钟，现已缓解，有高、中度冠脉病变可能性，静息心绞痛 <20 分钟，经休息或含服硝酸甘油缓解	无自发性心绞痛 >20 分钟持续发作
临床体征或发现	第三心音、新的或加重的奔马律，左室功能不全（EF<40%），二尖瓣反流，严重心律失常或低血压［SBP≤12.0 kPa（90 mmHg）］或存在与缺血有关的肺水肿，年龄 >75 岁	年龄 >75 岁	—
ECG 变化	休息时胸痛发作伴 ST 段变化 >0.1 mV；新出现 Q 波，束支传导阻滞；持续性室性心动过速	T 波倒置 >0.2 mV，病理性 Q 波	正常或无变化
肌钙蛋白监测	明显增高（TnT 或 TnI >0.1 μg/mL）	轻度升高（即 TnT >0.01，但 <0.1 μg/mL）	正常

五、鉴别诊断

在确定患者为心绞痛发作后，还应对其是否稳定作出判断。

与稳定型心绞痛相比，不稳定型心绞痛症状特点是短期内疼痛发作频率增加、无规律，程度加重、持续时间延长、发作诱因改变或不明显，甚至休息时也出现持续时间较长的心绞痛，含化硝酸甘油效果差或无效，或出现了新的症状如呼吸困难、头晕甚至晕厥等。不稳定型心绞痛的常见临床类型包括初发劳力性心绞痛、恶化劳力性心绞痛、卧位型心绞痛、夜间发作的心绞痛、变异型心绞痛、梗死前心绞痛、梗死后心绞痛和混合型心绞痛。

临床上常将不稳定型心绞痛、非 ST 段抬高心肌梗死（NSTEMI）及 ST 段抬高心肌梗死（STEMI）统称为急性冠脉综合征。

不稳定型心绞痛和非 ST 段抬高心肌梗死（NSTEMI）是在病因和临床表现上相似、但严重程度不同而又密切相关的两种临床综合征，其主要区别在于缺血是否严重到导致足够量的心肌损害，以至于能检测到心肌损害的标志物肌钙蛋白（TnI、TnT）或肌酸激酶同工酶（CK-MB）水平升高。如果反映心肌坏死的标志物在正常范围内或仅轻微增高（未超过 2 倍正常值），就诊断为不稳定型心绞痛，而当心肌坏死标志物超过正常值 2 倍时，则诊断为 NSTEMI。

不稳定型心绞痛和 ST 段抬高心肌梗死（STEMI）的区别在于，后者在胸痛发作的同时出现典型的 ST 段抬高并具有相应的动态改变过程和心肌酶学改变。

六、治疗

不稳定型心绞痛的治疗目标是控制心肌缺血发作和预防急性心肌梗死。治疗措施包括内科药物治疗、经皮冠脉介入术（PCI）和外科冠状动脉旁路移植术（CABG）。

（一）一般治疗

对于符合不稳定型心绞痛诊断的患者应及时收住院治疗（最好收入监护病房），急性期卧床休息 1 ~ 3 天，吸氧，持续心电监测。对于低危险组患者留观期间未再发生心绞痛，心电图也无缺血改变，无左心衰竭的临床证据，留观 12 ~ 24 小时期间未发现有 CK-MB 升高，TnT 或 TnI 正常者，可在留观 24 ~ 48小时后出院。对于中危或高危组的患者特别是 TnT 或 TnI 升高者，住院时间相对延长，内科治疗也应强化。

（二）药物治疗

1. 控制心绞痛发作

（1）硝酸酯类：硝酸甘油主要通过扩张静脉、减轻心脏前负荷来缓解心绞痛发作。心绞痛发作时应舌下含化硝酸甘油，初次含硝酸甘油的患者以先含 0.5 mg 为宜。对于已有含服经验的患者，心绞痛发作时若含 0.5 mg 无效，可在 3 ~ 5 分钟追加 1 次，若连续含硝酸甘油 1.5 ~ 2.0 mg 仍不能控制疼痛症状，需应用强镇痛药以缓解疼痛，并随即采用硝酸甘油或硝酸异山梨酯静脉滴注，硝酸甘油的剂量以 5 μg/min 开始，以后每 5 ~ 10 分钟增加 5 μg/min，直至症状缓解或收缩压降低 1.3 kPa（10 mmHg），最高剂量一般不超过 100 μg/min，一旦患者出现头痛或血压降低［SBP < 12.0 kPa（90 mmHg）］应迅速减少静脉滴注的剂量。维持静脉滴注的剂量以 10 ~ 30 μg/min 为宜。对于中危和高危险组的患者，硝酸甘油持续静脉滴注 24 ~ 48 小时即可，以免产生耐药性而降低疗效。

常用口服硝酸酯类药物：心绞痛缓解后可改为硝酸酯类口服药物。常用药物有硝酸异山梨酯和 5-单硝酸异山梨酯。硝酸异山梨酯作用的持续时间为 4 ~ 5 小时，故以每天 3 ~ 4 次口服为妥，对劳力性心绞痛患者应集中在白天给药。5-单硝酸异山梨酯可采用每天 2 次给药。若白天和夜间或清晨均有心绞痛发作者，硝酸异山梨酯可每 6 小时给药 1 次，但宜短期治疗以避免耐药性。对于频繁发作的不稳定型心绞痛患者口服硝酸异山梨酯短效药物的疗效常优于服用 5-单硝类的长效药物。硝酸异山梨酯的使用剂量可以从每次 10 mg 开始，当症状控制不满意时可逐渐加大剂量，一般不超过每次 40 mg，只要患者心绞痛发作时口含硝酸甘油有效，即是增加硝酸异山梨酯剂量的指征，若患者反复口含硝酸甘油不能缓解症状，常提示患者有极为严重的冠状动脉阻塞病变，此时即使加大硝酸异山梨酯剂量也不一定能取得良好效果。

（2）β 受体阻滞剂：通过减慢心率、降低血压和抑制心肌收缩力而降低心肌耗氧量，从而缓解心绞痛症状，对改善近、远期预后有益。

对不稳定型心绞痛患者控制心绞痛症状以及改善其近、远期预后均有好处，除有禁忌证外，主张常规服用。首选具有心脏选择性的药物，如阿替洛尔、美托洛尔和比索洛尔等。除少数症状严重者可采用静脉推注 β 受体阻滞剂外，一般主张直接口服给药。剂量应个体化，根据症状、心率及血压情况调整剂量。阿替洛尔常用剂量为 12.5 ~ 25 mg，每天 2 次，美托洛尔常用剂量为 25 ~ 50 mg，每天 2 ~ 3 次，比索洛尔常用剂量为 5 ~ 10 mg 每天 1 次，不伴有劳力性心绞痛的变异性心绞痛不主张使用。

（3）钙通道阻滞剂：通过扩张外周血管和解除冠状动脉痉挛而缓解心绞痛，也能改善心室舒张功能和心室顺应性。非二氢吡啶类有减慢心率和减慢房室传导作用。常用药物有两类。①二氢吡啶类钙通道阻滞剂。硝苯地平对缓解冠状动脉痉挛有独到的效果，故为变异性心绞痛的首选用药，一般剂量为10～20 mg，每6小时1次，若仍不能有效控制变异性心绞痛的发作还可与地尔硫草合用，以产生更强的解除冠状动脉痉挛的作用，病情稳定后可改为缓释和控释制剂。对并发高血压患者，应与β受体阻滞剂合用。②非二氢吡啶类钙通道阻滞剂。地尔硫草有减慢心率、降低心肌收缩力的作用，故较硝苯地平更常用于控制心绞痛发作。一般使用剂量为30～60 mg，每天3～4次。该药可与硝酸酯类合用，也可与β受体阻滞剂合用，但与后者合用时需密切注意心率和心功能变化。

如心绞痛反复发作，静脉滴注硝酸甘油不能控制时，可试用地尔硫草短期静脉滴注，使用方法为5～15 μg/（kg·min），可持续静脉滴注24～48小时，在静脉滴注过程中需密切观察心率、血压的变化，如静息心率低于50次/分，应减少剂量或停用。

钙通道阻滞剂用于控制下列患者的进行性缺血或复发性缺血症状：①已经使用足量硝酸酯类和β受体阻滞剂的患者；②不能耐受硝酸酯类和β受体阻滞剂的患者；③变异性心绞痛的患者。因此，对于严重不稳定型心绞痛患者常需联合应用硝酸酯类、β受体阻滞剂和钙通道阻滞剂。

2. 抗血小板治疗

阿司匹林为首选药物。急性期剂量应在150～300 mg/d，可达到快速抑制血小板聚集的作用，3天后可改为小剂量即50～150 mg/d维持治疗，对于存在阿司匹林禁忌证的患者，可采用氯吡格雷替代治疗，使用时应注意经常检查血常规，一旦出现明显白细胞或血小板降低应立即停药。

（1）阿司匹林：阿司匹林对不稳定型心绞痛治疗目的是通过抑制血小板的环氧化酶快速阻断血小板中血栓素 A_2 的形成。因小剂量阿司匹林（50～75 mg）需数天才能发挥作用。故目前主张：①尽早使用，一般应在急诊室服用第一次；②为尽快达到治疗性血药浓度，第一次应采用咀嚼法，促进药物在口腔颊部黏膜吸收；③剂量300 mg，每天1次，5天后改为100 mg，每天1次，很可能需终身服用。

（2）氯吡格雷：为第二代抗血小板聚集的药物，通过选择性地与血小板表面腺苷酸环化酶偶联的ADP受体结合而不可逆地抑制血小板的聚集，且不影响阿司匹林阻滞的环氧化酶通道，与阿司匹林合用可明显增加抗凝效果，对阿司匹林过敏者可单独使用。噻氯匹定的最严重不良反应是中性粒细胞减少，见于连续治疗2周以上的患者，易出现血小板减少和出血时间延长，也可引起血栓性血小板减少性紫癜，而氯吡格雷则不明显，目前在临床上已基本取代噻氯匹定。目前对于不稳定型心绞痛患者和接受介入治疗的患者多主张强化血小板治疗，即二联抗血小板治疗，在常规服用阿司匹林的基础上立即给予氯吡格雷治疗至少1个月，也可延长至9个月。

（3）血小板糖蛋白Ⅱb/Ⅲa受体抑制药：为第三代血小板抑制药，主要通过占据血小板表面的糖蛋白Ⅱb/Ⅲa受体，抑制纤维蛋白原结合而防止血小板聚集。但其口服制剂疗效及安全性令人失望。目前临床常用药物有盐酸替罗非班注射液，是一种非肽类的血小板糖蛋白Ⅱb/Ⅲa受体的可逆性拮抗药，能有效地阻止纤维蛋白原与血小板表面的糖蛋白Ⅱb/Ⅲa受体结合，从而阻断血小板的交联和聚集。盐酸替罗非班对血小板功能的抑制的时间与药物的血浆浓度相平行，停药后血小板功能迅速恢复到基线水平。在不稳定型心绞痛患者盐酸替罗非班静脉输注可分两步，在肝素和阿司匹林应用条件下，可先给以负荷量0.4 μg/（kg·min）（30分钟），而后以0.1 μg/（kg·min）维持静脉滴注48小时。对于高度血栓倾向的冠脉血管成形术患者盐酸替罗非班两步输注方案为负荷量10 μg/kg于5分钟内静脉推注，然后以0.15 μg/（kg·min）维持16～24小时。

3. 抗凝血酶治疗

目前临床使用的抗凝药物有普通肝素、低分子肝素和水蛭素，其他人工合成或口服的抗凝药正在研究或临床观察中。

（1）普通肝素：是常用的抗凝药，通过激活抗凝血酶而发挥抗栓作用，静脉滴注肝素会迅速产生抗凝作用，但个体差异较大，故临床需化验部分凝血活酶时间（APTT）。一般将APTT延长至60～90秒作为治疗窗口。多数学者认为，在ST段不抬高的急性冠状动脉综合征，治疗时间为3～5天，具体用法为75 U/kg，静脉滴注维持，使APTT在正常的1.5～2倍。

（2）低分子肝素：低分子肝素是由普通肝素裂解制成的小分子复合物，分子量在2 500～7 000，具有以下特点：抗凝血酶作用弱于肝素，但保持了抗因子Ｘa的作用，因而抗因子Ｘa和凝血酶的作用更加均衡；抗凝效果可以预测，不需要检测APTT；与血浆和组织蛋白的亲和力弱，生物利用度高；皮下注射，给药方便；促进更多的组织因子途径抑制物生成，更好地抑制因子Ⅶ和组织因子复合物，从而增加抗凝效果等。许多研究表明，低分子肝素在不稳定型心绞痛和非ST段抬高心肌梗死的治疗中起作用至少等同或优于经静脉应用普通肝素。低分子肝素因生产厂家不同而规格各异，一般推荐量按不同厂家产品以千克体重计算皮下注射，连用1周或更长。

（3）水蛭素：是从药用水蛭唾液中分离出来的第一个直接抗凝血酶制药，通过重组技术合成的是重组水蛭素。重组水蛭素理论上优点有：无须通过AT-Ⅲ激活凝血酶；不被血浆蛋白中和；能抑制凝血块黏附的凝血酶；对某一剂量有相对稳定的APTT，但主要经肾脏排泄，在肾功能不全者可导致不可预料的蓄积。多数实验证实水蛭素能有效降低死亡与非致死性心肌梗死的发生率，但出血危险有所增加。

（4）抗血栓治疗的联合应用。①阿司匹林＋ADP受体拮抗药。阿司匹林与ADP受体拮抗药的抗血小板作用机制不同，一般认为，联合应用可以提高疗效。CURE试验表明，与单用阿司匹林相比，氯吡格雷联合使用阿司匹林可使死亡和非致死性心肌梗死降低20%，减少冠状动脉重建需要和心绞痛复发。②阿司匹林加肝素。RISC试验结果表明，男性非ST段抬高心肌梗死患者使用阿司匹林明显降低死亡或心肌梗死的危险，单独使用肝素没有受益，阿司匹林加普通肝素联合治疗的最初5天事件发生率最低。目前资料显示，普通肝素或低分子肝素与阿司匹林联合使用疗效优于单用阿司匹林；阿司匹林加低分子肝素等同于甚至可能优于阿司匹林加普通肝素。③肝素加血小板GPⅡb/Ⅲa抑制药。PUR-SUTT试验结果显示，与单独应用血小板GPⅡb/Ⅲa抑制药相比，未联合使用肝素的患者事件发生率较高。目前多主张联合应用肝素与血小板GPⅡb/Ⅲa抑制药。由于两者连用可延长APTT，肝素剂量应小于推荐剂量。④阿司匹林加肝素加血小板GPⅡb/Ⅲa抑制药。目前，并发急性缺血的非ST段抬高心肌梗死的高危患者，主张三联抗血栓治疗，是目前最有效的抗血栓治疗方案。持续性或伴有其他高危特征的胸痛患者及准备做早期介入治疗的患者，应给予该方案。

4. 调脂治疗

血脂增高的干预治疗除调整饮食、控制体重、体育锻炼、控制精神紧张、戒烟、控制糖尿病等非药物干预手段外，调脂药物治疗是最重要的环节。近代治疗急性冠脉综合征的最大进展之一就是3-羟基-3甲基戊二酰辅酶A（HMGCoA）还原酶抑制药（他汀类）药物的开发和应用，该类药物除降低总胆固醇（TC）、低密度脂蛋白胆固醇（LDL-C）、三酰甘油（TG）和升高高密度脂蛋白胆固醇（HDL-C）外，还有缩小斑块内脂质核、加固斑块纤维帽、改善内皮细胞功能、减少斑块炎性细胞数目、防止斑块破裂等作用，从而减少冠脉事件，另外还能通过改善内皮功能减弱凝血倾向，防止血栓形成，防止脂蛋白氧化，起到了抗动脉粥样硬化和抗血栓的作用。长期的大样本的实验结果已经显示他汀类强化降脂治疗和PTCA加常规治疗可同样安全有效地减少缺血事件。所有他汀类药物均有相同的不良反应，即胃肠道功能紊乱、肌痛及肝损害，儿童、孕妇及哺乳期妇女不宜应用。常见他汀类降调脂药见表2-4。

表2-4 临床常见他汀类药物剂量

药物	常用剂量（mg）	用法
阿托伐他汀	10～80	每天1次，口服
辛伐他汀	10～80	每天1次，口服
洛伐他汀	20～80	每天1次，口服
普伐他汀	20～40	每天1次，口服
氟伐他汀	40～80	每天1次，口服

5. 溶血栓治疗

国际多中心大样本的临床试验（TIMI ⅢB）已证明采用AMI的溶栓方法治疗不稳定型心绞痛反而有增加AMI发生率的倾向，故已不主张采用。至于小剂量尿激酶与充分抗血小板和抗凝血酶治疗相结合是否对不稳定型心绞痛有益，仍有待临床进一步研究。

6. 不稳定型心绞痛出院后的治疗

不稳定心绞痛患者出院后仍需定期门诊随诊。低危险组的患者1~2个月随访1次，中、高危险组的患者无论是否行介入性治疗都应1个月随访1次，如果病情无变化，随访半年即可。

UAP患者出院后仍需继续服阿司匹林、β受体阻滞剂。阿司匹林宜采用小剂量，每天50~150 mg即可，β受体阻滞剂宜逐渐增量至最大可耐受剂量。在冠心病的二级预防中阿司匹林和降胆固醇治疗是最重要的。降低胆固醇的治疗应参照国内降血脂治疗的建议，即血清胆固醇 >4.68 mmol/L（180 mg/dL）或低密度脂蛋白胆固醇 >2.60 mmol/L（100 mg/dL）均应服他汀类降胆固醇药物，并达到有效治疗的目标。血浆三酰甘油 >2.26 mmol/L（200 mg/dL）的冠心病患者一般也需要服降低三酰甘油的药物。其他二级预防的措施包括向患者宣教戒烟、治疗高血压和糖尿病、控制危险因素、改变不良的生活方式、合理安排饮食、适度增加活动量、减少体重等。

第五节　慢性稳定型心绞痛

慢性稳定型心绞痛是指心绞痛反复发作的临床表现持续在2个月以上，且心绞痛发作性质（如诱因、持续时间、缓解方式等）基本稳定，是因某种因素引起冠状动脉供血不足，发生急剧的暂时的心肌缺血、缺氧，引起阵发性、持续时间短暂、休息或应用硝酸酯制剂后可缓解的以心前区疼痛为主要临床表现的综合征。本病多见于40岁以上的男性，劳累、情绪因素、高血压、吸烟、寒冷、饱餐等为常见诱因。

一、危险因素

年龄因素（男性 >45岁、女性 >55岁），高血压、血脂异常、糖尿病、吸烟、冠心病家族史，其他如超重、活动减少、心理社会因素等。

二、临床表现

劳累后胸骨后压榨样闷痛，休息或舌下含服硝酸甘油可以缓解。患者多有典型的胸痛病史，该病根据典型的病史即可作出明确诊断，因此认真采集病史对诊断和处理心绞痛是必需的。慢性稳定型心绞痛典型发作时的诱因、部位、性质、持续时间及缓解方式如下。

（1）诱因：劳力性心绞痛发作常由体力活动引起，寒冷、精神紧张、饱餐等也可诱发。

（2）部位：大多数心绞痛位于胸骨后中、上1/3段，可波及心前区，向左肩、左上肢尺侧、下颌放射，也可向上腹部放射。少数患者以放射部位为主要不适部位。

（3）性质：心绞痛是一种钝痛，为压迫、憋闷、堵塞、紧缩等不适感，重者可伴出汗、濒死感。

（4）持续时间：较短暂，一般3~5分钟，不超过15分钟。可在数天或数星期发作1次，也可一天内多次发作。

（5）缓解方式：体力活动时发生的心绞痛如停止活动，休息数分钟即可缓解。舌下含服硝酸甘油后1~3分钟也可使心绞痛缓解。服硝酸甘油5~10分钟后症状不缓解，提示可能为非心绞痛或有严重心肌缺血。

三、辅助检查

（一）静息心电图检查

对于慢性稳定型心绞痛患者必须行静息心电图检查。尽管心电图对缺血性心脏病诊断的敏感性低，约50%的慢性稳定型心绞痛患者心电图结果正常，但心电图仍可以提供有价值的诊断性信息：比如可见ST-T改变、病理Q波、传导阻滞及各种心律失常。特别是心绞痛发作时的ST-T动态改变：心绞痛时ST段水平形或下斜形压低，部分心绞痛发作时仅表现为T波倒置，而发作结束后ST-T改变明显减轻或恢复，即可作出明确诊断。值得注意的是部分患者原有T波倒置，心绞痛发作时T波可变为直立（为正常化）。

（二）运动心电图检查

单用运动试验诊断冠心病敏感性较低（约 75%）。在低发缺血性心脏病的人群中，假阳性率很高，尤其是无症状者。在年轻人和女性患者中假阳性率的发生率更高。运动试验有两个主要用途：①缺血性心脏病的诊断和预后的判断，如果使用得当，运动试验是可靠的、操作方便的危险分层方法；②对鉴别高危患者和即将行介入手术的患者特别有用，但在临床上应注意其适应证，以免出现危险。

（三）负荷心肌灌注显像

负荷心肌灌注显像是较运动试验更准确的诊断缺血性心脏病的方法，可显示缺血心肌的范围和部位，其敏感性和特异性较运动试验高。但对运动试验已经诊断明确的高危者，负荷心肌灌注显像并不能提供更多的信息。对怀疑运动试验假阳性或假阴性而静息心电图异常的患者有诊断价值。对考虑行冠状动脉介入治疗的多支血管病变患者，负荷心肌灌注显像有助于确定哪支血管为"罪犯血管"。对左心室功能障碍的患者，负荷心肌灌注显像可鉴别冬眠心肌，从而通过冠状动脉介入治疗获益。负荷心肌灌注显像的缺血范围与预后呈正比。

（四）静息和负荷超声心动图检查

静息和运动时的左心室功能障碍预示患者预后不良。和负荷心肌灌注显像一样，负荷超声心动图是确诊缺血性心脏病特异性和敏感性较高的方法。负荷超声心动图有助于判断冬眠心肌所致的心功能障碍，而冬眠心肌功能可通过冠状动脉介入术得到改善。

（五）多层螺旋 CT 检查

近年来应用多层螺旋 CT 增强扫描无创地显示冠状动脉的解剖（简称冠脉 CT）已逐渐成熟，目前常用的 64 ~ 256 层 CT，其对冠心病的诊断价值已得到国内外医学界的普遍认可。虽然冠状动脉导管造影（简称冠脉造影）目前仍是诊断冠心病的金标准，但在下列方面有其明显不足。

（1）因临床症状和心电图改变而进行的冠脉造影阳性率不足 50%（冠状动脉无明显狭窄或闭塞），有些医院甚至不足 20%。

（2）不少患者心存畏惧，不愿住院接受有创的造影，且费用较高。

（3）冠状动脉造影不能显示危险的类脂斑块，不能提出预警。这种斑块容易破裂，造成猝死（发病后 1 小时甚至几分钟内死亡），几乎无抢救机会。患者生前从无相关症状，出现的第一个"症状"就是猝死。

冠脉 CT 目前虽还不能完全代替冠脉造影。但冠脉 CT 能可靠地显示冠状动脉壁上的类脂斑块，及时应用调脂药可有效地将其消除，从而大幅减少或防止心脏性猝死的危险。冠脉 CT 还能无创地对冠状动脉支架或搭桥手术后的患者进行复查，相当准确地了解有无再狭窄或闭塞。

冠状动脉重度钙化时判断狭窄程度、对于心律失常患者如何获得好的图像以及辐射剂量较大是目前冠脉 CT 的最大不足。冠脉 CT 的技术还在迅速发展，机型几乎年年出新。最新机型使检查过程简化，适应证增宽（无须控制心率），屏气扫描时间缩短至 1 ~ 4 秒，射线剂量和对比剂用量均远低于冠脉造影，在不断提高图像质量。

（六）冠状动脉造影术

冠状动脉造影是目前诊断冠心病的最可靠方法。适应证为：①临床及无创性检查不能明确诊断者；②临床及无创性检查提示有严重冠心病，进行冠状动脉造影，以选择做血运重建术，改善预后；③心绞痛内科治疗无效者；④需考虑做介入性手术者。尤其近年来多数患者采用经桡动脉途径，避免了患者术后必须卧床的需要，极大地减轻了患者的痛苦。

四、鉴别诊断

慢性稳定型心绞痛要与以下疾病相鉴别：①急性冠脉综合征；②其他疾病引起的心绞痛，如严重的主动脉瓣狭窄或关闭不全、风湿性冠状动脉炎、梅毒性主动脉炎、肥厚型心肌病、心肌桥病变等均可引起心绞痛；③肋间神经痛和肋软骨炎；④心脏神经症；⑤不典型疼痛还需与反流性食管炎等食管疾病、膈疝、消化性溃疡、肠道疾病、颈椎病等相鉴别。

五、治疗

（一）治疗目标与措施

稳定型心绞痛治疗主要有两个目标：①预防心肌梗死的发生和延长寿命；②缓解心绞痛症状及减少发作频率以改善生活质量。第一个目标是最终目标。如果有数种策略可供选择，且都能够达到缓解心绞痛的效果，那么能否有效预防死亡将是其选择的主要依据。

对慢性稳定型心绞痛的治疗措施选择包括减少心血管病危险因素的生活方式改变、药物治疗以及血运重建三个方面。临床医师应根据患者个体情况的差异和伴随疾病的不同，而选择不同的治疗方案。

（二）改变生活方式

生活方式的改变是慢性稳定型心绞痛治疗的重要手段，因为它可以改善症状和预后，并且相对较经济，应该鼓励每例患者持之以恒。

1. 戒烟

吸烟是导致冠心病的主要危险因素，有研究表明，戒烟可使冠心病病死率下降36%，其作用甚至超过单独应用他汀、阿司匹林的作用。因此，应积极劝诫吸烟患者戒烟。

2. 饮食干预

以蔬菜、水果、鱼和家禽作为主食。饮食干预是调脂治疗的有效补充手段，单独低脂饮食就可使血清中的胆固醇成分平均降低5%。改变饮食习惯（如摄入地中海饮食或鱼油中的高 ω-3 不饱和脂肪酸）能增加预防心绞痛的作用。

3. 控制体重

肥胖与心血管事件密切相关。目前还没有干预试验显示体重减轻可以减轻心绞痛的程度，但体重的减轻可以减少心绞痛发作频率，且可能改善预后。随着肥胖程度的增加（尤其是腹型肥胖），可出现以肥胖、胰岛素抵抗、脂质紊乱、高血压为特征的代谢综合征，后者可导致心血管事件的增加。目前有新的治疗方法可减少肥胖和代谢综合征，显著减轻体重和减少心血管事件危险因素，但其对冠心病肥胖患者的作用尚待确立。

4. 糖尿病

对所有糖尿病患者必须严格控制血糖，因其可减少长期并发症（包括冠心病）。一级预防试验及心肌梗死后的二级预防试验表明，强化降糖治疗可减少致残率和病死率，且心肌梗死时血糖控制不佳提示预后不佳。

5. 适度运动

鼓励患者进行可以耐受的体力活动，因为运动可以增加运动耐量，减少症状的发生，运动还可以减轻体重，提高高密度脂蛋白浓度，降低血压、血脂，还有助于促进冠状动脉侧支循环的形成，可以改善冠心病患者的预后。值得注意的是，每个患者应该根据自身的具体病情制订符合自身的运动方式和运动量，最好咨询心血管科医生。

（三）药物治疗

以下将根据作用机制不同分述稳定型心绞痛内科治疗的药物。

1. 抗血小板治疗

（1）阿司匹林：阿司匹林可以抑制血小板在动脉粥样硬化斑块上的聚集，防止血栓形成，同时通过抑制血栓素 A_2（TXA_2）的形成，抑制 TXA_2 所致的血管痉挛。因此阿司匹林虽不能直接改善心肌氧的供需关系，但能预防冠状动脉内微血栓或血栓形成，有助于预防心脏事件的发生。稳定型心绞痛患者可采用小剂量75～150 mg/d。不良反应主要有胃肠道反应等。颅内出血少见，在上述剂量情况下发生

率 <0.1%/年。在长期应用阿司匹林过程中，应该选择最小的有效剂量，达到治疗目的和胃肠道不良反应方面的平衡。

（2）ADP 受体拮抗药：噻氯匹定 250 mg，每天 1~2 次，或氯吡格雷首次剂量 300 mg，然后 75 mg/d，通过 ADP 受体抑制血小板内钙离子活性，并抑制血小板之间纤维蛋白原的形成。本类药物与阿司匹林作用机制不同，合用时可明显增强疗效，但合用不作为常规治疗，而趋向于短期使用，如预防支架后急性或亚急性血栓形成，或用于有高凝倾向，近期有频繁休息时心绞痛或反复出现心内膜下梗死者。氯吡格雷是一种可供选择的对胃黏膜没有直接作用的抗血小板药物，可用于不能耐受阿司匹林或对阿司匹林过敏的患者。

（3）肝素或低分子肝素：抗凝治疗主要为抗凝血酶治疗，肝素为最有效的药物之一。大规模的临床试验表明低分子肝素对降低心绞痛尤其是不稳定型心绞痛患者的急性心肌梗死发生率方面优于静脉普通肝素，故已作为不稳定型心绞痛的常规用药，而不推荐作为抗血小板药物用于稳定型心绞痛患者。

2. 抗心绞痛药物

（1）β 受体阻滞剂：β 受体阻滞剂通过阻断拟交感胺类的作用，一方面减弱心肌收缩力和降低血压而起到明显降低心肌耗氧量的作用；另一方面减慢心率，增加心脏舒张期时间，增加心肌供血时间，并且能防止心脏猝死，既能缓解症状又能改善预后。因此，β 受体阻滞剂是稳定型心绞痛的首选药物。β 受体阻滞剂应该从小剂量开始应用，逐渐增加剂量，使安静时心率维持在 55~60 次/分，严重心绞痛可降至 50 次/分。

普萘洛尔是最早用于临床的 β 受体阻滞剂，用法：每天 3~4 次，每次 10 mg，对治疗高血压、心绞痛、急性心肌梗死已有 30 多年的历史，疗效十分肯定。但由于普萘洛尔是非选择性 β 受体阻滞剂，在治疗心绞痛等方面现已逐步被 β_1 受体选择性阻滞剂所取代。目前临床上的常用的制剂有美托洛尔 12.5~50 mg，每天 2 次；阿替洛尔 12.5~25 mg，每天 2 次；醋丁洛尔 200~400 mg/d，分 2~3 次服；比索洛尔 2.5~10 mg，每天 1 次；噻利洛尔 200~400 mg，每天 1 次等。

β 受体阻滞剂的禁忌证：心率 <50 次/分；动脉收缩压 <90 mmHg；中重度心力衰竭；二到三度房室传导阻滞；严重慢性阻塞性肺部疾病或哮喘；末梢循环灌注不良；严重抑郁者等。

本药可与硝酸酯类药物合用，但需注意：①本药与硝酸酯类制剂有协同作用，因而起始剂量要偏小，以免引起直立性低血压等不良反应；②停用本药时应逐渐减量，如突然停药有诱发心肌梗死的危险；③剂量应逐渐增加到发挥最大疗效，但应注意个体差异。

我国慢性稳定型心绞痛诊断治疗指南指出，β 受体阻滞剂是慢性稳定型心绞痛患者改善心肌缺血的最主要药物，应逐步增加到最大耐受剂量。当不能耐受 β 受体阻滞剂或疗效不满意时可换用钙通道阻滞剂、长效硝酸酯类或尼可地尔。当单用 β 受体阻滞剂疗效不满意时也可加用长效二氢吡啶类钙通道阻滞剂或长效硝酸酯类，对于严重心绞痛患者必要时可考虑 β 受体阻滞剂、长效二氢吡啶类钙通道阻滞剂及长效硝酸酯类三药合用（需严密观察血压）。

（2）硝酸酯类制剂：硝酸酯类药物能扩张冠状动脉，增加冠状循环的血流量，还通过对周围血管的扩张作用，减轻心脏前后负荷和心肌的需氧，从而缓解心绞痛。

硝酸酯类常见的不良反应是头晕、头痛、面部潮红、心率加快、血压下降，患者一般可以耐受，尤其是多次给药后。第一次用药时，患者宜平卧片刻，必要时吸氧。轻度的反应可作为药物起效的指标，不影响继续用药。若出现心动过速或血压降低过多，则不利于心肌灌注，甚至使病情恶化，应减量或停药。

静脉滴注长时间用药可能产生耐受性，需增加剂量，或间隔使用，一般在停用 10 小时以上即可复效。其他途径给药如含服等则不会产生耐受性。

临床上常用的硝酸酯类制剂如下。

1）硝酸甘油（NTG），是最常用的药物，一般以舌下含服给药。心绞痛发作时，立即舌下含化 0.3~0.6 mg，1~2 分钟见效，持续 15~30 分钟。对约 92% 的患者有效，其中 76% 的患者在 3 分钟内见效。需要注意的是，诊断为稳定型心绞痛者，如果服用的硝酸甘油在 10 分钟以上才起作用，这种心绞痛的缓解可能不是硝酸甘油的作用，或者是硝酸甘油失效。

2）硝酸异山梨酯为长效制剂，每天3次，每次5~20 mg，服药后30分钟起作用，持续3~5小时；缓释制剂药效可维持12小时，可用20 mg，每天2次。单硝酸异山梨酯，多为长效制剂，20~50 mg，每天1~2次。患青光眼、颅内高压、低血压者不宜使用本类药物。

3）长效硝酸甘油制剂：服用长效片剂，硝酸甘油持续而缓慢释放，口服30分钟后起作用，持续8~12小时，可每8小时服1次，每次2.5 mg。用2%硝酸甘油油膏或皮肤贴片（含5~10 mg）涂或贴在胸前或上臂皮肤而缓慢吸收，适用于预防夜间心绞痛发作。还有置于上唇内侧与牙龈之间的缓释制剂。

（3）钙通道阻滞剂（CCB）：通过抑制钙离子进入细胞内，以及抑制心肌细胞兴奋—收缩耦联中钙离子的作用，抑制心肌收缩，减少心肌氧耗；扩张冠状动脉，解除冠状动脉痉挛，改善心肌供血；扩张周围血管，降低动脉压，减轻心脏负荷；还降低血液黏滞度，抗血小板聚集，改善心肌微循环。又因其阻滞钙离子的内流而有效防治心肌缺血再灌注损伤，保护心肌。钙通道阻滞剂对冠状动脉痉挛引起的变异型心绞痛有很好的疗效，因为它直接抑制冠状动脉平滑肌收缩并使其扩张。

钙通道阻滞剂与其他扩血管药物相似，有服药后颜面潮红、头痛、头胀等不良反应。一般1周左右即可适应，不影响治疗。少数患者发生轻度踝关节水肿或皮疹。部分病例可加重心力衰竭或引起传导阻滞，临床上应予以注意。维拉帕米和地尔硫䓬与β受体阻滞剂合用时有过度抑制心脏的危险。因此，临床上不主张非二氢吡啶类钙通道阻滞剂与β受体阻滞剂联用。停用本类药物时也应逐渐减量停服，以免发生冠状动脉痉挛。

钙通道阻滞剂主要分为二氢吡啶类与非二氢吡啶类。非二氢吡啶类包括地尔硫䓬与维拉帕米，它们在化学结构上并不相同。

1）硝苯地平：有较强的扩血管作用，使外周阻力下降，心排血量增加，反射性引起交感神经兴奋，心率加快，而对心脏传导系统无明显影响，故也无抗心律失常作用。硝苯地平一般用法：10~20 mg，每天3次。舌下含服3~5分钟后发挥作用，每次持续4~8小时，故为短效制剂。循证医学的证据表明，短效二氢吡啶类钙通道阻滞剂对冠心病的远期预后有不利的影响，故在防治心绞痛的药物治疗中需避免应用。现有缓释制剂20~40 mg，每天1~2次，能平稳维持血药浓度。

2）其他常用于治疗心绞痛的二氢吡啶类钙通道阻滞剂有：尼群地平口服每次10 mg，每天1~3次；尼卡地平口服每次10~30 mg，每天3~4次，属短效制剂，现有缓释片口服每次30 mg，每天2次；氨氯地平口服每次5 mg，每天1次，治疗2周疗效不理想可增至每天10 mg。需要长期用药的患者，推荐使用控释、缓释或长效制剂。

3）地尔硫䓬：对冠状动脉和周围血管有扩张作用，抑制冠状动脉痉挛，增加缺血心肌的血流量，有改善心肌缺血和降低血压的作用。用法为口服每次30~60 mg，每天3次。缓释胶囊，90 mg/d，尤其适用于变异型心绞痛。

4）维拉帕米：有扩张外周血管及冠状动脉的作用，此外还有抑制窦房结和房室结兴奋性及传导功能，减慢心率，降低血压，从而降低心肌耗氧量。口服每次40 mg，每天3次。缓释片，每次240 mg，每天1次。

（4）钾通道激活药：主要通过作用于血管平滑肌细胞和心肌细胞的钾通道，发挥血管扩张、改善心肌供血和增强缺血预适应、保护心肌的作用。尼可地尔是目前临床上唯一使用的此类药物，具有硝酸酯类和钾通道开放的双重作用。但目前尚无证据表明钾通道激活剂优于其他抗心绞痛药物，能明显改善冠心病预后。目前主要用于顽固性心绞痛的综合治疗手段之一。尼可地尔用法：每次口服5~10 mg，每天3次。

（5）改善心肌能量代谢：在心肌缺血缺氧状态下，应用曲美他嗪抑制心肌内脂肪酸氧化途径，促使有限的氧供更多地通过葡萄糖氧化产生更多的能量，达到更早地阻止或减少缺血缺氧的病理生理改变，从而缓解临床症状，改善预后。

3. 他汀类药物

近代药物治疗稳定型心绞痛的最大进展之一是他汀类药物的开发和应用。该类药物抑制胆固醇合成，增加低密度脂蛋白胆固醇（LDL-C）受体的肝脏表达，导致循环 LDL-C 清除增加。研究表明，他汀类药物可降低 LDL-C 水平 20%～60%。应用他汀类药物后，冠状动脉造影变化所显示的管腔狭窄程度和动脉粥样硬化斑块消退程度相对较少，而患者的临床冠心病事件的危险性降低却十分显著。对此的进一步的解释是他汀类药物除了降低 LDL-C、胆固醇、三酰甘油水平，提高高密度脂蛋白胆固醇（HDL-C）水平外，还可能有其他的有益作用，包括稳定甚至缩小粥样斑块、抗血小板、调整内皮功能、改善冠状动脉内膜反应、抑制粥样硬化处炎症、抗血栓和降低血黏稠度等非调脂效应。

他汀类药物的治疗结果说明，对已确诊为冠心病的患者，经积极调脂后，明显减慢疾病进展并减少以后心血管事件发生。慢性冠心病中许多是稳定型心绞痛患者，他汀类药物对减少心血管事件发生超过对冠状动脉造影显示的冠状动脉病变的改善。慢性稳定型心绞痛患者 LDL-C 水平应控制在 2.6 mmol/L 以下。

4. 血管紧张素转化酶抑制剂（ACEI）

并发糖尿病、心力衰竭、左心室收缩功能不全或高血压的稳定型心绞痛患者 ACEI 作为Ⅰ类推荐（证据水平 A）应用，有明确冠状动脉疾病的所有患者使用 ACEI 作为Ⅱa 类推荐证据水平。

（四）血运重建术

目前的两种疗效肯定的血运重建术用于治疗由冠状动脉粥样硬化所致的慢性稳定型心绞痛：经皮冠脉介入术（PCI）和冠状动脉搭桥术（CABG）。对于稳定型心绞痛患者，冠状动脉病变越重，越宜尽早进行介入治疗或外科治疗，能最大程度恢复改善心肌血供和改善预后而优于药物治疗。

根据现有循证医学证据，我国慢性稳定型心绞痛诊断治疗指南指出，严重左主干或等同病变、3 支主要血管近端严重狭窄、包括前降支（LAD）近端高度狭窄的 1～2 支血管病变，且伴有可逆性心肌缺血及左心室功能受损而伴有存活心肌的严重冠心病患者，行血运重建可改善预后（减少死亡及 MI）。糖尿病并发 3 支血管严重狭窄，无 LAD 近端严重狭窄的单、双支病变心性猝死或持续性室性心动过速复苏存活者，日常活动中频繁发作缺血事件者，血运重建有可能改善预后。对其他类型的病变只是为减轻症状或心肌缺血。因此，对这些患者血运重建应该用于药物治疗不能控制症状者，若其潜在获益大于手术风险，可根据病变特点选择 CABG 或 PCI。

（五）慢性难治性心绞痛

药物和血运重建治疗，能有效改善大部分患者缺血性心脏病的病情。然而，仍有一部分患者尽管尝试了不同的治疗方法，仍遭受心绞痛的严重困扰。难治性的慢性稳定型心绞痛患者被认为是严重的冠心病引起的心肌缺血所致，在排除引发胸痛的非心脏性因素后，可以考虑其他治疗。慢性难治性心绞痛需要一种有效的最佳治疗方案，前提是各种药物都使用到个体所能耐受的最大剂量。其他可予考虑的治疗方法包括：①增强型体外反搏（EECP）；②神经调节技术（经皮电神经刺激和脊髓刺激）；③胸部硬脊膜外麻醉；④经内镜胸部交感神经阻断术；⑤星形神经节阻断术；⑥心肌激光打孔术；⑦基因治疗；⑧心脏移植；⑨调节新陈代谢的药物。

六、预防

对慢性稳定型心绞痛一方面要应用药物防止心绞痛再次发作，另一方面还应从阻止或逆转动脉粥样硬化病情进展，预防心肌梗死等方面综合考虑以改善预后。

第三章

消化内科疾病

第一节　消化性溃疡

消化性溃疡指发生在胃和十二指肠的慢性溃疡，即胃溃疡（GU）和十二指肠溃疡（DU），因溃疡形成与胃酸和胃蛋白酶的消化作用有关，故而得名。无论 GU 还是 DU 均男性好发，在消化性溃疡中，DU 比 GU 多见，消化性溃疡是全球的多发病，不同国家、不同地区，其患病率存在很大差异。据国外资料估计，大约 10% 的人一生中患过消化性溃疡。

一、病因及发病机制

正常情况下胃和十二指肠黏膜具有一系列防御和修复机制，包括黏液/碳酸氢盐屏障、黏膜屏障、黏膜血流量、细胞更新、前列腺素及表皮生长因子等，因此，胃十二指肠黏膜能够抵御这些侵袭因素的破坏作用，维持黏膜的完整性。当胃十二指肠的侵袭因素与黏膜自身防御修复因素之间失去平衡时便发生溃疡。消化性溃疡是由多种病因所致的异质性疾病群，即患者之间溃疡发生的病因及发病机制可以不同。

（一）幽门螺杆菌感染

幽门螺杆菌（Hp）感染是消化性溃疡的主要病因。Hp 在胃和有胃化生的上皮上定植：①诱发局部炎症和免疫反应，损害局部黏膜的防御和修复功能；②增加胃泌素释放和胃酸、胃蛋白酶原分泌，增强侵袭因素。两者协同作用造成十二指肠黏膜损伤和溃疡形成。

（二）胃酸和胃蛋白酶

消化性溃疡的最终形成是胃酸/胃蛋白酶自身消化的结果。胃蛋白酶的生物活性与胃液 pH 有关，胃液 pH >4 时，胃蛋白酶失去活性。在酸性环境下，胃蛋白酶原被激活转变为胃蛋白酶，使蛋白分子降解，黏膜受到侵袭。单独胃蛋白酶增加而胃酸不增加不形成溃疡，反之仅有胃酸分泌增加就可以产生溃疡，如胃泌素瘤患者有大量胃酸分泌，可产生难治性消化性溃疡，因此，胃酸是溃疡发生的因素。

（三）非甾体类抗炎药（NSAIDs）

一些药物对胃十二指肠黏膜具有损伤作用，其中 NSAIDs（包括阿司匹林）最为显著。临床观察表明，长期摄入 NSAIDs 可诱发消化性溃疡、妨碍溃疡愈合，增加溃疡复发率和出血、穿孔等并发症的发生率。

（四）其他

1. 吸烟

可影响溃疡愈合、促进溃疡复发和增加溃疡并发症的发生率。机制可能与增加胃酸、胃蛋白酶分泌、抑制胰腺分泌碳酸氢盐，降低幽门括约肌张力诱发十二指肠胃反流，引起血管收缩等有关。

2. 遗传因素

随着 Hp 在消化性溃疡发病中的重要作用被认识，遗传因素的重要性受到疑问：①消化性溃疡的"家庭群集"现象，分离到的 Hp 多为同一种菌株，提示家庭群集现象可能由于 Hp 感染在家庭内传播所致；②O 型血的人易患 DU，曾被视为间接遗传标志，现在认为还是与 Hp 感染有关，机制是 O 型血者胃上皮细胞表面有更多的黏附受体，而有利于 Hp 定植。

3. 应激

急性应激可引起应激性溃疡已是共识。机制是通过迷走神经机制影响胃十二指肠分泌、运动和黏膜血流的调控。

4. 饮食

饮食与消化性溃疡的关系十分明确。酒、浓茶、咖啡和其他饮料能刺激胃酸分泌，摄入后易产生消化不良症状，但尚无充分证据表明长期饮用会增加溃疡发生的危险性。

二、病理

（1）部位：①胃溃疡（GU）好发于胃小弯或幽门部；②十二指肠溃疡（DU）主要见于球部，约 5% 在球部以下，称为球后溃疡；③胃和十二指肠同时发生溃疡称为复合型溃疡；④少数 2 ~ 3 个溃疡并存称为多发性溃疡；⑤前后壁同时对称发生溃疡称为对称性溃疡；⑥后壁穿孔和邻近器官如肝、胆、横结肠粘连，称为穿透性溃疡。

（2）形态：溃疡呈圆形或椭圆形，一般直径为 0.5 ~ 2.5 cm，常达肌层；十二指肠球部变形。

（3）转归：①恢复原来形态（溃疡愈合一般需 4 ~ 8 周）；②产生各种并发症：穿孔、出血、幽门梗阻、癌变。

三、临床表现

（一）症状

1. 腹痛

（1）原因：炎症、痉挛、胃酸刺激。

（2）性质：常为钝痛或隐痛。

（3）特点：①慢性疼痛病史（长期性）；②周期性，好发于寒冷、冬春季节；常由气候、饱食、精神等因素诱发；③节律性，与饮食有关的疼痛。GU 多在饭后痛（饭后 0.5 ~ 1 小时到下餐前止）；DU 多为饭前痛或饥饿痛（餐后 2 ~ 3 小时到下餐进食止），可发生在夜间疼痛，多出现在午夜或凌晨 1 时左右；疼痛呈节律性可能与胃酸分泌有关。如 GU，进食后 1 小时左右，胃酸开始分泌增多，胃酸刺激溃疡而引起疼痛。DU 午夜疼痛时胃酸分泌量高且无食物缓冲，因此患者常在半夜痛醒。

2. 其他症状

常伴胃功能失调现象，如嗳气、反酸等。

3. 特殊少见消化性溃疡

（1）无症状性溃疡：15% ~ 35% 消化性溃疡可无任何症状。

（2）巨大溃疡：直径 > 2 cm。

（3）球后溃疡：发生在十二指肠降段，夜间痛或背部疼更常见，易并发大出血，内科治疗效果差。

（4）幽门管溃疡：少见，好发于 50 ~ 60 岁，常缺乏典型溃疡的周期性、节律性，餐后上腹痛多见，抗酸治疗效果不好。

（5）复合型溃疡：①指胃与十二指肠同时存在溃疡；②常十二指肠溃疡在先，胃溃疡在后；③本型病情较顽固，并发症发生率高（幽门狭窄发生率高，出血发生率高达 30% ~ 50%）。

（二）体征

一般无明显体征。发作期上腹部可有局限性压痛点，与溃疡相符，GU 常在上腹正中偏左，DU 常在上腹正中偏右。

四、辅助检查

（一）幽门螺杆菌检测

Hp 感染的诊断已成为消化性溃疡的常规检测项目，其方法有侵入性和非侵入性两大类。

1. 侵入性

胃镜活检、快速尿素酶试验（RUT），为首选方法，操作简便，费用低。

2. 非侵入性

主要有 ^{13}C-或 ^{14}C-尿素呼吸试验（UBT）和血清学试验。UBT 检测 Hp 敏感性和特异性高，可作为根除治疗后复查的首选方法。定性检测抗 Hp 抗体 IgG 的血清学试验不宜作为治疗后 Hp 是否根除的证实试验。

（二）胃液分析

（1）一般分析：①胃溃疡时胃液正常或稍低于正常；②十二指肠溃疡时胃液多增高（以夜间、空腹最明显）。

（2）五肽胃泌素刺激法测定基础酸分泌量（BAO）和最大酸分泌量（MAO）：①正常，BAO 胃与十二指肠分别是：男 2.5 ~ 5.0 mmoL/L，女 1.3 ~ 3.0 mmoL/L；②当 BAO > 10 mmoL/L，MAO > 40 mmoL/L（注入五肽胃泌素后）提示胃泌素瘤的可能。

（三）隐血试验

①活动期常为阳性。②持续阳性：提示癌变可能。

（四）X 线

消化性溃疡的主要 X 线征象是龛影。龛影是胃溃疡存在的直接征象。胃溃疡的龛影多见于胃小弯，十二指肠龛影常见于球部，通常比胃溃疡的龛影小；球部变形，浓钡点，激惹现象是十二指肠溃疡的 X 线特点。

（五）纤维胃镜

当前公认的诊断溃疡病的最优方法或最有价值的确诊方法。

五、诊断

病史是诊断消化性溃疡的主要依据。根据慢性病程、周期性发作和节律性上腹疼痛的特点，可以作出初步诊断，X 线钡餐检查发现有龛影或胃镜检查可以确诊。当良、恶性溃疡鉴别困难时，应做胃镜和活组织检查。

六、鉴别诊断

（1）胃神经症：①无节律性、周期性疼痛；②其症状与情绪有关，伴有神经症表现；③辅助检查阴性（如胃镜、X 线钡餐）。

（2）慢性胃炎：①疼痛可类似，但无节律性；②胃镜可确诊。

（3）胃癌：①中年以上溃疡，疼痛失去节律性；②短期内进行性贫血、消瘦；③胃酸缺乏；④大便隐血试验持续阴性；⑤活检：肠化生或不典型增生，需追踪或进一步检查。

（4）胃泌素瘤：又称卓—艾（Zollinger-Ellison）综合征，特点：①顽固性多发性溃疡；②多伴有腹泻；③高胃酸分泌和血清胃泌素升高。

（5）钩虫病：钩虫引起十二指肠炎，出现黑便，酷似十二指肠溃疡表现。

七、并发症

（一）大出血

大出血是本病最常见的并发症（发生率为 20% ~ 25%），也是上消化道出血的首要原因（占 50% 左右）。一般是数小时内失血 > 1 000 mL 或循环血量的 20%。

临床表现有黑便伴或不伴呕血，出血后腹痛缓解。出血量 5 mL 以上（5 ~ 10 mL）：大便隐血试验阳性；50 ~ 70 mL（> 60 mL）：黑便或柏油样；短期内 200 ~ 300 mL 进入胃：呕血；> 400 mL：出现休克症状。

对诊断困难者应争取在 24 ~ 48 小时内胃镜检查确诊，其确诊率可达 90% 以上。

（二）急性穿孔

急性穿孔是本病最严重的并发症，也是本病死亡的主要原因。

1. 急性穿孔

指穿孔透过浆膜层，胃内容物进入腹膜腔，引起急性腹膜炎，溃疡常发生在前壁。

2. 慢性穿孔

溃疡深达浆膜层时已与邻近组织或器官发生粘连，又称"穿透性溃疡"，溃疡常发生在后壁。

3. 亚急性穿孔

指后壁穿孔或穿孔较小，只引起局部性腹腔炎。

急性穿孔，常引起急性弥散性腹膜炎。①症状：突然、持续、剧烈腹痛，常伴有呕吐。②板状腹、压痛、反跳痛。③气腹症：肝浊音界缩小或消失，腹部透视可见膈下游离气体。

（三）幽门梗阻

幽门梗阻大多由十二指肠溃疡引起，也可发生于幽门前及幽门管溃疡。发生原因通常是溃疡活动期，溃疡周围组织充血水肿或反射性痉挛。临床分为功能性（由充血、水肿引起）和器质性（由瘢痕形成引起）两种类型。表现：呕吐宿食是幽门梗阻的主要症状；上腹部见胃型、逆行蠕动波及胃震水音是幽门梗阻的特征性体征。

（四）癌变

（1）胃溃疡：可癌变（发生率为 1% ~ 5%）。

（2）下列情况警惕癌变：①严格内科治疗 4 ~ 6 周无效；②无并发症疼痛，无节律性；③大便隐血试验持续（+）；④X 线、内镜检查不能排除恶变者。

（3）十二指肠溃疡：不引起癌变。

八、治疗

（一）治疗原则与目的

（1）治疗原则：①减少胃酸和胃蛋白酶分泌；②积极治疗 Hp 感染；③使用保护胃黏膜药物；④积极治疗并发症。

（2）治疗目的：①消除临床症状；②促进溃疡愈合；③预防溃疡复发；④避免发生并发症。

（二）一般治疗

（1）饮食：易消化，少量多餐，避免粗糙、刺激食物。

（2）休息：保持乐观情绪，规律生活。

（3）解除紧张，必要时使用镇静剂（如地西泮）。

（三）药物治疗

1. 中和胃酸及抑制胃酸分泌

（1）抗酸药：抗酸药是一类弱碱性药物。口服后能中和胃酸，降低胃内酸度，并使胃蛋白酶活性降低，减轻胃酸对溃疡面的刺激，达到缓解疼痛和促进溃疡愈合的目的。常用的抗酸药有氢氧化铝、氢氧化镁、碳酸钙等。本类药目前很少单一应用治疗消化性溃疡，常与 H_2 受体阻滞剂（H_2RA）联合应用。

（2）抑制胃酸分泌药：目前临床常用的有 H_2RA 和质子泵抑制剂（PPI）两大类。①H_2RA：选择性竞争 H_2 受体，使壁细胞分泌胃酸减少；临床常用西咪替丁、雷尼替丁、法莫替丁；不良反应为停药后复发。②PPI：通过抑制 H^+-K^+-ATP 酶，使壁细胞内的 H^+ 不能向胃腔转移，从而抑制胃酸的分泌；临床常用的有奥美拉唑、兰索拉唑、泮托拉唑和雷贝拉唑等。一般疗程 DU 为 4 周（PPI）或 6 周（H_2RA），GU 为 8 周，溃疡愈合率服用 H_2RA 为 65% ~ 85%，PPI 为 80% ~ 100%。

2. 根除 Hp

可使大多数 Hp 相关性溃疡患者完全达到治疗目的。

国际上已对 Hp 相关性溃疡的处理达成共识，即不论溃疡初发或复发，不论活动或静止，不论有无并发症，均应行抗 Hp 治疗。方案包括三联疗法和四联疗法。标准三联疗法有 PPIs（奥美拉唑、兰索拉唑、泮托拉唑、雷贝拉唑、埃索美拉唑）选一种，加上克拉霉素和阿莫西林或甲硝唑组成。四联疗法有 PPI、铋剂、加上两种抗生素（阿莫西林和甲硝唑）组成。推荐疗程均为：至少 7 天、10 天或 14 天。

3. 保护胃黏膜治疗

目前胃黏膜保护剂已很少用于消化性溃疡治疗，该类药物主要有以下三种。

（1）硫糖铝：抗溃疡作用的机制是黏附覆盖在溃疡面上阻止胃酸、胃蛋白酶侵袭溃疡面和促进内源性前列腺素合成等有关，其疗效与 H_2 受体阻滞剂相似。可用于 GU 治疗，便秘是其主要不良反应。

（2）枸橼酸铋钾（CBS）：除了具有与硫糖铝类似的作用机制外，尚有较强的抗 Hp 作用，主要用于根除 Hp 的联合治疗。除了舌发黑外，很少有不良反应，为避免铋在体内过量积蓄，不宜连续长期服用。

（3）米索前列醇：具有增加胃十二指肠黏膜黏液、碳酸氢盐分泌、增加黏膜血流和一定的抑制胃酸分泌作用，主要用于 NSAIDs 相关性溃疡的预防。腹泻是其主要不良反应。

（四）并发症治疗

1. 大出血

（1）一般处理：休息、暂禁食。

（2）严密观察病情。

（3）补血、输血。

（4）止血：H_2 受体阻滞剂；去甲肾上腺素 8 mg + 0.9% 氯化钠溶液 100 mL 口服或胃内注入；4℃ 250 mL 冰盐水经胃管注入胃内洗胃；内镜直视下止血；可酌情用 6-氨基己酸（EACA）、抗血纤溶芳酸（PAMBA）、卡巴克洛、云南白药等。

（5）手术指征：内科治疗无效可行手术治疗。

2. 幽门梗阻

（1）休息。

（2）禁食：流质饮食、输液。

（3）洗胃：每晚睡前洗胃一次。若严格 2 周内科治疗无效，行外科手术治疗。

3. 急性穿孔

立即手术（6 ~ 12 小时内效果好）。

4. 癌变

一旦确诊，应早期手术。

第二节　胃癌

胃癌或胃腺癌，是发生在胃黏膜上皮细胞最常见的消化道恶性肿瘤。我国西北、东北高发，而华东、中南、西南发病率最低。发病年龄以中老年居多，55～70 岁为高发年龄段。胃癌发病率存在性别差异，男性约为女性的 2 倍。

一、病因及发病机制

胃癌的发生是一个多步骤、多因素进行性发展的过程。黏膜的增殖和凋亡有一个动态平衡，平衡一旦破坏，癌基因激活，抑制因子被抑制，则可能逐渐发展为癌。

1. 环境与饮食因素

某些环境因素可直接或间接经饮食途径参与胃癌的发生。如在火山岩地带、高泥炭土壤、水土含硝酸盐过多的地区生活的人们，发病率均高于其他地区。研究表明，食用霉变食物、咸菜、烟熏食品等，可增加发病危险性，而多食水果、新鲜蔬菜，正确储藏食物则降低胃癌风险。长期食用含硝酸盐较高的食物，硝酸盐在胃内被细菌还原成亚硝酸盐，再生成亚硝酸铵而致癌。老年人因常有胃酸不足，致使胃内细菌生长，而促使亚硝酸铵生成，长期作用于胃黏膜而患癌。

2. Hp 感染

目前研究认为，胃癌可能是 Hp 长期感染与其他因素共同作用的结果，Hp 起先导作用，其诱发胃癌的可能机制是：Hp 导致胃黏膜慢性炎症成为一种内源性致突变原；Hp 的代谢产物促进上皮细胞变异；Hp 促进硝酸盐还原成致癌物—亚硝酸盐，在胃癌的发生上起作用。

3. 遗传因素

胃癌有明显的家族聚集性，因此认为遗传因素促使癌物质对易感者更易致癌。

4. 癌前状态

包括癌前病变和癌前状态。癌前病变是指易发生癌变的胃黏膜病理组织学变化，即异型增生或上皮内瘤变；癌前状态是指发生胃癌危险性明显增加的临床情况，包括萎缩性胃炎、慢性溃疡病、残胃、胃息肉、胃黏膜巨大皱襞症。据报道，恶病率为 10%～13%。

二、病理

1. 好发部位

首先为幽门部（58%），其次为贲门（20%）和胃体部（15%）。

2. 按浸润深度分类

（1）早期胃癌：黏膜内癌变或浅表扩散性。

（2）进展期胃癌：癌浸润超过黏膜下层，已进入肌层。

（3）晚期：浸润达浆膜层或穿过浆膜外。

3. 形态类型

（1）早期胃癌分为Ⅰ型（隆起型）、Ⅱ型（平坦型）、Ⅲ型（凹陷型）。

（2）进展期胃癌（采用博尔曼分型法）：Ⅰ型（结节型）、Ⅱ型（溃疡局限型）、Ⅲ型（浸润溃疡型）、Ⅳ型（弥散浸润型）。

4. 按组织学分类

（1）腺癌：多见，恶性程度较低，预后较好。

（2）黏液癌：恶性程度高，预后较差。

（3）髓样癌：恶性程度较高。

（4）硬癌：恶性程度较高。

5. 转移途径

（1）直接蔓延：直接转移到邻近器官（如肝、胰、结肠）。

（2）淋巴转移：①首先为局部淋巴；②远处转移到左锁骨上淋巴结，称为菲尔绍淋巴结。

（3）血行转移：①肝最多见；②其次为肺、卵巢等。

（4）腹腔种植：种植在腹膜或某些器官，如种植于卵巢称为克鲁肯贝格肿瘤；也可在直肠周围形成一明显结节状板样肿块。

三、临床表现

（一）症状

（1）早期：半数早期胃癌无任何症状和体征，因此早期胃癌诊断较为困难。

（2）进展期胃癌上腹痛为最早出现的症状。初期：上腹不适、饱胀，继而隐痛，进食后加重；最后：持续性疼痛，导致剧痛不缓解；晚期：乏力、消瘦、进行性贫血等。

（3）并发症或转移症状：①贲门癌累及食管下端时可有吞咽困难；②胃窦癌引起幽门梗阻可有恶心、呕吐；③转移到肺、胸膜、肝、腹膜有相应症状。

（二）体征

1. 早期

无体征。

2. 中晚期

（1）可在上腹偏右触及大小不一、质硬、结节状、表面不平、可移动、有压痛的肿块。

（2）转移体征：①可出现腹水；②左锁骨上淋巴结，质硬、不易移动的菲尔绍淋巴结，特点为绿豆大小，硬而固定。

3. 伴癌综合征

可在胃癌被觉察前出现，如反复发作的血栓性静脉炎、黑棘皮病、皮肌炎等。

四、辅助检查

1. 血液检查

常有不同程度的贫血，多为缺铁性贫血，也可见巨幼细胞贫血。红细胞沉降率（ESR）增快。

2. 大便隐血试验

常持续阳性，可作为普查时的筛选试验。

3. 胃液分析

五肽胃泌素刺激下也无胃酸分泌（真性胃酸缺乏）者癌性溃疡的可能性极大。

4. X线钡餐检查

是诊断胃癌的重要手段之一。气钡双对比造影对早期胃癌的检查有较大价值；钡餐检查对进展期胃癌诊断率可达90%以上。其主要表现有：黏膜皱襞不规则、变形、中断、消失；凸入于胃腔的肿块呈较大不规则充盈缺损；胃轮廓内的龛影，直径常大于2.5 cm、边缘不整齐，外周可见半月征，正视位可见环形透明带（环堤带）；浸润型胃壁僵硬、蠕动消失；皮革胃胃腔小、固定、无蠕动。

5. 胃镜检查

是目前最可靠的诊断方法，确诊率为95%，尤其对早期胃癌，胃镜是唯一的确诊手段。

五、诊断

（1）早期诊断较困难。

（2）有以下情况，要做X线钡餐及胃镜加活检：①40岁以上，尤其是男性，近期出现消化不良、疼痛或呕吐、黑便；②良性溃疡，但最大胃酸刺激试验仍缺失者；③慢性萎缩性胃炎伴肠化生或不典型增生；④胃溃疡经内科治疗2个月，X线检查溃疡反而增大者；⑤多发胃息肉或直径＞2 cm者；⑥胃切除术后15年以上，应每年定期随访。

六、鉴别诊断

胃良性溃疡需与恶性溃疡进行鉴别，见表3-1。

表 3-1　良性溃疡与恶性恶性溃疡的鉴别诊断

检查方法	良性溃疡	恶性溃疡
内镜检查	圆形或椭圆形，形态规则，底平滑，有黄白或灰白苔，边缘光滑，无结节状隆起	形态不规则；底凹凸不平，苔污秽，边缘呈结节状突起
X 线钡餐检查	龛影直径 < 2.5 cm，呈圆形或椭圆形，边缘光滑，龛影凸出胃腔轮廓之外，龛影周围黏膜柔软	龛影直径多大于 2.5 cm，边缘不整齐，位于胃轮廓之内，龛影周围黏膜僵硬，隆起呈结节状，可出现黏膜皱襞中断现象

七、并发症

（1）出血：5% 并发大出血，表现为呕血、黑便，偶为本病的首发症状。

（2）穿孔：少见，常见于晚期溃疡型癌患者。

（3）贲门或幽门梗阻：①胃底癌贲门癌可引起贲门梗阻，主要表现为吞咽困难；②幽门或幽门前区癌可引起幽门梗阻，主要表现为呕吐。

八、治疗

治疗原则：①首选手术治疗；②手术后辅以化疗；③对症治疗。

（一）手术治疗

手术治疗是早期胃癌的首选方法，是根治胃癌的最有效方法。方式：①无转移，根治手术切除；②有淋巴转移，同时进行全面清除手术；③远处转移，做姑息手术（不切除胃），以保证消化道通畅，有利于营养物质的吸收。

（二）内镜下治疗

（1）适用于小胃癌和微小胃癌。

（2）方法：内镜胃黏膜切除术、乙醇局部注射、微波凝固治疗、激光治疗。

（三）化疗

（1）用于手术前后的补充治疗及姑息治疗，以抑制癌细胞的扩散和杀伤残存癌细胞，提高手术疗效。对不能实行手术者，化疗起姑息治疗作用，可减轻症状和延长寿命。

（2）常用方案选择见表 3-2。

表 3-2　化疗方案选择

方案	用法与用量
亚叶酸钙（CF）/氟尿嘧啶（5-FU）	200 ~ 300 mg 静脉滴注
	1 000 mg 静脉滴注 ×5 天（3 ~ 4 周重复）
丝裂霉素（MMC）+（5-FU）	6 ~ 10 mg 静脉滴注第 1 天（总量 40 mg）
	300 mg 静脉滴注第 1 ~ 5 天（总量 7 ~ 10 g）（每 4 周 1 次）
5-FU + 阿霉素（ADM）+ MMC	400 mg/m² 静脉滴注第 1、第 8、第 29、第 36 天
	30 mg/m² 静脉滴注第 1、第 29 天
	10 mg 静脉滴注第 1 天（每 2 个月 1 次）
依托泊苷 + ADM + 顺铂	120 mg/m² 静脉滴注第 4 ~ 6 天
	20 mg/m² 静脉滴注第 1、第 7 天
	40 mg/m² 静脉滴注第 1、第 8 天（每 4 周 1 次）

（四）其他治疗

（1）中药：常用白花蛇舌草、仙鹤草、重楼等。

（2）免疫治疗：①抗胃癌免疫核糖核酸；②注射疫苗、卡介苗有一定疗效；③左旋咪唑，可改善患者体质，提高机体肿瘤免疫功能，改善患者生活质量，延长寿命，可作为化疗或手术的辅助治疗。

第三节　结核性腹膜炎

结核性腹膜炎（TBP）是由结核分枝杆菌引起的慢性弥散性腹膜炎症。本病可见于任何年龄，以青壮年多见，女性较多见，男女发病比例约为 1：2。近年本病发病率逐渐下降，但轻型、不典型者仍较多见，给诊断带来困难。

一、病因及发病机制

本病由结核杆菌感染腹膜所致，大多继发于肺结核或体内其他部位的结核病灶。感染途径主要为直接蔓延，即腹腔内结核病灶（如肠系膜淋巴结核、肠结核）直接累及腹膜。女性内生殖器结核如输卵管结核是常见的原发原因。少数病例由血行播散引起，常伴有粟粒型肺结核。

二、病理

结核性腹膜炎可分为渗出型、粘连型、干酪型。其中粘连型最多见，渗出型次之，干酪型最少。在疾病的发展过程中，一种类型可转变为另一种类型或同时存在 2~3 种类型，即混合型。

（1）渗出型（腹水型）：腹腔内有大量浆液渗出。

（2）粘连型：最多见，少量浆液渗出，多量纤维蛋白，肠祥与肠管及网膜相互粘连，形成肿块或肠梗阻。

（3）干酪型（混合型）：以干酪坏死为主，同时伴粘连。①肠系膜淋巴结干酪坏死，常形成结核脓肿。②腹腔内脏器粘连形成许多小房，小房内的脓肿性积液可向腹腔穿破。

三、临床表现

（一）症状

1. 全身症状

主要是结核病的毒血症状，常见发热与盗汗，即结核中毒症状（午后潮热、盗汗、乏力、消瘦）。

2. 局部症状

（1）腹痛：多数患者出现腹痛，性质常为隐痛、钝痛，多位于脐周、下腹部，有时在全腹。如有干酪样坏死溃破或肠穿孔可引起急性腹膜炎，并发肠梗阻时可出现急性剧烈腹痛。

（2）腹泻与便秘：由于腹膜炎症刺激可出现腹泻，粘连型患者可有便秘，部分患者腹泻与便秘交替出现。

（3）腹胀：多为胃肠功能紊乱引起，少数为腹腔积液所致。

（二）体征

（1）压痛与反跳痛：常与腹痛部位一致，一般较轻，少数压痛较重，伴有反跳痛。

（2）腹壁柔韧感：由腹膜受结核炎症刺激及腹腔增厚所致，在确诊时有揉面团样感觉。可见于本病各型，但以粘连型多见。

（3）腹部肿块：主要见于粘连型、干酪型患者。多由粘连的肠曲、肿大的肠系膜淋巴结、增厚的大网膜或干酪样坏死物聚集而成，常见于脐周，也可见于其他部位。

（4）腹腔积液：常为少量至中等量，主要见于渗出型。少量积液不易查出，可借助超声辅助检查。

四、辅助检查

（1）血液：部分患者有不同程度的贫血，血白细胞一般正常。病变活动期，红细胞沉降率一般增快。

（2）结核菌素试验：用结核菌素钝蛋白衍生物（PPD）或旧结核菌素（OT）做皮肤试验，1 ：10 000强阳性提示体内有活动性结核。

（3）腹水：腹水多为草黄色，少数呈淡血色，偶呈乳糜样，静置后可自然凝固。比重 >1.016，蛋白 >25 g/L，血清腹水白蛋白梯度（SAAG）<11 g/L；白细胞计数 >500×10⁶/L，以淋巴细胞为主；腹水腺苷脱氧酶（ADA）活性常增高，ADA 由活化的 T 淋巴细胞产生，对诊断结核性腹膜炎特异性和敏感性为 80%～90%。

（4）X 线检查：腹部 X 线平片检查有时可见到钙化影，提示钙化肠系膜淋巴结核。胃肠 X 钡餐检查可发现肠粘连、肠结核、肠瘘、肠腔肿块等征象，对本病诊断有辅助价值。

（5）腹腔镜检查：对诊断困难者有确诊价值。可窥见腹膜、网膜、内脏表面有散在或集聚的白色结节，浆膜失去正常光泽，且浑浊粗糙。病理活检有确诊价值。一般适用于有游离腹水的患者，腹膜有广泛粘连者属禁忌。

五、诊断

（1）幼年、中年有结核病，尤其是活动性肠结核、妇女内生殖器官结核。

（2）有局部表现，如腹胀、腹泻、腹痛、腹柔韧、肿块等。

（3）腹水总蛋白 >25 g/L、SAAG <11 g/L、白细胞 >500×10⁶/L 以淋巴细胞为主和 ADA 活性增高组合。

（4）X 线钡餐，广泛肠段粘连、狭窄、肠外肿块等。

（5）PPD 试验呈强阳性有助诊断。

六、鉴别诊断

（一）与产生腹腔积液的疾病的鉴别

（1）肝硬化腹水：肝硬化腹水总蛋白 <25 g/L，SAAG≥11 g/L，且伴肝硬化失代偿期表现，鉴别无困难。

（2）肝硬化腹腔积液者合并结核性腹膜炎，如患者有结核病史或伴其他器官结核病灶，腹水白细胞增多但以淋巴细胞为主，应注意肝硬化合并结核性腹膜炎可能。

（3）血性腹水应与腹膜转移癌鉴别。

（4）顽固性腹水应与缩窄性心包炎、肝静脉阻塞综合征相鉴别。

（二）与腹腔肿瘤的鉴别

包括腹膜转移癌、恶性淋巴瘤、腹腔间皮瘤等。临床上有时会见到肿瘤原发病灶隐蔽而已有广泛腹膜转移病例，此时与结核性腹膜炎鉴别有一定困难。腹水细胞学检查方法得当，阳性率较高且假阳性少，如腹水找到癌细胞可作出腹膜转移癌诊断。原发性肝癌或肝转移癌、恶性淋巴瘤在未腹膜转移时，腹水细胞学检查为阴性，此时主要靠 B 超、CT 等检查寻找原发灶。对腹腔肿瘤鉴别有困难者，腹腔镜检查多可明确诊断。

七、治疗

治疗原则：①及早给予规则、全程抗结核药物治疗，以达到早日康复，避免复发和防止并发症的目的；②注意休息和营养，以增强抗病能力。

（一）一般治疗

休息与饮食是重要的辅助治疗。全身毒症状严重或有并发症应卧床休息。

（二）抗结核治疗

同肺结核，即强化治疗 2 个月，继续治疗不少于 7 个月。

（三）对症治疗

（1）渗出型：渗出型患者腹水明显时，可适量放液，第一次不宜超过1 000 mL。方法：①放液和注入抗结核药物和激素（链霉素0.5 g，异烟肼0.3～0.6 g，醋酸可的松25～100 mg）；②抽液：每周1～2次，直到腹水消失。

（2）粘连型：①保守治疗为主；②不宜外科手术；③伴发完全性肠梗阻应考虑外科手术。

（四）肾上腺皮质激素应用

为减轻全身中毒症状，减少渗出和促进腹水吸收，防止或减轻腹腔粘连，对有血行播散、严重全身中毒症状或多发性浆膜结核者，可短期应用肾上腺皮质激素。常用泼尼松5～10 mg，每天3次。

（五）手术治疗

并发完全性肠梗阻、急性肠穿孔、经抗结核药物治疗不能闭合的肠瘘应手术治疗。术后继续抗结核治疗。

第四节　溃疡性结肠炎

溃疡性结膜炎（UC）又称非特异性溃疡性结肠炎，是一种原因不明的结肠和直肠的慢性炎症。本病与克罗恩（Crohn）病统称为炎症性肠病。临床主要表现有腹痛、腹泻、黏液脓血便和里急后重。病情迁延易反复发作。

一、病因及发病机制

病因不明，目前认为本病与感染、遗传和自体免疫有关。

（一）免疫异常

多数学者认为本病属自身免疫性疾病。理由：①血清中存在着抗结肠上皮细胞抗体，这种抗体与大肠埃希菌O_{14}黏多糖抗原有交叉抗原性；②本病常伴其他自身免疫性疾病，经皮质激素治疗有效；③研究发现，正常结肠上皮细胞有一种40kd抗原，在本病患者中可检测出该抗原的特异性抗体，该抗原只存在于结肠、皮肤和胆道，而皮肤和胆道正是本病肠外表现的好发部位。

（二）遗传因素

（1）种族差异：因种族不同，发病率有很大差异。

（2）家族集体性：患者的直系血缘亲属15%～30%的人发病。

（3）双胞胎发病的一致性：单卵双胞胎可同患本病，发病率为36%。

（三）感染因素

病理变化与结肠感染性疾病相似，有学者认为感染可能是本病的病因。但迄今未能找到与致病有关的病原体。

（四）精神因素

大脑皮质功能障碍可通过自主神经系统引起肠运动亢进、肠血管平滑肌痉挛而致结肠黏膜炎症、糜烂及溃疡。精神因素与本病的发生、复发、恶化可能有关。

二、病理

多位于直肠和乙状结肠，严重者可累及降结肠、横结肠，甚至全部结肠。炎症常局限于黏膜和黏膜下层，病变黏膜充血、水肿、出血、变脆，形成浅小不规则的溃疡，沿结肠纵轴发展，可融合成广泛、不规则的大溃疡。显微镜下可见肠腺隐窝脓肿，病变处有淋巴细胞、浆细胞、嗜酸性粒细胞及中性粒细胞浸润。重症患者溃疡可累及肌层或浆膜层，并发穿孔，引起弥散性腹膜炎等。反复发作的慢性炎症过程中可导致息肉形成，少数可以癌变。

三、临床表现

溃疡性结肠炎起病多缓慢，轻重不一，呈慢性经过，迁延数年或 10 余年，常因精神刺激、劳累、饮食失调而反复发作。

（一）症状

1. 消化系统症状

（1）腹泻：为最常见的症状。轻者每天 3 ~ 4 次或腹泻与便秘交替出现，重者 1 ~ 2 小时 1 次。粪便呈糊状或稀水状，为黏液血便，极少数为黄色稀糊状或水样便。病变仅限于直肠者，多表现为黏液血便或血液与粪便不相混；如病变仅累及右侧结肠者，则黏液血便与粪便相混；如病变累及直肠，多伴里急后重或排便不尽感。

（2）腹痛：一般为轻、中度疼痛，多为隐痛、钝痛，少数为绞痛，常局限于下腹部或左下腹，也可为全腹，有腹痛—便意—便后缓解的规律。

2. 全身症状

可有发热、乏力等，严重者可出现高热、脉速、消瘦、贫血等。

3. 肠外症状

部分患者有自体免疫性疾病的表现，如关节炎、虹膜睫状体炎、葡萄膜炎、口腔溃疡及慢性活动性肝炎等。

（二）体征

除左下腹压痛外无异常；重症和暴发型可有腹胀、腹肌紧张、压痛、反跳痛。

（三）临床分型

1. 按病程分型

（1）初发型：指无既往史的首次发作。

（2）慢性复发型：临床上最多见，发作期与缓解期交替。

（3）慢性持续型：症状持续，间以症状加重的急性发作。

（4）急性暴发型：少见，急性起病，病情严重，全身毒血症状明显，可伴中毒性巨结肠、肠穿孔、败血症等并发症。

2. 按病程度分型

分为轻、中、重型，见表 3-3。

表 3-3　溃疡性结肠炎病情程度分类

分类	腹泻	体温	脉搏	血红蛋白（Hb）	ESR
轻度	<每天 4 次、无或少量血便	一般正常	正常	正常	正常
中度	—	介于轻度与中度之间	—	—	—
重度	>每天 6 次，明显黏液、脓血便	>37.5 ℃	>90 次/分	<100 g/L	>30 mm/h

四、并发症

1. 中毒性巨结肠

为本病严重并发症，见于急性暴发型患者。①临床表现：腹部膨隆、压痛、肠鸣音减弱或消失。②X线腹部平片：可见结肠明显扩张。③易并发急性肠穿孔，预后差，病死率高。④常见诱因：抗胆碱药物使用不当、钡灌肠、低钾血症等。

2. 直肠、结肠癌变

少见。主要发生在病程较长、病变广泛的患者。国外报道癌变率为5% ~ 10%。

3. 其他并发症

肠梗阻、急性肠穿孔也可见到，偶见瘘管形成及直肠周围脓肿等。

五、辅助检查

1. 血常规检查

可有贫血，多因慢性失血和营养不良引起。红细胞沉降率常增快。严重者血清白蛋白及钠、钾、氯等均可降低。

2. 大便常规检查

脓、血黏液便，镜检有多量的红细胞、白细胞和巨噬细胞。反复检查和培养均无特异性病原体发现。

3. 结肠镜检查

对本病诊断有重要价值。①黏膜多发溃疡、充血、水肿（呈弥散性分布）。②黏膜粗糙，呈颗粒状，血管模糊、脆而易出血。③后期可见炎性息肉、肠壁僵直、结肠袋消失、肠腔狭窄。重症患者做此检查应慎防结肠穿孔。

4. X线气钡双重造影

气钡双重造影有利于观察黏膜病变，可显示微小溃疡及糜烂。①黏膜粗乱和或颗粒样改变，呈"雪花点"征；②多发性溃疡表现为管壁边缘呈毛刺状及小龛影；③炎症息肉表现为小圆形或卵圆形充盈缺损；④肠壁纤维组织增生时可见结肠袋消失，肠壁变硬，缩短变细，可呈铅管状结肠。

六、诊断

（1）慢性腹泻，黏液脓血便。

（2）粪便反复检查无特异性病原体。

（3）结合内镜和钡灌肠表现。

（4）排除其他有关肠病的基础上可作出诊断。

七、鉴别诊断

（1）慢性痢疾：①有急性细菌性痢疾病史；②大便培养可找到痢疾杆菌；③抗生素治疗有效。

（2）慢性阿米巴痢疾：①病变在右结肠；②大便可找到阿米巴滋养体和包囊；③抗阿米巴治疗有效。

（3）直肠癌、结肠癌：①中、老年人，恶病质；②直肠指检可触及肿块；③乙状结肠镜和组织检查可以鉴别。

（4）克罗恩病：①有腹泻，但脓血便少见；②病变在近端结肠及末段回肠；③内镜检查可见病变呈节段性分布，溃疡之间黏膜大致正常；④性质为消化道慢性肉芽肿性炎症疾病。

八、治疗

治疗目的：①控制炎症；②缓解病情；③减少复发；④防止发生并发症。

（一）一般治疗

1. 休息

急性发作期或病情严重者应卧床休息。一般病例应适当休息，劳逸结合。

2. 饮食

一般给予易消化、少渣、营养丰富、足够热量的饮食。急性发作期宜给予流质饮食。病情严重应禁食，给予静脉高营养治疗。

3. 对症治疗

（1）纠正水电解质紊乱。

（2）腹痛或腹泻次数较多者可用抗胆碱能药物或止泻药，如复方地芬诺酯 2.5～5 mg，每天 2～4 次；洛呱丁胺首剂 4 mg，以后每腹泻一次服用 2 mg，直到腹泻停止，但重症患者应慎用，以免诱发中毒性巨结肠。

（3）有贫血者可给予输血、铁剂治疗。

（4）有低蛋白血症可输白蛋白。

（5）合并感染者可选用抗生素或加用甲硝唑治疗。

（二）药物治疗

1. 氨基水杨酸制剂

柳氮磺胺吡啶（SASP）是治疗本病的常用药物。该药适用于轻、中型患者或重型经糖皮质激素治疗已有缓解者。SASP 在结肠内经细菌作用分解为 5-氨基水杨酸（5-ASA）与磺胺吡啶，前者是主要有效成分，滞留在结肠内与肠上皮接触而发挥抗炎作用。其作用机制可能是综合性的。①通过影响花生四烯酸代谢抑制前列腺素合成。②清除自由基而减轻炎症反应。③抑制免疫细胞的免疫反应。用药方法为 4 g/d，分 4 次口服；病情缓解减量使用，然后改为准持续量 2 g/d，分次口服。不良反应有与剂量有关的恶心、呕吐、食欲不振、头痛、可逆性男性不育等；有皮疹、粒细胞减少、自体免疫性溶血、再生障碍性贫血等。近年已研制成 5-ASA 制剂，能达到结肠发挥药效，这类药有美沙拉嗪、奥沙拉嗪和巴柳氮。5-ASA 疗效与 SASP 相仿，优点是不良反应明显减少，但价格昂贵。

2. 糖皮质激素

是重症和暴发型患者的首选药物。它通过非特异性抗炎、免疫抑制及对致炎性细胞因子的调节作用，减轻黏膜组织的炎症反应。口服是常用的给药方法，一般用泼尼松或泼尼松龙每天 30～40 mg，重症可达 60 mg。病情控制后逐渐减量至每天 10～15 mg，维持半年左右停药。暴发型患者常用氢化可的松每天 200～300 mg 静脉滴注，可较快起到效果。糖皮质激素也可用于局部灌肠，每天用琥珀酸氢化可的松 100 mg 或地塞米松 5 mg 加生理盐水 100 mL 保持灌肠，每晚 1 次，对远端直肠或左半结肠病变效果较好。

3. 免疫抑制剂

对水杨酸类和皮质激素治疗无效者可试用，或作为激素的辅助治疗，在巩固疗效期间加用，可减少激素的用量和不良反应。如硫唑嘌呤，一般剂量为 1.5 mg/（kg·d），分次口服。近年来国外报道，对严重溃疡性结肠炎急性发作使用糖皮质激素治疗无效的病例，可应用环孢素，剂量为 2～4 mg/（kg·d），静脉滴注 7～14 天，有效者可改口服 4～6 mg/（kg·d），疗程多在 6 个月减停。

4. 活动期治疗方案选择

（1）直肠炎：主要予以 5-ASA 或糖皮质激素保留灌肠（每晚睡前），可辅以口服氨基水杨酸制剂。

（2）轻、中型结肠炎：先给予口服氨基水杨酸制剂，可辅以 5-ASA 或糖皮质激素保留灌肠；疗效不佳者改为口服糖皮质激素。

（3）重症结肠炎：先给予静脉使用糖皮质激素后改为口服；足量治疗 7 天症状无改善者需考虑予以环孢素静脉滴注或手术治疗。

（4）糖皮质激素疗效不佳者或激素依赖的慢性持续型患者，加用免疫抑制剂治疗。

5. 缓解期维持治疗

缓解期必须予以氨基水杨酸制剂维持治疗。维持治疗剂量我国推荐以活动期有效治疗量的半量，如 5-ASP 2 g/d，维持治疗 1～2 年。

（三）外科治疗

手术指征：①中毒性肠扩张；②肠穿孔；③反复大量便血；④结肠周围脓肿或瘘管形成；⑤肠狭窄并发肠梗阻；⑥癌变或多发性息肉；⑦长期内科治疗无效影响青少年发育。

第五节 肝硬化

肝硬化是一种或多种原因长期反复作用于肝脏引起的以肝细胞广泛坏死、再生、纤维组织弥散性增生为特征的慢性肝病。其主要病理特征是肝细胞广泛坏死、再生、纤维组织增生，有肝细胞再生结节及纤维间隔假小叶形成。病变逐渐进展，晚期出现肝功能衰竭、门静脉高压和多种并发症，死亡率增高。在我国，肝硬化是消化系统常见病，也是后果严重的疾病。年发病率为 17/10 万，多见于 20~50 岁男性。城市男性 50~60 岁肝硬化患者的病死率高达 112/10 万。

一、病因及发病机制

（一）病因

（1）病毒性肝炎：乙型、丙型和丁型肝炎均可进展为肝硬化，主要由乙型和丙型肝炎引起，少数患者乙型合并丙型或乙型合并丁型肝炎病毒重叠感染，同时或先后作用形成肝硬化。甲型、戊型肝炎不演变成肝硬化。从疾病开始致肝硬化的病程可短至数月，长至 10~20 年。

（2）慢性乙醇中毒：乙醇的中间产物乙醛对肝有直接损害，引起酒精性肝炎，继而发展为肝硬化；慢性乙醇中毒为欧美国家肝硬化最常见原因（50%~90%），我国较少见（约 10%），近年有升高趋势。

（3）血吸虫病：长期或反复感染时，虫卵主要沉积在汇管区，虫卵及其毒性产物刺激结缔组织增生而导致肝纤维化和门静脉高压症，称为血吸虫性肝纤维化。

（4）药物或化学中毒：长期服用对肝有损害的药物如双醋酚汀、甲基多巴等或反复接受化学毒物如砷、四氯化碳，均可引起中毒性肝炎，最后演变为肝硬化。

（5）长期胆汁淤积：包括原发性胆汁肝硬化（PBC）和继发性胆汁肝硬化。后者由各种原因引起的肝外胆道长期梗阻所致。高浓度胆酸和胆红素对肝细胞和毒性作用可导致肝细胞变形、坏死、纤维化，进而发展为肝硬化。

（6）肝脏血液循环障碍：慢性右心衰竭、慢性缩窄性心包炎和各种病因引起的肝静脉阻塞综合征（柏—卡综合征）、肝窦阻塞综合征（HSOS）引起的肝内长期淤血、缺氧，导致肝小叶中心区肝细胞坏死、纤维化，演变为肝硬化。

（7）代谢紊乱：多为遗传性，由于某些物质代谢障碍，如以铜代谢障碍所致的肝豆状核变性（威尔逊病），其代谢产物沉积于肝，发生肝细胞变性、坏死、结缔组织增生而发展成肝硬化。

（8）营养不良：慢性肠道炎症可引起营养失调和吸收不良。食物中长期缺乏蛋白质、维生素和去脂物质都可发生肝细胞脂肪变性和坏死，降低肝细胞对致病因素的抵抗力而成为肝硬化的间接病因。

（9）免疫紊乱：自身免疫性慢性肝炎最终可发展为肝硬化。

（10）隐原性肝硬化：由于病史不详、组织病理辨认困难、缺乏特异性的诊断标准等原因未能查出病因的肝硬化，占 5%~10%。

（二）发病机制

肝硬化的演变发展过程包括四个方面。①广泛肝细胞变性坏死、肝小叶纤维支架塌陷。②残存肝细胞不沿原支架排列再生，形成不规则结节状肝细胞团（再生结节）。③汇管区和肝包膜有大量纤维组织增生，形成纤维束，自汇管区到汇管区或自汇管区到肝小叶中央静脉延伸扩展，形成纤维间隔，包绕再生结节或将残留肝小叶重新分割，改建成为假小叶，这就是肝硬化已形成的典型改变。④上述病理变化造成肝内血液循环紊乱，表现为血管系缩小、闭塞、扭曲和血管受到再生结节压迫；肝内门静脉、肝静脉和肝动脉小支三者之间失去正常关系，并相互出现交通吻合支，这些严重的肝血流紊乱，是形成门静脉高压的病理基础，而且加重肝细胞营养障碍，促使肝硬化病变的进一步发展。

二、病理

在大体形态上早期肝大，晚期明显缩小，质地变硬，边缘锐薄，表面有弥散性结节和塌陷区。按结节形态可有三种类型。

（1）小结节性肝硬化：结节大小相仿，直径为 3～5 mm，一般不超过 1 cm，纤维间隔均匀，假小叶大小一致，此型最为多见，以往称为门脉性肝硬化。

（2）大结节型肝硬化：结节大小不一，最大直径可达 5 cm，纤维间隔宽窄不一，多由急骤发展的病毒性肝炎引起，以往称为坏死后肝硬化。

（3）大小结节混合型肝硬化：多数小叶被纤维隔包围形成结节，纤维隔可伸入小叶但不完全分隔小叶，再生结节不明显。此型主要由血吸虫病所致。

三、临床表现

肝硬化的起病及病程大多缓慢，可潜伏数年至数十年。早期临床表现不明显。根据是否出现腹水可将肝硬化分为代偿期和失代偿期。

（一）代偿期肝硬化

（1）症状：10%～20% 代偿期肝硬化可无症状。其他患者可有饮食不振、腹胀、恶心、呕吐、腹泻、体重减轻等消化功能紊乱症状。

（2）体征：主要表现为：①肝稍大、稍硬、表面平滑；②脾可有轻到中度肿大。

（二）失代偿肝硬化

出现腹水是肝硬化进入失代偿期的标志。主要表现为肝功能减退和门静脉高压两大临床表现。

1. 肝功能减退的临床表现

（1）全身症状：一般情况与营养状况较差，精神不振，消瘦乏力，皮肤干枯，面色黝黑无光泽（肝病面容），少数患者有不规则低热，与肝细胞坏死有关。

（2）消化道症状：食欲减退、甚至厌食，进食后常感上腹不适、恶心、呕吐，稍进油腻肉食可引起腹泻，上述症状与肝硬化门静脉高压时胃肠道淤血水肿、消化吸收障碍和肠道菌群失调等有关。患者出现黄疸时，提示有肝细胞进行性或广泛性坏死。

（3）出血倾向：常有牙龈出血、鼻腔出血、皮肤紫癜、胃肠道出血、女性月经过多等，与肝脏合成凝血因子减少及脾功能亢进致血小板减少有关。

（4）内分泌紊乱症状：肝功能减退时，肝脏对雌激素、醛固酮及抗利尿激素灭活障碍，从而使这些激素在血中增多。雌激素增多通过负反馈机制抑制腺垂体而影响垂体—性腺轴、垂体—肾上腺轴的功能，使雌激素、肾上腺糖皮质激素减少。男性患者常有性欲减退、睾丸萎缩、毛发脱落、乳房发育；女性常有月经不调、闭经、不孕。此外，在面、颈、上胸、背部、两肩、上肢等上腔静脉回流区域出现蜘蛛痣及毛细血管扩张；手掌大、小鱼际肌和手指末端斑状发红称为肝掌，与雌激素增多有关。蜘蛛痣在肝功能损害严重时增多、变大，肝功能好转时减少、缩小。患者面部和一些暴露部位皮肤色素沉着与肾上腺功能受损有关。醛固酮增多促使远端肾小管对钠重吸收增加，抗利尿激素增多使集合管水吸收增加。

2. 门静脉高压的临床表现

构成门静脉高压的三大临床表现是脾大、侧支循环的建立与开放、腹水。

（1）脾大：脾因淤血而肿大，多为轻、中度肿大，部分可达脐下。上消化道大出血时，脾可暂时缩小。晚期脾大常伴脾功能亢进，使白细胞、红细胞和血小板计数减少。

（2）侧支循环的建立和开放：当门静脉压力增高后，来自消化器官及脾脏的回心血流受阻，使门静脉与腔静脉间交通支变粗，血流量增大，建立起侧支循环。临床上重要的侧支循环有：①食管下端和胃底静脉曲张，由门静脉系的胃冠状静脉与腔静脉系的食管静脉、奇静脉等吻合而成；②腹壁静脉曲张，是门静脉高压时脐静脉重新开放和扩大，与副脐静脉、腹壁静脉等连接，在脐周与腹壁迂曲，以脐中心向上、下腹延伸；③痔静脉扩张，是门静脉系的直肠上静脉与下腔静脉系的直肠中、下静脉吻合扩张形成痔核。

（3）腹水：腹水形成提示进入肝硬化晚期或失代偿期。腹水形成的原因：①门静脉压力增高，腹腔内脏血管床静水压增高，组织液回吸收减少而漏入腹腔；②肝静脉回流受阻，致肝淋巴液生成增多，超过胸导管引流的能力，淋巴液由肝包膜和肝门淋巴管渗出至腹腔；③血浆胶体渗透压下降，肝脏合成白蛋白能力下降而发生低蛋白血症，血浆胶体渗透压下降，使血管内液体进入组织间隙，在腹腔形成腹水；④抗利尿激素及继发性醛固酮增多，引起肾对钠、水的重吸收增加；⑤肾脏因素，失代偿期患者有效循环血量与肾血流量减少，肾小球滤过率下降，近端肾小管钠重吸收增高，造成水钠潴留。

四、并发症

1. 上消化道出血

是本病最常见的并发症。出血的原因大多数是食管胃底静脉曲张破裂，也可由伴发的急性胃黏膜病变、消化性溃疡或门静脉高压性胃病所致。表现为突然发生大量呕血和黑便，常引起失血性休克或诱发肝性脑病。

2. 肝性脑病

是本病最严重的并发症，也是最常见的死亡原因，主要临床表现为性格行为失常、意识障碍、昏迷。

3. 原发性肝癌

多发生在肝硬化的基础上。有下列情况时应怀疑并发肝癌的可能：①持续性肝区疼痛；②进行性肝大；③无其他原因可解释的发热；④血性腹水。为此应做进一步检查，若甲胎蛋白（AFP）持续或进行性增高；B超或放射性核素肝扫描发生占位性病变，考虑并发原发性肝癌的可能。

4. 感染

肝硬化患者免疫功能低下，常并发感染，如呼吸道、胃肠道、泌尿道等出现相应症状。有腹水的患者常并发自发性细菌性腹膜炎。

5. 肝肾综合征

顽固性腹水患者出现少尿、无尿、氮质血症、低钠血症、低尿钠，考虑出现肝肾综合征。国际腹水研究会推荐的诊断标准：①在没有休克、持续细菌感染、失水和使用肾毒性药物情况下血清肌酐 > 132.6 μmol/L 或 24 小时肌酐清除率 < 40 mL/min；停用利尿剂和用 1.5 L 血浆扩容后上述两项肾功能指标无好转；②蛋白尿 > 500 mg/d，超声检查无梗阻性泌尿道疾病或肾实质疾病。

6. 电解质和酸碱平衡失调

（1）低钠血症：与钠摄入不足、长期利尿或大量放腹水使钠丢失及抗利尿激素增多所致的稀释性低钠等有关。

（2）低钾血症、低氯血症及代谢性碱中毒：由于摄入不足，呕吐、腹泻、利尿导致丢失过多及继发性醛固酮增多等可引起低钾血症、低氯血症，后者可导致代谢性碱中毒而诱发肝性脑病。

7. 肝肺综合征

是指发生在严重肝病基础上的低氧血症，主要与肺内血管扩张有关而无心肺疾病基础。临床特征为严重肝病、肺内血管扩张、低氧血症/肺泡—动脉氧梯度增加的三联征。吸氧只能暂时缓解症状，不能逆转病程。

8. 门静脉血栓形成

如发生门静脉急性完全性阻塞，可出现剧烈腹痛、腹胀、血便、休克，脾迅速增大和腹水增加。如血栓形成缓慢，无明显的临床症状。

五、辅助检查

（一）血、尿、便常规检查

（1）血常规检查：代偿期多在正常范围，失代偿期可有轻重不等的贫血；有感染时白细胞可升高，脾功能亢进者白细胞和血小板均减少。

（2）尿常规检查：尿常规检查一般在正常范围，乙型肝炎肝硬化合并乙肝相关性肾炎时尿蛋白阳性；胆汁淤积引起的黄疸尿胆红素阳性，尿胆原阴性；肝细胞损伤引起的黄疸，尿胆原也增加。

（3）便常规检查：消化道出血时出现肉眼可见的黑便和血便，门静脉高压性胃病引起的慢性出血，大便隐血试验阳性。

（二）肝功能试验

1. 血清胆红素

失代偿期可出现结合胆红素和总胆红素升高，胆红素的持续升高是预后不良的重要指标。

2. 蛋白质代谢

肝脏是合成白蛋白的唯一场所，在肝功能明显减退时，白蛋白合成减少。血清白蛋白（A）降低，球蛋白（G）增高，A/G 比值降低或倒置。蛋白电泳可显示白蛋白降低，γ-球蛋白显著增高，β-球蛋白轻度升高。

3. 血清酶学检查

一般以血清丙氨酸转氨酶（ALT）活力增高为主，肝细胞严重坏死时天冬氨酸转氨酶（AST）活力升高更明显。

4. 肝纤维化的检测指标

血清Ⅲ型前胶原肽（PⅢP）、Ⅳ型胶原、透明质酸及层粘连蛋白等浓度明显增高。

5. 肝储备功能试验

吲哚菁绿（ICG）试验通过检测肝细胞对染料清除情况以反映肝细胞储备功能，是临床初筛选肝病患者有价值和实用的试验。方法：空腹静脉抽血后注射 ICG 0.5 mg/kg，注射后 15 分钟测对侧手臂静脉血滞留率。正常值 10% 以下，肝硬化患者 ICG 滞留率明显升高。

（三）腹水检查

腹水为淡黄色漏出液。并发自发性腹膜炎时，透明度降低，比重增高，李凡达（Rivalta）试验阳性，细胞数增多，细菌培养有时阳性。腹水呈血性时，除考虑合并结核性腹膜炎外，应高度怀疑有无癌变，应做脱落细胞学检查。

六、诊断

失代偿期肝硬化诊断并不困难，典型病例可根据门静脉高压和肝功能减退表现作出诊断，但早期诊断常较困难。

主要诊断依据：①有病毒性肝炎、长期酗酒、血吸虫病或其他肝硬化的病因；②有肝功能减退和门静脉高压的临床表现；③早期肝大、质硬；④肝功能试验有异常改变；⑤B 超或 CT 检查符合肝硬化表现；⑥肝穿刺活组织检查有假小叶形成。

七、鉴别诊断

（1）肝脾大的鉴别：应与慢性肝炎、原发性肝癌、慢性白血病、血吸虫肝纤维化、华支睾吸虫病、肝包虫病、某些累及肝的代谢疾病和血液病鉴别。

（2）腹水及腹胀的鉴别：应与结核性腹膜炎、缩窄性心包炎、慢性肾炎、腹腔内肿瘤、巨大卵巢囊肿等鉴别。

（3）肝硬化并发症的鉴别：①并发上消化道出血时除考虑食管胃底静脉曲张破裂出血外，也应与消化性溃疡、急性胃黏膜病变、胃癌鉴别；②并发肝肾综合征时应与慢性胃炎、肾盂肾炎及其他原因的急性肾功能衰竭鉴别。

八、治疗

治疗原则：①代偿期，应去除病因，注意护肝治疗，延长代偿期；②失代偿期，主要对症治疗，改善肝功能和处理并发症。

（一）一般治疗

1. 休息
肝功能代偿期宜注意劳逸结合；失代偿期患者或有并发症患者应卧床休息或住院治疗。

2. 饮食
（1）三高一低：高热量、高蛋白、高维生素、低脂肪、易消化。
（2）肝功能显著减退或有肝性脑病先兆时，应严格限制蛋白质摄入。
（3）有胃底静脉曲张：避免进食坚硬、粗糙的食物。
（4）严禁饮酒，有腹腔积液时少盐或无盐饮食。

3. 支持疗法
如给予维生素 C、胰岛素、氯化钾等。

（二）护肝疗法

不宜盲目过多使用护肝药，以免加重肝脏负担。
（1）维生素：维生素 B 防止脂肪肝；维生素 C 促进代谢、解毒；维生素 E 抗坏死；维生素 K 可于出血时应用。
（2）解毒和促进肝再生：如葡萄糖醛酸内酯、肝乐等。
（3）核苷及辅酶类：肌苷、能量合剂。
（4）去脂药物：胆碱、甲硫氨酸。

（三）腹水的治疗

1. 腹水的一般治疗
（1）控制水和钠的摄入：对于轻度钠潴留者，钠的摄入量限制在 88 mmol/d（5.0 g/d 食盐）可达到钠的负平衡。应用利尿剂时，可适度开放钠的摄入，以尿钠排出量为给药指导。轻、中度腹水在限钠饮食和卧床休息后可自行消退。稀释性低钠血症（< 130 mmol/L）患者，应限制水的摄入（800 ~ 1 000 mL/d）。
（2）利尿剂的应用：经限钠饮食和卧床休息腹水仍不消退者须应用利尿剂，由于肝硬化腹水患者血浆醛固酮浓度升高，在增加肾小管钠的重吸收中起重要作用，因此利尿剂首选醛固酮拮抗剂安体舒通。用法：起始剂量 60 ~ 100 mg/d，根据利尿反应（称体重、计尿量）每 4 ~ 5 天增加 60 ~ 100 mg，直到最大剂量 400 mg/d。可以合用呋塞米，起始剂量 20 ~ 40 mg/d，可增加到 160 mg/d。利尿剂的使用应从小剂量开始，服用后体重下降为有效，有水肿者每天减轻体重 500 g，有下肢水肿者体重减轻 1 000 g/d。利尿剂的不良反应有水电解质紊乱、肾功能恶化、体重减轻过度、肝性脑病、男性乳房发育等。
（3）提高血浆胶体渗透压：对于低蛋白血症患者，每周定期输注白蛋白、血浆可提高血浆渗透压，促进腹水消退。

2. 难治性腹水的治疗
对大剂量利尿剂（安体舒通 400 mg/d，呋塞米 160 mg/d）缺少反应（无体重下降）或在小剂量利尿时就发生肝性脑病、低钠血症、高钾血症等并发症，均属于难治性腹水，在失代偿期肝硬化中的发生率为 10%。可采用以下方法。
（1）排放腹水、输注白蛋白：对于顽固性大量腹水患者，如无其他并发症，可于 1 ~ 2 小时内抽排腹水 4~6 L，同时每升腹水补充白蛋白 6~8 g，以维持有效血容量。一次排放后仍有腹水者可重复进行，此方法腹水消除率达 96.5%，排放腹水后应用安体舒通维持治疗。

（2）自身腹水浓缩回输：在严格无菌情况下，将腹水尽可能多地抽到无菌输液器，经特殊装置去除腹腔积液中的水分及小分子毒性物质，回收腹水中的白蛋白成分，通过外周静脉回输给患者，一般可浓缩 7~10 倍。用于顽固性腹水及肝肾综合征患者，对于经济条件不富裕的患者或血制品来源有困难的地方，此方法可作为首选。

（3）经颈静脉肝内门体分流术：经颈静脉肝内门体分流术（TIPS）可用于顽固性腹水患者。有效率达 50%~80%。此法可预防腹水复发，但术后可逆性肝性脑病的发生率为 50%~70%。因此，目前不作为首选方法。

（4）肝移植：难治性腹水极易并发自发性细菌性腹膜炎（SBP）和肝肾综合征，一年生存率仅为 25%。因此是肝移植的适应证。

（四）并发症的处理

1. 食管胃底静脉破裂出血

食管胃底静脉破裂出血是内科急症，应积极抢救。抢救方法如下。

（1）药物止血：①血管升压素为常用药物，作用机制是使内脏小血管收缩而降低门静脉血流和压力，以达到止血效果。目前国内所用垂体后叶素含等量升压素和缩宫素。使用方法：一般初始用血管升压素 20 U 加入 5% 葡萄糖注射液中静脉滴注，速度为 0.2~0.3 U/min（可逐渐增加至 0.4 U/min），有大量临床研究证明，只有达到上述较大剂量，该药才能发挥止血效果。止血后速度减至 0.1~0.2 U/min。大剂量不良反应大，常见不良反应有腹痛、血压升高、心律失常、心绞痛，严重者可发生心肌梗死。目前主张同时使用硝酸甘油，以减少血管升压素引起的不良反应，同时给予硝酸甘油还有协同降低门静脉压的作用。用法为：硝酸甘油静脉滴注，根据患者血压来调整剂量；也可舌下含服硝酸甘油 0.6 mg，每 30 分钟 1 次。有冠状动脉粥样硬化性心脏病者禁忌使用血管升压素。②生长抑素直接作用于内脏平滑肌细胞，使内脏血流量减少 30%~40%，对上消化道出血，尤其是控制食管静脉曲张出血的效果大于血管升压素。该类药止血效果肯定，因不伴全身血流动力学改变，故短期内使用几乎没有严重不良反应，但价格较贵。有两种：施他宁为 14 肽天然生长抑素，首剂为 250 μg 静脉缓慢注射，继以 250 μg/h 持续静脉滴注，因本品半衰期极短，应注意滴注过程中不能中断，若中断超过 5 分钟，应重新注射首剂。奥曲肽为 8 肽生长抑素，半衰期较长，常用量首剂为 100 μg，静脉缓慢注射，继以 25~50 μg/h 持续静脉滴注。

（2）三腔二囊管压迫止血：一般胃囊注气 150~200 mL，食管囊注气 100~150 mL，每 1~2 小时应抽吸胃内物，观察有无继续出血。24 小时后，每间隔 6 小时放气观察 30 分钟，一般压迫时间为 2~5 天，拔管前先放气 24 小时，如不再出血，口服 20 mL 液状石蜡后拔管。气囊压迫止血效果肯定，但缺点是患者痛苦大、并发症多（如吸入性肺炎、窒息、食管炎、食管黏膜坏死、心律失常等），停用后早期再出血率高，故目前已不推荐气囊压迫作为首选止血措施。

（3）内镜治疗：内镜直视下止血，可局部喷洒 1% 去甲肾上腺素、孟氏液、凝血酶等，硬化剂及静脉套扎等。是目前治疗食管胃底静脉曲张破裂出血的重要手段。

（4）外科手术或经颈静脉肝内门体静脉分流术：急症外科手术并发症多、死亡率高，因此应尽量避免。但在大量出血上述方法治疗无效时唯有进行外科手术。有条件的单位可用经颈静脉肝内门体分流术治疗，该法尤适用于准备做肝移植的患者。

2. 自发性细菌性腹膜炎（SBP）

主要致病菌为革兰阴性菌（占 70%），如大肠埃希菌（47%）、肺炎克雷伯菌（13%）。由于 SBP 后果严重，如临床上怀疑 SBP 或腹水中性粒细胞数 >250/μL，应立即行经验性治疗，抗生素首选头孢噻肟 2 g，每 12 小时 1 次，或头孢曲松 2 g，每天 1 次，静脉给药，用药后 48 小时再行腹水检查，如中性粒细胞减少一半，可认为抗生素治疗有效，疗程 5~10 天。复发性 SBP 的高危患者，应口服环丙沙星 400 mg/d 进行预防。

3. 肝肾综合征

在积极改善肝功能的基础上，采取以下措施。

（1）预防和去除病因：控制上消化道大出血和感染，避免强烈利尿、大量放腹水和服用肝损害的药物。

（2）严格控制输液量。

（3）提高循环血容量：输注右旋糖酐 40、白蛋白或腹水浓缩回输，提高血容量，改善肾血流量，在扩容的基础上应用利尿剂。

（4）应用血管活性药物多巴胺，可改善肾血流，增加肾小球滤过率。

4. 肝肺综合征

内科治疗无效，经颈静脉肝内门体分流（TIPS）可改善患者症状，为肝移植创造条件。

（五）肝移植

肝移植是目前治疗终末期肝硬化唯一有效的措施，可明显改善患者生活质量，延长生存时间。移植后患者 1 年生存率为 90%，5 年生存率为 80%。

第四章

肾内科疾病

第一节　慢性肾功能衰竭

慢性肾功能衰竭（CRF）是指各种原发和继发性慢性肾脏疾病后期，肾功能发生不可逆的减退，最后出现以体内代谢废物潴留、水电解质紊乱和酸碱失衡及内分泌功能障碍为主要表现的一种临床综合征。慢性肾功能衰竭是临床常见病、多发病，是各种肾脏病的最终结局，常进行性加重至尿毒症晚期，只有靠费用昂贵的肾脏替代治疗（透析或肾移植）才能维持生命，给国家及家庭造成严重的经济及心理负担。目前现代医学通过控制饮食、降低血压、调整血脂、使用血管紧张素转换酶抑制剂等方法延缓慢性肾功能衰竭病情的进展。

一、病因及发病机制

慢性肾功能衰竭主要发病原因有原发性肾小球肾炎、慢性肾盂肾炎、高血压肾小动脉硬化、糖尿病肾病、继发性肾小球肾炎、肾小管间质病变、遗传性肾脏疾病以及长期服用解热镇痛剂及接触重金属等。

应力争明确慢性肾功能衰竭的病因，明确肾脏损害是以肾小球损害为主，还是以肾间质小管病变为主，或以肾血管病变突出，以便根据临床特点，有针对性地治疗；应查明促使慢性肾功能衰竭进行性恶化的可逆性因素，如感染、药物性肾损害、代谢性酸中毒、脱水、心力衰竭、血压降低过快、血压过低等；应注意寻找加剧慢性肾功能衰竭进行性恶化、减退的某些因素，如高血压、高脂血症、高凝状态、高蛋白质饮食摄入、大量蛋白尿等。

二、临床表现

（一）消化系统

（1）厌食（食欲不振常较早出现）。

（2）恶心、呕吐、腹胀。

（3）舌、口腔溃疡。

（4）口腔有氨臭味。

（5）上消化道出血。

（二）血液系统

（1）贫血：这是尿毒症患者必有的症状。贫血程度与尿毒症（肾功能）程度相平行，促红细胞生成素（EPO）减少为主要原因。

（2）出血倾向：可表现为皮肤、黏膜出血等，与血小板破坏增多、出血时间延长等有关，可能是毒素引起的，透析可纠正。

（3）白细胞异常：白细胞减少，趋化、吞噬和杀菌能力减弱，易发生感染，透析后可改善。

（三）心血管系统

（1）高血压：大部分（80％以上）患者有不同程度的高血压，可引起动脉硬化、左室肥大、心力衰竭。

（2）心力衰竭：常出现心肌病的表现，由水钠潴留、高血压、尿毒症性心肌病等所致。

（3）心包炎：尿毒症性或透析不充分所致，多为血性，一般为晚期的表现。

（4）动脉粥样硬化和血管钙化：进展可迅速，血液透析者更甚，冠状动脉、脑动脉、全身周围动脉均可发生，主要是由高脂血症和高血压所致。

（四）神经、肌肉系统

（1）早期：疲乏、失眠、注意力不集中等。

（2）晚期：周围神经病变，感觉神经较运动神经显著。

（3）透析失衡综合征：与透析相关，常发生在初次透析的患者。尿素氮降低过快，细胞内外渗透压失衡，引起颅内压增加和脑水肿所致，表现为恶心、呕吐、头痛，严重者出现惊厥。

（五）肾性骨病

尿毒症时骨骼改变的总称。低钙血症、高磷血症、活性维生素 D 缺乏等可诱发继发性肾性骨病。甲状旁腺功能亢进等多种因素又导致肾性骨营养不良（即肾性骨病），包括纤维囊性骨炎（高周转性骨病）、骨软化症（低周转性骨病）、骨生成不良及混合性骨病。肾性骨病临床上可表现为自发性骨折等。

（六）呼吸系统

（1）酸中毒时呼吸深而长。

（2）尿毒症性支气管炎、肺炎（蝴蝶翼）、胸膜炎等。

（七）皮肤症状

皮肤瘙痒、尿素霜沉积、尿毒症面容，透析不能改善。

（八）内分泌功能失调

（1）肾脏本身内分泌功能紊乱：如 1，25-二羟维生素 D_3、促红细胞生成素不足和肾内肾素—血管紧张素 Ⅱ 过多。

（2）外周内分泌腺功能紊乱：大多数患者有继发性甲状旁腺功能亢进（血甲状旁腺激素升高）、胰岛素受体障碍、胰高血糖素升高等。约 1/4 患者有轻度甲状腺素水平降低。部分患者可有性腺功能减退，表现为性腺成熟障碍或萎缩、性欲低下、闭经、不育等，可能与血清性激素水平异常等因素有关。

（九）并发严重感染

易合并感染，以肺部感染多见。感染时发热可无正常人明显。

三、治疗

（一）饮食治疗

（1）给予优质低蛋白饮食 0.6 g/（kg·d）、富含维生素饮食，如鸡蛋、牛奶和瘦肉等优质蛋白质。患者必须摄入足量热量，一般为 30～35 kcal/（kg·d）。必要时主食可采用去植物蛋白的小麦淀粉。

（2）低蛋白饮食加必需氨基酸或 α-酮酸治疗，应用 α-酮酸治疗时注意复查血钙浓度，高钙血症时慎用。在无严重高血压及明显水肿、尿量 >1 000 mL/d 者，食盐 2～4 g/d。

（二）药物治疗

CRF 药物治疗的目的包括：①缓解 CRF 症状，减轻或消除患者痛苦，提高生活质量；②延缓 CRF 病程的进展，防止其进行性加重；③防治并发症，提高生存率。

1. 纠正酸中毒和水电解质紊乱

（1）纠正代谢性中毒：代谢性酸中毒的处理，主要为口服碳酸氢钠（$NaHCO_3$）。中、重度患者必要时可静脉输入，在 72 小时或更长时间后基本纠正酸中毒。对有明显心力衰竭的患者，要防止 $NaHCO_3$ 输入总量过多，输入速度宜慢，以免使心脏负荷加重甚至心力衰竭加重。

（2）水钠紊乱的防治：适当限制钠摄入量，一般 NaCl 的摄入量应不超过 8 g/d。有明显水肿、高血压者，钠摄入量一般为 2～3 g/d（NaCl 摄入量 5～7 g/d），个别严重病例可限制为 1～2 g/d（NaCl 2.5～5 g）。也可根据需要应用袢利尿剂（呋塞米、布美他尼等），噻嗪类利尿剂及保钾利尿剂对 CRF 病疗效甚差，不宜应用。对急性心力衰竭、严重肺水肿者，需及时给单纯超滤、持续性血液滤过（如连续性静脉—静脉血液滤过）。

对慢性肾功能衰竭患者轻、中度低钠血症，一般不必积极处理，而应分析其不同原因，只对真性缺钠者谨慎地补充钠盐。对严重缺钠的低钠血症者，也应有步骤地逐渐纠正低钠状态。

（3）高钾血症的防治：肾功能衰竭患者易发生高钾血症，尤其是血清钾水平 >5.5 mmol/L 时，则应更严格地限制钾摄入。在限制钾摄入的同时，还应注意及时纠正酸中毒，并适当应用利尿剂（呋塞米、布美他尼等），增加尿钾排出，以有效防止高钾血症发生。

对已有高钾血症的患者，除限制钾摄入外，还应采取以下各项措施：①积极纠正酸中毒，必要时（血钾 >6 mmol/L）可静脉滴注碳酸氢钠；②给予袢利尿剂，最好静脉或肌内注射呋塞米或布美他尼；③应用葡萄糖—胰岛素溶液输入；④口服降钾树脂，以聚苯乙烯磺酸钙更为适用，因为离子交换过程中只释放离钙，不释放出钠，不致增加钠负荷；⑤对严重高钾血症（血钾 >6.5 mmol/L），且伴有少尿、利尿效果欠佳者，应及时给予血液透析治疗。

2. 高血压的治疗

对高血压进行及时、合理的治疗，不仅是为了控制高血压的某些症状，而且是为了积极主动地保护靶器官（心、肾、脑等）。血管紧张素转化酶抑制剂、血管紧张素 II 受体阻滞剂、钙通道阻滞剂、袢利尿剂、β 受体阻滞剂、血管扩张剂等均可应用，以血管紧张素转化酶抑制剂、血管紧张素 II 受体阻滞剂、钙通道阻滞剂的应用较为广泛。透析前 CRF 患者的血压应 <130/80 mmHg，维持透析患者血压一般不超过 140/90 mmHg。

3. 贫血的治疗和红细胞生成刺激剂（ESA）的应用

当血红蛋白（Hb）<110 g/L 或红细胞比容（HT）<33% 时，应检查贫血原因。如有缺铁，应予补铁治疗，必要时可应用 ESA 治疗，直至 Hb 上升至 110～120 g/L。

4. 低钙血症、高磷血症和肾性骨病的治疗

当肾小球滤过率（GFR）<50 mL/min 后，即应适当限制磷摄入量（<1 000 mg/d）。当 GFR <30 mL/min 时，在限制磷摄入的同时，需应用磷结合剂口服，以碳酸钙、枸橼酸钙较好。对明显高磷血症（血清磷 >7 mg/dL）或血钙磷乘积 >65（mg^2/dL^2）者，则应暂停应用钙剂，以防转移性钙化的加重。此时可考虑短期服用氢氧化铝制剂或司维拉姆，待血钙磷乘积 <65（mg^2/dL^2）时，再服用钙剂。

对明显低钙血症患者，可口服钙三醇；连服 2～4 周后，如血钙水平和症状无改善，可增加用量。治疗中均需要监测血钙、磷、甲状旁腺激素（PTH）浓度，使透析前 CRF 患者血 PTH 保持在 35～110 pg/mL；使透析患者血钙磷乘积 <55 mg^2/dL^2（4.52 $mmol^2/L^2$），血 PTH 保持在 150～300 pg/mL。

5. 防治感染

平时应注意防止感冒，预防各种病原体的感染。抗生素的选择和应用原则，与一般感染相同，唯剂量要调整。在疗效相近的情况下，应选用肾毒性最小的药物。

6. 高脂血症的治疗

透析前 CRF 患者与一般高脂血症者治疗原则相同，应积极治疗。但对维持透析患者，高脂血症的标准宜放宽，如血胆固醇水平保持在 250～300 mg/dL，血三酰甘油水平保持在 150～200 mg/dL 为好。

7. 口服吸附疗法和导泻疗法

口服吸附疗法（口服氧化淀粉或活性炭制剂）、导泻疗法（口服大黄制剂）、结肠透析等，均可利用胃肠道途径增加尿毒症毒素的排出。上述疗法主要应用于透析前 CRF 患者，对减轻患者氮质血症起到一定辅助作用。

8. 其他

（1）糖尿病肾功能衰竭患者。随着 GFR 不断下降，必须相应调整胰岛素用量，一般应逐渐减少。

（2）高尿酸血症。通常不需治疗，但如有痛风，则予以别嘌醇。

（3）皮肤瘙痒。外用乳化油剂，口服抗组胺药物，控制高磷血症及强化透析或高通量透析，对部分患者有效。

（三）尿毒症期的替代治疗

当 CRF 患者 GFR 在 6 ~ 10 mL/min（血肌酐 > 707 μmol/L）并有明显尿毒症临床表现，经治疗不能缓解时，则应让患者做好思想准备，进行透析治疗。糖尿病肾病可适当提前（GFR 10 ~ 15 mL/min）安排透析。

1. 透析治疗

（1）血液透析：应预先给患者做动静脉内瘘（位置一般在前臂），内瘘成熟至少需要 4 周，最好等候 8 ~ 12 周后再开始穿刺。血液透析治疗一般每周 3 次，每次 4 ~ 6 小时。在开始血液透析 6 周内，尿毒症症状逐渐好转。如能坚持合理的透析，大多数血液透析患者的生活质量显著改善，不少患者能存活 15 年以上。

（2）腹膜透析：持续性不卧床腹膜透析疗法（CAPD）应用腹膜的滤过与透析作用，持续地对尿毒症毒素进行清除，设备简单，操作方便，安全有效。将医用硅胶管长期植入腹腔内，应用此管将透析液输入腹腔，每次 1.5 ~ 2 L，6 小时交换 1 次，每天交换 4 次。CAPD 对尿毒症的疗效与血液透析相似，但在残存肾功能与心血管的保护方面优于血液透析，且费用也相对较低。CAPD 的装置和操作近年已有显著改进，腹膜炎等并发症已大为减少。CAPD 尤其适用于老人、有心血管并发症的患者、糖尿病患者、小儿患者或做动静脉内瘘有困难者。

2. 肾移植

患者通常应先做一个时期透析，待病情稳定并符合有关条件后，则可考虑进行肾移植术。成功的肾移植可恢复正常的肾功能（包括内分泌和代谢功能），使患者几乎完全康复。移植肾可由尸体或亲属供肾（由兄弟姐妹或父母供肾），亲属肾移植的效果更好。要在 ABO 血型配型和 HLA 配型合适的基础上，选择供肾者。肾移植需长期使用免疫抑制剂，以防治排斥反应，常用的药物为糖皮质激素、环孢素、硫唑嘌呤和（或）吗替麦考酚酯（MMF）等。近年肾移植的疗效显著改善，移植肾的 1 年存活率约为 85%，5 年存活率约为 60%。HLA 配型佳者，移植肾的存活时间较长。

第二节　急性肾功能衰竭

急性肾功能衰竭是由多种病因引起短时间内肾功能急剧下降，水电解质和酸碱平衡失调，体内毒性代谢产物蓄积的一种综合征。传统分为肾前性、肾实质、肾后性三大类。肾实质病变主要见于急性肾小管坏死，狭义的急性肾功能衰竭指的就是急性肾小管坏死。

一、病因

1. 肾前性急性肾功能衰竭

肾前性急性肾功能衰竭也称为肾前性氮质血症，发生率占急性肾功能衰竭的 50% ~ 55%，产生肾前性急性肾功能衰竭的根本原因是各种因素引起的有效循环血量减少，造成肾脏灌注压下降，使肾小球不能保持足够的滤过率，而肾实质的组织完整性却没有损害。常见原因可能是脱水、出血、各种休克和心力衰竭等。

2. 肾性急性肾功能衰竭

肾性急性肾功能衰竭是由肾实质病变所致，包括肾小球、肾小管间质及肾血管性病变，发生率占急性肾功能衰竭的 35% ~ 40%。根据病因和病理变化不同，引起肾性急性肾功能衰竭的原因可分为肾中毒型和肾缺血型两类。

3. 肾后性急性肾功能衰竭

尿路的梗阻可能发生在从肾脏到尿道途中的任何部位，而且应该是双侧性的尿路突然受阻，它包括肾盂、输尿管、膀胱、尿道的梗阻，如双侧输尿管结石、前列腺增生、膀胱功能失调等，最终必然导致肾小球滤过率的降低，其发生率在急性肾功能衰竭中约占5%，由于正常单个肾脏可满足清除代谢废物的功能，所以急性肾功能衰竭大多为双侧性梗阻所致，由前列腺（包括增生、肿瘤）所致的膀胱颈部梗阻是最常见的原因，其他原因为神经源性膀胱、下尿路梗阻（如血块堵塞、结石及外部压迫等）。

二、临床表现

（一）少尿或无尿期

少尿期的临床表现主要是恶心、呕吐、头痛、头晕、烦躁、乏力、嗜睡以及昏迷，由于少尿期体内水、钠的蓄积，患者可出现高血压、肺水肿和心力衰竭，当蛋白质的代谢产物不能经肾脏排泄，造成含氮物质在体内积聚时出现氮质血症。如同时伴有感染、损伤、发热，则蛋白质分解代谢加快，血中尿素氮、肌酐快速升高，即形成尿毒症，本期主要特点是：①尿量减少；②进行性氮质血症；③水电解质紊乱和酸碱平衡失常；④心血管系统表现为高血压、急性肺水肿和心力衰竭、心律失常、心包炎；⑤消化症状；⑥神经系统症状；⑦血液系统症状。

（二）多尿期

每天尿量达2.5 L称为多尿。临床表现主要是体质虚弱、全身乏力、心悸、气促、消瘦、贫血等，这一时期由于肾功能未完全恢复，患者仍处于氮质血症状态，抵抗力低下很容易发生感染、上消化道出血和心血管并发症等，因此仍有一定的危险性。

（三）恢复期

根据病因、病情轻重程度、多尿期持续时间、并发症和年龄等因素，急性肾小管坏死患者在恢复早期变异较大，可毫无症状，自我感觉良好，或体质虚弱、乏力、消瘦；当血尿素氮和肌酐明显下降时，尿量逐渐恢复正常，除少数外，肾小球滤过功能多在3~6个月恢复正常，但部分病例肾小管浓缩功能不全可持续1年以上。若肾功能持久不恢复，可能提示肾脏遗留有永久性损害。

三、辅助检查

（一）尿液检查

急性肾功能衰竭常规尿液检查结果为：①尿量改变；②尿常规检查外观多浑浊，尿色深，有时呈酱油色；尿蛋白多为（＋）~（＋＋），有时达（＋＋＋）~（＋＋＋＋）；③尿比重降低；④尿渗透浓度降低；⑤尿钠含量增高；⑥尿素与血尿素之比降低；⑦尿肌酐与血肌酐之比降低；⑧肾衰指数（RFI）常>2；⑨滤过钠排泄分数（FENa）>1。

（二）血液检查

①血常规检查。②肾小球滤过功能检查。③血气分析。④血电解质检查。⑤肝功能检查。⑥出血倾向检查。⑦指甲肌酐测定。

（三）影像学检查

1. 放射性核素肾脏扫描

在急性肾功能衰竭的鉴别诊断中，还需要影像学检查，对于肾移植的患者，通过对肾脏的扫描以了解肾脏的灌注情况对区分排异还是急性肾小管坏死或环孢素的毒性作用有一定的帮助。

2. 肾脏超声检查

肾脏超声检查在急性肾功能衰竭的评估中显得越来越重要，因为肾脏集合系统的扩张对于尿路梗阻是一个敏感的指标。急性肾功能衰竭时双肾多弥漫性肿大，肾皮质回声增强，集合系统分离，盆腔或腹后壁肿块和尿路结石，肾后性急性肾功能衰竭在B超下可发现梗阻，表现为肾盂积水。借助多普勒技术，超声还能够检测肾脏内不同血管的血流情况。

3. CT和MRI检查

CT扫描能发现盆腔或腹后壁肿块、肾结石、肾脏体积大小及肾积水，而磁共振成像（MRI）能够提供和超声检查相同的信息，并且对解剖结构的分辨程度更高。

4. 肾活体组织检查

对病因诊断价值极大，可发现各种肾小球疾病、肾小管间质病变及小血管病变所致的急性肾功能衰竭，能改变50%患者的诊断及治疗。

四、治疗

急性肾功能衰竭总的治疗原则是去除病因，维持水电解质及酸碱平衡，减轻症状，改善肾功能，防止并发症发生。对肾前性急性肾功能衰竭主要是补充液体、纠正细胞外液量及溶质成分异常，改善肾血流，防止演变为急性肾小管坏死。对肾后性急性肾功能衰竭应积极消除病因，解除梗阻。无论肾前性与肾后性均应在补液或消除梗阻的同时，维持水电解质与酸碱平衡。

（一）少尿期的治疗

少尿期常因急性肺水肿、高钾血症、上消化道出血和并发感染等导致死亡。故治疗重点为调节水电解质和酸碱平衡，控制氮质潴留，供给适当营养，防治并发症和治疗原发病。

（二）多尿期治疗

多尿期开始时威胁生命的并发症依然存在。治疗重点仍为维持水电解质和酸碱平衡，控制氮质血症，治疗原发病和防止各种并发症。部分急性肾小管坏死病例多尿期持续较长，每天尿量多在4L以上，补充液体量应逐渐减少（比出量少500~1 000 mL），并尽可能经胃肠道补充，以缩短多尿期。对不能起床的患者，尤应防止肺部感染和尿路感染。

多尿期开始即使尿量超过2 500 mL/d，血尿素氮仍可继续上升。故已施行透析治疗者，此时仍应继续透析，直至血肌酐降至265 μmol/L（3 mg/dL）以下并稳定在此水平。临床一般情况明显改善者可试暂停透析观察，病情稳定后停止透析。

（三）恢复期治疗

一般无须特殊处理，定期随访肾功能，避免使用对肾脏有损害的药物。

（四）原发病的治疗

对各种引起本病的原因如肾小球疾病及间质小管疾病、肾血管疾病所引起的急性肾功能衰竭，还应针对原发病进行治疗。另外，可选用肾脏保护及修复促进药物，如大剂量维生素E、促肝细胞生长因子、胰岛素样生长因子、表皮生长因子、甲状腺素以及冬虫夏草等。

第五章

内分泌科疾病

第一节 甲状腺功能亢进症

一、病因及发病机制

甲状腺功能亢进症（简称甲亢）是由于甲状腺激素分泌过多所引起的综合征，可由许多疾病引起。根据常见的和非常见疾病将引起甲状腺功能亢进症的疾病列于下。

（一）常见疾病

（1）弥漫性毒性甲状腺肿又称格雷夫斯病。

（2）多结节性毒性甲状腺肿。

（3）甲状腺腺瘤伴甲亢。

（4）自主性高功能甲状腺结节。

（5）甲状腺炎（包括亚急性）。

（6）甲状腺炎、产后甲状腺炎、慢性淋巴性甲状腺炎。

（7）医源性甲亢（甲状腺素过量）。

（二）非常见疾病

（1）新生儿甲亢。

（2）碘甲亢。

（3）垂体性甲亢。

（4）卵巢甲状腺肿伴甲亢。

（5）垂体促甲状腺激素（TSH）瘤。

（6）选择性垂体不敏感综合多发性多内分泌腺自身免疫综合征。

（7）异位促甲状腺激素综合征或异位人绒毛膜促性腺激素（HCG）综合征。

（8）药物所致的甲亢如干扰素和放射性^{131}I治疗甲亢时所致的甲亢等。

临床上引起甲亢的疾病中以格雷夫斯病最为常见，约占所有甲状腺功能亢进症的85%，其次为亚急性甲状腺炎、慢性淋巴性甲状腺炎、多结节毒性甲状腺肿和自主高功能性结节。

二、临床表现

不管上述何种疾病引起的甲亢，尽管临床表现和甲亢严重程度及持续时间有所不同，均具有下列甲亢症候群。以下是格雷夫斯甲亢典型的临床表现。

（一）甲状腺素过多症状

多食善饮、怕热多汗、心动过速、体重减轻、烦躁不安、大便次数增多、失眠、手抖。女性发病多于男性，年轻者症状典型，老年人则不典型而易导致误诊。

（二）甲状腺肿大

大约50%的患者有甲状腺肿大，两侧对称，肿大程度个体间差异大；老年人甲状腺不肿大者比年轻患者多。严重者于肿大的甲状腺部位可听到收缩期吹风性杂音，少数患者可听到收缩期与舒张期连续性吹风样杂音，触觉震颤可有可无。亚急性甲状腺炎、毒性腺瘤和自主高功能结节患者，可扪及甲状腺结节，亚急性甲状腺炎甲状腺结节有明显触痛。

（三）突眼

约50%的格雷夫斯患者有不同程度的突眼，少数慢性淋巴性甲状腺炎也可有突眼，其余疾病引起的甲亢均无突眼。突眼有非浸润性和浸润性两种，以前者居多。非浸润性突眼最常见表现为眼裂增大、上眼睑肿胀后缩、甲亢眼征部分或全部呈阳性；浸润性突眼常有眼球胀痛、畏光流泪、结膜充血水肿、突眼计测量突眼度在 19 mm 以上，严重者有睑闭不合、复视、角膜炎和溃疡、眼球脱垂、视神经炎。

（四）其他临床表现

颈动脉转动增强，脉压增大，因此有的患者有水冲脉和枪击音。第一心音常亢进，心尖区或心前区可闻及收缩期杂音（Ⅱ～Ⅲ级），少数患者有期前收缩或心房纤颤（多见于久病不治或老年患者）。

（五）少见的临床类型和并发症

①甲亢危象。②甲亢性心脏病。③甲状腺功能正常的格雷夫斯相关性眼病。④淡漠型甲亢。⑤胫骨前局限性黏液性水肿。⑥甲亢合并妊娠。⑦格雷夫斯病并发低钾性麻痹。⑧格雷夫斯病合并重症肌无力。

三、辅助检查

实验室检查除三碘甲状腺原氨酸（T_3）型和甲状腺素（T_4）型外，其余疾病引起的甲亢总三碘甲腺原氨酸（TT_3）、总甲状腺素（TT_4）、游离三碘甲腺原氨酸（FT_3）、游离甲状腺素（FT_4）均升高；除选择性垂体甲状腺素不敏感综合征外，TSH 均明显降低。其余实验室检查应根据引起甲亢的疾病而选择以确诊病因。

四、治疗

甲亢最常见的病因为格雷夫斯病（GD），治疗只着重讲 GD 治疗及特殊类型甲亢的治疗和存在并发症甲亢的治疗。

（一）GD 的治疗

临床常用治疗方法包括药物治疗、放射性核素^{131}I 治疗、手术治疗及其他治疗，现分述于下。

1. 药物治疗

主要有两大类：一类为硫氧嘧啶类；另一类为咪唑类。硫氧嘧啶类有丙基硫氧嘧啶和甲硫氧嘧啶等，咪唑类有甲巯咪唑和卡比马唑等。

（1）作用机制：①通过抑制甲状腺中的过氧化物酶，使原素碘不能有机化，从而阻止甲状腺激素的合成；②调节免疫功能。但两类药物的作用也有不同之处：甲巯咪唑作用比硫脲类强，排泄慢。这可由两药每天一次给药效果得到证实。甲巯咪唑每天口服 15 mg 的疗效比每天服 150 mg 丙硫氧嘧啶疗效好，甲巯咪唑作用效力为丙硫氧嘧啶的 10 倍，两药临床使用剂量比也是1∶10。

（2）剂量与治疗时间：两类药物在治疗 GD 中的剂量调整分三个阶段。

1）初始剂量，即开始时用充足剂量。以丙硫氧嘧啶为例，开始剂量对一般 GD 患者而言为100 mg，分 3 次口服；重度患者可用每天 400 mg。

2）逐步减量期，当患者症状明显好转，T_3 和 T_4 已降至正常时，即可开始减量。第一次可减少100 mg，此后则每 1～2 个月复查 T_3、T_4 一次，如果继续维持在正常，则每次减 50 mg。

3）维持期，即每天服 50 mg 或 25 mg。总服药期为 1～1.5 年，停药指征为甲亢症状消失、T_3、T_4

正常，用超高敏所测 TSH 结果连续两次（时间间隔 3 个月）均正常，或测促甲状腺激素受体抗体（TRAb）正常，可以停用抗甲亢药物。停药后应随访一年。在服药期间应密切观察药物不良反应。

（3）常见不良反应：白细胞减少、过敏反应、肝功能损害、脱发等，故应定期检查血常规和肝功能，当白细胞减少到 $4.0 \times 10^9/L$ 以下时，可加用维生素 B_4 和鲨肝醇，或用泼尼松 $20 \sim 30$ mg，隔日早餐前顿服，待白细胞升至正常后，再逐渐减量。应当强调的是服药必须坚持，中间不能间断。

2. 放射性碘（^{131}I）治疗

20 世纪 70 年代后，国外用 ^{131}I 治疗 GD 已广泛应用于临床。^{131}I 治疗 GD 的机制是甲状腺能摄取和浓聚 ^{131}I，^{131}I 在甲状腺内释放出 β 射线破坏甲状腺滤泡细胞，使甲状腺激素合成减少而达到治疗的目的。此方法疗效肯定，方法简单，无严重的不良反应。国内和国外临床应用广泛程度不一。

（1）适应证：①抗甲亢药物不能治疗的甲亢；②甲状腺中度肿大；③不能耐受药物治疗，如对药物有过敏反应和白细胞减少；④不能耐受手术治疗，如有较重心、肝、肺、肾疾病的老年甲亢患者。本方法也有禁忌证，包括儿童、妊娠和哺乳期妇女，严重浸润性突眼及胸骨后甲状腺肿等。

（2）剂量：^{131}I 口服剂量根据甲状腺重量计算。根据甲状腺扫描（包括正侧位）所测得的三个椭圆形公式计算可得知甲状腺容积，乘以一个常数（此常数在不同国家和地区为 $0.23 \sim 0.316$），即可得到甲状腺重量。一般每克甲状腺组织给予 ^{131}I $60 \sim 80$ MBq。一般一次口服，如果甲状腺肿和计算出来的 ^{131}I 剂量较大，则可分两次服药。^{131}I 剂量也可用下列公式计算：^{131}I 剂量活性 = 甲状腺容积(mL) $\times 22.4$（日 $\times$ MBq）$\times 100$ ［半衰期（天）$\times 24$ 小时 ^{131}I 摄碘率%］。

^{131}I 治疗剂量在用以治疗毒性多结节性甲状腺肿者比治疗 GD 患者大；小的单个自主功能亢进性腺瘤也可用 ^{131}I 治疗，而且对正常甲状腺组织无损伤。剂量根据腺瘤的大小来选择。

（3）不良反应。

1）服药后 1 周内有暂时性放射性甲状腺炎，一般不需治疗。

2）服药前，如果甲亢未控制好，在服药后可有甲亢症状加重（因为服 ^{131}I 前要停用甲亢药物至少 3 天），可根据甲亢症状的轻重给予普萘洛尔或抗甲亢药物或碳酸锂，症状好转后即停服。服 ^{131}I 后甲亢症状会逐渐缓解，半年内症状完全消失，甲状腺明显缩小。如果未完全缓解需第二次服 ^{131}I 治疗者，应在第一次服药后半年到 1 年才能进行。

3）最常见的不良反应为甲状腺功能减低，且随服 ^{131}I 后时间的延长而增加，引起甲状腺功能减低的机制有：①^{131}I 剂量过大；②个体对 ^{131}I 治疗的敏感性不同；③^{131}I 治疗诱发甲状腺自身抗体的产生，在先口服 ^{131}I 前血清甲状腺自身抗体升高者。口服 ^{131}I 后发生甲状腺功能减低的危险因素有：①格雷夫斯病并单个结节性甲肿者；②治前血清中有甲状腺自身抗体者；③治疗前用过抗甲亢药物者；④剂量比较大者。

3. 手术治疗

自从用 ^{131}I 治疗 GD 后，用手术治疗 GD 者已大大减少。手术治疗适用于：①药物治疗失败、甲状腺肿达Ⅲ度而不愿接受 ^{131}I 治疗者；②胸骨后甲状腺肿；③^{131}I 治疗失败，甲状腺肿大Ⅲ度而有甲亢复发者；④毒性甲状腺瘤瘤体较大者；⑤胸骨后甲状腺肿伴甲亢。大多数 GD 患者术后可获治愈，少数患者有术后甲亢复发、喉返神经损伤、甲状旁腺功能减退和甲状腺功能减退症等。

4. 其他治疗

文献中有报道采用介入栓塞治疗甲状腺功能亢进症。具体方法为经颈动脉插管，在 X 线机监视导引下，将导管超选择进入颈内动脉起始部造影，根据供血情况将导管送入甲状腺上动脉和下动脉，将供血最大的 $1 \sim 2$ 支动脉进行栓塞。即经导管用 5 mL 注射器将聚乙烯微球褐藻胶微球、吸收性明胶海绵或弹簧圈等混于造影剂中缓慢注入，以避免栓塞剂反流误栓脑血管。要密切观察末梢血管显示情况和手推注射器的阻力，而达到彻底栓塞的目的，然后移撤导管。在更换导管后再行对侧甲状腺动脉造影和栓塞。术前和术后 1 周和 1、6、12、24、36、48、60 个月抽血测 T_3、T_4 水平，同时观察心率、颈围、甲状腺体积及症状变化。此种治疗方法为有创性治疗，且治愈率仅为 81.4%。因此，难于推广和被患者接受。

（二）特殊类型的 GD 治疗

1. 甲亢危象

此种类型的 GD 临床上已很少见，多见于年老的 GD 患者，在某种诱因存在情况下而诱发。症状严重，病死率高。治疗措施包括：①口服较大剂量的丙硫氧嘧啶，首剂600 mg，之后200 mg、每天3次以抑制甲状腺激素合成；②静脉滴注碘化钠1 g 加入5%葡萄糖注射液中，维持12~24小时，或口服复方碘溶液，每次15滴，每天3次，以抑制甲状腺素的释放；③静脉滴注氢化可的松，100 mg加入5%葡萄糖注射液中或相当剂量的地塞米松以减轻甲状腺激素过多的毒性和抑制 T_4 在周围组织中转变为 T_3；④β肾上腺素能阻滞剂，口服普萘洛尔30~40 mg，一方面减慢心率，另一方面可抑制 T_4 在周围组织中转变为 T_3；⑤选用适当抗生素以预防或治疗感染；⑥对症治疗，针对并发症如休克、心力衰竭、高热和水电解质紊乱进行治疗；⑦严密观察病情变化，加强护理。

2. 浸润性突眼

目前尚无特殊治疗方法，此种类型 GD 有自限性。治疗措施包括全身用药和局部用药。全身用药有免疫调节剂。常用的药物为泼尼松口服。可每天分次给药，剂量30~60 mg，分3次服；也可隔日早晨顿服30~60 mg；严重浸润性突眼者可脉冲性静脉滴注甲泼尼龙每天500~1 000 mg，连续冲击5天，然后改为口服60 mg/d。治疗应维持3个月到半年，有的患者甚至用1~2年。浸润性突眼者即使有甲亢也很轻，较多患者甲状腺功能完全正常。有甲亢者宜用小剂量甲巯咪唑，每天5 mg，同时用12.5 mg 优甲乐，以防发生甲状腺功能减低，甲状腺功能减低可使浸润性突眼症状加重。其他可选用的免疫调节剂有环磷酰胺、硫唑嘌呤和环孢素等。这些药物都是抗癌药，不良反应均较大，用时应严密监测其不良反应。球后浅度 X 线照射或球汉法射透明质酸或地塞米松也有取得较好疗效的报道。

有眼睑或眶周水肿者宜少盐饮食，晚上睡高枕，白天口服氢氯噻嗪25 mg 和螺内酯20 mg，每天3次。局部用药可用泼尼松龙滴眼液滴眼，每天3次，久用应监测眼压；有眼睑闭合不全和角膜溃疡者，晚上睡前用四环素眼膏涂眼，后者白天还应滴氧氟沙星、氯霉素或其他抗生素滴眼液，睡时带眼罩，有畏光流泪者外出时应戴墨镜以避免强太阳光刺激；对上述保守治疗无效时可做眼眶减压术。眼球完全脱垂者唯一治疗只能将患眼手术摘除。

3. 胫骨前局限性黏液性水肿

虽然好发部位在小腿胫骨前皮肤，但其他部位（如颈、肩）及手术切口部位也可发生。常与浸润性突眼同时存在，男性多于女性。目前无特效治疗方法。可用泼尼松龙做病变周围皮肤皮下浸润注射，或用地塞米松软膏或霜或其他含糖皮质激素的软膏涂于消毒纱布上盖敷于病变处并固定。切忌外伤使病变溃损，感染后伤口难于愈合。

4. GD 合并妊娠

GD 患者如甲亢未控制者不易妊娠，妊娠后易流产。一般而言甲亢患者妊娠后，因免疫调节功能的改变，甲亢症状有不同程度的缓解，但不会痊愈。故妊娠后有甲亢症状者均应服用抗甲亢药物治疗，在分娩前将甲亢症状完全控制，到 FT_3 和 FT_4 正常。首选药物 T_1 期（1~3个月）为丙硫氧嘧啶，因此药通过胎盘进入胎儿体内少。孕中、晚期患者推荐使用甲巯咪唑。患者应在内分泌科和妇产科医师监控下妊娠，每2周至1个月复查 FT_4，维持其轻度高于非妊娠成人参考值上限水平。一般而言，抗甲亢药物无致畸作用，但目前已有甲巯咪唑致胎儿皮肤发育不良和胚胎病的报告。分娩后如甲亢需继续服抗甲亢药物者，首选甲巯咪唑，丙硫氧嘧啶为二线用药。

5. GD 并发低钾性麻痹

急性发作者，10%氯化钾10 mL 加入生理盐水中静脉滴注可很快得到缓解。但在甲亢未获控制时可以再发，此时可口服氯化钾或氧化钾缓释片或10%枸橼酸钾溶液，或同时服普萘洛尔10 mg，每天3次。一旦甲亢得到控制可自行消失。

6. 甲亢性心脏病

年老 GD 患者可主诉为心悸，心电图呈现心房纤颤而导致误诊。久未得到控制的 GD 患者，在某些因素诱发下也可并发心力衰竭。心力衰竭的治疗与其他心脏病引起的心力衰竭治疗相同，但在甲亢未控制前对常规心力衰竭的治疗反应差，以利尿剂为主，洋地黄制剂为辅。应积极控制甲亢症状。甲亢心衰患者，β受体阻滞剂应慎用，因此类药物可加重心力衰竭。对只有心房纤颤而无心力衰竭的患者，同样应积极控制。初发者多为阵发性，此种情况在甲亢控制后可随之消失，对持久性长期心房纤颤的甲亢患者，可用选择性只作用于心脏的β受体阻滞剂以减慢心率，同时服用肠溶阿司匹林或华法林以防血栓栓塞。

第二节　甲状腺功能减退症

一、病因及发病机制

甲状腺功能减退症（简称甲减）是由于甲状腺激素合成、分泌或作用减低所引起的一组综合征，有许多疾病可引起，包括先天性和后天性疾病。按照疾病发生的部位可分为原发性、继发性和激素作用抵抗性。继发性又分为垂体性和下丘脑性。现将各部位引起的甲状腺功能减退症的疾病总结如下。

（一）甲状腺

（1）先天性：甲状腺不发育、异位甲状腺，合成甲状腺素的酶缺乏（包括钠/碘同转运蛋白、过氧化物酶、碘化酶、偶联酶、脱碘酶缺乏），甲状腺素不敏感综合征等，缺碘母亲所生婴儿，甲状腺球蛋白基因突变。

（2）后天性：慢性淋巴性甲状腺炎，亚急性甲状腺炎，产后甲状腺炎，硬化性甲状腺炎，放射性^{131}I治疗后，颈部外放疗后，甲状腺手术切除术后（全切或次全切除），甲状腺舌骨囊肿术后，药物性（地方性缺碘所致克汀病，抗甲状腺药物、碳酸锂、干扰素、磺胺类药、对氨基水杨酸钠、硫氰酸盐、过氯酸盐和保泰松、碘摄入过多等）。

（二）垂体

（1）先天性：垂体促甲状腺激素（TSH）受体突变、TSHβ亚单位基因突变。

（2）继发性：席汉病或综合征，垂体本身或邻近组织肿瘤，淋巴性垂体炎，垂体放疗或γ刀治疗后，垂体邻近组织术后等。

（三）下丘脑

促甲状腺激素释放激素（TRH）受体基因突变，下丘脑肿瘤、炎症、肉芽肿性病变，颅内肿瘤放疗后。

上述病因中以原发性甲状腺性甲减最为常见，其中最常见的疾病为慢性淋巴性甲状腺炎，^{131}I和抗甲状腺药物治疗后。

二、临床表现

临床特征因原发性疾病的不同而异，各种病因引起的甲减也有一些共同症状。由于甲状腺激素作用于全身各个系统，因此各个系统均可有临床表现。

（1）低代谢症群：如怕冷、乏力易倦、行动徐缓、出汗少和体温偏低。

（2）皮肤及附件：皮肤开始呈非凹陷性，久之也可呈凹陷性。由于黏液性水肿，体重增加，但进食少，脸白虚肿、苍白；头发干枯缺乏光泽，易脱落，眉毛外1/3稀少。口唇周围、手足掌因有胡萝卜素沉着而呈黄色。

（3）五官：上眼睑水肿下垂，听力减退，舌大，声音粗糙，睡眠时打鼾，语言謇涩和吐字不清。

（4）消化系统：食欲缺乏，食后腹胀，便秘等。

（5）神经精神系统：嗜睡，注意力不集中，记忆力减退，懒言少语，呆小病，有智力障碍。

（6）肌肉与关节：肌肉软弱无力，肌腱反射恢复期延迟，可有假性肌肥大。

（7）循环系统：心动过缓，心音低弱，由于肌张力差及心肌黏液性水肿，加上可有心包积液而有心界扩大，心电图常有低电压、ST 段和 T 波改变。

（8）血液系统：由缺铁和维生素 B_{12} 及骨髓造血障碍所致各种常见类型的贫血。脸部贫血程度常比估计的贫血为重。

（9）内分泌系统：女性常有月经量多，男女性欲减退、生育能力减低。

（10）严重甲减而未得到及时治疗，再加上某些诱因可发展为黏液性水肿昏迷。临床突出表现为意识模糊或昏迷、低温（$<35\,℃$）、脉缓而弱、血压下降、呼吸浅慢、肌肉松弛和反射消失等。

（11）甲状腺大小因病因不同可正常或肿大。

三、辅助检查

典型的甲减者甲状腺素（T_4）减低，TSH 升高，三碘甲状腺原氨酸（T_3）一般正常，严重者也减低。亚临床甲减时 T_4 正常，只有 TSH 增高；选择性甲状腺素不敏感综合征，T_4 升高，TSH 正常，诊断靠甲状腺激素受体数目及亲和力测定。病因诊断靠分子生物学检查；TRH 不敏感综合征，T_4 低，TSH 正常、TSH 对 TRH 无反应；TSH 不敏感综合征，T_4 正常，TSH 可正常、减低或轻度升高，主要特征为甲状腺增生低下。

其他实验室检查均无特异性，如各种类型贫血（大细胞高色素、小细胞低色素和正常细胞正常色素）、血脂异常［为胆固醇和（或）三酰甘油增高］、肌酶（如肌酸磷酸激酶、乳酸脱氢酶和谷草转氨酶）升高、同型半胱氨酸升高。

X 线检查示严重者有心影增大、心包积液和胸腔积液，腹部 B 超可有腹水。

TRH 兴奋试验有助于病变定位诊断：甲状腺性甲减，注射 TRH 500 μg 后 TSH 有过分反应；垂体和下丘脑性甲减者，基础 TSH 均低，静脉注射 TRH 后，垂体性甲减 TSH 无升高反应；下丘脑性甲减为延迟升高反应。甲状腺素、促甲状腺素和促甲状腺素释放激素不敏感综合征确诊有赖于分子生物检查。

四、治疗

甲减的治疗包括：病因治疗、替代治疗和并发症的治疗。

（一）病因治疗

凡病因清楚而又能治愈的甲减，应针对病因进行治疗。

1. 呆小病的治疗

呆小病又名克汀病，其病因是母亲缺碘，出生后又未补充碘。因碘是合成甲状腺激素的必需原料，从而引起甲减。此病应着重预防，即消灭碘缺乏。我国在 20 世纪 90 年代后期，在全国推广碘化盐后，由于碘缺乏而引起克汀病已很少见。但在缺碘地区，对新生儿应进行甲减的筛查，以便早期发现后得到及时治疗。治疗包括补充碘剂和小剂量左甲状腺素片。

2. 先天性甲减

先天性甲减最常见的病因为：①先天性无甲状腺；②异位甲状腺；③甲状腺激素合成所需酶有先天性缺乏。这些新生儿出生时无任何体征，如不进行筛查则难于发现，如不治疗，则引起智力严重低下。一旦确诊应补充左甲状腺素片，其剂量取决于病因、甲减严重程度，可根据所测总 T_4 和 TSH 来判断。一般以先天性无甲状腺最为严重，异位甲状腺次之，先天性合成甲状腺激素所需酶缺乏则因所缺乏酶的不同，完全或部分缺乏的不同而甲减严重程度不同。应当指出的是有两种情况应注意：①新生儿假性甲减，新生儿在出生后有生理性 TSH 升高，同时使 T_3 和 T_4 发生动力学方面改变，故先天性甲减的筛查应在出生后 1 周后进行；②母亲在妊娠或妊娠后患甲亢，服用了过量的抗甲状腺药物，其所生新生儿可发生暂时甲减。如果由于 TSH 受体抗体通过胎盘而达到胎儿体内引起者，一般在生后 3 个月内可以消失；由服用过量抗甲状腺药物引起者，甲减消失更快。前述两种情况不必治疗。但对不能确定者，宁可先补充小剂量左甲状腺素片。

3. 暂时性甲减的治疗

在亚急性甲状腺炎、产后甲状腺炎、抗甲状腺药物治疗甲亢过量和一些其他药物如干扰素、碳酸锂、慢性淋巴性甲状腺炎患者服用了抗甲亢药物或碘剂所引起的甲减，可不必补充左甲状腺素片，只需停药观察，一般在停药后会自发恢复正常甲状腺功能。但干扰素使用前有抗过氧化物酶自身抗体阳性者，可诱发永久性甲减，对此种患者应补充甲状腺素片。

（二）替代治疗

对病因不能去除的甲减则用替代治疗。即口服左甲状腺素片，使血清 T_3、T_4 及 TSH 恢复到正常范围。治疗应维持终身。

除左甲状腺素片外，还有三碘甲状腺原氨酸和干甲状腺片。前者因其半衰期短；后者因其是由动物甲状腺所制成，且其中除 T_3 和 T_4 外，还含有一碘、二碘甲状腺酪氨酸和甲状腺球蛋白，所含 T_3 和 T_4 量极不恒定。故在临床上前述两种甲状腺素制剂不用作甲减的长期替代治疗药物。

左甲状腺素片剂量应根据患者年龄、甲减严重程度不同和甲减的病因而个别化。原则上剂量先从小剂量开始，如 12.5 ~ 25 mg，每天 1 次；每 2 周或 1 个月根据复查 T_3、T_4 和 TSH 结果以调整剂量。每次增加 12.5 ~ 25 mg，特别对年老甲减患者，更应从小剂量开始，原因如下。①不管是亚临床或显性甲减均易有高胆固醇血症，易并发动脉粥样硬化。如开始即用较大剂量的甲状腺素可诱发心绞痛，甚至心肌梗死。②老年人除甲减外，通常有其他心血管疾病。③年龄在 85 岁以上，即使有轻度甲减，用甲状腺素使甲状腺功能恢复正常反而有害，特别只有亚临床甲减者。

只有患选择性周围型甲状腺素不敏感综合征需用较大剂量的甲状腺素才能使甲减症状得到改善。

在没有左甲状腺素的情况下，目前在我国基层医疗单位仍沿用干甲状腺片。关于左甲状腺素片，三碘甲状腺原氨酸和干甲状腺片剂量与效价比为：左甲状腺素片（mg）：三碘甲状腺原氨酸（mg）：干甲状腺片（mg）= 100：50：60。这三种药物用量过大可引起甲亢症状。

（三）黏液性水肿昏迷治疗

黏液性水肿昏迷多发生于严重甲减而未获治疗或加上某些诱发因素而引起。常见诱发因素有全身感染、寒冷、严重应激等，病死率高，应积极抢救。抢救措施如下。①静脉推注左甲状腺素或三碘甲状腺原氨酸。有学者推荐左甲状腺素，首次剂量 100 ~ 300 μg，以后每 6 小时 50 μg，直到患者意识恢复。意识恢复后即可改为口服。如果患者原有心脏病，则剂量减少到前述剂量的 1/5 ~ 1/4。②静脉滴注氢化可的松，每 6 小时 50 ~ 100 mg，待意识清楚和血压稳定后即开始减量。③输氧。④保温，切忌急剧升温。⑤补液。每天 500 ~ 1 000 mL。过量补液可增加心脏负担。⑥选择适当抗生素以预防感染。⑦去除诱发因素。⑧对症治疗。如抗休克、纠正低钠血症、纠正贫血等。⑨加强监测及护理。

第三节　皮质醇增多症

一、病因及发病机制

皮质醇增多症又称库欣综合征，是由于肾上腺糖皮质激素分泌过多或对糖皮质激素的作用过分敏感所引起的一组疾病。其病因很多，但按其与促肾上腺皮质激素（ACTH）的依赖关系可将库欣综合征的致病疾病分为两大类：即 ACTH 依赖和非 ACTH 依赖性库欣综合征。前者肾上腺病理改变为增生；后者为肾上腺肿瘤自主性分泌皮质醇过多。除此两类外，库欣综合征还有一些其他特殊类型。

（一）ACTH 依赖性库欣综合征

（1）库欣病。

（2）ACTH 瘤或结节性增生。

（3）异位 ACTH 综合征。

（4）异位促肾上腺皮质激素释放激素（CRH）综合征。

（二）非 ACTH 依赖性库欣综合征

（1）肾上腺皮质腺瘤。

（2）肾上腺皮质癌。

（3）原发性肾上腺大结节性增生。

（4）原发性色素结节性增生。

（5）糖皮质激素敏感综合征。

（6）系统性疾病。

（7）异位受体表达库欣综合征。

（三）特殊类型

（1）药物性库欣综合征。

（2）糖皮质激素不敏感综合征。

（3）肾上腺皮质与髓混合瘤。

（4）肾上腺残余组织肿瘤。

（5）肾上腺皮质具功能的意外瘤。

（6）周期性库欣综合征。

从上述分类中可见引起库欣综合征的疾病颇多，表中有些疾病中还包括许多疾病，如异位 ACTH 综合征和异位 CRH 综合征中就包括许多肿瘤，如支气管和肺癌、各部位的类癌等。但是临床上最常见的为库欣综合征，其次为肾上腺皮质腺瘤。前者占库欣综合征的 70% ~80%，其他疾病均极少见。各种引起库欣综合征的疾病，除有以皮质醇增多症的表现外，还有原发性疾病的表现。

二、临床表现

皮质醇增多症的特征包括向心性肥胖、多血质、高血压、皮肤紫纹或瘀斑及皮肤指（趾）甲真菌感染、男女性欲减退、女性月经减少或闭经、乏力和肌肉（四肢）萎缩等。肾上腺皮质增生和腺瘤，从临床表现而言，前者多有雄激素过多，如多毛、痤疮等；后者由于肾上腺皮质醇增多，反馈抑制垂体 ACTH 分泌而使肾上腺雄激素分泌减少。故临床雄激素过多的临床表现可作为鉴别肾上腺增生与腺瘤的诊断根据之一。

三、诊断

关于库欣综合征的诊断应包括：①功能诊断，即确定皮质醇增多症是否存在；②病理检查及定位诊断，即确定肾上腺是增生抑或肿瘤或正常，以及病变在何处；③病因诊断，即引起库欣综合征的病因为何。

（一）功能诊断

方法很多，包括 24 小时尿 17 - 羟和 17 - 酮皮质类固醇（17OHCS 和 17KS）、17 生酮类固醇（17KGS），这些检查受 24 小时尿收集是否完全（可以同时测尿肌酐纠正）和许多药物的影响，目前已很少在临床上应用。比较准确的方法是血浆皮质醇、24 小时尿游离皮质醇、夜间唾液游离皮质醇测定。这些方法也受应激及药物的影响。测定时应排除应激及停用干扰药物。其中唾液游离皮质醇测定比较简单，时间短，但应排除应激的影响。

（二）病理和定位诊断

也有许多检查方法可助诊断，包括血浆 ACTH 和皮质醇昼夜节律变化。病变为增生或正常者，提示病变不在肾上腺，而可能在垂体、下丘脑或为异位分泌 ACTH 或 CRH 肿瘤。无创性检查有垂体和（或）肾上腺 CT 或 MRI，但有些患者两者均未发现异常。动态试验包括胰岛素低血糖试验、米非司酮试验。前者做时应严密观察血糖，对酒和重大抑郁症所引起的库欣综合征的鉴别诊断有帮助；后者对鉴别肾上腺增生和肿瘤的诊断有意义，但可由其他试验代替。有创性检查有下岩窦或海绵窦插管采血标本测血浆 ACTH。此项试验要求有精湛的插管技术，而且需双侧插管，对确定库欣综合征和异位 ACTH 和 CRH 综合征有帮助。静脉插管分节段采取血样标本测 CRH 或 ACTH。确定皮质醇分泌增多是否依赖 ACTH 的试验有：大剂量地塞米松、过夜地塞米松、美替拉酮、血管升压素和羊促肾上腺皮质激素试验或 CRH 联合血管升压素试验等。

（三）病因诊断

病因诊断比较困难。迄今为止，有些引起库欣综合征的病因尚不明了。有些患者可以诊断，如糖皮质激素不敏感和敏感综合征可通过受体结合试验和糖皮质受体基因分子遗传学技术确诊。受体异位表达则只有做相应的兴奋试验如异位表达类胰高糖素受体（GLP）在餐前和餐后，血浆 GLP 和皮质醇测定；血管升压素受体 V1a 异位表达可做血管升压素刺激试验，观察血浆皮质醇是否升高等；但确定受体在肾上腺束状带细胞中的异位表达，还需利用切除下囊的肾上腺组织做免疫组化才能最终确诊。肾上腺皮质癌其病因目前尚不知道，但 CT 和（或）MRI 扫描肿块比较大、形态不规则，常同时分泌糖、盐和（或）肾上腺雄激素，尿 17KS 特别高和病情发展特别快，则提示癌的可能性大。

四、治疗

库欣综合征的治疗因病因不同而异，现分述如下。

（一）ACTH 依赖性库欣综合征的治疗

（1）垂体 ACTH 瘤首选手术切除。大多数垂体瘤引起的库欣综合征，瘤体小，少数瘤体巨大。一般采取经蝶手术径路切除肿瘤，部分患者可发生腺垂体激素分泌减少，包括生长激素、促性腺激素和促甲状腺激素，这些患者应终身补充所缺乏的相应的靶腺激素。对垂体瘤术后复发或手术条件不具备者可用垂体放疗，或手术不能将垂体瘤切除干净，均可采用垂体放疗，包括[60]钴和直线加速器，但疗效需半年到 2 年才出现疗效。国外有通过手术将放射性物质种植于垂体蝶鞍内放疗。不管是外放疗或内放疗均可引起脑损害和腺垂体功能减退症，包括生长激素、促甲状腺激素和促性腺激素，一旦发生，应补充相应的激素并维持终身。

（2）临床上和实验室提示为 ACTH 依赖性库欣综合征，但垂体及肾上腺未发现任何占位性病变，此时为进一步确定可选择下岩窦或海绵窦双侧插管取血样测血浆 ACTH 水平。但此种技术比较困难，国内尚未开展。此时决定治疗方案比较困难。可供选择的治疗方案有：①用药物如酮康唑控制皮质醇增多症症状，同时定期复查垂体和肾上腺 CT 和 MRI，观察有无肿块出现，一旦出现肿块，再进手术切除；②手术切除一侧肾上腺，另一侧肾上腺做次全切除。

（3）异位 CRH 或 ACTH 引起的库欣综合征为各部位的癌细胞分泌而引起肾上腺皮质醇分泌增多，从而引起库欣综合征。治疗在于原发性癌。如患者条件允许，均应尽可能手术切除。原发性癌瘤切除后，皮质醇分泌自然减少，库欣综合征也随之痊愈。如果原发性癌不能切除或不能切除干净，或切除后又复发，则采用联合化疗或放疗。

（二）非 ACTH 依赖性库欣综合征的治疗

（1）肾上腺瘤不管是单侧或双侧（以单侧多见），治疗首选切除。单侧者一般做单侧肾上腺全切，单侧肾上腺瘤患者对侧肾上腺常萎缩，因此，在术前应将 100 mg 氢化可的松加入到 5% 葡萄糖注射液中静脉滴注，术中及术后继续维持，同时肌内注射醋酸可的松 50 mg，每 6 小时 1 次。术后第 2 天静脉滴注氢化可的松，此后逐渐减量，每天减少 100 mg，术后第 3 天开始每天减少 50 mg，直至停用。醋酸可的松从术后第 3 天起每天减量 50 mg，每 1~2 天减量 1 次，术后第 6~7 天改为口服泼尼松 5 mg，每天 3 次。被抑制的肾上腺功能恢复是缓慢的，特别是下丘脑—垂体—肾上腺轴功能关系的恢复，因此，术后何时停用口服泼尼松，取决于术前皮质醇增多症持续多长时间。时间越长，垂体肾上腺轴功能关系的恢复时间就越长，术后切除口服泼尼松的时间也要延长。恢复过程分为 3 个阶段：①血浆皮质醇和 ACTH 水平均低于正常；②血浆皮质醇恢复正常，ACTH 水平正常或升高，但遇应激时，皮质醇和 ACTH 升高低于正常；③血皮质醇和 ACTH 水平均正常，遇应激情况反应正常。故在术后切除口服泼尼松过程中，应密切监测血浆皮质醇和 ACTH 变化。

如为双侧肾上腺腺瘤，则做一侧肾上腺全切，另一侧做腺瘤切除，保留部分正常肾上腺组织避免术后长期补充糖皮质和盐皮质激素。

（2）肾上腺皮质癌，大多数为单侧，瘤体较大，应进行病例肾上腺全切及根治术，即清扫同侧的淋巴结等组织。尽管如此，肾上腺癌仍易于复发，且可发生远处转移。对患者术前已有远处转移者或不能耐受手术及术后复发，伴或不伴远处转移者，则只能采取姑息疗法。①单用双氯苯三氯乙烷（O'PDDD）口服，剂量 2～6 g，分 3～4 次服。疗效不显著，剂量可增至 8～10 g。此药可使肾上腺束状带及网状带出血、坏死和萎缩，以减少皮质醇的分泌。不良反应有食欲减退、恶心、呕吐、嗜睡、乏力和肾上腺皮质功能减低等。②化疗，一般采取联合化疗，可作为术后辅助治疗，或对远处转移的癌灶进行局部放疗。放疗的剂量应根据癌灶的大小而定。③联合化疗，即用多种化疗药物联合应用：如异环磷酰胺 2.5～5.0 g/m^2，每天 1 次，每 3～4 周重复 1 次，静脉滴注；柔红霉素，剂量 36～60 mg/m^2，加入生理盐水中（250 mL），静脉滴注，每周 1 次，连用 3 天；多柔比星，剂量 40～60 mg/m^2，每 3 周静脉滴注 1 次，总剂量不能超过 450 mg/m^2；长春新碱剂量 1.4 mg/m^2，每周静脉注射 1 次；紫杉醇，剂量 135～175 mg/m^2。滴注前需询问有无过敏史，白细胞、血小板减低者慎用。有过敏史者，给药前 12 小时应口服地塞米松，给药 30～60 分钟前口服苯海拉明 50 mg，接着用西咪替丁 300 mg 静脉注射；顺铂，剂量为 20 mg，加入生理盐水中静脉注射，每天或隔天 1 次，总剂量一疗程为 100 mg，也可 30 mg/m^2 每天 1 次，连用 3 天。

（3）原发性色素性增生，大结节性增生和（或）异位受体表达肾上腺结节性增生的治疗。这些疾病所致的库欣综合征虽然肾上腺病变为增生，但不依赖于 ACTH，故治疗不在垂体而在肾上腺。治疗一般采取双侧肾上腺全切，终身补充糖盐皮质激素。一般剂量为生理剂量的氢化可的松和氟氢可的松。遇应激情况，氢化可的松剂量应适当增加。

（三）糖皮质激素不敏感综合征的治疗

糖皮质不敏感综合征不能治愈，其临床表现无库欣综合征的表现，其突出的临床表现是：①慢性肾上腺皮质功能减低（即艾迪生病）；②盐皮质激素和雄激素分泌过多的临床表现。前者应有高血压和水钠潴留，但由于糖皮质激素分泌不足为主，故盐皮质激素分泌过多的临床表现被掩盖而表现为低血压、体重减轻、头晕乏力、食欲缺乏、易倦症状；后者男性有假性青春期早熟（睾丸大小与年龄相符），女性有多毛、秃顶、闭经或月经不规则、男性化。由于肾上腺皮质功能不全的程度不同，故临床表现轻重不一。治疗用外源性地塞米松以抑制垂体 ACTH 分泌，使肾上腺分泌过多症状得到控制。

第六章

免疫内科疾病

第一节　食物过敏

食物过敏指机体通过食入、皮肤接触或吸入某种食物蛋白而引起的特异性的免疫反应，从而导致机体炎症的一组疾病，是过敏性疾病按过敏原种类进行分类中的一类。食物过敏在人群中的发病率报道不一，成人的发病率接近5%，儿童则可达8%，儿童食物过敏发生率明显高于成年人。

一、病因及发病机制

许多食物可以引起人体过敏，最常见的致敏食物有牛奶、鸡蛋、花生、坚果、甲壳类和贝类、鱼、小麦和大豆。能够刺激机体免疫系统的蛋白质一般为水溶性糖蛋白，分子量小，不容易受热变形或被蛋白酶分解，并且在食物中含量丰富。

根据免疫机制的不同可将食物过敏发病机制分为三类：①IgE介导（速发型）；②非IgE介导（迟发型）；③混合IgE/非IgE介导。

食物过敏多由IgE介导。IgE介导的过敏反应（如荨麻疹、哮喘和过敏性休克）均急性起病，常自婴儿期起病，有家族史者易发。发病机制主要是机体产生针对食物过敏原的特异性IgE，导致靶器官的肥大细胞、嗜碱性粒细胞脱颗粒释放组胺等生物活性物质，引起过敏性炎症。

其他免疫机制介导的称为非IgE介导的食物过敏反应。包括T细胞释放促炎症细胞因子引起的过敏反应（如食物蛋白引起的胃肠病、腹腔疾病）是逐渐表现出来的，呈慢性化，以及以嗜酸性粒细胞介导的食物过敏，如嗜酸性粒细胞性胃肠病。少数情况下，IgG介导的牛奶蛋白超敏反应会引起婴儿的肺出血。许多食物过敏往往同时存在多种免疫机制介导，如食物过敏引起的哮喘、特应性皮炎等。

二、病理

肥大细胞主要存在于皮肤、消化道黏膜及黏膜下组织以及肺泡，所以I型变态反应病理改变的靶器官主要位于皮肤、黏膜、消化道和呼吸道、血管平滑肌。

IgE和肥大细胞介导的速发型变态反应的病理变化包含两个过程，过敏原暴露15~20分钟以内出现的反应为即时相的反应，以组胺引起的血管扩张、充血水肿为主要特征；2~24小时发生的反应为延迟相反应，以嗜酸性粒细胞、嗜碱性粒细胞、中性粒细胞及Th2细胞等炎症细胞的浸润以及炎症因子作用为主要特征。肥大细胞释放的组胺可刺激内皮细胞合成血管平滑肌舒张剂，如环前列腺素、一氧化氮，引起皮肤和黏膜充血水肿。

三、临床表现

食物过敏的临床表现以皮肤、消化和呼吸系统多见（表6-1）。一般IgE介导的食物过敏主要累及皮肤和黏膜相关的组织器官，非IgE介导的食物过敏则可累及其他组织器官。症状和体征因过敏原、发病机制和患者年龄的不同而异。婴儿最常见的是特应性皮炎，或者同时伴有胃肠道症状（恶心、呕吐、腹泻）。

表 6-1　食物过敏常见症状

受累组织器官	症状
胃肠道	呕吐、腹泻、胃食管反流、便秘（伴或不伴肛周皮疹）、血便、缺铁性贫血 严重者可出现：生长落后，缺铁性贫血，低蛋白血症，肠病或严重结肠炎
皮肤	特应性皮炎，面部、口唇、眼睑水肿（血管神经性水肿），进食后荨麻疹，皮肤瘙痒 严重者可出现：低蛋白血症，生长落后或缺铁性贫血
呼吸道（非感染性）	鼻痒、流涕、中耳炎、慢性咳嗽、喘息 严重者可出现：急性喉水肿或气道阻塞
眼部	眼痒、流泪、瞬目、球结膜充血
全身	持续的腹痛，儿童期生长发育落后 严重者可出现：过敏性休克

四、诊断

食物过敏的诊断首先需进行临床评估，根据病史和临床表现结合实验室检查明确诊断。成年患者中严重的食物过敏，一般容易发现原因。当过敏原不明时，或对于多数儿童患者而言，诊断可能比较困难。IgE 介导的过敏反应比较容易观察到食物和症状之间的关系，临床怀疑某种食物过敏后可采用皮肤试验或血清过敏原特异性 IgE 测定来评估食物与症状间的相互关系。非 IgE 介导的食物过敏症状与饮食之间的时间关系有时比较难确定。以下试验和方法可用于食物过敏的诊断。

（一）非特异性试验

对诊断具有提示和参考价值。

（1）IgE：血清总 IgE 水平升高。

（2）外周血嗜酸性粒细胞比例和绝对计数增高：白细胞总数可正常。当嗜酸性粒细胞占白细胞总数的 5%～15% 时，提示过敏反应；占 16%～40% 时，提示存在过敏反应或其他情况（如药物超敏反应、肿瘤、自身免疫性疾病、寄生虫感染）。

（3）分泌物嗜酸性粒细胞检查：眼结膜或鼻黏膜的分泌物（鼻拭子检查）、痰液中存在嗜酸性粒细胞。

（二）特异性试验

主要指确定过敏原的种类。须注意的是，过敏原检测（皮肤试验、血清特异性 IgE）的阳性结果必须结合临床表现才能确定引起过敏的过敏原种类。

（1）皮肤试验：皮肤试验对诊断吸入物过敏，如过敏性鼻炎和结膜炎有较高的阳性预测值；对食物过敏的阴性预测值高。有两种皮试方法：皮肤点刺或皮内试验。点刺试验可检测大多数过敏原。皮内试验更敏感，但是特异性不高，可用于评估点刺试验阴性或可疑阳性的患儿对过敏原的敏感性，婴儿不适用。

每次皮肤试验均应设阴性对照（单独稀释液）和阳性对照（组胺，点刺试验为 10 mg/mL，皮内试验 1∶1 000 稀释）。假阳性见于皮肤划痕征阳性者，风团和红斑由擦拭或搔刮皮肤引起。假阴性见于过敏原提取液保存不当、过期或使用药物（如抗组胺药）。

机体曾经对某种过敏原发生过严重过敏反应者（全身过敏反应、严重哮喘发作）应禁忌使用此种过敏原进行皮肤点刺试验。过敏反应的急性期也应避免进行皮肤试验。皮肤点刺试验无年龄限制。过敏原点刺试验主要用于对新鲜蔬菜或水果及少见物质过敏患者（如口过敏症）。

（2）血清过敏原特异性 IgE（sIgE）测定：过敏原 sIgE 的浓度高低有利于帮助判断过敏原种类与临床表现之间的关系，当过敏原浓度较高时发生临床症状和体征的可能性增高。由于食物过敏可能为 T

细胞、嗜酸性粒细胞介导的免疫反应，因此，食物过敏原 sIgE 检测阴性也不能排除过敏的可能，尤其是胃肠道相关的食物过敏症。

（3）斑贴试验：用于存在迟发型过敏反应的患者，皮肤试验及血清特异性 IgE 检测不能确定过敏原者可采用，但诊断价值还需进一步研究证实。

（三）回避试验

食物过敏者无论是否检测到相应的过敏原都可使用。主要是通过短期回避日常食用的可疑食物，观察临床症状和体征变化帮助明确过敏原的种类。一般每次严格回避一种食物 2 周，如果考虑是非 IgE 介导的过敏反应最少 4 周（包括复合成品食品中含有相关食物成分）。观察临床症状和体征的改善情况。如临床表现明显改善，提示过敏可能与此种食物有关。进一步再添加此种食物，如临床表现加重，证实上述食物的过敏原性质（后者属于激发试验）。此程序可逐一筛选可疑食物。

（四）食物日记

在怀疑有食物过敏或进行回避试验时应记食物日记。食物日记是对病史的补充。在一段特定的时间里详细地记录患者每天所吃的食物（包括只放在嘴里的东西），并详细记录患者出现的症状和时间。有时会从日记中发现食物与症状的因果关系，发现一些隐藏的食物过敏原。

（五）双盲、安慰剂对照食物激发试验

因大部分食物过敏可以通过上述方法诊断，虽然是食物过敏诊断的金标准，但由于存在一定的严重过敏反应的风险性及程序复杂、要求严格，一般只应用于少数条件完备的过敏诊断中心。

五、治疗

（一）饮食管理

食物过敏的治疗主要依赖于回避过敏食物。

（1）存在持续和（或）严重过敏症状者：完全回避含有过敏原的食物。如发生过全身严重过敏反应（如过敏性休克）、血管性水肿等危及生命表现者应严格回避任何含有过敏原的食物。一些患者甚至需要终身回避过敏食物。

（2）轻症过敏（主要指轻症特应性皮炎）：也应回避过敏食物，但一些患者可能自发症状改善或消失，因此经过一段时间可能对过敏食物耐受。在婴幼儿这种情况尤其常见。

（3）除了回避过敏食物，也应注意膳食的营养均衡，尤其是对多种食物过敏的患者应定期进行营养评价，避免因食物回避造成的营养不良和失衡。

（二）药物治疗

（1）抗组胺药物：通过与组胺竞争 H_1 受体，从而阻断组胺引起的一系列症状而达到治疗目的。第一代 H_1 受体拮抗剂常用苯海拉明、异丙嗪、氯苯那敏、赛庚啶、去氯羟嗪、酮替芬、多虑平等。可有效治疗急性症状，但有抗胆碱能样作用、嗜睡。第二代 H_1 受体拮抗剂常用特非那定、西替利嗪、阿司咪唑、氯雷他定、咪唑斯汀、地氯雷他定。可选择性地阻断外周 H_1 受体，亲脂性小，分子量大，不易透过血脑屏障，无中枢抑制作用，较少引起嗜睡；无抗胆碱能活性。部分药物会引起心脏毒性（特非那定、阿斯咪唑、咪唑斯汀）、嗜睡、运动及认知能力下降、酒精叠加作用（西替利嗪），以及与食物/药物相互作用（特非那定）。

临床上应尽量避免多种抗组胺药物的联合使用，应注意当抗组胺药物效果不佳时可能存在的非 IgE 介导的过敏反应存在。

（2）肥大细胞稳定剂：代表药物是色甘酸钠和奈多罗米，它们能阻断肥大细胞释放介质，主要用于其他药物（如组胺、局部用皮质激素）无效或不耐受时。主要是呼吸道和眼过敏症局部用药。

（3）白三烯受体拮抗剂：主要用于 1 岁以上儿童和成人，婴儿期的用药研究较少。少数国家和地区也用于大于 6 月龄婴儿。对于大于 6 月龄婴儿出现呼吸道过敏症者，根据临床表现可酌情短期使用。

（4）激素类药物：对严重特应性皮炎、严重喘息发作、血管性水肿及全身过敏反应患者可短期全身使用糖皮质激素。减轻非 IgE 介导的食物过敏的免疫炎症反应的药物主要为糖皮质激素。

（三）特应性皮炎治疗

（1）局部皮肤保湿，低于 37 ℃温水沐浴 15 分钟以内，立即使用保湿乳或霜，可以减少皮肤瘙痒，缓解皮肤干燥。

（2）局部糖皮质激素：长期维持治疗宜选用弱效激素制剂，中强效激素适合短期使用。含卤素的激素制剂不宜用于面部、眼睑、生殖器、间擦部位以及婴儿。超强效激素仅限短期（1～2 周）使用，且避免用于面部及皮肤皱褶处。

（3）钙调磷酸酶抑制剂：常用的有他克莫司，可用于 2 岁以上儿童顽固性湿疹，可有效减轻瘙痒症状，减少激素的使用。

（四）其他治疗

口服抗组胺药物可减轻部分患者瘙痒症状，不建议抗组胺药局部外用。严重病例可使用光疗或全身使用免疫抑制剂。可适当补充维生素 D，尤其是婴儿。

IgE 介导的食物过敏引起休克和严重血管性水肿时，应第一时间给予肾上腺素肌内或皮下注射，可减少严重过敏所致的死亡。儿童剂量：0.01 mg/kg，最大剂量 0.5 mg。

第二节　过敏性鼻炎

过敏性鼻炎是体外环境中的过敏原作用于特应性个体后出现 IgE 介导的鼻腔黏膜的过敏性炎症，临床主要表现为突然和反复发作性鼻痒、打喷嚏、流涕和鼻塞等。过敏性鼻炎是一个全球性的健康问题，在世界各地均很常见，其全球发病率达 10%～25%，并且患者数仍在逐渐增加。

一、病因及发病机制

遗传和环境因素被认为是过敏性鼻炎的病因学因素。过敏性鼻炎患者多具有特应性体质，即对外界抗原较易产生特异性 IgE，这种体质有一定的遗传性和家族性，故本病患者常同时或先后患湿疹、支气管哮喘等疾病，患者家族中也较易发生这类过敏性疾病。

过敏性鼻炎大多是由 IgE 介导的 I 型超敏反应，常表现为家族易感性。多种细胞因子、炎症介质等参与了过敏性鼻炎的发病过程。引起本病常见的吸入性过敏原有粉尘螨、屋尘螨、真菌、动物皮屑、各种树木和草类的风媒花粉等，这些过敏原的颗粒大都较大（5～25 μm），能在鼻部被阻挡下来而在鼻腔内发生 IgE 介导的过敏反应。传统上过敏性鼻炎分为季节性与常年性变应性鼻炎，其中花粉和真菌孢子等室外过敏原是引起季节性过敏性鼻炎的主要原因，而尘螨、宠物皮毛、真菌、蟑螂等室内过敏原易导致常年性过敏性鼻炎。

二、病理

鼻黏膜明显肿胀，黏液分泌极度旺盛；显微镜下可见杯状细胞数量增加，上皮与基底膜明显水肿并有大量嗜酸性粒细胞的浸润。有的患者在眼结膜、咽后壁等处也有类似的病理变化。这些病理改变在缓解期有所减轻。

三、临床表现

（一）症状和体征

主要表现为流涕、鼻塞、鼻痒、打喷嚏等；打喷嚏是最具有特征性的症状，多于刚睡醒时发作，常为阵发性，通过鼻泪反射可伴随有流泪症状。鼻涕典型呈稀薄的清水样分泌物，发作后期黏稠度可以增加。出现浓稠分泌物，可能继发细菌感染。鼻塞是最常见的临床症状，多呈间隙性，在晚上比较明显，常随体位而改变，由于鼻黏膜的肿胀，患者常有味觉和嗅觉减退现象，如果长期严重鼻塞可以阻碍鼻旁窦和咽鼓管，随着鼻旁窦和中耳内空气逐渐吸收，负压增加，出现头痛和听力下降，久而久之会导致慢性鼻窦炎和反复不愈的中耳炎。鼻痒使得患者反复揉捏鼻部，在儿童尤为明显，同时可伴有眼结膜、上腭部甚至外耳道部的奇痒。有时由于咽喉部不适或鼻分泌物流入咽喉部，常伴有干咳或清喉动作。上述这些症状通常早、晚重，日间及运动后好转。一些患者可有全身症状如乏力、纳呆、不适等症状。

患者常伴有鼻黏膜的高敏状态，刺激性气味、污浊空气，甚至气温变化都能引起症状的反复。在发作期患者常呈一种张口呼吸的面容（儿童尤其明显），由于经常因鼻痒而搓揉可见鼻梁部皮肤的横纹，鼻翼部分肥大。在儿童由于鼻甲肥大压迫蝶腭静脉丛，引起眼部和眼角静脉淤血，在眼眶下形成青蓝色影印（过敏性眼影）。伴过敏性眼结膜炎者尚可见结膜的轻度充血与水肿。

鼻腔检查可见鼻黏膜苍白水肿，分泌物甚多，大多呈水样，咽后壁由于淋巴滤泡增生而呈鹅卵石样改变。

（二）临床分类

根据临床症状是否随季节而变化，可以分为季节性过敏性鼻炎和常年性过敏性鼻炎。过敏原在环境中的浓度随季节变动是导致这一现象的主要原因。

根据病程可分为间歇性和持续性：间歇性是指症状发生的天数小于每周 4 天或病程小于 4 周；持续性是指症状发生的天数大于每周 4 天或病程大于 4 周。

根据病情的严重程度，即症状和它对生活质量的影响进一步分为轻度和中—重度。轻度患儿睡眠正常，日常活动、体育和娱乐正常，工作和学习正常，无令人烦恼的症状。中—重度有以下一项或多项表现：不能正常睡眠，日常活动、体育和娱乐受影响，不能正常工作和学习，有令人烦恼的症状。

根据症状可分为喷嚏及流涕型和鼻塞型（表6-2）。

表6-2 过敏性鼻炎的临床分类

症状	喷嚏及流涕型	鼻塞型
打喷嚏	特别是阵发性	很少或无
流涕	水性，经前鼻或后鼻孔	黏稠，后鼻孔较多
鼻痒	有	无
鼻塞	不定	常严重
昼夜节律	白天重，夜间轻	持续，白天和夜间均有，但夜间较重
结膜炎	经常有	较少

四、诊断

尽管各种实验室检查不断完善，但全面而详尽的病史对过敏性鼻炎的诊断非常有价值。要着重询问患者的症状（持续时间、暴露情况、反应强度、反应类型）、诱发因素、季节变化、环境因素、过敏反应、治疗情况等。本病的诊断主要依据典型的临床表现，对疑似病例进行过敏原方面的检查，有助于明确诊断；过敏原检查主要包括皮肤点刺试验、血清特异性 IgE 测定和鼻黏膜激发试验；皮肤点刺试验和血清特异性 IgE 测定临床应用广泛，但对这些测试结果可疑患者需要进行鼻黏膜激发试验。使用前鼻镜对鼻部进行彻底的检查对诊断也很重要，包括检查鼻甲、黏膜色泽以及鼻腔黏液的数量及质量。鼻内镜检查可发现鼻部及鼻塞的病理改变，而仅用常规鼻窥器及鼻咽部检查时则易漏诊。

五、鉴别诊断

由于过敏性鼻炎的一些临床表现并非特异，在其他疾病中也极为常见，因此必须与以下疾病进行鉴别。

（1）鼻中隔歪曲或鼻甲肥大：患者常终年鼻塞，鼻镜检查可以明确诊断。

（2）药物性鼻炎：药物性鼻炎是由于鼻塞时应用鼻减充血剂用量太大或太久，因其扩血管的反跳作用，使得鼻塞症状更加严重，停用这些药物后鼻塞症状可以减轻。其他一些药物如抗高血压药（普萘洛尔、可乐定）、α受体阻滞剂（特拉唑嗪、哌唑嗪）、α甲基多巴、利血平、胍那苄、肼屈嗪和口服避孕药有明显鼻塞和分泌物增多的不良反应，停用这些药物后症状可以完全消失。

（3）症状性鼻塞：除常见的感冒外，较易忽视的尚有妇女经前期的鼻塞，怀孕期的鼻塞以及甲状腺功能低下时的鼻塞等。

（4）血管运动性鼻炎：血管运动性鼻炎是一种原因不明的"发作性"鼻炎，患者鼻部症状常因气温改变、进食辛辣或吸入刺激性气味而突然发生，易与本病混淆，其鉴别要点为缺少打喷嚏、鼻痒、咽痛等症状，抗组胺及脱敏治疗无效。

（5）慢性鼻炎：又称嗜酸性粒细胞性非过敏性慢性鼻炎，其鼻分泌物也有大量嗜酸性粒细胞，常终年有症状，但过敏原往往无法找到，因此病因不明。此类鼻炎患者常伴发鼻息肉，有的还伴有感染型哮喘（构成"阿司匹林过敏—哮喘—鼻炎鼻息肉三联征"），其与过敏性鼻炎不同的是鼻充血及鼻甲肿胀明显，分泌物呈黏液样，抗组胺药疗效差，色甘酸钠及脱敏治疗无效。

六、治疗

本病的治疗包括：①避免吸入过敏原；②药物治疗；③特异性免疫疗法。

（一）避免吸入过敏原

尽量避免暴露于过敏原是最有效的治疗方法。如果患者仅对一种过敏原过敏，那么完全避免这一过敏原可以使疾病痊愈。尽管一些过敏原不可能完全避免，但尽可能减少接触已致敏的过敏原是治疗不可缺少的一个环节，例如对花粉过敏者在发病季节宜避免去园林或野外，有条件的家庭在发病季节卧室内使用空气滤清器并紧闭窗门等；屋尘螨过敏者扫地时应戴口罩，应清除室内地毯、绒线织品及毛绒玩具等物品，床上用品应用50℃以上的热水清洗。

（二）药物治疗

1. 抗组胺药物

抗组胺药主要是H_1受体拮抗剂，它能与组胺竞争效应细胞上的组胺H_1受体，使组胺不能同H_1受体结合，从而抑制其引发过敏反应的作用。可有效减少打喷嚏、鼻痒和流涕，但对于鼻塞症状效果不佳。第一代抗组胺药如苯海拉明、异丙嗪、去氯羟嗪、赛庚啶、苯噻啶等，它们有一定的镇静和抗胆碱能作用，易出现黏膜干燥、嗜睡等不良反应，临床应用受到了一定的限制。新一代的抗组胺药物，如西替利嗪、氯雷他定、氮䓬斯汀、左卡巴斯汀、咪唑斯汀等有更强的效用，且无抑制中枢神经的不良反应。但有一些药物，如特非那定和阿司咪唑在高浓度情况下，可以通过阻断钾离子通道引起心脏QT间期延长，易造成尖端扭转型心动过速和室颤，目前已较少应用。

2. 减充血剂

鼻内充血是过敏性鼻炎最严重的症状之一，减充血剂具有拟交感活性，经鼻使用减充血剂可使鼻黏膜血管收缩，减少组织的肿胀，有效缓解鼻充血所致的鼻塞，改善鼻腔通气，常和抗组胺药合用。如0.5%呋喃西林麻黄碱、0.1%赛洛唑啉、0.1%羟甲唑啉等，最常用的为1%麻黄碱，每个鼻孔2~4滴/次，每天1~4次。这类药物会引起反跳性鼻充血和药物性鼻炎，因此在过敏性鼻炎的长期治疗中不推荐使用。本类药物只能应用3~5天，不能长期使用。

3. 其他药物

（1）色甘酸钠：能阻止鼻黏膜表面的肥大细胞脱颗粒而达到防治效果，2%滴鼻剂，每个鼻孔3~4滴/次，每6小时1次。酮替芬具有抗组胺H_1受体作用和抗变态反应效果，口服每天2次，每次1 mg。此类药物常在用药2~3周后才有明显疗效，因此若在发作期前开始服用和（或）使用1个月以上，效果更好。

（2）白三烯受体拮抗剂：如孟鲁司特钠和扎鲁司特，能特异性抑制半胱氨酰白三烯受体，阻断白三烯引起的鼻部炎症；鼻腔局部用糖皮质激素不能抑制白三烯的释放，因而白三烯受体拮抗剂与糖皮质激素有协同作用，可减少激素用量。

（3）糖皮质激素：口服泼尼松每天 10~20 mg 足可控制大多数症状，由于其不良反应，仅适用于少数重症患者。局部应用的糖皮质激素有二丙酸倍氯米松、布地奈德、氟替卡松及糠酸莫米松等。对大多数患者有良效而无全身性激素不良反应。在局部应用激素之前，如患者鼻塞严重，宜先用 1% 麻黄碱滴鼻收缩血管，以使药物能达鼻腔深部。

（4）抗 IgE 抗体：奥马珠单抗是人工合成的单克隆抗 IgE 抗体，可直接作用于 IgE 及其高亲和力的 Fc 受体结合位点，减少血清游离 IgE 水平，同时使肥大细胞及嗜碱性粒细胞 IgE 受体表达降低，有效地阻止血清游离 IgE 与肥大细胞及其他效应细胞的结合，从而阻止 IgE 介导的炎症反应。

不同药物对鼻炎症状的效果见表 6-3。

表 6-3 不同药物对鼻炎症状的效果

药物	打喷嚏	流涕	鼻塞	鼻痒	眼症状
抗组胺药物					
口服	+ +	+ +	+	+ + +	+ +
鼻内	+ +	+ +	+	+ +	0
眼内	0	0	0	0	+ + +
糖皮质激素					
鼻内	+ + +	+ + +	+ + +	+ +	+ +
色酮类药物					
鼻内	+	+	+	+	0
眼内	0	0	0	0	+ +
减充血剂					
鼻内	0	0	+ + + +	0	0
口服	0	0	+	0	0
抗胆碱能药物	0	+ +	0	0	0
白三烯受体拮抗剂	0	+	+ +	0	+ +

（三）特异性免疫疗法（SIT）

早期进行 SIT 治疗对儿童过敏性鼻炎尤为重要，可通过免疫调节机制改变过敏性疾病自然进程。患者在治疗期间和停止治疗后，不但过敏性鼻炎症状明显缓解或消失，还可能阻止过敏性鼻炎向哮喘发展，减少新过敏原的出现，这是药物治疗无法获得的疗效。

SIT 的途径包括皮下、舌下、口服、鼻用和吸入等，其中常用的治疗途径是皮下免疫治疗（SCIT）和舌下免疫治疗（SLIT）。SLIT 较 SCIT 更安全，WHO 推荐 SLIT 用于治疗过敏性鼻炎。屋尘螨和粉尘螨是导致我国过敏性鼻炎最主要的吸入性过敏原，也是在国内完成临床注册的国际标准化过敏原制剂。

目前国内 SIT 治疗开展得尚不广泛，针对过敏性鼻炎等过敏性疾病的免疫治疗临床推广和研究工作方兴未艾。

第三节　荨麻疹

荨麻疹是由于皮肤、黏膜小血管扩张及渗透性增加而出现的一种局限性水肿反应，临床上特征性表现为大小不等的风团伴瘙痒，可伴有血管性水肿。血管性水肿指发生于皮肤深层的局限性水肿性隆起。两者具有相同的病理生理变化，可分别发生，也可同时出现。除皮肤表现外少数患者还可累及上呼吸道或胃肠道黏膜。根据病程，可分为急性荨麻疹和慢性荨麻疹。病程小于 6 周，为急性荨麻疹；病程大于或等于 6 周，为慢性荨麻疹。在慢性荨麻疹中，若表现为每天或每周至少 2 次发生风团，称为慢性连续性荨麻疹；若症状和缓解交替进行，时间间隔从几天到几周，称为慢性复发性荨麻疹（或慢性间歇性荨麻疹）。根据发病因素，慢性荨麻疹又可分为伴有明显诱发因素的慢性荨麻疹、自身免疫性荨麻疹和慢性特发性荨麻疹三类。

一、病因及发病机制

本病的病因复杂，不同患者可完全不同，即使同一患者在每次发病中也不尽相同。通常情况下，在急性荨麻疹常可发现一些致病诱因，而在慢性病例则几乎很难找到。常见的致病因素：食品类如鱼、虾、蟹、蛋、奶制品、食品添加剂等；药物类如青霉素、疫苗、血清制品等（因药物引起的常称药疹）；感染如细菌、病毒、寄生虫等；吸入物如花粉、尘螨、动物皮屑、羽毛、空气中废气、化学污染物等；物理因素如光线照射、气温变化、摩擦、压力等；心理因素如情绪紧张、兴奋等；遗传因素如家族性寒冷性荨麻疹、遗传性血管性水肿。

荨麻疹的发病机制至今尚不十分清楚，可能涉及感染、变态反应、假变态反应和自身反应性等。肥大细胞在发病中起中心作用，其活化并脱颗粒，导致组胺、白三烯、前列腺素等释放，是影响荨麻疹发生、发展、预后和治疗反应的关键。肥大细胞释放的组胺是荨麻疹的重要介质，组胺受体包括 H_1、H_2、H_3、H_4 四型，其中 H_1、H_2、H_4 受体参与了荨麻疹的发生发展。诱导肥大细胞活化并脱颗粒的机制包括免疫性、非免疫性和特发性。免疫性机制包括针对 IgE 或高亲和力 IgE 受体的自身免疫、IgE 依赖的以及抗原—抗体复合物和补体系统介导等途径；非免疫性机制包括肥大细胞释放剂直接诱导，食物中小分子化合物诱导的假变应原反应，或非甾体类抗炎药改变花生烯酸代谢等。嗜碱性粒细胞可能也参与了荨麻疹的发病机制，但是其影响程度还有待进一步阐明。非组胺介质在荨麻疹的发病机制中也起着一定作用，他们或是增加了血管通透性或是上调了内皮黏附分子表达，或者促进了白细胞聚集。还有少数荨麻疹患者目前尚无法阐明其发病机制。

二、病理

荨麻疹的病理变化主要表现为真皮水肿，毛细血管及小血管扩张充血，浆液渗出，胶原束及纤维间因浆液渗出而分离。急性期血管周围偶见少量炎症细胞浸润，慢性期则可见浸润细胞增多，主要为淋巴细胞、组织细胞、肥大细胞和嗜酸性粒细胞。血管性水肿主要在真皮及皮下组织显示上述病理改变。

三、临床表现

急性荨麻疹多突然起病，随即出现大小不等、形态各异的风团，呈淡红、鲜红或苍白色，常有匍行边缘，伴剧痒或灼热感。风团可泛发全身或局限于某些部位。单个风团在皮面上存在时间通常不超过 24 小时，消退后不留痕迹，但常此起彼伏。如累及胃肠道，可有恶心、呕吐、腹痛及腹泻等；累及上呼吸道，可致胸闷、气急、呼吸困难等。少数患者可伴低热。一般历时数天至数周发作即趋平息。约10% 急性病例发作可迁延时日，经久不愈。如反复发作历时 6 周以上则属慢性荨麻疹，这些患者的病因往往难以发现，因此常称为特发性荨麻疹，病程可迁延数月或数年之久，其间或可呈间歇性发作。

血管性水肿主要表现为突发性局限性水肿，常单发，隆起的水肿呈微红或正常肤色，边界不清。可伴轻微胀紧或瘙痒感。皮损常在 1~3 天内消退，可在同一部位反复发作。常好发于眼睑、口唇、外生殖器等皮下组织疏松部位，也可发于舌、咽喉黏膜，后者可能引起呼吸困难甚至窒息，危及生命。

四、辅助检查

通常荨麻疹不需要做更多的检查。急性患者可检查血常规，了解发病是否与感染或过敏相关。慢性患者如病情严重、病程较长或对常规剂量的抗组胺药物治疗反应差时，可考虑行相关的检查，如血常规、大便虫卵、肝肾功能、免疫球蛋白、红细胞沉降率、C 反应蛋白、补体和自身抗体等。另外，可以有选择性地开展过敏原筛查、食物日记、自体血清皮肤试验和幽门螺杆菌感染鉴定，以排除和确定相关因素在发病中的作用。IgE 介导的食物变应原在荨麻疹发病中的作用是有限的，对变应原检测结果应该正确分析。有条件的单位可酌情开展双盲、安慰剂对照的食物激发试验。

寒冷性荨麻疹如伴发冷球蛋白血症、冷纤维蛋白原血症、冷凝集素血症等，则可在血清中显示这些相应的异常血液组分。胆碱能性荨麻疹做醋甲胆碱皮内试验常呈阳性反应；运动或热激发试验可诱发皮疹。光线性荨麻疹做皮肤光照试验常显示 MED-UVB、MED-UVA 降低。遗传性血管性水肿做补体测定显示除 C1INH 水平降低外，C1q、C2 和 C4 水平也均下降。

五、诊断

荨麻疹的诊断应该先进行常规的评估，包括详尽的病史和仔细的体格检查，并利用实验室检查排除严重的系统性疾病。荨麻疹若伴有明显发热，需考虑是否有感染性情况存在或药源性因素；若同时伴有腹痛，需考虑是否并发某种外科急腹症。这些对拟订准确的治疗方案非常重要。

特殊的激发试验和实验室检查有助于明确慢性自发性荨麻疹的潜在原因，但不适用于物理性和其他可诱导的荨麻疹。对于后两种类型的荨麻疹患者，扩展的诊断试验可能适用于个别患者，如可能在常规评价中发现特殊的潜在原因。扩展诊断方法的目的是为那些长期遭受严重荨麻疹症状困扰的患者寻找潜在致病原因。

六、治疗

鉴于本病的病因在大多数病例中均难以判定，故在一般情况下除了尽可能去除一切可疑致病因素外仍以对症治疗为主。及时的治疗常能使病情得到控制或治愈。

（一）患者教育

尤其是针对慢性荨麻疹患者，应进行宣教。本病病因不明，病情反复发作，病程迁延，除极少数并发呼吸道或其他系统症状，绝大多数呈良性经过。

（二）病因治疗

消除诱因或可疑病因有利于荨麻疹自然消退。

（1）详细询问病史，避免相应的刺激或诱发因素。

（2）当怀疑药物诱导的荨麻疹，特别是非甾体类抗炎药和血管紧张素转换酶抑制剂时，可考虑停药或用其他药物替代。

（3）怀疑与感染相关时，可考虑相应的抗感染治疗。如抗幽门螺杆菌的治疗对与幽门螺杆菌相关性胃炎有关联的荨麻疹有一定的疗效。

（4）对疑为与食物相关的荨麻疹患者，鼓励患者记食物日记，寻找可能的食物并加以避免，特别是一些天然食物成分或某些食品添加剂可引起非变态反应性荨麻疹。

（5）对自身血清皮肤试验阳性或证实体内存在针对自身抗体的患者，常规治疗无效且病情严重时可酌情考虑加用免疫抑制剂、自体血清注射治疗或血浆置换等。

（三）对症治疗

采用药物控制症状，应遵循安全、有效、规律使用的原则，以改善患者生活质量为目的，并根据患者的治疗反应调整。

（1）一线治疗：首选第二代非镇静或低镇静抗组胺药，治疗有效后逐渐减少剂量，以达到有效控制风团发作为标准。为提高患者的生活质量，慢性荨麻疹疗程一般不少于 1 个月，必要时可延长至 3~6 个月，或更长时间。第一代抗组胺药治疗荨麻疹的疗效确切，但因中枢镇静、抗胆碱能作用等不良反应限制其临床应用。在注意禁忌证、不良反应及药物间相互作用等前提下，可酌情选择。

（2）二线治疗：常规剂量使用 1~2 周后不能有效控制症状，考虑到不同个体或荨麻疹类型对治疗反应的差异，可选择更换品种或获得患者知情同意情况下增加 2~4 倍剂量；联合第一代抗组胺药，可以睡前服用，以降低不良反应；联合第二代抗组胺药，提倡同类结构的药物联合使用如氯雷他定与地氯雷他定联合，以提高抗炎作用；联合抗白三烯药物，特别是对非甾体类抗炎药诱导的荨麻疹。

（3）三线治疗：对上述治疗无效的患者，可以考虑选择免疫抑制剂或生物制剂治疗，如环孢素、糖皮质激素等，只用于严重的、对任何剂量抗组胺药均无效的患者。另外，有研究显示，生物制剂，如奥马珠单抗对难治性慢性荨麻疹有一定疗效。

（4）急性荨麻疹的治疗：在积极明确并去除病因以及口服抗组胺药不能有效控制症状时，可选择糖皮质激素：泼尼松 30~40 mg，口服 4~5 天后停药，或相当剂量的地塞米松静脉或肌内注射，特别适用于重症或伴有喉头水肿的荨麻疹；1 : 1 000 肾上腺素溶液 0.2~0.4 mL 皮下或肌内注射，可用于急性荨麻疹伴休克或严重的荨麻疹伴血管性水肿。

第七章

血液内科疾病

第一节 慢性粒细胞白血病

慢性粒细胞白血病（CML），又称慢粒白血病、慢性髓系白血病。CML 是起源于造血多能干细胞的克隆性疾病，以贫血、外周血粒细胞增多和各阶段幼稚粒细胞、嗜碱性粒细胞增多、血小板增多和脾肿大为特点。病程中90%以上患者始终伴有 Ph 染色体和（或）*BCR/ABL* 融合基因，这些异常融合基因见于所有髓系细胞以及部分淋巴细胞。临床分三期：早期为髓性的慢性期（CML-CP），随后转化为侵袭性的加速期（CML-AP）和急变期（CML-BP）。

一、流行状况

CML 是最常见的骨髓增殖性疾病，占成人白血病的15%～20%。全世界年发病率为（1～1.5）/10万。各年龄组均可发病，高峰发病年龄为50～60岁。男女发病率之比为1.4 : 1。

二、病因

1. 电离辐射

一次大剂量和多次小剂量照射可使 CML 发生率增高。日本广岛和长崎原子弹爆炸后幸存者、接受脊椎放疗的强直性脊柱炎患者和接受放疗的宫颈癌患者中 CML 发生率与其他人群相比明显增高，表明发病与电离辐射有关。

2. 化学因素

长期接触苯和接受化疗的各种肿瘤患者可导致 CML 发生，提示某些化学物质也与 CML 发病相关。

3. 其他

CML 患者人类白细胞相容性抗原（HLA）*CW*3 和 *CW*4 频率增高，表明其可能是 CML 的易感基因。

尽管有家族性 CML 的报道，但 CML 家族性聚集非常罕见，此外单合子双胞胎的其他成员家族性发病无增高趋势，CML 患者的父母及子女均无 CML。特征性 Ph 染色体，说明 CML 是一种获得性疾病，与遗传因素无关。

三、发病机制

（一）起源于造血干细胞

CML 是一种起源于造血干细胞的获得性克隆性疾病，主要证据有：①CML-CP 可有红细胞、中性粒细胞、嗜酸性粒细胞、嗜碱性粒细胞、单核细胞和血小板增多；②CML 患者的红细胞、中性粒细胞、嗜酸性粒细胞、嗜碱性粒细胞、巨噬细胞和巨核细胞均有 Ph 染色体；③在 G-6PD 杂合子女性 CML 患者中，红细胞、中性粒细胞、嗜酸性粒细胞、嗜碱性粒细胞、单核细胞和血小板表达同一种 G-6PD 同工酶，而成纤维细胞或其他体细胞则可检测到两种 G-6PD 同工酶；④每个被分析的细胞其 9 号或 22 号染色体结构异常都一致；⑤分子生物学研究表明 22 号染色体断裂点变异仅存在于不同 CML 患者，而在同一患者的不同细胞中其断裂点是一致的；⑥应用 X-连锁基因位点多态性及灭活式样分析也证实了 CML 为单克隆造血。

（二）祖细胞功能异常

相对成熟的髓系祖细胞存在有明显的细胞动力学异常；分裂指数低、处于 DNA 合成期的细胞少，细胞周期延长、核浆发育不平衡，成熟粒细胞半衰期比正常粒细胞延长。3H 自杀实验证实仅有 20% 的 CML 集落处于 DNA 合成期，而正常人为 40%，CML 原粒、早幼粒细胞标记指数比正常人低，而中、晚幼粒细胞标记指数与正常对照相比无明显差别。造血祖细胞集落培养发现 CML 髓系祖细胞与外周血祖细胞增殖能力不同，骨髓粒细胞单核细胞集落生成单位（CFU-GM）和爆裂型红细胞集落生成单位（BFU-E）数与正常对照相比通常增高，但也可正常或减低，而外周血可升高至正常对照的 100 倍。Ph 阳性 CML 患者骨髓细胞长期培养发现，经几周培养后在培养基中可检测到 Ph 阴性的祖细胞，现已证实这主要为 CML 造血祖细胞黏附功能异常所致。

（三）分子病理学

1. ABL 基因

原癌基因 C-abl 位于 9q34，在物种发育过程中高度保守，编码在所有哺乳动物组织和各种类型细胞中均普遍表达的一个蛋白质，C-abl 长约 230 kb，含有 11 个外显子，走向为 5'端至着丝粒。该基因第一个外显子有两种形式，外显子 1a 和 1b，因而有两种不同的 C-abl mRNA，第一种称为 1a-11，长 6 kb，包括外显子 1a-11；另一种称为 1b，自外显子 1b 开始、跨越外显子 1a 和第一个内含子，同外显子 2-11 相接，长为 6 kb，这两种 ABL 的 RNA 转录编码两种不同的分子量均为145 000的 ABL 蛋白。其 N 末端有 3 个 SRC 同源结构域（SH）：SH1 为酪氨酸激酶区，可使酪氨酸激酶残基磷酸化；SH2、SH3 是 ABL 蛋白与其他蛋白相互作用的结构基础。ABL 是细胞生长的负性调节因子。正常的 p145ABL 穿梭于细胞核和细胞质之间，主要定位于细胞核，具有较低的酪氨酸激酶活性。p145ABL 的活性和细胞内定位受连接细胞骨架与细胞外间质的整合素调控，ABL 可能通过将整合素信号传递至细胞核从而充当黏附和细胞周期信号之间的桥梁，参与细胞生长和分化控制。

2. BCR 基因

定位于 22q11，长 130 kb，有 21 个外显子，起始方向 5'端至中心粒。有 4.5 kb 和 6.7 kb 两种不同的 BCR mRNA 转录方式，编码一分子量为 160 000 的蛋白 p160BCR，该蛋白有激酶活性，其 N 末端有二聚体区、SH2 结合区、丝氨酸—苏氨酸激酶激活区，C 端有 GTP 酶活性蛋白同源区（GAP），结构中心的 Ph 结构域为 Rho 鸟苷酸交换因子（Rho-GEF）同源区，可促使 Ras-GTP 交换，提高 Ras 活性，激活转录因子如 NF-κB 等。BCR 蛋白能使许多蛋白质中的酪氨酸激酶残基磷酸化，其上的第 177 位酪氨酸与 Grb-2 有关。

3. BCR-ABL 基因

在病理状态下，9 号和 22 号染色体发生断裂，平行交互移位形成 Ph 染色体 t（9；22）（q34；q11），继而产生 BCR-ABL 融合基因，编码 210kD 蛋白（p210BCR-ABL），该蛋白具有很强的酪氨酸激酶活性，可激活下游一系列信号持续磷酸化，导致造血干细胞增殖失控、凋亡受阻，因此认为，BCR-ABL 是 CML 的分子发病基础。这种活性异常升高的肿瘤性酪氨酸激酶（TK）是所有 CML 发病的共同机制，即使在 BCR-ABL 阴性的 CML 中，也有其他酪氨酸激酶的异常活化，如纤维母细胞生长因子受体、血小板源性生长因子受体。

4. BCR-ABL 蛋白的结构

（1）结合配体的结构域：酪氨酸激酶（TK）与相应配体结合，继而 TK 单体发生二聚体化，两个单体的基因相互催化，使酪氨酸激酶残基发生自身磷酸化反应，生成 SH2 结构域结合位点，TK 被激活。需要强调的是，热休克蛋白（HSP90）对于正常蛋白、肿瘤蛋白的稳定存在具有重要作用。

（2）SH2 结合位点：位于酪氨酸激酶结合结构域中，能识别细胞质衔接蛋白的 SH2 结构域，使衔接蛋白与 TK 结合。

（3）ATP 结合位点：蛋白激酶水解结合在该位点的 ATP，为靶蛋白磷酸化提供所需的磷酸根。

（4）靶蛋白结合区域：催化靶蛋白磷酸化反应。

5. BCR-ABL 蛋白激酶的作用底物

BCR-ABL 蛋白激酶的作用底物分为 3 类。

（1）衔接蛋白：如 Crkl、p62DOK。

（2）与细胞骨架、细胞膜有关的蛋白：如 paxillin、talin。

（3）有催化功能的蛋白：如非受体酪氨酸激酶 Fes、磷酸酶 Syp。

6. BCR-ABL 导致细胞恶性转化的主要机制

（1）CML 祖细胞与基质、基质细胞黏附减弱，从而减弱了黏附对细胞生长的抑制作用。

（2）激活促有丝分裂信号传导通路。此通路的各个环节如下。

1）衔接蛋白：衔接蛋白是连接 TK 与 Ras 信号传导通路蛋白的桥梁。如衔接蛋白 Grb-2 的作用如下：BCR-ABL 中的第 177 位酪氨酸自身磷酸化后可与衔接蛋白 Grb-2 的 SH2 结构域结合，Grb-2 被活化；Grb-2 的 SH3 结合位点与 SOS 蛋白结合，SOS 激活。SOS 是鸟苷酸交换因子（GEF），促使 Ras-GDP 转化为 Ras-GTP，从而激活 Ras 蛋白。Ras 蛋白还可由另外两种衔接蛋白 Shc、crkl 激活。

2）Ras 信号传导途径：该途径在 BCR-ABL 介导 CML 发生方面有重要作用，大部分 CML 有 Ras 途径的异常活化。H-Ras、K-Ras、N-Ras 基因编码产生小分子鸟嘌呤核苷酸连接蛋白，可与 GTP 结合而活化。Ras 蛋白的作用就像一个分子开关，在失活状态和活化状态间转变。在失活状态，Ras 的结合位点被鸟嘌呤二磷酸（GDP）占据，若 GTP 代替 GDP 的位置，Ras 即被激活。活化状态下的 Ras 与多种信号分子相互作用，触发一系列激酶蛋白激活，从而对细胞周期、凋亡、分化等多个过程产生影响。Ras 蛋白本身有内源性 GTP 酶活性，可催化 GTP 水解为 GDP，使 Ras 失活。肿瘤性 Ras 丧失了其在生理状态下的具有保护性的自我失活机制。肿瘤性 Ras 的改变为：Ras 发生突变，失去内源性 GTP 酶活性；Ras 处于持续活化状态。

3）Ras 的法尼基化：法尼基转移酶催化一段含有 15 个碳的法尼基共价连接到 Ras 的 C 末端，发生法尼基化使 Ras 与细胞膜的胞质面结合。Ras 在细胞内的定位对其功能有重要影响。正常细胞由类异戊二烯将 Ras 分子锚定在细胞膜的胞质面，而肿瘤源性的 Ras 依赖戊二烯锚定在细胞膜的胞质面；细胞信号通路的关键部分是分裂素活化的蛋白激酶（MAPK）级联反应；Ras 间接激活 Raf-1（丝氨酸—苏氨酸激酶），Raf-1 直接催化 MEK-1/2 磷酸化反应。MEK-1/2 是具有双重活性的特异性激酶，可以激活细胞外信号调节激酶 ERK-1/2，而 ERK-1/2 是细胞信号级联反应的终端 MAPK。MAPK 激酶通路激活的最终结果是使核蛋白磷酸化，激活转录。

（3）抑制细胞凋亡。①JAK-STAT 途径活化，Janus 家族激酶（JAK）是受体和信号传递蛋白，JAK 激活后 STAT 磷酸化，转录活化。BCR-ABL 可激活 STAT 分子。STAT5 的激活抑制细胞凋亡，激活 Bcl-XL（抗凋亡）转录因子。②PI3K 途径活化，BCR-ABL 与磷脂酰肌醇 3（PI3）、激酶 cbl、衔接蛋白 Crk、Crkl 组成复合体，活化 PI3K。PI3K 的底物是丝氨酸—苏氨酸激酶 Akt。Akt 与抗凋亡信号传导通路有关。③上调抑制凋亡分子表达，通过 Ras 或 PI3K 途径上调 bcl-2 表达；BCR-ABL 阳性细胞通过 STAT 活化 Bcl-xL 转录因子表达。④促进凋亡因子失活/下调促凋亡分子表达，BCR-ABL 使促凋亡蛋白 Bad 磷酸化、失活，从而抑制细胞凋亡；BCR-ABL 下调 ICSBP（干扰素共同序列结合蛋白），抑制凋亡。⑤BCR-ABL 抑制线粒体释放细胞色素 C，抑制 caspase 活化。

（4）急性变发生机制：对 CML-AP 和 CML-BP 患者进行遗传学检查，发现大多数患者可检测到继发性染色体异常。CML 急粒变的患者中约 80% 有非随机染色体异常，多表现为超 2 倍体，最常见为 +8，且 +8 常与其他染色体异常如 i（17）、+Ph、+19 等同时出现，其次为 +Ph、i（17）和 -Y。30% CML 急淋变的患者有染色体丢失，表现为亚二倍体或结构异常，常见异常为 +Ph 和 -Y。-17、14q+ 与急淋变特异相关。此外 20% ~30% 的急粒变的患者存在有 $p53$ 基因结构和表达异常，CMLp53

基因改变特征为：①主要改变是基因重排和突变；②主要见于急粒变；③常见于有 17p - 异常患者；④p53突变能导致 CML 的急粒变。

四、临床表现

（一）CML-CP

各年龄组均可发病，以壮年男性最多。通常起病隐匿，起病形式多种多样，20% ~ 40% 的患者在初诊时几乎无症状，只是在常规体检提示白细胞增多或脾大，部分患者左上腹饱满不适，或出现乏力、盗汗、体重减轻。90% 的患者有脾大，往往就医时已达脐或脐以下，肿大的脾质地坚实，平滑，无压痛。如果出现脾梗死，则脾区压痛明显，并有摩擦音。当治疗缓解时，脾往往缩小。肝大较少见。部分患者有胸骨中下段压痛。约15% 的患者由于高白细胞数（白细胞计数超过300×10⁹/L）出现"白细胞淤滞症"，表现为肺、中枢神经系统、某些特殊感觉器官和阴茎等循环血管内血流受阻，出现相应的症状和体征，如呼吸急促、呼吸困难、发绀、头晕、言语不清、谵妄、昏迷、视物模糊、复视、耳鸣、听力减退或阴茎异常勃起。CML-CP 一般持续 1 ~ 4 年。

（二）CML-AP

患者有发热、虚弱、进行性体重下降、骨痛，逐渐出现贫血和出血。脾持续或进行性肿大。对原来治疗有效的药物无效。CML-AP 可维持几个月到数年。也有患者临床表现不明显，无骨痛、发热、盗汗，仅有贫血加重，白细胞增多或减少，血小板减少，脾进行性肿大，甚至脾梗死。

（三）CML-BP

为 CML 的终末期，临床表现与急性白血病相似。多数为急性变，少数为急淋变和急单变，偶有红白血病变等。急性变预后差，往往数月内死亡。CML 的患者出现以下情况提示急性变可能：①持续发热，体温在38.5 ℃以上；②进行性贫血、出血，类似急性白血病；③脾进行性增大；④外周血原幼细胞 + 早幼细胞 >20%，骨髓中原幼细胞 + 早幼细胞 >50%；⑤中性粒细胞碱性磷酸酶（NAP）积分升高；⑥原按 CML-CP 治疗有效现在无效。

部位：CML-CP 的白血病细胞侵袭性不强，限于造血组织内增生，主要包括血液、骨髓、脾和肝。CML-BP 除上述部位外，很多髓外组织也受累，包括淋巴结、皮肤、软组织和中枢神经系统的原始细胞浸润。

五、辅助检查

（一）慢性期（CML-CP）

（1）血象：外周血以白细胞增多为主，大多超过 50×10⁹/L，甚至高达（400 ~ 500）×10⁹。血涂片可见到各阶段的粒细胞，以中晚幼稚以下各阶段及成熟粒细胞为主，原始粒细胞 <2%，原始细胞 + 早幼细胞 < 10%，嗜酸/嗜碱性粒细胞增多，无明显的粒细胞发育异常，血小板正常或增多，可 >1 000×10⁹/L，慢性期血小板减少非常少见。多数患者呈轻度贫血。

（2）骨髓象：骨髓增生明显活跃或极度活跃，粒系增生，中性晚幼粒细胞或中幼粒及杆状粒细胞明显增多，嗜酸/嗜碱性粒细胞增多，红系减少，巨核系增生，易见到小巨核细胞。骨髓原始细胞计数通常 <5%，如 ≥10% 表明已转化为 CML-AP。巨核细胞小于正常且分叶少是其特征，数量可正常或稍减少，但40% ~ 50% 的患者巨核细胞中度或重度增生。前体红系细胞数量不等。

（3）外周血 NAP 阳性率及积分减低。

（4）细胞遗传学：发现阳性的 Ph 染色体即可确诊。若 Ph 染色体阴性，而临床及实验室检查符合 CML，发现有 BCR/ABL 融合基因阳性也可诊断此病。

（5）其他：①血尿酸升高，常为正常人的 2 ~ 3 倍；②血清维生素 B₁₂ 水平约为正常人的 10 倍，维生素 B₁₂ 结合蛋白常增高；③常有血清乳酸脱氢酶升高；④可有电解质紊乱，如高钙血症和低钾血症。

（二）加速期（CML-AP）

（1）外周血三联征：①白细胞 $> 50 \times 10^9/L$；②红细胞比容 < 0.25（25%）；③血小板 $< 100 \times 10^9/L$，治疗无效，可考虑进入 AP。

（2）Cohen 等认为有下列一项即为 AP：①外周血（PB）和骨髓（BM）中原始细胞 $< 30\%$；②PB 或 BM 原始粒细胞 + 早幼粒细胞 $\geq 30\%$（原粒 $< 30\%$）；③PB 嗜碱性粒细胞 $\geq 20\%$；④血小板 $< 100 \times 10^9/L$。

（3）Dwyer 等认为符合下列为 AP：①PB 或 BM 原始细胞 $\geq 10\%$ 但 $< 30\%$；②PB 或 BM 原始粒细胞 + 早幼粒细胞 $\geq 20\%$；③PB 或 BM 嗜性碱性粒细胞 $\geq 20\%$；④进行性脾大，4 周内增至左肋下 ≥ 10 cm 或较前增大 50%；⑤与治疗无关血小板 $< 100 \times 10^9/L$；⑥除 Ph 染色体外其他染色体畸变。

（4）WHO 规定符合下列一项或一项以上的表现即可诊断 CML-AP：①原始粒细胞占外周血白细胞或骨髓有核细胞的 10% ~ 19%；②外周血嗜碱性粒细胞 $\geq 20\%$；③与治疗无关的血小板持续性减少 $< 100 \times 10^9/L$；④尽管经过充分治疗，血小板仍持续性增多 $> 1\,000 \times 10^9/L$；⑤白细胞进行性增多和脾进行性肿大对治疗无效；⑥有克隆性演变的证据。此外，粒系显著发育异常或胞体小、发育异常的巨核细胞呈大的簇状或片面状分布伴网状纤维或胶原纤维增生提示 CML-AP，但后述这些改变作为界定加速期的独立意义尚未经大系列的临床研究明确验证过，需与上述要点同存。

（三）急变期（CML-BP）

（1）血象：①大多数患者有贫血，甚至出现严重贫血，网织红细胞减少；②多数患者血小板减少，少数正常或轻度增高；③白细胞计数多增高，部分患者正常，少数患者白细胞减少；血涂片可见幼稚细胞，原始细胞 + 早幼细胞 $> 30\%$。

（2）骨髓象：①骨髓中原粒细胞或原淋巴细胞 + 幼淋巴细胞或原单 + 幼单核细胞 $> 20\%$；②骨髓中原始粒细胞 + 早幼粒细胞 $\geq 50\%$；③出现髓外细胞浸润。

六、诊断和鉴别诊断

（一）国内诊断及分期标准

1. CML-CP

（1）Ph1 染色体阳性和 *BCR-ABL* 融合基因阳性，并有以下任何一项者可诊断：①外周血白细胞增多，以中性粒细胞为主，不成熟粒细胞 $> 10\%$，原始细胞（Ⅰ型 + Ⅱ型） $< 10\%$；②骨髓粒系高度增生，以中性中幼粒细胞、晚幼粒细胞、杆状粒细胞增多为主，原始细胞（Ⅰ型 + Ⅱ型）10%。

（2）Ph1 染色体阴性和 *BCR-ABL* 融合基因阴性者，须有以下①~④中的三项加第⑤项即可诊断：①脾大；②外周血：白细胞持续增多 $> 30 \times 10^9/L$，以中性粒细胞为主，不成熟粒细胞 $> 10\%$，嗜碱性粒细胞增多，原始细胞（Ⅰ型 + Ⅱ型） $< 10\%$；③骨髓象：增生明显活跃，以中性中幼粒细胞、晚幼粒细胞、杆状粒细胞增多为主，原始细胞（Ⅰ型 + Ⅱ型） $< 10\%$；④NAP 积分降低；⑤能排除类白血病反应、CML 或其他类型的骨髓增生异常综合征（MDS）、其他类型的骨髓增殖性疾病。

2. 分期标准

（1）慢性期：①临床表现：无症状或有低热、乏力、多汗、体重减轻等症状；②血象：白细胞计数升高，主要为中性中幼粒细胞、晚幼粒细胞和杆状粒细胞，原始细胞（Ⅰ型 + Ⅱ型） $< 10\%$；嗜酸性粒细胞和嗜碱性粒细胞增多，可有少量有核红细胞；③增生明显至极度活跃，以粒系增生为主，中幼粒细胞、晚幼粒细胞和杆状粒细胞增多，原始细胞（Ⅰ型 + Ⅱ型） $< 10\%$；④染色体：有 Ph1 染色体；⑤CFU-GM 培养：集落或集簇较正常明显增加。

（2）加速期：具有下列两项者，考虑为本期。①不明原因的发热、贫血、出血加重，和（或）骨骼疼痛。②脾脏进行性肿大。③非药物引起的血小板进行性降低或增高。④原始细胞（Ⅰ型 + Ⅱ型）在血和（或）骨髓中 $> 10\%$。⑤外周血嗜碱性粒细胞 $> 20\%$。⑥骨髓中有显著的胶原纤维增生。⑦出现 Ph 染色体以外的其他染色体异常。⑧对传统的抗"慢粒"药物治疗无效。⑨CFU-GM 增生和分化缺陷，集簇增多，集簇与集落的比值增高。

（3）急变期：具有下列一项者可诊断为本期。①原始细胞（Ⅰ型＋Ⅱ型）或原淋巴细胞＋幼淋巴细胞，原单＋幼单在外周血或骨髓中＞20%。②外周血中原始粒细胞＋早幼粒细胞＞30%。③骨髓中原始粒细胞＋早幼粒细胞＞30%。④有髓外原始细胞浸润。⑤此期临床症状、体征比加速期更恶化，CFU-GM培养呈小簇或不生长。

（二）国外诊断及分期标准

1. CML-CP

（1）Cohen等诊断CP的5项标准为：①外周血与骨髓的原始细胞＜0.15（15%）；②外周血与骨髓的原始细胞＋幼稚细胞＜0.30（30%）；③外周血嗜碱性粒细胞＜0.2（20%）；④血小板≥100×10^9/L；⑤除肝脾大外无其他髓外组织受累。

（2）Silver等的诊断标准：①Ph1染色体阳性；②白细胞在24~96小时两次计数均＞40×10^9/L，且无类白血病反应的原因；③外周血粒细胞系＞80%；④骨髓或外周血原始细胞＋早幼粒细胞不同时间两次分类＜30%；⑤骨髓涂片或活检示增生明显活跃；⑥NAD积分＜25%。

具备上述6项者，诊断成立。如只有②~⑤项者，则要有脾大（应排除肝脏病所致），血清维生素B_{12}＞148pmol/L，方可作出诊断。

2. 分期标准

（1）国际骨髓移植登记组的分期标准。

1）慢性期：①无明显的临床症状（治疗后）；②无加速期与急变期的特征［注：骨髓可有粒系增生活跃、Ph1染色体和（或）其他染色体异常］。

2）加速期：①用常规剂量的药物（羟基脲或马利兰）难以使外周血增高的白细胞计数降低，或治疗疗程间隔不断缩短；②白细胞的倍增时间缩短（＜5天）；③外周血或骨髓中原始细胞计数＞10%；④外周血或骨髓中原始细胞加早幼粒细胞计数＞20%；⑤外周血中嗜酸性加嗜碱性粒细胞计数＞20%；⑥发生非马利兰或羟基脲引起的贫血或血小板减少；⑦持续性血小板升高；⑧附加染色体异常（出现新的克隆性染色体异常）；⑨脾大；⑩出现绿色瘤或骨髓纤维化。

3）急变期：外周血或骨髓中原始细胞加早幼粒细胞＞30%。

（2）意大利慢粒白血病研究协作组的急变期标准：①血或骨髓中原始细胞＞20%；②血原始细胞加早幼粒细胞计数＞30%或骨髓中原始细胞加早幼粒细胞计数＞50%；③髓外原始细胞浸润或白血病瘤块形成。

诊断为本病者，具上述任意一项或一项以上，可诊断为急变期。

（三）WHO诊断及分期标准

（1）慢性期：WHO对CML-CP未提出诊断标准。

（2）急变期：WHO规定符合下列条件一项或一项以上即可诊断CML-BP（表7-1）。

表7-1 慢性粒细胞白血病急变期

有如下一项或一项以上可诊断为急变期
外周血或骨髓原始细胞≥20%
髓外原始细胞增殖
骨髓活检有大的原始细胞灶或集簇

大约70%为急性髓系变，包括中性、嗜酸性、嗜碱性、单核细胞性、红细胞性或巨核细胞性或任意几种的混合急性变。20%~30%为急性淋系变。罕见粒系和淋系同时急性变。原始细胞的形态可以是典型的，但原始细胞常常是很早期的或异质性的，所以，建议做免疫表型分析。

髓外原始细胞增殖最常见于皮肤、淋巴结、脾、骨或中枢神经系统等部位，可以是髓系也可是淋系。如果骨髓原始细胞聚集呈明显的灶性，即使骨髓活检其他区域仍为慢性期改变，也应诊断为CML-BP。但是，CML-BP的原始细胞灶必须与慢性期小梁旁和血管周围的早幼粒细胞和中幼粒细胞灶相区别。

（四）鉴别诊断

1. 与反应性白细胞增多、类白血病反应或外周血幼红幼粒细胞反应相鉴别

①常有炎症、骨髓转移癌或实体瘤的副肿瘤综合征等原发病史。②外周血白细胞计数增高，可达 $50 \times 10^9/L$，中性粒细胞胞质中常有中毒颗粒和空泡，嗜酸性粒细胞、嗜碱性粒细胞不增多，血小板和血红蛋白大多正常。③NAP 积分增高。④Ph 染色体和 BCR-ABL 融合基因阴性。⑤骨髓转移癌时骨髓涂片或活检标本有异常细胞团簇，正常造血细胞减少或骨髓坏死等。⑥原发病控制后，反应性白细胞增多、类白血病反应等也随之消失。

2. 与 Ph^+ 或 BCR-ABL 融合基因阳性急性白血病（AL）鉴别

3%～5%儿童急淋白血病（ALL），20%成人 ALL（40 岁以上可高达40%）及 2%急性髓系白血病（AML）可有 Ph 染色体或 BCR 重排，主要是成人 ALL。少数 Ph^+ CML 其慢性期不明显而以急性变就诊，造成与 Ph^+-AL 鉴别困难。Ph^+-AL 与 CML-BP 的鉴别点：①无 CML 特征，如巨脾、嗜碱性粒细胞增多或血小板增多；②无 CML-BP 常见的染色体异常如 Ph、i（17q）、+8、$22q^-$ 等；③BCR 断裂区在 m 区，编码 p190 蛋白；④缓解后 Ph 染色体常消失；⑤多数 Ph^+-AL 为杂合，正常核型与异常核型，髓系表型与淋系表型杂合。

3. 与 Ph^+ 或 BCR 重排血小板增多症相鉴别

Ph^+ 或 BCR 重排血小板增多症与经典 Ph 或 BCR-原发性血小板增多症的临床表现无明显差异，均可无症状，偶因查体发现血小板增高，可有反复头晕、头痛、肢体末梢烧灼、麻木感、皮肤黏膜出血、血栓栓塞等，但有以下特点：①几乎均为女性；②多无脾大，少数轻度脾大；③血红蛋白正常，白细胞计数正常或轻度升高，一般 $<20 \times 10^9/L$，分类常正常，可出现幼稚细胞，但明显少于 CML 所见，嗜碱性粒细胞多不增多，血小板多 $>600 \times 10^9/L$ 且 $<2\,000 \times 10^9/L$，形态无明显异常；④NAP 积分多正常，也可增高、减低或缺乏；⑤骨髓多为纯巨核系增生，也可巨核系/粒系双系增生，增生的巨核细胞形态可正常，多有小巨核或大而畸形巨核细胞，个别有网硬蛋白纤维化；⑥细胞培养显示 CFU－GM 和 BFU－E 与 CML 相似；⑦细胞遗传学无经典原发性血小板增多症常见的 $20q^-$，而有 Ph 染色体或累及 X 染色体的 Ph 复合易位 t（x；9；22）（q11；q34；q11）；⑧分子水平有与 CML 一样的 M-BCR 重排，极少数为 m-BCR 重排；⑨可向 AL 转化。

4. 与特发性骨髓纤维化相鉴别

①白细胞计数较 CML 偏低，很少 $>50 \times 10^9/L$，有幼红幼粒血象，泪滴状红细胞明显增多，而 CML 幼粒细胞较多，很少有有核红细胞；②嗜酸性粒细胞、嗜碱性粒细胞不增多；③特发性骨髓纤维化 NAP 积分多正常或增高，而 CML 者 NAP 积分多减低或缺乏；④多次骨穿提示有"干抽"；⑤骨髓活检可见纤维组织增生；⑥无 Ph 染色体或 BCR 重排。

5. 与慢性中性粒细胞白血病（CNL）鉴别

CNL 曾作为 CML 亚型，WHO 将其列为慢性骨髓增生性疾病实体。其特点为：①中度非进行性中性粒细胞增多；②外周血中幼稚细胞少，无中幼粒细胞峰，无明显嗜酸性粒细胞、嗜碱性粒细胞增多；③骨髓成熟粒细胞增多；④NAP 积分正常或增多；⑤无或轻度脾大；⑥无引起类白血病反应的病因；⑦有 Ph 染色体，BCR 断裂点在 u 区。

据上述与 CML 鉴别。WHO 认为，此种 Ph^+，BCR u 区重排的 CNL 应诊为 CML，不应诊为 CNL。

七、治疗

CML 一旦发生急性变，治疗将很难奏效，因此应着重于慢性期的治疗。CML 的疗效判断包括血液学缓解、细胞遗传学缓解（即 Ph^+ 细胞消失率）和分子生物学缓解（即 BCR-ABL 融合基因转阴率），能否达到后两者缓解与患者的长期生存乃至治愈密切相关，因此应力争获得后两者的缓解。

（一）常规治疗

水化、碱化尿液：①减少尿酸形成：别嘌呤醇 100 mg，每天 3 次，当白细胞明显下降、脾明显缩

小、无明显高尿酸血症时停药；②大量补液，使尿量维持在 150 mL/h；③5% 碳酸氢钠 100 ~ 200 mL/d。

（二）化学治疗

1. 羟基脲（HU）

为细胞周期特异性抑制 DNA 合成的药物，起效快，但持续时间短。用药后两三天白细胞即迅速下降，停药后又很快回升。约 80% 的患者可选血液学缓解，25% 可有细胞遗传学反应。目前已取代白消安成为治疗 CML-CP 的首选口服药物。常用剂量为 3 g/d，分三次服用，待白细胞减至 20×10^9/L 时，剂量减半。减至 10×10^9/L 时，改为小剂量（0.5 ~ 1.0 g/d）维持治疗。用药期间需经常检查血象，以便调整药物剂量。不良反应少，耐受性好，与烷化剂无交叉耐药性。对患者以后接受造血干细胞移植也无不良影响。

2. 白消安（BUS，马利兰）

为烷化剂，作用于早期祖细胞。起效较慢，但持续时间长。一般用药后 2 ~ 3 周外周血白细胞才开始减少，停药后白细胞减少可持续 2 ~ 4 周，因此，要正确掌握剂量。初始剂量为 4 ~ 6 mg/d，分次口服。当白细胞降至 20×10^9/L 时，应停药，待稳定后改为小剂量(2 mg/1 ~ 3d)，使白细胞维持在（7 ~ 10）$\times 10^9$/L。用药过量甚至常规剂量也可造成严重的骨髓抑制，且恢复较慢，应予注意。长期用药可出现皮肤色素沉着、精液缺乏及停经、肺纤维化等。

3. 靛玉红及其衍生物甲异靛

靛玉红和甲异靛是中国医学科学院研究所经过 20 多年研究首创用于治疗 CML 的新药。与 HU 和 BUS 相比，其缩脾效果明显好于前两者。有报道称，甲异靛长期疗效与 HU 相似，甲异靛联合 HU 可明显延长患者慢性期，降低患者 5 年急变率。部分患者可有 Ph 染色体阳性率减低。单用靛玉红剂量为 100 ~ 300 mg/d，分 3 ~ 4 次口服。单用甲异靛 75 ~ 150 mg/d，分 3 次口服。主要的不良反应有不同程度的骨关节疼痛、恶心、食欲缺乏、腹痛、腹泻等消化道反应，极少在治疗期间出现骨髓抑制。

4. 其他药物

小剂量 Ara-C、高三尖杉酯碱、二溴卫茅醇、马法兰、瘤可宁等也有效，但仅在上述药物无效时才考虑应用。最近有长疗程高三尖杉酯碱 2.5 mg/（m^2·d）静脉滴注，第 1 ~ 14 天，使 6% 的 CML 患者获得完全细胞遗传学缓解的报道。

（三）α-干扰素（IFN-α）

（1）IFN-α 的作用：①直接抑制 DNA 多聚酶活性和干扰素调节因子（IRF）的基因表达，从而影响自杀因子（Fas）介导的凋亡；②增加 Ph 阳性细胞 HLA 分子的表达量，有利于抗原递呈细胞和 T 细胞更有效地识别。

由于该药起效较慢，因此对白细胞增多显著者，宜在第 1 ~ 2 周并用 HU 或小剂量 Ara-C。IFN-α 能使 50% ~ 70% 的患者获血液学完全缓解（HCR，指血象、骨髓象恢复正常）；10% ~ 26% 的患者可获显著的细胞遗传学缓解（MCR，指骨髓 Ph 阳性细胞 <35%），但 *BCR-ABL* 融合基因 mRNA 仍然阳性；获 MCR 者生存期延长。

IFN-α 剂量为 300 万 ~ 900 万 U/d，皮下或肌内注射，每周 3 ~ 7 次。常见不良反应为畏寒、发热、疲劳、厌食、恶心、头痛、肌肉和骨骼疼痛。用对乙酰氨基酚、苯海拉明等可减轻不良反应，大约 25% 患者因不良反应无法耐受而停药。

（2）迄今为止，关于 IFN 治疗 CML 取得了一些共识：①天然 IFN 与重组人 IFN 治疗 CML 疗效相似；②持续用药比间歇用药好，大剂量比小剂量疗效好，初治病例的血液学完全缓解明显比复治者高，加速期的疗效比慢性期差；③肌内注射、皮下注射比静脉注射好。

（3）关于 IFN 治疗 CML 尚待解决的问题如下。①IFN 是否可以延长 CML 患者的生存期，各家报道不一致。②IFN 的最适剂量和用药时间，至今仍无统一意见，但多数认为起始剂量应为 300 万 ~ 500 万 U/（m^2·d），2 ~ 3 周后剂量增至 900 万 ~ 1 200 万 U/（m^2·d）或达到获显著血液学疗效［即白细胞计数（2 ~ 4）$\times 10^9$/L，血小板计数接近 50×10^9/L］的最大耐受量及患者出现毒性症状需要减少剂量。

可望获得细胞遗传学缓解的最短时间为 6 个月，一般用至病情进展或出现不耐受的药物不良反应。③IFN种类与疗效的关系：不同种类的 α-干扰素临床疗效无差别，γ-干扰素疗效不清，α-干扰素和 γ-干扰素联合应用不能提高疗效。④IFN联合其他化疗药物如 HU、小剂量 Ara-C 20 mg/（$m^2 \cdot d$）×10 天已有 Ⅱ 期临床观察，表明疗效优于单用 IFN。

（四）靶向治疗

1. 甲磺酸伊马替尼

为苯胺类衍生物，能特异性阻断 ATP 在 *ABL* 酪氨酸激酶上的结合位置，使酪氨酸残基不能磷酸化，从而抑制 *BCR-ABL* 阳性细胞的增殖。伊马替尼也能抑制另外两种酪氨酸激酶 c-kit 和血小板衍化生长因子受体（PDGF-R）的活性。

（1）伊马替尼推荐剂量。

1）慢性期：400 mg/d。用药 3 个月后评估血液学疗效；用药 6 个月后评估遗传学疗效。如 Ph 染色体未达到细胞遗传学缓解（Ph 阳性染色体≤35%），应加大剂量。

2）加速期及急变期：600~800 mg/d。如并发全血细胞减少，应在支持治疗下继续用药，应用 1 年以上。

（2）伊马替尼的疗效。

1）CML-CP：对于初治患者，HCR、MCR 和完全细胞遗传学缓解（CCR）分别为 98%、83% 和 68%。

2）对于 IFN-α 治疗失败或不能耐受的 CML，其 HCR、MCR、CCR 分别为 95%、60% 和 41%。伊马替尼可使 7% 的 CML 慢性期患者 *BCR-ABL* 融合基因转阴（RT-PCR 法）。

（3）伊马替尼的主要不良反应有：骨髓抑制、恶心、肌肉痉挛、骨痛、关节痛、皮疹、腹泻、水肿、体液潴留和肝功能受损等。

（4）有对伊马替尼耐药的病例：目前认为应用伊马替尼治疗 6 个月无细胞遗传学反应或失去前期的疗效为耐药。

1）耐药机制可能与下列因素有关：①*BCR-ABL* 基因扩增和表达增加或其酪氨酸激酶活性再激活；②*BCR-ABL* 激酶区点突变，不能与药物结合；③CML-CP 对外周血和骨髓都能检出细胞周期 G_0 静止期的 $CD34^+ Ph^+$ 白血病干细胞，对伊马替尼高度耐药，而且耐药细胞内 γ-谷氨酰半胱氨酸合成酶和谷胱甘肽增高。

2）发生耐药时可采取：①伊马替尼增量；②停用或加化疗；③加 IFN-α 或亚砷酸（三氧化二砷，ATO）以下调 BCR-ABL 加强伊马替尼作用；④加维生素 C（1 g/d）可降低谷胱甘肽逆转耐药，且可增加 ATO 的疗效；⑤热休克蛋白 90（HSP90）能稳定 *BCR-ABL* 融合基因，加 HSP90 抑制剂格尔德霉素（GA）或 17-脱甲氧格尔德霉素（17-AAG），可介导 BCR-ABL 蛋白降解。

（5）用伊马替尼时需要注意以下情况。①伊马替尼不能透过血脑屏障，要防治中枢神经系统白血病时仍需鞘注甲氨蝶呤、阿糖胞苷等药物。②伊马替尼配伍禁忌：地塞米松、利福平、苯巴比妥可降低该药血浓度，而钙通道阻滞剂、双氢吡啶、对乙酰氨基酚、辛伐他汀、红霉素、环孢素、酮康唑、伊曲康唑等增加伊马替尼血浓度。因此伊马替尼与上述药物配伍时要注意增减剂量。③伊马替尼除 CML 应用外，对 Ph^+ AL、MF、ET 等也可应用，对血小板源生长因子受体（PDGFR，c-kit，CD117）也有作用，故可用于治疗 $CD117^+$-AML 和肥大细胞增生症。c-kit 酶位突变者，伊马替尼无效，调节型突变者有效。④与 IFN-α、柔红霉素、阿糖胞苷、依托泊苷、ATO 合用有协同作用。⑤有效者停药后仍可复发，需维持治疗。⑥有 t（9；21）（q34；p1）引起 *ETV-6-ABL⁻* 融合基因，其信号传导途径与 P210BCR-ABLAML 相同，伊马替尼治疗也有效。可用于 t（9；21）（q34；p1）-AML。

2. 达沙替尼（BMS-354825）吡咯嘧啶类物质

一种新型的 ABL 和 Src 家族酪氨酸激酶抑制剂。同伊马替尼一样，达沙替尼也是与 ABL 激酶 ATP 位点竞争性结合，不同的是该酶与激活、非激活构象的 ABL 均能结合，亲和力更强。已有研究显示达沙替尼抑制 ABL 激酶的作用是伊马替尼的 100 倍；对绝大多数 BCR-ABL 激酶结构域突变（15 种突变中有 14 种）有作用，仅对 T3151 突变无效。此外，对 c-kit 和 PDGFRβ 有明显抑制作用，推测该药能治疗骨髓增殖性疾病，包括系统性肥大细胞对伊马替尼的耐药。

Ⅰ 期临床试验检测达沙替尼的安全性，结果显示每天 15～180 mg 每周给药 5～7 天，耐受性良好。2003 年用于临床。39 例慢性期患者接受该药治疗，其中 31 例为伊马替尼耐药，多数有 BCR-ABL 结构域突变，用药后 HCR 为 84%，主要和完全遗传学缓解分别为 35% 和 52%；另外 8 例为伊马替尼不耐受，用药后 100% 达 HCR，主要和完全遗传学缓解分别为 50% 和 63%；未观察到剂量限制性不良反应。10 例平均病期 6 年的加速期患者用药后，HCR 为 50%，40% 有主要遗传学缓解。34 例平均病期 3 年的 CML 急变期患者/ALL 用药后，HCR 为 28%。多数患者出现 3～4 级血液学毒性。与体外实验一致，T351I 突变者，达沙替尼治疗无效。

3. AMN107 苯胺嘧啶衍生物

为伊马替尼类的第二代 ABL 抑制剂。该药也与非激活构象的 ABL 激酶结构域结合，竞争性抑制 ATP。对野生型 BCR-ABL 蛋白和发生点突变的耐伊马替尼类蛋白均有作用，主要通过凋亡使细胞生长受抑。体外试验中，该药对细胞自身磷酸化和增殖的抑制强度是伊马替尼的 10～25 倍。该药对多种伊马替尼耐药突变有作用，如 M351T、F317L、E255V 突变，但对 T3151 和 G250E 突变无效。此外，该药可抑制 PDGFR 和 c-kit，但对 Src 家族激酶无作用。人组 AMN107 Ⅰ/Ⅱ 期临床实验的患者为耐伊马替尼的加速、急变期 CML 或 Ph⁺ ALL，AMN107 治疗后，加速、急粒变、急淋变和 Ph ALL 的血液学缓解分别为 51%、17%、11% 和 10%，主要遗传学缓解达 38%～22%。15 例 CML 慢性期、对伊马替尼耐药患者用药后，血液学缓解达 80%，主要和完全缓解分别为 40% 和 13%。初步结论：AMN107 在体内和体外对 BCR-ABL 的抑制作用强于伊马替尼；对多种激酶结构域突变致伊马替尼耐药有效，但即使在高剂量时仍对 Y253H、E225V、T3151 突变无效；在药物的安全性、耐受性、全身毒性方面需进一步观察。

4. ON012380

ON012380 封闭 ABL 激酶底物结合位点，对 ATP 结合位点无影响。由于作用位点不同，耐伊马替尼点突变不会导致 ON012380 耐药。体外研究证实，ON012380 对野生型及所有耐伊马替尼的突变激酶甚至对 T3151 均有抑制作用。ON012380 对 PDG-FR 激酶及 Src 激酶家族成员 Lyn 也有抑制作用，但对 c-kit 抑制作用较弱。ON012380、伊马替尼协同抑制野生型 BCR-ABL 激酶。ON012380 抑制野生型 BCR-ABL 的作用是伊马替尼的 10 倍。细胞及动物实验已经证明，ON012380 对 17 种伊马替尼耐药突变（包括 T3151）均有抑制作用。

5. Src 酪氨酸激酶抑制剂

Src 激酶家族在 BCR-ABL 介导的 ALL 中有重要作用，但在 CML 中无重要影响。吡咯嘧啶 PD166326 是 FGFI、EGF、PDGF 和 Src 抑制剂。体外试验表明，PD166326 还具有抑制 ABL 的作用，该药抑制 BCR-ABL 的作用比伊马替尼强 100 倍，抑制 c-kit 介导的增殖作用比伊马替尼强 6.8 倍，对 Lyn 也有很强的抑制作用，但对 T3151 突变无抑制作用。动物实验表明，虽然该药对野生型、突变型 BCR-ABL 均有抑制作用，但不能清除 BCR-ABL 阳性细胞。PPI、CGP76030 在 ABL 的结合位点即伊马替尼的结合位点，两药均能抑制 ABL 激酶活性，还可通过抑制 Src 激酶导致细胞生长停滞、凋亡。

6. ABL 蛋白抑制剂

ABL 蛋白在细胞质、细胞质之间转运。细胞核—细胞质之间的通路需要 3 种细胞核定位信号分子（NLS）及一种细胞核输出信号分子（NES）参与，这些信号分子位于 ABL 蛋白 C 末端。来普霉素 B 是 NES 受体抑制剂，能阻断 ABL 蛋白在细胞核、细胞质间的转运。体外试验表明，先用伊马替尼，然后洗脱该药，再用来普霉素 B，可引起小鼠造血干细胞、TonB210、K562 细胞凋亡。联合使用伊马替尼、来普霉素净化骨髓中 CML，可提高 CML 患者自体移植疗效。

（五）造血干细胞移植

造血干细胞移植是用大剂量的放疗化疗作为预处理，彻底地清除体内残存的白血病细胞，再输入

HLA 相配的骨髓或其他造血干细胞使患者造血功能重建。异基因造血干细胞移植（Allo-HSCT）是采用 HLA 相匹配的同胞兄弟姐妹（亲缘）或无关供者（非亲缘）的骨髓或外周血或脐血等其他造血干细胞为患者进行移植，此方法可消除 Ph^+ 克隆而得以根治，是目前被普遍认可的根治性标准治疗。

移植患者的年龄国内多为 50 岁以下。Allo-HSCT 的移植相关病是导致死亡的主要原因，且随年龄增大而增多。年龄 <30 岁，慢性期早期，诊断 1 年内，未用过白消安及 IFN-α 治疗，配型完全吻合的同胞供者，男供者给女受者是 Allo-HSCT 疗效好的因素。因此，对有条件接受移植者，应争取在诊断后 1 年内移植。为了提高移植效果，给初诊 CML 实施更精细合理的治疗，现多强调移植前风险评估。欧洲血液和骨髓移植组（EBMTG）根据 5 个移植前变量提出了风险评估积分（0~7）系统，以提示移植相关的死亡风险和治愈可能。对 ≤2 分者，因移植相关的病死率 ≤31%，Allo-HSCT 可作为一线治疗。对 ≥3 分者，可先行伊马替尼治疗，进行 *BCR-ABL* 和染色体动态观察，治疗无效再进行 Allo-HSCT；也可考虑非清髓造血干细胞移植（NST）。NST 为降低预处理强度的 Allo-HSCT，由于其移植相关病死率低，对部分患者，尤其对年龄较大、不适合常规移植者已取得初步较好的效果。自体移植能使少数患者获取短暂的细胞学缓解，移植相关病死率低，且移植者的存活期长于常规化疗者。采用适当方法进行选择性 *BCR-ABL* 阴性细胞自体移植，值得探讨。

HLA 相合同胞间移植后复发率为 20%~25%，而无关供者移植较同胞间移植复发率低。移植后的主要治疗方法有：①立即停用免疫抑制剂；②淋巴细胞输注（DLI），缓解率为 65%~75%，并发症为移植物抗宿主病（GVHD）和骨髓移植；③NST 或二次移植；④药物治疗。

（六）白细胞单采

白细胞单采适合于高白细胞综合征，可快速降低白细胞，减轻白细胞淤滞症状。妊娠 CML 患者早期进行单采可避免化疗对胎儿的不良反应。单采虽然可快速减少白细胞，但维持时间短暂，需尽快化疗。

（七）脾放疗

一般适用于化疗难治，脾特别巨大，脾区出现剧痛，有脾破裂可能影响胃肠道功能者。患者此时多处于 AP 或 BP，脾放疗为姑息治疗，疗程短。也可作为造血干细胞移植前预处理。

（八）脾切除

脾切除不能延长患者生存期，不能阻止其向加速期发展，也不能增加对化疗的敏感性，但对症状性血小板减少，脾急剧肿大，可选择性切除。切脾后可发生血栓栓塞综合征，病死率较高，尤其对血小板增多者应谨慎切脾。

（九）血小板增多症的治疗

血小板多随治疗 CML 白细胞下降而下降，但有时白细胞数降至正常而血小板仍持续增高。治疗上可采用如下方法。

（1）血小板单采：可快速降低血小板数，但不能降低骨髓中巨核细胞，维持时间短暂。

（2）氯米喹酮：选择性降低血小板，也不能降低骨髓中巨核细胞生成，仅抑制其成熟和血小板形成，对其他血细胞无影响。一般 2 mg/d，用药 1 天可使血小板减低 50%，当血小板降至 $<450 \times 10^9/L$，改用 0.5~1 mg/d 维持。不良反应有药物扩血管作用引起的头痛、心动过速、腹痛、腹泻、水肿，偶可贫血等。停药后血小板在短期内快速回升。

（3）噻替派：75 mg/m² 静脉注射，每 2~3 周 1 次，当血小板降至 $<450 \times 10^9/L$ 时，以 25 mg/m² 静脉注射，每周 1 次维持。

（4）瘤可宁：6 mg/（m²·d），用 2~6 周可维持血小板数正常。

（十）CML 晚期的治疗

1. 加速期治疗

（1）Allo-HSCT：HLA 相合同胞间移植和非亲缘间移植的无病生存期（DFS）分别为 30%~40% 和

15%～35%。

（2）伊马替尼：剂量同上。HCR、MCR、CCR分别为34%、24%和17%。

（3）其他：干扰素联合化疗或使用联合化疗方案等。

2. 急变期的治疗

（1）化疗：髓系急变者可采用ANLL方案化疗，急淋变可按ALL方案化疗。

（2）伊马替尼：剂量如上述。HCR、MCR、CCR较加速期低分别为8%、16%和17%，且疗效维持短暂。

（3）Allo-HSCT：疗效差，复发率高达60%，长期DFS仅为15%～20%；对于重回慢性期后做移植者，其疗效同加速期。

第二节 缺铁性贫血

缺铁性贫血（IDA）是指由于体内储存铁消耗殆尽、不能满足正常红细胞生成的需要时发生的贫血。在红细胞的产生受到限制之前，体内的铁储存已耗尽，但还没有贫血，此时称为缺铁。缺铁性贫血的特点是骨髓及其他组织中缺乏可染铁，血清铁蛋白及转铁蛋白饱和度均降低，呈现小细胞低色素性贫血。

一、铁的代谢

铁是人体必需的微量元素，存在于所有细胞内。在体内除主要参与血红蛋白的合成和与氧的输送外，还参与体内的一些生物化学过程，包括线粒体的电子传递、儿茶酚胺代谢及DNA的合成。此外，约半数参加三羧酸循环的酶和辅酶均含有铁或需铁的存在。如铁缺乏，将会影响细胞及组织的氧化还原功能，造成人体多方面的功能紊乱。

（一）铁的分布

正常人体内铁的分布如表7-2。

表7-2 正常人体内铁的分布

铁的分布	铁含量（mg）	占全部铁（%）
血红素铁	2 000	62.1
储存铁（铁蛋白及含铁血黄素）	1 000（男）	31.0
	400（女）	
肌红蛋白铁	130	4.0
易变池铁	80	2.5
组织铁	8	0.3
转运铁	4	0.1

正常人体内铁的总量为3～5 g（男性约为50 mg/kg，女性约为40 mg/kg）。其中近2/3为血红素铁。血红蛋白内的铁占血红蛋白重量的0.34%。肌红蛋白、各种酶和辅酶因子中含的铁和血浆中运输的铁是执行生理功能的铁。

1. 血红素铁

血红素铁约占全部铁的62.1%。血红素的功能是参与血红蛋白的功能，在肺内与氧结合，将氧运送到体内各组织中。

2. 肌红蛋白铁

肌红蛋白铁约占全部铁的4%。肌红蛋白的结构类似血红蛋白，见于所有的骨骼肌和心肌。肌红蛋白可作为氧储存所，以保护细胞对缺氧的损伤。

3. 转运铁

转运中的铁是量最少（总量为 4 mg）然而也是最活跃的部分。转铁蛋白（Tf）每天在 24 小时内至少转运 8 次。转铁蛋白是由肝细胞及单核-巨噬细胞合成的 β_1 球蛋白，相对分子质量为 75 000 ~ 80 000 kD，678 个氨基酸序列已被阐明，基因位于 3 号染色体上。每个转铁蛋白可结合 2 个铁原子（Fe^{3+}）。正常情况下，仅 1/3 转铁蛋白的铁结合点被占据。血浆中所有转铁蛋白结合点构成血浆总铁结合力（TIBC）。转铁蛋白的功能是将铁输送到全身各组织，将暂不用的铁送到储存铁处。

4. 各种酶及辅酶因子中的铁

包括细胞色素 C、细胞色素 C 氧化酶、过氧化氢酶、过氧化物酶、色氨酸吡咯酶、脂氧化酶等血红素蛋白类以及铁黄素蛋白类，包括细胞色素 C 还原酶、NADH 脱氢酶、黄嘌呤氧化酶、琥珀酸脱氢酶和酰基辅酶 A 脱氢酶等。这部分铁虽然仅为 6 ~ 8 mg，含量极少，其功能大多是可逆的转运或接受电子，对每一个细胞的代谢至关重要，是维持生命所需的重要物质。

5. 易变池铁

易变池铁指铁离开血浆进入组织或细胞间，短暂结合于细胞膜或细胞间蛋白的铁容量。正常人易变池中铁的含量为 80 ~ 90 mg，约占全部铁的 2.5%。

6. 贮存铁

包括铁蛋白和含铁血黄素，其功能是储存体内多余的铁。当身体需要时，铁蛋白内的铁仍可动用为功能铁。

铁蛋白为水溶性的氢氧化铁磷酸化合物与去铁蛋白结合而成。其内部可容纳 2 000 个铁原子。当铁最大饱和时其质量约为 800 kD。去铁蛋白单体分重（H）型和轻（L）型两种。H 型单体摄取铁较 L 型为快，但保留较少。在肝及脾内的去铁蛋白主要是由 L 型单体组成。目前，人类铁蛋白的 H 型单体和 L 型单体的氨基酸序列均已被确定，其染色体位置分别在 11 号染色体及 19 号染色体上，铁蛋白的基因 DNA 位置也已阐明。

含铁血黄素是变性式聚合的铁蛋白，也为水溶性，含铁量占其重量的 25% ~ 30%。含铁血黄素主要存在于单核-巨噬细胞中。如果含铁血黄素大量堆积于体内其他的组织内，会损伤各系统组织的功能。含铁血黄素在显微镜下呈金黄色折光的颗粒或团块状，也可用瑞氏或普鲁士蓝染色。

（二）铁的吸收

正常情况下，人体铁主要来源于食物。多数食物中都含有铁，以海带、木耳、香菇、肝、肉类、血制品及豆类中较丰富。成年人每天应从食物中摄取 1 ~ 2 mg 铁（食物铁的含量应为 10 ~ 20 mg）。铁的吸收部位主要在十二指肠和空肠上段的黏膜。当缺铁时，空肠远端也可以吸收。

铁经肠黏膜上皮的吸收是主动的细胞内运转。但当口服大量铁剂时，铁也可被动地弥散进入肠黏膜。故在误服大量铁剂时，肠道对铁的吸收会失去控制而发生急性铁中毒。极少量的肌红蛋白铁或血红素铁可被直接吸收。大部分的血红蛋白须先经血红素加氧酶分解成铁及四吡咯后才被吸收。非血红素铁以二价的铁离子（Fe^{2+}）形式或与铁螯合物结合（防止铁变成不易溶解的沉淀）而被吸收。这种与铁螯合物结合的铁在进入碱性环境中会重新解离出来而被吸收。

食物进入肠道后，肠道黏膜细胞内的转铁蛋白分泌至肠腔内与食物中的铁结合。铁与转铁蛋白结合后，再与肠黏膜微绒毛上的受体结合而进入肠黏膜细胞。在黏膜细胞内，Fe^{2+} 被铜蓝蛋白及其他亚铁氧化酶氧化为 Fe^{3+} 后，与细胞内的转铁蛋白结合，越过细胞膜进入毛细血管网，剩余部分铁与细胞内的去铁蛋白结合形成铁蛋白，存留于细胞中。3 ~ 5 天后随肠黏膜细胞的更新脱落而排出体外（图 7-1）。

影响铁吸收的因素如下。

1. 体内铁储存量

当铁的储存量多时，血浆铁的运转率降低，铁的吸收减少。当铁缺乏时则相反，铁的吸收量增加。当红细胞生成的速度加快时，铁吸收也增加。体内铁储存量对肠黏膜的调节机制尚不清楚。

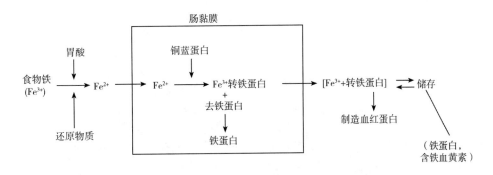

图 7-1　铁代谢示意图

2. 胃肠道的分泌

铁在酸性环境中易于保持游离状态，利于被吸收。胃酸有利于食物中铁的游离。胃肠道分泌的黏蛋白及胆汁对铁有稳定和促进吸收的作用。碱性的胰腺分泌液中的碳酸氢盐可与铁形成不易溶解的复合物，不利于铁的吸收。但胰腺分泌的蛋白酶可使铁与蛋白分离，易被吸收。

3. 食物的组成

肉类食物中的肌红蛋白、血红蛋白经蛋白酶消化后，游离出的血红素铁可以直接进入肠黏膜细胞。蛋白质类食物分解后的氨基酸、酰胺及胺类均可与铁形成易于溶解的亚铁（Fe^{2+}）螯合物，使铁易被吸收。而蔬菜及谷类食物中的铁多为高铁（Fe^{3+}），易与植物中的植酸、草酸、磷酸等结合形成不溶解的铁复合物，不易被吸收。故在食谱中应有一定量的肉类，以利于铁的吸收。

4. 药物的影响

还原剂如维生素 C、枸橼酸、乳酸、丙酸及琥珀酸等均可使 Fe^{3+} 还原成 Fe^{2+} 以利于吸收。氧化剂、磷酸盐、碳酸盐及某些金属制剂（如铜、镓、镁）均可延缓铁的吸收。

（三）铁的运转

进入血浆中的铁，与转铁蛋白结合后被带到骨髓及其他组织中去。血浆转铁蛋白是由肝细胞合成的 β_1 球蛋白，在血浆中的半衰期为 8~10.4 天。血中浓度为 2.5 g/L。转铁蛋白在氨基酸及碳酸盐的协同作用下，当 pH > 7 时才能与铁结合。每个转铁蛋白有两个结合铁的位点，可结合 1 个或 2 个铁离子（Fe^{3+}）。带高铁的转铁蛋白在幼红细胞表面与转铁蛋白受体（TfR）结合，通过胞饮作用进入细胞内。在 pH 条件改变成酸性（pH = 5）时，再度还原成 Fe^{2+}，与转铁蛋白分离。Fe^{2+} 在线粒体上与原卟啉、珠蛋白合成血红蛋白、多余的铁以铁蛋白形式存于细胞内，可用亚铁氰化钾染成蓝色，这类幼红细胞称为铁粒幼细胞。与铁分离后的转铁蛋白及转铁蛋白受体接着被排出细胞外（图 7-2）。转铁蛋白回到血浆后可再度行使转运铁的功能。转铁蛋白携带的是单铁或双铁，钙离子、细胞的磷酸化、细胞膜的胆固醇含量均可影响转铁蛋白与转铁蛋白受体的结合。

转铁蛋白受体（TfR）是一种细胞膜受体，在调节细胞铁的摄取中发挥着关键的作用。正常人 80% 以上的 TfR 存在于骨髓红系细胞上，红系各阶段细胞所表达的 TfR 数各不相同。原红细胞上可有 80 万个 TfR，到网织红细胞逐渐减少到每个细胞上只有 10 万个，成熟红细胞上则无 TfR。TfR 是由二硫键连接的双链跨膜糖蛋白，相对分子质量约为 18 kD。其基因位于第 3 号染色体的长臂。TfR 与转铁蛋白的亲和力，与转铁蛋白所结合的铁原子数量和 pH 有关。当 pH 为 7.0 时，转铁蛋白结合两个铁原子时，TfR 对转铁蛋白的亲和力最大。

目前已知参与对 TfR 调节的因素如下。

1. 细胞的分化状态

干细胞较少表达 TfR。BFU-E 和 CFU-E 所表达的 TfR 均较少，而 CFU-E 的 TfR 较 BFU-E 为多。在细胞内出现血红蛋白合成后，TfR 明显增多，到红细胞成熟后，就全部消失。

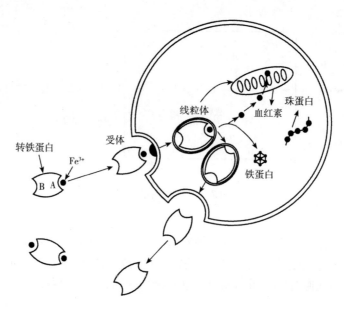

图7-2 幼红细胞与铁结合及形成血红蛋白示意图

2. 细胞内的血红素含量

在细胞内游离血红素含量增高时，可抑制 TfR 的表达。反之，则 TfR 的表达增加。

3. 细胞内的铁代谢

细胞内的铁调节蛋白（包括：铁反应元件结合蛋白 IRP-1、IRP-2，铁调节因子、铁抑制蛋白和 p90）为 mRNA 结合蛋白，能调节细胞内 TfR、铁蛋白和其他重要铁代谢蛋白。这些蛋白均已被离析、纯化和鉴定，氨基酸序列及基因定位已被确定。

当细胞内铁过多时，胞质内的铁调节因子（IRF）与 TfR mRNA 3′译区的铁反应元件（IRE）亲和力下降，TfR mRNA 的降解增加，细胞内 TfR mRNA 减少，TfR 合成减少，使细胞摄取铁减少；当细胞处于铁缺乏时，TfR 与 IRE 结合增强，使 TfR mRNA 稳定，不被降解，TfR mRNA 数量增加，TfR 合成增多，细胞摄取铁增加（图7-3）。

目前对 IRF 与 IRE 结合后如何稳定 TfR mRNA，避免被降解，以及细胞内铁如何调节 IRF 的机制尚不十分清楚。

红细胞衰老后，从红细胞中释放出来的铁 80% 以上可被重新再利用。

（四）铁吸收及利用的调控

正常成年人每天约产生 2×10^{11} 个红细胞，需要的铁量 > 20 mg。每天从肠道吸收的铁仅 1 ~ 2 mg，远不能满足需要。产生红细胞所需要的铁主要来源于单核-巨噬细胞吞噬的衰老红细胞。多年来，对于铁在肠道吸收、储备及利用的调控机制不是太清楚。近年的研究认为，海帕西啶——肝细胞产生的肽类激素，可能是机体铁储备及循环可利用铁的生理调控因子。实验证实可通过调整肠道铁的吸收以控制体内的铁量，并通过影响巨噬细胞内铁的供给以促进红细胞的生成。

（五）铁的储存

铁以铁蛋白和含铁血黄素的形式储存在骨髓、肝和脾的单核巨噬细胞中。在铁代谢平衡的情况下，每天进入和离开储存池的铁量很少。铁蛋白的铁（Fe^{3+}）当机体需要时，先还原成 Fe^{2+}，与络合剂结合后，从铁蛋白中释放出来。当体内铁负荷过多时，则以含铁血黄素的形式存在。含铁血黄素内的铁是以缓慢而不规则的方式重新返回细胞内铁代谢循环。

铁蛋白的合成也受 IRF（铁调节因子）的协调，当体内铁减少时，IRF 与铁蛋白 mRNA 上的 IRE（铁反应元素）结合，使铁蛋白 mRNA 停止运转，铁蛋白的合成减少（铁储存减少），以扩大细胞内铁的利用。反之，当体内铁过多时，铁蛋白的合成增加（图7-3）。

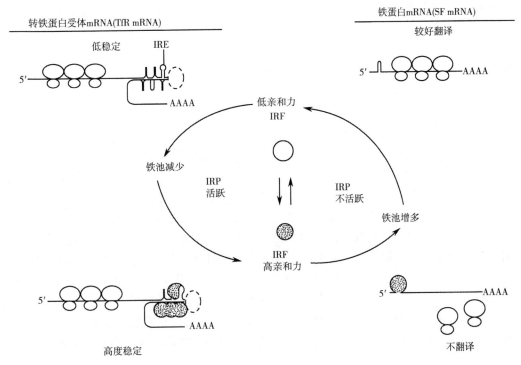

图 7-3 细胞内铁代谢的调节示意图

（六）铁的排泄

铁每天主要随胃肠道上皮细胞、胆汁等排出，泌尿生殖道及皮肤、汗液、脱落细胞也可丢失极少量的铁，总量约为 1 mg。育龄妇女平均每天排出的铁为 1.5～2 mg。

二、病因

人体内的铁是呈封闭式循环的。正常情况下，铁的吸收和排泄保持着动态的平衡，人体一般不会缺铁，只在需要增加、铁的摄入不足及慢性失血等情况下造成长期铁的负平衡才致缺铁。

造成缺铁的病因可分为铁摄入不足和丢失过多两大类。

（一）铁摄入不足

最常见的原因是食物中铁的含量不足、偏食或吸收不良。食物中的血红素铁容易被吸收，且不受食物组成及胃酸的影响。非血红素铁则需要先变成 Fe^{2+} 才能被吸收。蔬菜、谷类、茶叶中的磷酸盐、植酸、丹宁酸等可影响铁的吸收。成年人每天铁的需要量为 1～2 mg。男性 1 mg/d 即够，育龄妇女及生长发育的青少年铁的需要增多，应为 1.5～2 mg/d。如膳食中铁含量丰富而体内储存铁量充足，一般极少会发生缺铁。

造成铁摄入不足的其他原因是药物或胃肠疾病影响了铁的吸收，某些金属如镓、镁的摄入，制酸剂中的碳酸钙和硫酸镁，溃疡病时服用的 H_2 受体拮抗剂等，均可抑制铁的吸收。萎缩性胃炎、胃及十二指肠手术后胃酸减少影响铁的吸收等，均是造成铁摄入不足的原因。

（二）铁丢失过多

正常人每天从胃肠道、泌尿道及皮肤上皮细胞中丢失的铁约 1 mg。妇女在月经期、分娩和哺乳时有较多的铁丢失。临床上铁丢失过多在男性常是由于胃肠道出血，而女性则常是由于月经过多。

胃肠道出血常见原因是膈疝、食管静脉曲张、胃炎（药物及毒素引起）、溃疡病、溃疡性结肠炎、痔、动静脉畸形、息肉、憩室炎、肿瘤及钩虫感染。酗酒、服用阿司匹林及类固醇和非甾体类抗炎药者，以及少见的血管性紫癜、遗传性毛细血管扩张症及坏血病等，也常会有胃肠道的小量慢性失血。

其他系统的出血，见于泌尿系统肿瘤、子宫肌瘤、反复发作的阵发性睡眠性血红蛋白尿症和咯血，止血凝血障碍性疾病或服用抗凝血药等。

此外，妊娠期平均失血 1 300 mL（约 680 mg 铁）需每天补铁 2.5 mg。在妊娠的后 6 个月，每天需要补铁 3~7 mg/d。哺乳期铁的需要量增加 0.5~1 mg/d。如补充不足均会导致铁的负平衡。如多次妊娠则铁的需要量更要增加。

献血员每次献血 400 mL 约相当于丢失铁 200 mg。约 8% 的男性献血员及 23% 女性献血员的血清铁蛋白降低。如在短期内多次献血，情况会加重。

三、发病机制

铁是人体必需的微量元素，存在于所有生存的细胞内。铁除参与血红蛋白合成外，还参加体内的一些生物化学过程，包括线粒体的电子传递、儿茶酚胺代谢及 DNA 的合成。已知多种酶需要铁，如过氧化物酶、细胞色素 C 还原酶、琥珀酸脱氢酶、核糖核酸还原酶及黄嘌呤氧化酶等蛋白酶及氧化还原酶中都有铁。如缺乏，将影响细胞的氧化还原功能，造成多方面的功能紊乱。

含铁酶的活性下降，影响细胞线粒体的氧化酵解循环。使更新代谢快的上皮细胞角化变性，消化系统黏膜萎缩，胃酸分泌减少。缺铁时，骨骼肌中的 α-磷酸甘油脱氢酶减少，易引起运动后乳酸堆积增多，使肌肉功能及体力下降。含铁的单胺氧化酶对一些神经传导剂（如多巴胺、去甲肾上腺素及 5-羟色胺等）的合成、分解起着重要的作用。缺铁时，单胺氧化酶的活性降低，可使神经的发育及智力受到影响。缺铁时过氧化氢酶和谷胱甘肽过氧化物酶活性降低，易致细胞膜氧化损伤，红细胞的变形性差，寿命缩短。此外，缺铁时血小板的黏附功能降低，抗凝血酶Ⅲ和纤维蛋白裂解物增加，严重时可影响止血功能。

发育中的红细胞需要铁、原卟啉和珠蛋白以合成血红蛋白。血红蛋白合成不足造成低色素性贫血。

关于缺铁与感染的关系，目前尚有不同的看法。缺铁时巨噬细胞功能和脾自然杀伤细胞活性明显有障碍；中性粒细胞的髓过氧化物酶和氧呼吸爆发功能降低；淋巴细胞转化和移动抑制因子的产生受阻，细胞免疫功能下降。但另有学者强调铁也是细菌生长所需，认为缺铁对机体有一定的保护作用。铁丰富时较铁缺乏时更易发生感染。

四、临床表现

缺铁性贫血的临床表现是由贫血、缺铁的特殊表现及造成缺铁的基础疾病所组成。

（一）症状

贫血的发生是隐匿的，症状进展缓慢，患者常能很好地适应，并能继续从事工作。贫血的常见症状是头晕、头痛、乏力、易倦、心悸、活动后气短、眼花、耳鸣等。

（二）特殊表现

缺铁的特殊表现有口角炎、舌乳突萎缩、舌炎，严重的缺铁可有匙状指甲（反甲）、食欲减退、恶心及便秘。欧洲的患者常有吞咽困难、口角炎和舌异常，称为缺铁性吞咽困难综合征（普卢默-文森综合征），这种综合征可能与环境及基因有关。吞咽困难是由于在下咽部和食管交界处有黏膜网形成，偶可围绕管腔形成袖口样的结构，束缚着食管的开口。常需要手术破除这些网或扩张狭窄，单靠铁剂的补充无济于事。

（三）非贫血症状

缺铁的非贫血症状表现：儿童生长发育迟缓或行为异常，表现为烦躁、易怒、上课注意力不集中及学习成绩下降。异食癖是缺铁的特殊表现，也可能是缺铁的原因，其发生的机制不清楚。患者常控制不住地仅进食一种"食物"，如冰块、黏土、淀粉等。铁剂治疗后可消失。

（四）体征

体征有皮肤黏膜苍白、毛发干枯、口唇角化，指甲扁平、失光泽、易碎裂，约 18% 的患者有反甲，约 10% 的缺铁性贫血患者轻度脾大，其原因不清楚，患者脾内未发现特殊的病理改变，在缺铁纠正后可消退。少数严重贫血患者可见视网膜出血及渗出。

五、辅助检查

(一)血常规检查

呈现典型的小细胞低色素性贫血。红细胞指数改变的程度与贫血的时间和程度相关。红细胞宽度分布（RDW）在缺铁性贫血的诊断中意义很难定，正常为 $13.4\% \pm 1.2\%$，缺铁性贫血为 16.3%（或 $>14.5\%$）特殊性仅为 $50\% \sim 70\%$。血涂片中可见红细胞染色浅淡，中心淡染区扩大，大小不一。网织红细胞大多正常或轻度增多。白细胞计数正常或轻度减少，分类正常。血小板计数在有出血者常偏高，在婴儿及儿童中多偏低。

(二)骨髓象

骨髓检查不一定需要，除非是需要与其他疾病的贫血相鉴别时。骨髓涂片表现增生活跃，幼红细胞明显增生。早幼红及中幼红细胞比例增高，染色质颗粒致密，胞质少，血红蛋白形成差。粒系和巨核细胞系正常。铁粒幼细胞极少或消失。细胞外铁缺如。

(三)生化检查

1. 血清铁测定

血清铁降低〔$<8.95\ \mu mol/L$（$50\ \mu g/dL$）〕，总铁结合力增高〔$>64.44\ \mu mol/L$（$360\ \mu g/dL$）〕，故转铁蛋白饱和度降低。由于血清铁的测定波动大，影响因素较多，在判断结果时，应结合临床考虑。在妇女月经前 $2\sim3$ 天、妊娠的后 3 个月，血清铁和总铁结合力均会降低，但不一定表示缺铁。

2. 血清铁蛋白测定

血清铁蛋白低于 $14\ \mu g/L$。但在伴有炎症、肿瘤及感染时可以增高，应结合临床或骨髓铁染色加以判断。缺铁性贫血患者骨髓红系细胞内及细胞外铁染色均减少或缺如。

3. 红细胞游离原卟啉（FEP）测定

FEP 增高表示血红素合成有障碍，用它反映缺铁的存在，是较为敏感的方法。但在非缺铁的情况如铅中毒及铁粒幼细胞贫血时，FEP 也会增高。应结合临床及其他生化检查考虑。

4. 红细胞铁蛋白测定

用放射免疫法或酶联免疫法可以测定红细胞碱性铁蛋白，可反映体内铁储存的状况，如 $<6.5\ \mu g/$ 红细胞，表示铁缺乏。此结果与血清铁蛋白相平行，受炎症、肿瘤及肝病的影响较小是其优点。但操作较复杂，尚不能作为常规使用。

(四)其他检查

为明确贫血的病因或原发病，尚需进行：多次大便隐血试验、尿常规检查，必要时还应进一步查肝肾功能，胃肠 X 线检查、胃镜检查及相应的生化、免疫学检查等。

六、诊断

仔细询问及分析病史，加上体格检查可以得到诊断缺铁性贫血的线索，确定诊断还须有实验室证实。临床上将缺铁及缺铁性贫血分为：缺铁、缺铁性红细胞生成及缺铁性贫血三个阶段。其诊断标准分别如下。

1. 缺铁或称潜在缺铁

此时仅有体内储存铁的消耗。符合（1）再加上（2）或（3）中任何一条即可诊断。

（1）有明确的缺铁病因和临床表现。

（2）血清铁蛋白 $<14\ \mu g/L$。

（3）骨髓铁染色显示铁粒幼细胞 $<10\%$ 或消失，细胞外铁缺如。

2. 缺铁性红细胞生成

指红细胞摄入铁较正常时减少，但细胞内血红蛋白的减少尚不明显。符合缺铁的诊断标准，同时有以下任何一条者即可诊断。

（1）转铁蛋白饱和度 <15%。

（2）红细胞游离原卟啉 >0.9 μmol/L。

3. 缺铁性贫血

红细胞内血红蛋白减少明显，呈现小细胞低色素性贫血。诊断依据如下。

（1）符合缺铁及缺铁性红细胞生成的诊断。

（2）小细胞低色素性贫血。

（3）铁剂治疗有效。

七、鉴别诊断

主要与其他小细胞低色素性贫血相鉴别。

1. 珠蛋白生成障碍性贫血（地中海贫血）

常有家族史，血片中可见多数靶形红细胞，血红蛋白电泳中可见胎儿血红蛋白（HbF）或血红蛋白 A_2（HbA_2）增加。患者的血清铁及转铁蛋白饱和度、骨髓可染铁均增多。

2. 慢性病贫血

血清铁虽然降低，但总铁结合力不会增加或有降低，故转铁蛋白饱和度正常或稍增加。血清铁蛋白常有增高。骨髓中铁粒幼细胞数量减少，巨噬细胞内铁粒及含铁血黄素颗粒明显增多。

3. 铁粒幼细胞贫血

临床上不多见。好发于老年人。主要是由铁利用障碍导致。常为小细胞正色素性贫血。血清铁增高而总铁结合力正常，故转铁蛋白饱和度增高。骨髓中铁颗粒及铁粒幼细胞明显增多，可见到多数环状铁粒幼细胞。血清铁蛋白的水平也增高。

八、治疗

（一）病因治疗

应尽可能地去除导致缺铁的病因。单纯的铁剂补充只能使血常规恢复。如对原发病忽视，不能使贫血得到彻底的治疗。

（二）铁剂的补充

铁剂的补充治疗以口服为宜，每天元素铁 150~200 mg 即可。常用的是亚铁制剂（琥珀酸亚铁或富马酸亚铁）。于进餐时或餐后服用，以减少药物对胃肠道的刺激。铁剂忌与茶同服，否则易与茶叶中的鞣酸结合成不溶解的沉淀，不易被吸收。钙盐及镁盐也可抑制铁的吸收，应避免同时服用。

患者服铁剂后，自觉症状可以很快地恢复。网织红细胞一般于服后 3~4 天上升，7 天左右达高峰。血红蛋白于 2 周后明显上升，1~2 个月后达正常水平。在血红蛋白恢复正常后，铁剂治疗仍需继续服用，待血清铁蛋白恢复到 50 μg/L 再停药。如果无法用血清铁蛋白监测，则应在血红蛋白恢复正常后，继续服用铁剂 3 个月，以补充体内应有的储存铁量。

如果患者对口服铁剂不能耐受，不能吸收或失血速度快须及时补充者，可改用胃肠外给药。常用的是右旋糖酐铁或山梨醇铁肌内注射。治疗总剂量的计算方法是：所需补充铁（mg）=（150-患者 Hb g/L）×3.4（按每 1 000 g Hb 中含铁 3.4 g）×体重（kg）×0.065（正常人每千克体重的血量约为 65mL）×1.5（包括补充储存铁）。上述公式可简化为：所需补充铁（mg）=（150-患者 Hb g/L）×体重（kg）×0.33。首次给药剂量应为 50 mg，如无不良反应，第 2 次可增加到 100 mg，以后每周注射 2~3 次，直到总剂量用完。有 5%~13% 的患者于注射铁剂后可发生局部肌肉疼痛、淋巴结炎、头痛、头晕、发热、荨麻疹及关节痛等，多为轻度及暂时的。偶尔（约 2.6%）可出现过敏性休克，会有生命危险，故给药时应有急救的设备（肾上腺素、氧气及复苏设备等）。

九、预后

缺铁性贫血的预后取决于原发病是否能治疗。治疗原发病、纠正饮食习惯及制止出血后，补充铁剂治疗可使血红蛋白较快地恢复正常。如治疗不满意，失败的原因常为：①诊断错误，贫血不是由缺铁所致；②并发慢性疾病（如感染、炎症、肿瘤或尿毒症等）干扰了铁剂的治疗；③造成缺铁的病因未消除，铁剂的治疗未能补偿丢失的铁量；④同时合并有叶酸或维生素 B_{12} 缺乏影响血红蛋白的恢复；⑤铁剂治疗中的不恰当（包括每天剂量不足、疗程不够、未注意食物或其他药物对铁吸收的影响等）。

十、预防

缺铁性贫血大多是可以预防的，主要是重视营养知识教育及妇幼保健工作，如改进婴儿的喂养，提倡母乳喂养和及时添加辅食，妊娠及哺乳期妇女适当补充铁剂等；在钩虫流行区应进行大规模的寄生虫防治工作；及时根治各种慢性消化道出血的疾病等。

第三节　慢性病贫血

慢性病贫血是指伴发于慢性感染、炎症及一些肿瘤的轻至中度的贫血，常表现为正细胞、正色素贫血，但有时也可表现为轻度低色素、小细胞贫血，血清铁浓度降低、总铁结合力及转铁蛋白水平正常或降低、铁蛋白水平常升高以及红细胞生成减少。由于其病理生理过程主要是炎症介导，目前多称为炎症性贫血（AI）。

早在 19 世纪初期，有学者发现结核病患者常伴面色苍白，这是有关慢性感染与贫血关系的最早的报道，甚至早于血细胞数目的测定。后来红细胞数量的测定证实了炎症与贫血的相关性，首先提出了"感染性贫血"这一名称。随后发现除感染性疾病外，一些结缔组织病及恶性肿瘤也可并发类似的贫血，因此提出"简单慢性贫血"和"慢性病贫血"（ACD）的名称。ACD 被广泛采纳并沿用至今。

临床发现并非所有慢性疾病均并发贫血（如高血压），一些不并发慢性疾病的老年患者也可出现相类似的贫血，而一些急性疾病（尤其是重症）可在短时间内出现原发病无法解释的贫血。目前已了解的 ACD 发病机制是与炎性细胞因子相关，故有学者提出新的名称"炎症性贫血"。一方面解释了 ACD 的病理生理学特点，另一方面包括了上述的老年性贫血及重症患者的急性贫血。

因全球范围内感染和慢性炎性疾病的高发，以及发达国家恶性肿瘤的高发，使 ACD 的发病率列贫血的第二位，仅次于缺铁性贫血。

一、病因

ACD 是住院患者中最常见的贫血类型，临床上伴发 ACD 的常见病因见表 7-3。

表 7-3　ACD 常见病因及发生率

ACD 病因	具体疾病	发生率
感染	病毒：如 HIV 等	18%～95%
	细菌：如结核、脓肿、感染性心内膜炎、骨髓炎等真菌	
	寄生虫：如疟疾等	
肿瘤	血液系统肿瘤：如多发性骨髓瘤、淋巴瘤等一些实体肿瘤	30%～77%
急性/慢性炎症	自身免疫病：如类风湿关节炎、系统性红斑狼疮、血管炎、结节病、炎性肠病等	8%～71%
	实体瘤移植后慢性排异反应	
	慢性肾病/透析	
	重症，创伤/烧伤	
细胞因子调节异常	老年人贫血	30%～40%

二、发病机制

ACD 的发病机制目前并未完全清晰（表 7-4）。在慢性疾病过程中，ACD 主要引起机体红细胞生成障碍，不能补偿机体对红细胞的需求。但这种障碍只是轻度的，所以导致的贫血也只是轻到中度。核心的问题是，什么因素导致红细胞生成障碍，铁又是如何滞留在巨噬细胞和肝细胞中，不能被充分利用。

表 7-4　ACD 发病机制及其影响因素

ACD 机制	核心步骤	机制	细胞通路	系统表现
铁代谢异常	TNF-α	铁蛋白转录增加	增加网状内皮系统（RES）内铁储备	血清铁降低、铁蛋白增高
	IL-1	TNF-α 介导红细胞寿命缩短	不明（可能通过自由基破坏红细胞途径）	吞噬红细胞
	IL-6	诱导铁蛋白转录及翻译	增加 RES 内铁储备	血清铁降低、铁蛋白增高
		刺激铁调素产生	铁调素使铁吸收及铁从巨噬细胞外运减少	血清铁降低
	干扰素（IFN-γ）或 LPS	刺激二价金属转运蛋白（DMT-1）合成；下调膜铁转运蛋白表达	增加铁吸收并抑制铁在巨噬细胞循环（如来源于吞噬红细胞）	血清铁降低
	IL-10	诱导转铁蛋白受体表达；刺激铁蛋白翻译	促进转铁蛋白结合铁在巨噬细胞的吸收和储存	血清铁降低、铁蛋白增高
	红细胞吞噬	TNF-α 导致红细胞破坏增加，红细胞半衰期缩短	再循环的铁限制于巨噬细胞中	血清铁降低、贫血
红系造血削弱	IFN-γ、IL-1 及 TNF-α	抑制红细胞集落形成单位（CFU-E）、爆裂型红细胞集落形成单位（BFU-E）的增殖和分化	诱导凋亡、下调 EPO 受体（EPOR）表达，降低干细胞生长因子（SCF）	贫血合并网织细胞正常或降低
		铁滞留在 RES 中导致血清铁降低	铁限制性造血	贫血合并原卟啉增加
		诱导一氧化氮产生	红细胞氨基乙酰丙酸合酶降低	贫血合并乙酰丙酸升高
	α-抗胰蛋白酶	减少红系细胞铁吸收	BFU-E 及 CFU-E 增殖下降	贫血
	肿瘤细胞或微生物	骨髓浸润	造血干细胞被取代	贫血或全血细胞减少，或二者皆有
		产生可溶性介质	局部炎症及细胞因子、自由基产生	贫血或全血细胞减少，或二者皆有
		消耗维生素	抑制造血干细胞	叶酸或钴胺缺乏
	血清铁降低	细胞因子介导铁储留在 RES 中、铁吸收减少	血红素合成削弱，对 EPO 反应受损及 CFU-E 增殖减少	贫血
EPO 反应钝化	EPO 缺乏	IL-1 及 TNF-α 抑制 EPO 产生	EPO 转录减少，自由基介导的损伤 EPO 分泌细胞	血清 EPO 降低
	血清铁降低	因铁利用受限，导致干细胞对 EPO 反应降低	血红素产生障碍，红系增殖障碍	贫血、血清铁降低
	IFN-γ、IL-1 及 TNF-α	削弱红系干细胞对 EPO 的反应	减少 CFU-E 中 EPO 受体的表达；通过细胞因子及自由基破坏红系干细胞，可能干扰 EPO 信号传导	贫血

三、辅助检查

ACD 患者伴随的轻至中度贫血症状经常被原发疾病的临床表现所覆盖。而且血红蛋白浓度在 7～11 g/dL 可不出现相关症状。但处于严重呼吸功能不全、发热及衰弱的患者，贫血导致的携氧能力下降常常加重前期症状。常规查体难以发现相关体征，因此诊断需依赖实验室检查。

1. 红细胞及网织红细胞

ACD 通常表现为轻至中度（血红蛋白浓度 70～110 g/L）的正色素正细胞性贫血，当疾病加重或者病程延长时可演变成小细胞低色素性贫血。网织红细胞绝对计数通常正常或者轻度升高。

2. 铁相关指标

血清铁及总铁结合力降低、铁蛋白升高是 ACD 特征性表现。血清铁半衰期为 90 分钟，变化迅速，可在感染开始或者严重炎症反应数小时后出现。总铁结合力常反映出转铁蛋白水平，转铁蛋白水平半衰期为 8~12 天，变化较血清铁缓慢，在 ACD 中可正常或轻度降低。

血清铁蛋白水平反映铁储备，在 ACD 中升高、在缺铁性贫血（IDA）中降低，对鉴别两种疾病很有帮助。但是铁蛋白是一种急性反应蛋白，在炎症刺激后升高，受疾病状态影响较大，且长时间 ACD 的患者可出现铁储备下降，并发缺铁性贫血。ACD 中如果铁蛋白浓度 <60 μg/L 被认为并发缺铁性贫血。

可溶性转铁蛋白受体是转铁蛋白膜受体片段的分解产物，当铁供给减少时升高（IDA），而在 ACD 中因为合并炎症因子的负调节作用则正常或减少。可溶性转铁蛋白受体与铁蛋白对数值（log 铁蛋白）的比值对鉴别 ACD、IDA 及二者合并较铁蛋白鉴别的价值更大，<1 提示 ACD、当 >2 提示存在 IDA。

3. 骨髓铁染色

骨髓穿刺或者活检对诊断 ACD 很有帮助，但很少作为常规检查手段。总的来说，除相关原发病骨髓受累外，骨髓细胞形态学多正常。而铁染色的铁分布对鉴别 IDA 则有帮助。IDA 中铁粒幼细胞及巨噬细胞内均缺铁，而 ACD 中铁粒幼细胞数量减少，但巨噬细胞内铁粒增多。尽管铁染色可作为鉴别 ACD 及 IDA 的金标准，但临床上因铁蛋白测定的便利性，骨髓穿刺属有创检查，这使铁染色很少作为常规检查手段。

表 7-5 显示了鉴别 ACD、IDA 或二者同时存在时常用的实验室指标。

表 7-5 ACD、IDA 及二者同时存在时的实验室指标

指标	ACD	IDA	二者合并
血清铁	↓（常 >50 μg/L）	↓（<50 μg/L）	↓
转铁蛋白浓度	↓或正常	↑	↓
转铁蛋白饱和度	↓（>16%）	↓（<15%）	↓
总铁结合力	↓	↑	正常或↓
铁蛋白	正常或↑	↓	↓或正常
可溶性转铁蛋白受体	正常	↑	正常或↑
可溶性转铁蛋白受体/log 铁蛋白	低（<1）	高（>2）	高（>2）
骨髓铁染色	巨噬细胞内铁↑	↓	正常或↓
细胞因子水平	升高	正常	升高

4. EPO 测定

ACD 需根据贫血的严重程度来决定是否测量 EPO 浓度。血红蛋白水平在 100 g/L 以下才需要监测 EPO 水平，因为在此之上 EPO 有一定的代偿范围。EPO 水平可作为 ACD 治疗疗效的参考标准，有学者通过测量肿瘤非化疗患者接受 EPO 治疗 2 周后的 EPO 及铁蛋白浓度，提出如分别高于 100 U/L 及 400 ng/mL 则提示对 EPO 治疗无反应，但这一结果对化疗的患者不适用。

5. 铁调素测定

自 2000 年分别从尿液及血透置换液中发现铁调素以后，很多中心开始测量血液或尿液的铁调素含量。尿铁调素含量在 ACD 中明显高于正常人或 IDA 患者，可有效将二者鉴别。血清铁调素浓度对二者鉴别意义不大，可能与铁调素快速清除、血液浓度不稳定有关。肾功能不全的患者中血铁调素前体（pro-hepcidin）浓度与 ACD 相关。尽管目前铁调素测量尚未应用于常规诊断，但其有广泛的应用价值。

四、诊断

根据患者基础疾病、贫血及相关铁代谢指标检查，可诊断 ACD。国内制订的 ACD 诊断依据如下。

（1）临床表现：①轻至中度贫血；②经常伴随慢性感染、炎症或肿瘤。

（2）实验室检查：①多为正细胞正色素性贫血，30%～50%可为小细胞低色素性贫血，但平均红细胞体积很少<72 fL；②网织红细胞正常；③骨髓铁染色提示铁粒幼细胞减少，巨噬细胞内铁粒增多；④红细胞游离原卟啉增多；⑤血清铁及总铁结合力均降低，转铁蛋白饱和度正常或稍低，通常在16%～30%；⑥血清铁蛋白升高。

诊断ACD时需先排除这些慢性疾病并发的失血、溶血及药物导致的骨髓抑制等因素。

五、鉴别诊断

（1）在感染、炎症及肿瘤患者中，药物可导致骨髓抑制，或者诱发溶血性贫血。当骨髓被细胞毒性药物抑制或者非特异性毒性反应时，血清铁升高、网织红细胞计数降低。溶血性贫血时网织红细胞、非结合胆红素及乳酸脱氢酶升高，血清结合珠蛋白降低。

（2）慢性失血导致铁储备丢失、血清铁降低、铁蛋白降低但转铁蛋白升高。尽管ACD铁蛋白多升高，但并发慢性失血时铁蛋白可降低，需积极发现出血部位，例如是否静脉抽血过多（医源性）或月经失血等，多次检查大便隐血以除外消化道出血。当发现出血部位时口服或者静脉补铁治疗有效，可证实为ACD并发IDA。

（3）肾功能不全导致的EPO缺乏性贫血。尿毒症患者中血清铁水平正常或升高，但同时血肌酐也升高可明确诊断。肾功能衰竭导致的炎症状态可并发ACD对EPO治疗抵抗，炎症状态时红细胞沉降率及C反应蛋白升高。

（4）内分泌异常包括甲状腺功能减低、甲状腺功能亢进、睾丸功能衰竭、糖尿病，可导致慢性正细胞正色素性贫血。不同于ACD或者IDA，内分泌异常患者中血清铁可正常。

（5）骨髓中肿瘤细胞浸润导致的贫血：贫血可在恶性肿瘤，尤其在恶性淋巴瘤病情进展中出现，并可有血清铁正常或升高。骨髓受累时血涂片通常发现异常红细胞、泪滴状红细胞、幼红细胞以及不成熟髓系细胞，骨髓涂片可确定诊断。但骨髓受累时多伴随有ACD。

（6）轻微的地中海贫血：是某些地区贫血常见的原因，可与ACD相混淆。地中海贫血时小红细胞数目增多且持续终身，且贫血严重程度常常超过ACD。

（7）稀释性贫血：妊娠及严重血浆蛋白增多（如高球蛋白血症、多发性骨髓瘤等）中可出现稀释性贫血。

六、治疗

（一）治疗的合理性

ACD需要治疗的条件有两个：第一，贫血对机体造成伤害，需要心脏代偿性提高心排血量以维持组织氧供；第二，贫血是一些疾病的不良预后指标。ACD中，中度贫血是需要治疗的，尤其是65岁以上、合并单个或多个危险因素（如冠心病、肺病及慢性肾病）的患者。贫血纠正后输血减少、血红蛋白升高，患者的生活质量可相应提高。

在肿瘤、慢性肾病及充血性心力衰竭患者中贫血是预后相对不佳的指标。一项10万名透析患者的回顾性分析中，血红蛋白低于80 g/L组较100～110 g/L组死亡总生存期（OR）值升高1倍；在先<30%、后逐渐发展超过30%组与开始即红细胞比容（HCT）>30%组的OR值相当。但是，不是贫血被完全纠正的患者预后最好，而是HCT 33%～36%组的透析患者死亡风险最低。这一证据随后被慢性肾病及肿瘤患者采纳，推荐Hb水平控制在110～120 g/L为合适的范围。

（二）治疗选择

ACD首先需要治疗基础疾病，如类风湿关节炎患者采用抗TNF-α受体。同时需去除引起贫血的其他因素，如消化道出血、营养性贫血、溶血性贫血以及药物不良反应等。如果原发病无法根治而贫血症状明显时需采取相应治疗手段（表7-6）。

表7-6 除治疗原发病外 ACD 的其他治疗选择

治疗类型	指征	典型表现	风险及不良反应	获益
输血	心肌缺血 对其他治疗无反应	Hb < 100 g/L 胸痛及心电图异常	感染 血容量过大 输血反应	迅速纠正贫血
补充铁	合并 IDA 对 EPO 治疗抵抗	怀疑或已存在 IDA	口服铁时胃肠道反应 胃肠道外给药时系统及局部反应 削弱抗感染能力	便宜、相对安全
EPO	乏力、活动耐力下降	Hb < 100 g/L 100~120 g/L 时酌情考虑 贫血症状	需要数周时间 单纯性红细胞再生障碍性贫血 可能导致肿瘤恶化 昂贵	耐受性好，相对安全

1. 输血

输血是一种快速有效改善贫血且被广泛采用的方法，对严重贫血或危及生命的贫血，尤其是伴有出血的患者很有帮助。输血可改善心肌梗死并发贫血患者的存活率，但输血本身可增加 ICU 患者多器官衰竭的发生率及死亡率。输血是否可调节免疫系统导致临床不良反应尚不清楚，但肿瘤或慢性肾病合并 ACD 的患者并不推荐长期输血，因为容易合并的铁过载及肾移植前患者对 HLA 抗原致敏。

2. 补铁治疗

口服铁剂吸收不良、铁利用率低，而直接补充的铁仅一部分参与造血，更多的铁被单核-巨噬细胞系统储存。ACD 患者是否补铁治疗是有争议的，因为铁是微生物增殖必需的营养，微生物及肿瘤细胞所需铁被限制在 RES 中本身是机体的一种保护机制。在一项透析并接受铁剂治疗患者细菌感染风险的预测研究中，发现当转铁蛋白饱和度 > 20% 以及铁蛋白 > 100 ng/mL 时，感染细菌的风险明显升高，可能与铁抑制细胞免疫反应及下调 IFN-γ 相关。另外在长期免疫激活背景下的患者采用铁剂治疗，可激活高度毒性的羟自由基引起组织损伤及血管内皮功能异常，增加了急性冠脉事件的风险。

铁剂治疗可带来益处，可抑制 TNF-α 形成，可减少类风湿关节炎和终末期肾功能衰竭患者的疾病活动度，炎性肠病并发贫血的患者在胃肠道外补铁治疗后可增加血红蛋白水平。ACD 合并绝对的铁缺乏应该采用补铁治疗，EPO 治疗后功能性铁缺乏时也应该考虑补铁治疗，因为这部分患者血红蛋白升高的获益大于感染的风险。但目前 ACD 中铁蛋白超过 100 ng/mL 则不推荐铁剂治疗。在接受化疗的肿瘤患者及透析患者中，已证实胃肠外补铁可增加 EPO 治疗疗效。

3. EPO

EPO 可下调铁调素水平，促进造血，有效改善 ACD。同时 EPO 的其他生物学效应，如抗炎、增加 T 细胞免疫反应，对某些基础疾病有好处，联合 EPO 及铁治疗不仅纠正了贫血，还可使疾病活动程度减轻。目前已在正在接受化疗的肿瘤患者、慢性肾病及 HIV 感染接受治疗的患者中证实，EPO 有纠正 ACD 的疗效。EPO 的反应率在骨髓增生异常综合征和多发性骨髓瘤、类风湿关节炎及慢性肾病分别为 25%、80% 及 95%，治疗作用包括逆转了细胞因子的抗增殖疗效、刺激铁吸收及促进红系前体细胞中血红素的合成等。对治疗无反应的原因可能是前炎症细胞因子水平高或同时铁供给不足。

美国血液学协会推荐的肿瘤患者 EPO 治疗指南，提出 EPO 治疗的适应证为：①Hb < 100 g/L，使用目的是减少输血次数，100~120 g/L 的患者应酌情考虑；②实体瘤/非髓系血液肿瘤需联合使用化疗，治疗目标为 Hb 纠正至 120 g/L，美国食品药品监督管理局（FDA）批准的重组人 EPO 以及衍生物治疗是局限于接受化疗的、Hb 在 10 g/dL 以下的（需要输血的）以及无法治愈的肿瘤患者。

国外推荐的 EPO 剂量为：EPO 150 U/kg，每周 3 次或者 40 000 U 每周 1 次，EPO 一般至少使用 4 周。4~8 周时如 Hb 升高不足 10 g/L 可酌情将 EPO 加至 300 U/kg。同时应评估是否存在缺铁，可酌情考虑补铁治疗。如治疗 6~8 周 Hb 升高不足 10~20 g/L，则可认为治疗无反应。认为治疗无效的患者应停用。如 Hb 水平升至 120 g/L 后需减量 25%~40% 并维持 EPO 使用，以保持 Hb 在 100~120 g/L 水平。

随着 ACD 机制的研究越来越清晰，一些新的治疗策略将会成为可能，如铁螯合剂治疗以增加内源性 EPO 水平，铁调素的拮抗药以阻断 RES 铁储备，能在炎症状态下有效刺激造血的药物等。

第四节　巨幼细胞贫血

巨幼细胞贫血是由于细胞 DNA 合成障碍引起骨髓和外周血细胞异常的贫血。其特点为细胞核发育障碍，细胞分裂减慢，与胞质的发育不同步，即细胞的生长和分裂不平衡。细胞体积增大，呈现形态与功能均不正常的巨幼改变。这种改变可涉及红细胞、粒细胞及巨核细胞三系，且细胞未发育到成熟就在骨髓内破坏，为无效应生成。除造血细胞外，在更新较快的细胞，如胃肠道上皮细胞中也存在类似的改变，故在临床上常表现为全血细胞减少及伴胃肠道症状。巨幼细胞贫血主要是由叶酸和（或）维生素 B_{12} 缺乏所致。维生素 B_{12} 缺乏时，除上述表现外，神经系统的细胞和髓质也常发生改变，可出现神经系统的症状。

一、叶酸和维生素 B_{12} 的代谢

（一）叶酸的代谢

叶酸又称蝶酰谷氨酸，由蝶啶、对氨基苯甲酸和谷氨酸组成（图 7-4），属水溶性 B 族维生素。叶酸性质极不稳定，容易被光及热分解。叶酸结合的谷氨酸越多，越不容易溶解。正常人每天需要叶酸 200 μg（孕妇和哺乳者需要 300~400 μg）。体内叶酸的总量为 5~20 mg，仅可供人体 4 个月之用，故如补充不足，容易导致缺乏。

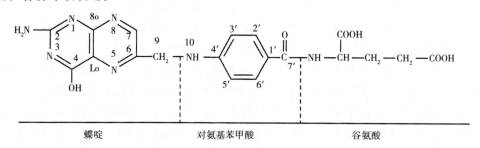

图 7-4　叶酸结构图

1. 来源

叶酸广泛存在于植物制品中。绿叶蔬菜中的含量尤为丰富，可达 1 mg/100 g。水果中的柠檬、香蕉和瓜类及动物内脏、酵母和香菇中也有大量叶酸存在。但叶酸可被过度烹煮而破坏。

2. 吸收和转运

人体自己不能合成叶酸，必须依靠食物中的叶酸，某些肠道细菌也能产生叶酸，但量极少。天然食物中的叶酸为多聚谷氨酸的形式（含 3 个以上的谷氨酸），溶解度较低。需先在小肠内被谷氨酰胺羧基肽酶分解为单谷氨酸盐后，才能在空肠近端被吸收。多数叶酸是以单谷氨酸形式的 5-甲基四氢叶酸（5-MTHF）存在于血浆中与白蛋白松散地结合。叶酸在肠道吸收较为迅速，大部分叶酸可在 3 分钟内从血浆中被清除。叶酸容易与全身各处细胞上的叶酸受体结合。5-MTHF 进入细胞后，必须先由依赖钴胺的甲硫氨酸合成酶催化生成四氢叶酸（TFH），TFH 再转变为多谷氨酸盐，才能在肝细胞内储存，并参与体内各种生化反应（图 7-5）。

叶酸结合蛋白（FBP）对于叶酸的吸收、转运和储存具有重要的意义。目前已知叶酸结合蛋白分为可溶性叶酸结合蛋白（sFBP）及膜叶酸结合蛋白（mFBP）两大类，存在于血清、乳汁、脑脊液、尿液和唾液中的称为可溶性叶酸结合蛋白。对其来源及生理功能尚不够了解。多数学者认为这类叶酸结合蛋白的功能可能是：①转运叶酸至各靶细胞；②储存叶酸；③与叶酸的清除有关。人乳中的可溶性叶酸结合蛋白的作用还有：①防止还原叶酸的氧化；②促进叶酸的吸收。

各类细胞膜上的叶酸结合蛋白称为膜性叶酸结合蛋白。对叶酸进入细胞及储存起着重要的调节作用。膜叶酸结合蛋白又分为与叶酸有高度亲和力的叶酸受体（FR）和与还原叶酸有高度亲和力的还原

叶酸载体（RFC）。后者仅在肿瘤细胞、白血病细胞和胎盘细胞中可见，与叶酸的亲和力较小而对5-MTHF及甲氨蝶呤（MTX）有较高亲和力。目前对叶酸结合蛋白的基因组成及其调控机制仍不十分清楚。

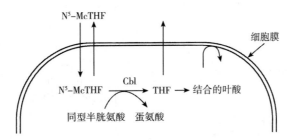

图 7-5　细胞内维生素 B_{12} 和叶酸代谢的关系

3. 生化作用

叶酸通过一碳基团的转运参与体内氨基酸、嘧啶和嘌呤的代谢，在其中发挥辅酶的作用（表7-7）。

表 7-7　叶酸参与的生化代谢反应

代谢反应	叶酸的有关变化
丝氨酸 ⇌ 甘氨酸	丝氨酸 + FH_4 ⇌ N^5，N^{10} – 亚甲 FH_4 + 甘氨酸
胸苷酸合成	脱氧尿苷酸 + N^5，N^{10} – 亚甲 FH_4 → FH_2 + 脱氧胸苷酸
组氨酸分解	亚胺甲基谷氨酸 + FH_4 → N^5 – 亚胺甲基 FH_4 + 谷氨酸
甲硫氨酸合成	同型（高）半胱氨酸 + N^5 – 甲基 FH_4 → FH_4 + 甲硫氨酸
甲酰甘氨酰胺核苷酸合成	甘氨酰胺核苷酸 + N^5，N^{10} – 亚甲 FH_4 → FH_4 + 甲酰甘氨酰胺核苷酸
5 – 甲酰胺 – 4 – 咪唑羧胺核苷酸合成	5 – 氨基 – 4 – 咪唑羧胺核苷酸 + N^{10} – 甲酰 FH_4 → FH_4 + 5 – 甲酰胺 – 4 – 咪唑羧胺核苷酸

一碳基团包括甲酰基（ $HC\!\!-\!\!\overset{O}{\|}$ ）、甲基（—CH_3）、羟甲基（—CH_2OH）、亚甲基（—CH_2—）、次甲基（—$CH=$）和亚胺甲基（—$CHNH$）。基本上是在蝶呤的 N^5 或（及）N^{10} 位上与叶酸结合及置换，形成叶酸的衍生物。各种叶酸衍生物之间也能互相转变（图7-6）。在叶酸参加的各种生化反应中，最主要的是胸腺核苷的合成和组氨酸分解。

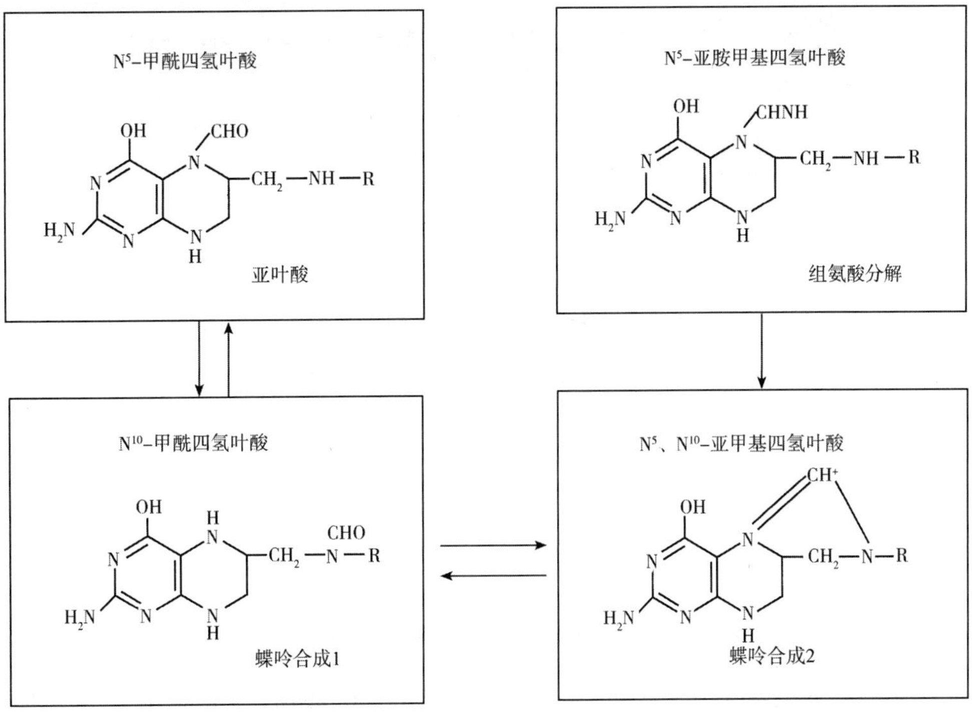

图 7-6

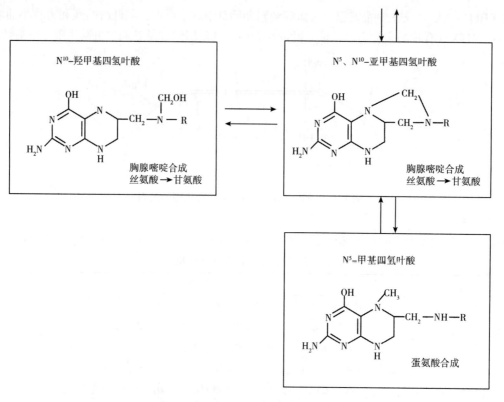

图7-6 叶酸衍生物及相互间的转变

（1）胸腺核苷的合成：脱氧尿核苷（dUMP），需要在叶酸（N^5，N^{10} - 亚甲 THF）的参与下提供1个亚甲基和2个氢离子，使之转变为脱氧胸腺核苷（dTMP）（图7-7）。如果叶酸缺乏，胸腺核苷的形成受阻，DNA 的合成会受到影响，细胞形成巨幼改变。

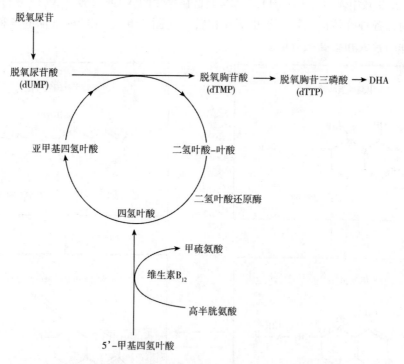

图7-7 叶酸与维生素 B_{12} 的代谢作用及对 DNA 合成的影响

（2）组氨酸分解：在组氨酸转变为谷氨酸的反应中需要 THF 参加，当叶酸缺乏时，其中间产物亚胺甲基谷氨酸（FIGLU）增多（图7-8），尿中的排泄量也增多，故临床上常用组氨酸负荷试验作为叶酸缺乏的诊断。

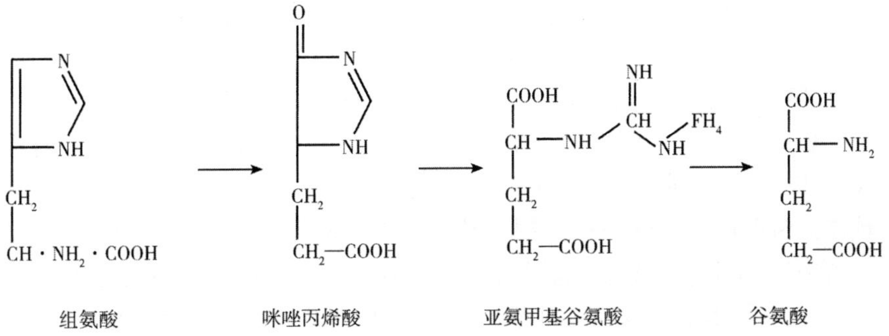

图7-8　组氨酸的代谢反应图

4. 排泄

叶酸及其代谢产物主要由肾脏排泄。排出量的多少与口服剂量有关。每天口服叶酸 < 0.2 mg 时，尿中几乎不排泄。如 > 1 mg/d，排泄量约为 6%，且多为还原型叶酸（N^{10} – 甲酰 THF 及 MTHF）。若每天口服 15 mg 以上，大部分叶酸以原来的形式随尿排出。胆汁及粪便中可有少量的叶酸排出。胆汁中的叶酸浓度为血中浓度的 2 ~ 10 倍，大部分可由空肠再吸收。

（二）维生素 B_{12} 的代谢

维生素 B_{12} 又名钴胺素（Cbl），由咕啉环、钴原子和一个核苷酸组成，也属水溶性 B 族维生素。治疗用的维生素 B_{12} 为氰钴胺（CNCbl）和羟钴胺（OHCbl）。腺苷钴胺（AdoCbl）及甲基钴胺（MeCbl）作为辅酶参与人体内的各种生化反应。人类血浆中钴胺的主要形式是甲基钴胺。

1. 来源

钴胺仅由某些微生物（如丙酸菌、灰色链霉菌和金霉菌等）合成。人类获得钴胺是来自动物制品。肝、肾、肉类、蛋类、牛奶及海洋生物中含量丰富。成人每天的需要量为 2 ~ 5 μg。在生长发育、高代谢状态及妊娠时钴胺的需要量增加。婴儿时期每天的需要量为 1 ~ 2 μg。人体内有钴胺 4 ~ 5 mg，可供 3 ~ 5 年之用，故一般情况下不会有维生素 B_{12} 缺乏，除非为素食者。

2. 吸收和转运

食物中的维生素 B_{12} 在胃内通过盐酸和胃蛋白酶作用分离出来后，先与胃内来自唾液的 R 蛋白在酸性 pH 中结合。到十二指肠后，在胰蛋白酶的参与下，与胃壁细胞分泌的内因子（IF）结合成维生素 B_{12} – 内因子复合体。这种复合体对肠道消化酶有抵抗力，不易被肠道细菌利用，也不易被寄生虫所摄取。在钙离子、镁离子及适当的 pH（pH = 5.0）条件下，维生素 B_{12} – 内因子复合体在回肠末端与肠黏膜绒毛上的特殊受体相结合，通过胞饮作用维生素 B_{12} 进入肠上皮细胞。在线粒体和细胞器内与转钴蛋白 II（TC II）结合，以后进入门静脉，被 TC II 运送到组织中，其中一半存于肝细胞内。

血液中存在三种钴胺结合蛋白：转钴蛋白 I（TC I）、转钴蛋白 II（TC II）及转钴蛋白 III（TC III）。TC I 来源于中性粒细胞，属 α_1 – 球蛋白，在血浆中的含量约为 60 μg/L，循环中的维生素 B_{12} 约 3/4 与 TC I 结合，TC I 可能是维生素 B_{12} 的储存蛋白。TC II 来源于巨噬细胞，是最主要的转钴蛋白，属 β – 球蛋白，电泳位于 α_2 与 β – 球蛋白之间。TC II 血浆中含量少，仅 20 μg/L，它能快速地清除钴胺并将之转运到全身各个细胞。在回肠末端，TC II – 钴胺结合体通过胞饮作用被细胞摄取，以后大部 TC II 被降解，钴胺则转化成 MeCb1 及 AdoCb1 的形式留在细胞内。TC III 属 β_2 – 球蛋白，也来源于粒细胞，可能是 TC I 的异构体，其作用不明。

影响维生素 B_{12} 吸收和转运的因素如下。

（1）维生素 B_{12} 的肠胆循环：每天有 5 ~ 10 μg 的钴胺随胆汁排入肠腔，这些胆汁中的维生素 B_{12} 几乎 90% 可被重新再吸收。故即使是严格的素食者也需 10 ~ 15 年后才会发展为维生素 B_{12} 缺乏。正常人每天仅需从膳食中吸收 0.5 ~ 1 μg 的维生素 B_{12}，就能维持体内维生素 B_{12} 的平衡。

（2）胃酸及胃蛋白酶的影响：由于食物中的维生素 B_{12} 需要胃酸及胃蛋白酶的作用，才能释放出来被吸收。如胃酸及胃蛋白酶分泌减少，会影响维生素 B_{12} 的吸收。

（3）内因子的影响：内因子是一种耐碱不耐热的糖蛋白，由胃底黏膜壁细胞分泌。相对分子质量为 50 ~ 60 kD。在与维生素 B_{12} 结合时，内因子两个单体结合形成二聚体。内因子与维生素 B_{12} 结合后不易被蛋白酶水解。当胃酸及胃蛋白酶分泌减少，而内因子尚可足够与重吸收胆汁中的维生素 B_{12} 结合时，体内仍可有少量维生素 B_{12} 被吸收。在全胃切除或恶性贫血患者内因子完全缺乏时，对维生素 B_{12} 的吸收影响较大，因为这类患者胆汁中维生素 B_{12} 也不能再吸收。

（4）内因子抗体：目前已知有两种抗内因子抗体：①阻断抗体，也称 I 型抗体，能阻碍内因子与维生素 B_{12} 结合，影响维生素 B_{12} 的吸收；②结合抗体，也称 II 型抗体，能与内因子—维生素 B_{12} 复合体结合，影响维生素 B_{12} 在回肠末端的吸收。某些免疫性疾病（如甲状腺功能减退、萎缩性胃炎及糖尿病等）常同时有内因子抗体存在。

（5）胰腺外分泌中的胰蛋白酶可帮助维生素 B_{12} 吸收，如缺乏，无法将 R‐蛋白钴胺复合物降解，也会影响的维生素 B_{12} 吸收。

3. 生化反应

（1）腺苷钴胺（AdoCbl）：参与多种分子间的氢离子转移。与人体关系密切的是促使甲基丙二酰辅酶 A 与琥珀酰辅酶 A（合成血红素的原料）的转换（图 7-9）。如果 AdoCbl 缺乏，此反应不能进行，大量丙酰辅酶 A 堆积，形成单链脂肪酸。这种非生理的脂肪酸可影响神经髓鞘磷脂的形成，造成神经的脱髓鞘改变，出现各种神经系统的症状。

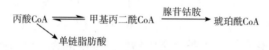

图 7-9 腺苷钴胺在琥珀酸辅酶 A 合成反应中的作用

（2）甲基钴胺（MeCbl）：参与甲基移换反应和四氢叶酸的再利用，MeCbl 可使 N^5 ‐甲基四氢叶酸去掉甲基，转变成可以参加生化反应的四氢叶酸。如果 N^5 ‐甲基四氢叶酸不能转变成四氢叶酸，N^5，N^{10} ‐亚甲基四氢叶酸也不能形成，会影响胸腺核苷（dTUP）的合成进而影响 DNA 的合成。

（3）氰钴胺：在组织中利用 ATP 的参与，得到 $5'$ ‐脱氧 ‐$5'$ 腺苷酸而转变成腺苷钴胺。除参与体内的生化反应外，氰钴胺还可参与体内的氰化物的代谢，使某些含氰化合物的食物、烟草变成无毒的物质。

4. 排泄

维生素 B_{12} 每天从尿中排出 0 ~ 0.25 μg。肌内注射的剂量与尿中排出量成正比。如肌内注射 50 ~ 100 μg，可排出 10% ~ 20%。若注射 1 000 μg，可排出 70% 或更多。此外在唾液、泪液及乳汁中排泄少量。经过胆汁排泄入肠的维生素 B_{12} 约 90% 可再被吸收。余下的随粪便排出体外。

二、病因

巨幼细胞贫血的发病原因主要是叶酸和（或）维生素 B_{12} 缺乏。

（一）叶酸缺乏的病因

1. 摄入不足

叶酸每天的需要量为 200 ~ 400 μg。人体内叶酸的贮存量仅够 4 个月之需。食物中缺少新鲜蔬菜、过度烹煮或腌制均可使叶酸丢失。乙醇可干扰叶酸的代谢，酗酒者常会有叶酸缺乏。小肠（特别是空肠段）炎症、肿瘤、手术切除及热带性口炎性腹泻，均可导致叶酸的吸收不足。

2. 需要增加

妊娠期妇女每天叶酸的需要量为 300 ~ 400 μg。生长发育的儿童及青少年，以及慢性反复溶血、白血病、肿瘤、甲状腺功能亢进及长期慢性肾功能衰竭用血液透析治疗的患者，叶酸的需要都会增加，如补充不足就可发生叶酸缺乏。

3. 药物的影响

如甲氨蝶呤、氨苯蝶啶、乙胺嘧啶能抑制二氢叶酸还原酶的作用,影响四氢叶酸的生成。苯妥英钠、苯巴比妥对叶酸的影响机制不明,可能是增加叶酸的分解或抑制 DNA 合成。约67% 口服柳氮磺胺吡啶的患者叶酸在肠内的吸收会被抑制。

4. 其他

先天性缺5,10-甲酰基四氢叶酸还原酶患者,常在 10 岁左右才被诊断。

(二)维生素 B_{12} 缺乏的病因

(1)摄入减少:人体内维生素 B_{12} 的储存量为 2~5 mg,每天的需要量仅为 0.5~1 μg。正常时,每天有 5~10 μg 的维生素 B_{12} 随胆汁进入肠腔,胃壁分泌的内因子足够帮助重吸收胆汁中的维生素 B_{12} 吸收。故素食者一般需 10~15 年才会发展为维生素 B_{12} 缺乏。老年人和胃切除患者可常有胃酸缺乏和胃蛋白酶的分泌减少,不易将食物中与蛋白质结合的维生素 B_{12} 释放,常会有维生素 B_{12} 缺乏。由于有胆汁中的维生素 B_{12} 的再吸收(肠肝循环),这类患者也和素食者一样,需经过 10~15 年才出现维生素 B_{12} 缺乏的临床表现。故一般由于膳食中维生素 B_{12} 摄入不足而致巨幼细胞贫血者较为少见。

(2)内因子缺乏:主要见于萎缩性胃炎、全胃切除术后和恶性贫血患者。发生恶性贫血的机制目前还不清楚。患者常有特发的胃黏膜完全萎缩和内因子的抗体存在,故有学者认为恶性贫血属免疫性疾病。这类患者由于缺乏内因子,食物中维生素 B_{12} 的吸收和胆汁中维生素 B_{12} 的重吸收均有障碍。

(3)严重的胰腺外分泌不足的患者容易发生维生素 B_{12} 的吸收不良,这是因为在空肠内,维生素 B_{12} - R蛋白复合体需经胰蛋白酶降解,维生素 B_{12} 才能释放出来,与内因子相结合。这类患者一般在 3~5 年后会出现维生素 B_{12} 缺乏的临床表现。由于慢性胰腺炎患者通常会及时补充胰蛋白酶,故在临床上合并维生素 B_{12} 缺乏的并不多见。

(4)小肠内存在异常高浓度的细菌和寄生虫也可影响维生素 B_{12} 的吸收,因为这些有机物可大量摄取和截留维生素 B_{12}。小肠憩室或手术后的盲端袢中常会有细菌滋生,以及鱼绦虫感染与人竞争维生素 B_{12} 等,都会引起维生素 B_{12} 缺乏。

(5)其他:如先天性转钴蛋白Ⅱ(TCⅡ)缺乏等疾病及接触氧化亚氮(N_2O,为一种麻醉药),均可影响维生素 B_{12} 的血浆转运和细胞内的利用,也可造成维生素 B_{12} 缺乏。

三、发病机制

巨幼细胞贫血的发病机制主要是细胞内 DNA 合成障碍。叶酸缺乏直接影响胸腺核苷(dTTP)的合成,使 DNA 合成障碍已如前述。发生巨幼细胞改变的机制是因为叶酸缺乏时,细胞内脱氧尿嘧啶核苷(dUMP)转为脱氧胸腺嘧啶核苷(dTMP)的生化反应受阻。参加正常 DNA 合成的 dTTP 被 dUTP 代替。机体为了修复这些异常的 DNA 企图合成新的 DNA 片段。由于体内缺乏叶酸,仍由 dUTP 代替 dTTP 进入新的 DNA。这些异常的新的 DNA 被识别后,机体再次进行修复(图 7-10)。如此反复不已,造成 DNA 复制的起点多,新合成的小片段不能接成长的子链,存在多处单链,在重新螺旋化时,易受机械损伤及破坏。促使染色体断裂、细胞染色质出现疏松、断裂等改变。细胞核的发育停滞,而胞质在继续发育成熟。细胞呈现核浆发育不平衡、细胞体积较正常大的巨幼型改变,称为巨幼细胞。

维生素 B_{12} 缺乏在发病机制中的作用,以及维生素 B_{12} 缺乏如何阻碍叶酸在细胞 DNA 合成的作用,对此的解释很多。比较成熟的是 1964 年 V. Herbert 等提出的"甲基四氢叶酸陷阱学说"。他们认为在维生素 B_{12} 缺乏时,同型(高)半胱氨酸转变为甲硫氨酸的过程受到阻碍,使甲基四氢叶酸不能形成四氢叶酸。亚甲基四氢叶酸的形成也减少,间接地影响了 DNA 的合成,故维生素 B_{12} 缺乏是间接地阻碍了 DNA 的合成。

巨幼细胞贫血时,骨髓内虽有各阶段的巨幼红细胞增多,仍不能对贫血起到代偿作用。这是因为巨幼细胞贫血时,细胞的 DNA 合成减慢,细胞停留在有丝分裂前期的细胞增多,很多巨型的幼红细胞在骨髓内未到成熟阶段即遭到破坏。铁代谢动态的研究显示为红细胞的无效应生成。红细胞的寿命是缩短的（为正常的 1/2～1/3）。血浆铁运转率比正常人高 3～5 倍，而幼稚红细胞对铁的摄取率不高。血清铁及转铁蛋白饱和度增高，骨髓及肝内均有铁沉积。

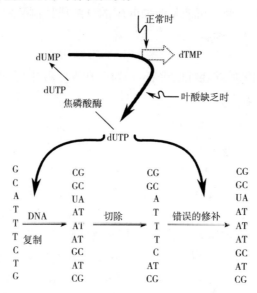

图 7-10　叶酸缺乏时巨幼细胞生成的生化示意图

近年的研究提示叶酸缺乏性巨幼细胞贫血时，骨髓红系造血祖细胞形成 BFU-E、CFU-E 及 CFU-MK 的数量较正常明显增多，而这些造血祖细胞分化发育至晚期成熟阶段的过程中大部分遭到了破坏，出现严重的无效造血现象。许多实验证实是叶酸缺乏时发生了细胞增殖受抑制和过度凋亡。叶酸缺乏巨型变细胞的染色质改变，使细胞增殖受抑，如果发生了广泛的 DNA 裂解，则可能触发凋亡机制，导致细胞凋亡，与贫血的发生也有一定的关系。

巨幼细胞贫血时粒细胞和血小板也有减少，可能与骨髓内粒系及巨核系细胞也有类似的 DNA 合成障碍和成熟障碍（无效应生成）有关。

叶酸及维生素 B_{12} 缺乏时，非造血组织的细胞 DNA 合成也会受到影响。对更新代谢较快的各种上皮细胞（如胃肠黏膜、口腔和阴道的黏膜细胞）影响较明显，临床上会出现一些症状。

四、临床表现

（一）贫血

起病隐匿，特别是维生素 B_{12} 缺乏者，常需数月。而叶酸由于体内储存量少，发生较快。在某些接触氧化亚氮者、ICU 病房或血液透析的患者，以及妊娠妇女也有急性发作。临床上表现为中度至重度贫血。除一般贫血的症状，如乏力、头晕、活动后气短、心悸外，严重贫血者可有轻度黄疸。可同时有白细胞和血小板减少，患者偶有感染及出血倾向。

（二）胃肠道症状

表现为反复发作的舌炎，舌面光滑、乳突及味觉消失，食欲缺乏，腹胀、腹泻及便秘偶见。

（三）神经系统症状

发生于维生素 B_{12} 缺乏特别是恶性贫血的患者，主要是由脊髓后侧索和周围神经受损所致。表现为乏力、手足对称性麻木、感觉障碍、步态不稳、行走困难。小儿及老年人常表现为脑神经受损的精神异常、无欲、抑郁、嗜睡或精神错乱。叶酸缺乏时表现多为精神症状，其机制还不清楚。部分巨幼细胞贫血患者的神经系统症状可发生于贫血之前。

上述三组症状在巨幼细胞贫血患者中可同时存在，也可单独发生。同时存在时，其严重程度也可不一致。

几种巨幼细胞贫血特殊类型的临床表现如下。

1. 麦胶肠病及乳糜泻（非热带性口炎性腹泻或特发性脂肪下痢）

麦胶肠病在儿童患者中称为乳糜泻，常见于温带地区。特点为小肠黏膜的绒毛萎缩，上皮细胞由柱状变成骰状，黏膜层有淋巴细胞浸润。发病与进食某些谷类物质中的麦胶有关。患者同时对多种营养物质，如脂肪、蛋白质、碳水化合物、维生素以及矿物质的吸收均有障碍。

临床表现为乏力、间断腹泻、体重减轻、消化不良、腹胀、舌炎和贫血。大便呈水样或糊状，量多、泡沫多、很臭、有多量脂肪。

血常规及骨髓象检查为典型的巨幼细胞贫血。血清和红细胞叶酸水平降低。

治疗主要是对症及用叶酸治疗，可以取得较好的效果。贫血纠正后宜用小剂量叶酸维持治疗。饮食治疗，进不含麦胶的食物也很重要。

2. 热带口炎性腹泻（热带营养性巨幼细胞贫血）

本病病因不清楚。多见于印度、东南亚、中美洲以及中东等热带地区的居民和旅游者。临床症状与麦胶肠病相似。血清叶酸及红细胞叶酸水平降低、巨幼细胞贫血。用叶酸治疗加广谱抗生素能使症状缓解及贫血纠正。缓解后应用小剂量叶酸维持治疗以防止复发。

3. 乳清酸尿症

乳清酸尿症是一种遗传性疾病。为嘧啶代谢异常，除有巨幼细胞贫血外，尚有精神发育迟缓。尿中有乳清酸结晶出现。患者的血清叶酸或维生素 B_{12} 的浓度并不低，用叶酸或维生素 B_{12} 治疗也无效，用尿嘧啶治疗有效。

4. 恶性贫血

为胃黏膜萎缩、胃液中缺乏内因子，因而不能吸收维生素 B_{12} 而发生的巨幼细胞贫血。发病机制不清楚，与种族和遗传有关。A 型患者多见。多见于北欧斯堪的那维亚人、英格兰人和爱尔兰人。南欧、亚洲及非洲人中均很少见。国内曾有少数报道。多数患者的血清、胃液和唾液中可检查出抗胃壁细胞的抗体、在血清中还可检查出两种（阻断及结合）抗体，故认为恶性贫血是一种自身免疫性疾病。恶性贫血的发生是遗传和自身免疫等因素间复杂的相互作用的结果。也有学者认为这些抗胃壁细胞的抗体仅是不明原因引起胃黏膜破坏后对释放出的抗原的附带现象。

5. 幼年恶性贫血

幼年恶性贫血指婴儿先天性缺少内因子的纯合子状态，不能吸收维生素 B_{12} 而发生的恶性贫血。患儿胃黏膜的组织学发现和胃酸的分泌均正常。血清中也不存在抗壁细胞和抗内因子的抗体。其父母和兄弟姊妹中可发现内因子分泌的缺陷。本病需与儿童恶性贫血相鉴别。后者年龄在 10 岁以上，有胃黏膜萎缩、胃酸缺乏，血清中有抗体存在。

五、辅助检查

（一）血常规检查

为大细胞正色素性贫血（平均红细胞体积 > 100 fL），血常规往往呈现全贫。中性粒细胞及血小板均可减少，但比贫血的程度轻。血涂片中可见多数大卵圆形的红细胞和中性粒细胞分叶过多，可有 5 叶或 6 叶以上的分叶。偶可见到巨大血小板。网织红细胞计数正常或轻度增高。

（二）骨髓象检查

骨髓增生活跃，红系细胞增生明显增多，各系细胞均呈巨幼变型，以红系细胞最为显著。红系各阶段细胞均较正常大，胞质比胞核成熟（核质发育不平衡），核染色质呈分散的颗粒状浓缩。类似的形态改变也可见于粒细胞及巨核细胞系，以晚幼和杆状核粒细胞更为明显。

（三）生化检查

1. 血清叶酸和维生素 B_{12} 水平测定

目前两者均可用放射免疫法测定。血清叶酸的正常范围为 2. 5 ~ 20 ng/mL，血清维生素 B_{12} 的正常范围为 200 ~ 900 pg/mL。由于部分正常人中可有血清维生素 B_{12} 低于 200 pg/mL；又因为这两类维生素的作用均在细胞内，而不是在血浆中；巨幼细胞贫血患者中也有血清维生素 B_{12} 或叶酸在正常范围的。故此项测定仅可作为初筛试验。单纯的血清叶酸或维生素 B_{12} 测定不能确定叶酸或维生素 B_{12} 缺乏的诊断。

2. 红细胞叶酸测定

可用微生物法或放射免疫法测定，正常范围是 140 ~ 250 ng/mL。红细胞叶酸不受短期内叶酸摄入的影响，能较准确地反映体内叶酸的储备量，<100 ng/mL 时表示有叶酸缺乏。

3. 血清高半胱氨酸和甲基丙二酸水平测定

用于诊断及鉴别叶酸缺乏或维生素 B_{12} 缺乏。血清高半胱氨酸（正常值为 5 ~ 16 $\mu mol/L$）水平在叶酸缺乏及维生素 B_{12} 缺乏时均升高，可达 50 ~ 70 $\mu mol/L$。而血清甲基丙二酸水平升高（正常值为 70 ~ 270 nmol/L）仅见于维生素 B_{12} 缺乏时，可达 3 500 nmol/L。

（四）其他

1. 脱氧尿嘧啶核苷抑制试验

方法是取患者的骨髓细胞（或植物血凝素激活的淋巴细胞）加入脱氧尿嘧啶核苷（dU）孵育后，再加入 ^3H 标记的胸腺嘧啶核苷（^3H-TdR）。一定时间后，测定掺入细胞核中 DNA 的 ^3H 量。当叶酸和（或）维生素 B_{12} 缺乏时，dU 利用减少，^3H-TdR 的掺入量较正常人（<10%）明显增多（>20%）。还可加入叶酸或维生素 B_{12} 以纠正 ^3H-TdR 的掺入来判断患者是缺乏叶酸或维生素 B_{12}。此试验较为敏感，可在血清甲基丙二酸及高半胱氨酸水平升高之前的早期阶段出现异常。

2. 内因子抗体测定

在恶性贫血患者的血清中，内因子阻断抗体（Ⅰ型抗体）的检出率在 50% 以上，故内因子阻断抗体测定为恶性贫血的筛选方法之一。如为阳性，应做维生素 B_{12} 吸收试验。

3. 维生素 B_{12} 吸收试验

主要用来判断维生素 B_{12} 缺乏的病因。方法：给患者肌内注射维生素 B_{12} 1 000 μg，同时或 1 小时后口服 ^{57}Co 标记的维生素 B_{12} 0.5 μCi。收集 24 小时尿，测定尿中 ^{57}Co 维生素 B_{12} 的含量。正常人应 >8%，巨幼细胞贫血患者及维生素 B_{12} 吸收不良者 <7%。恶性贫血患者 <5%。如在 5 天后重复此项试验，同时口服内因子 60 mg，尿中 ^{57}Co 维生素 B_{12} 的排出量恢复正常，表示患者的维生素 B_{12} 缺乏是由于内因子缺乏，否则是其他原因所致。如果给患者服用抗生素7 ~ 10 天后试验得到纠正，表示维生素 B_{12} 的吸收障碍是由于肠道细菌过量繁殖所致。此试验结果与尿量有关，准确收集 24 小时的尿量及事先了解试验者的肾功能是否正常非常重要。

4. 其他

血清未结合胆红素轻度增多，血清铁及转铁蛋白饱和度增高，恶性贫血患者胃液中游离胃酸消失，注射组胺后也不会出现。

六、诊断

根据病史及临床表现，血常规呈大细胞性贫血（平均红细胞体积 >100 fL），中性粒细胞分叶过多（5 叶者占5%以上或有 6 叶者）就考虑有巨幼细胞贫血的可能，骨髓细胞出现典型的巨幼型改变就可肯定诊断。为进一步明确是叶酸缺乏还是维生素 B_{12} 缺乏，尚需进一步做下列各项检查。

（1）如怀疑是叶酸缺乏，应测定血清及红细胞叶酸水平，血清叶酸 <3 ng/mL，红细胞叶酸 <100 ng/mL 可肯定诊断，否则可再进行血清高半胱氨酸水平测定。

（2）如怀疑是维生素 B_{12} 缺乏，应测定血清维生素 B_{12} 水平，如 <100 pg/mL 表示有缺乏。进一步测定血清高半胱氨酸或甲基丙二酸以证实。为明确维生素 B_{12} 缺乏的原因，有条件时可测定内因子阻断抗体及进行维生素 B_{12} 吸收试验。

（3）在无条件进行上述各项试验时，可用试验性治疗达到诊断的目的。方法是给患者服用生理剂量的叶酸（0.2 mg/d）或肌内注射维生素 B_{12}（1 g/d）10 天。如果叶酸或维生素 B_{12} 缺乏，用药后患者的临床症状、血常规和骨髓象会有改善和恢复。生理剂的叶酸（或维生素 B_{12}）只对叶酸（或维生素 B_{12}）缺乏的患者有疗效，对维生素 B_{12}（或叶酸）缺乏者无效。用这种方法可以进行二者的鉴别诊断。

七、治疗

（一）治疗基础疾病

去除病因。

（二）营养知识教育

纠正偏食及不良的烹调习惯。

（三）补充叶酸或维生素 B_{12}

1. 叶酸缺乏

口服叶酸 5～10 mg，每天 3 次。胃肠道不能吸收者可肌内注射四氢叶酸钙 5～10 mg，每天 1 次。直至血红蛋白恢复正常。一般不需维持治疗。

2. 维生素 B_{12} 缺乏

肌内注射维生素 B_{12} 100 μg 每天 1 次（或 200 μg 隔天 1 次），直至血红蛋白恢复正常。恶性贫血或胃全部切除者需终身采用维持治疗，每月注射 1 次，每次 100 μg 1 次。维生素 B_{12} 缺乏伴有神经症状者对治疗的反应不一，有时需大剂量［每周 1 次，每次 500～1 000 μg 次·周）］长时间（半年以上）的治疗。对于单纯维生素 B_{12} 缺乏的患者，不宜单用叶酸治疗，否则会加重维生素 B_{12} 的缺乏，特别是要警惕会有神经系统症状的发生和加重。

3. 严重的巨幼细胞贫血

患者在补充治疗后，要警惕低钾血症的发生。因为在贫血恢复的过程中，大量血钾进行新生成的细胞内，会突然出现低钾血症，对老年患者和有心血管疾病、食欲缺乏者应特别注意及时补充钾盐。

八、预后

巨幼细胞贫血的预后与原发疾病有关。一般患者在进行适当的治疗后可产生很快的反应。临床症状迅速改善，神经系统症状恢复较慢或不恢复。网织红细胞一般于治疗后 5 天升高，以后红细胞比容和血红蛋白逐渐增高，可在 1～2 个月内恢复正常。粒细胞和血小板计数及其他实验室异常一般在 7～10 天内恢复正常。如果血液学不能完全被纠正，应寻找是否同时存在缺铁或其他基础疾病。

神经内科疾病

第一节　短暂性脑缺血发作

短暂性脑缺血发作（TIA）指急性发作的短暂性、局灶性的神经功能障碍或缺损，病因是供应该处脑组织（或视网膜）的血流暂时中断。TIA 预示患者处于发生脑梗死、心肌梗死和其他致死性血管性疾病的高度危险中。TIA 症状持续时间越长，24 小时内完全恢复的概率就越低，脑梗死的发生率随之升高。大于 1 小时的 TIA 比多次为时短暂的发作更为有害。所以 TIA 的早期诊断以及尽早、及时的治疗是很重要的。TIA 是脑血管疾病中最有治疗价值的疾病。随着医学的进步，对于 TIA 的认识得到了很大提高。

一、病因

1. 动脉粥样硬化

老年人 TIA 的病因主要是动脉粥样硬化。

2. 动脉栓子

常由大动脉的溃疡型粥样硬化释放出的栓子阻塞远端动脉所致。

3. 源性栓子

最多见的原因为：①心房纤颤；②瓣膜疾病；③左心室血栓形成。

4. 其他病因

（1）血液成分的异常，如真性红细胞增多症、血小板减少症、抗心磷脂抗体综合征等。

（2）血管炎或者烟雾病（Moyamoyadisease）是青少年和儿童 TIA 的常见病因。

（3）夹层动脉瘤。

（4）血流动力学的改变，如任何原因的低血压、心律不齐、锁骨下盗血综合征和药物的不良反应。

二、发病机制

不同年龄组，发病机制有所不同。

1. 源于心脏、颈内动脉系统和颅内某些狭窄动脉的微栓塞和血栓形成学说

以颈内动脉系统颅外段的动脉粥样硬化性病变最常见，也是导致脑血流量减少的主要原因之一。微栓子的产生与颈动脉颅外段管腔狭窄的程度无关，而决定于斑块易脱落的程度。多发斑块为主要的影响因素；微栓子物质常为血凝块和动脉粥样硬化斑块。老年人 TIA 要多考虑动脉硬化。

2. 低灌注学说

必须有动脉硬化的基础或在血管相当程度的狭窄前提下发生；血管无法进行自动调节来保持脑血流恒定；或者低灌注时狭窄的血管更缺血而产生 TIA 的临床表现。

一般而言，颈内动脉系统多见微栓塞，椎基底动脉系统多见低灌注。

三、临床表现

大部分患者就诊往往在发病间歇期，没有任何阳性体征，诊断通常是依靠病史的回顾。TIA 的症状是多种多样的，取决于受累血管的分布。

（一）视网膜 TIA（RTIA）

RTIA 也称为发作性黑矇或短暂性单眼盲。短暂的单眼失明是颈内动脉分支眼动脉缺血的特征性症状，但是少见。患者主诉为短暂性视物模糊、眼前灰暗感或眼前云雾状。RTIA 的发作时间极短暂，一般 <15 分钟，大部分为 1~5 分钟，少有超过 30 分钟的。阳性视觉现象如闪光、闪烁发光或城堡样闪光暗点一般为先兆性偏头痛的症状，但颈动脉狭窄超过 75% 的 RTIA 患者也可见此类阳性现象。短暂单眼失明发作时无其他神经功能缺损。患者就医前 RTIA 发作的次数和时间变化很大，从几天到 1 年，从几次到 100 次不等。RTIA 的预后较好，发作后出现偏瘫性中风和网膜性中风的危险性每年为 2%~4%，较偏瘫性 TIA 的危险率低（12%~13%）。当存在轻度颈动脉狭窄时危险率为 2.3%，而存在严重颈动脉狭窄时前两年的危险率可高达 16.6%。

（二）颈动脉系统 TIA

颈动脉系统 TIA 也称为短暂偏瘫发作（THAs），最常见的症状群为偏侧肢体发作性瘫痪和感觉异常或单肢的发作性瘫痪，以面部和上肢受累严重，其次为对侧纯运动偏瘫、偏身纯感觉障碍，肢体远端受累较重，有时可是唯一表现。主侧颈动脉缺血可表现为失语，伴或不伴对侧偏瘫。偏盲也常发生于颈动脉缺血，认知功能障碍和行为障碍有时也可是其表现。THAs 的罕见形式是肢体摇摆，表现为反复发作的对侧上肢或腿的不自主和不规律的摇摆、颤抖、战栗、抽搐、拍打、摆动。这型 TIA 和癫痫发作难以鉴别。某些脑症状如"异己手综合征"，岛叶缺血的面部情感表情的丧失，顶叶的假性手足徐动症等，患者难以叙述，一般医师认识不足，多被忽略。

（三）椎-基底动脉系统 TIA（VBTIAs）

孤立的眩晕、头晕和恶心多不是 TIA 所造成，VBTIAs 可造成发作性眩晕，但同时或其他时间多伴有其他椎-基底动脉的症状和体征发作，包括前庭小脑症状、眼运动异常（如复视）、单侧或双侧或交叉的运动和感觉症状、共济失调等。大脑后动脉缺血可表现为皮质性盲和视野缺损。另外，还可以出现猝倒症，常在迅速转头时突然出现双下肢无力而倒地，意识清楚，常在极短时间内自行起立，此发作可能是双侧脑干内网状结构缺血导致机体肌张力突然降低而发生。

四、辅助检查

1. 头颅 MRI

TIA 发作后的弥散加权磁共振成像（DWMRI）可以提示与临床症状相符脑区的高信号；症状持续时间越长，阳性率越高。

2. 经颅多普勒超声（TCD）

可以评价脑血管功能；可以发现颅外脑血管的狭窄或斑块。同时还可以根据血流检测过程中的异常信号血流，检测和监测有无栓子脱落及栓子的数量。对于颅内脑血管，多普勒超声检查仅仅可以间接反映颅内大血管的流速和流量，无法了解血管的狭窄，必须结合磁共振血管造影（MRA）或脑血管造影检查。

3. 单光子发射计算机断层成像（SPECT）

TIA 发作间期由于神经元处于慢性低灌注状态，部分神经元的功能尚未完全恢复正常，SPECT 检查可以显示相应大脑区域放射性稀疏和（或）缺损。

4. 脑血管造影

MRA 和 CTA 可以发现颅内或颅外血管的狭窄。选择性动脉血管造影是评估颅内外血管病最准确的方法，可以鉴别颅内血管炎、颈或椎动脉内膜分层等疾病。

五、诊断

TIA 发作的特征为：①好发于 60 岁以上的老年人，男性多于女性；②突然发病，发作持续时间 < 1 小时；③多有反复发作的病史；④神经功能缺损不呈进展性和扩展性。见表 8-1。

表 8-1　TIAS 的特征

持续时间（数分钟到数小时）

发作性（突然/逐渐进展/顿挫）

局灶性症状（正性症状/负性症状）

全脑症状（意识障碍）

单一症状，多发症状

刻板的，多变的

血管支配区域

伴随症状

若身体不同部分按顺序先后受累，应考虑为偏头痛和癫痫发作。

六、鉴别诊断

（1）颅内出血：小的脑实质血肿或硬膜下血肿。

（2）蛛网膜下腔出血（SAH）：预兆性发作，可能是由于小的，所谓"前哨"警兆渗漏所致，如动脉瘤扩展，压迫附近的神经、脑组织或动脉内栓子脱离至动脉。

（3）代谢异常：特别是高血糖和低血糖，药物效应。

（4）脑微出血。

（5）先兆性偏头痛。

（6）部分性癫痫发作并发托德瘫痪。

（7）躯体病样精神障碍。

（8）其他：前庭病变、晕厥、周围神经病或神经根病变、眼球病变、周围血管病、动脉炎、中枢神经系统肿瘤等。

七、治疗

TIA 是卒中的高危因素，需对其进行积极治疗，整个治疗应尽可能个体化。治疗的目的是推迟或预防梗死（包括脑梗死和心肌梗死）的发生，治疗脑缺血和保护缺血后的细胞功能。

主要治疗措施：①控制危险因素；②药物治疗，抗血小板聚集、抗凝、降纤；③外科治疗，同时改善脑血流和保护脑细胞。

（一）危险因素的处理

寻找病因和相关的危险因子，同时进行积极治疗。其危险因素与脑卒中相同。

TIA 后危险因素干预方案：戒烟和酒；控制高血压；治疗心脏病；适量体育运动，每周至少 3 次，每次 30 ~ 60 分钟。鉴于流行病和实验研究资料关于绝经后雌激素对于血管性疾病影响的矛盾性，美国心脏协会（AHA）不建议有 TIA 发作的绝经期妇女终止雌激素替代治疗。

（二）药物治疗

抗血小板聚集药物治疗：已证实对有卒中危险因素的患者行抗血小板治疗能有效预防中风。对 TIA 尤其是反复发生 TIA 的患者应首先考虑选用抗血小板药物。

《中国脑血管病防治指南》建议：①大多数 TIA 患者首选阿司匹林治疗，推荐剂量为 50 ~ 150 mg/d；②有条件时，也可选用阿司匹林 25 mg 和潘生丁缓释剂 200 mg 的复合制剂，每天 2 次，或氯吡格雷 75 mg/d；③如使用噻氯匹定，在治疗过程中应注意检测血常规；④频繁发作 TIA 时，可选用静脉滴注抗血小板聚集药。

AHA 推荐：①阿司匹林是一线药物，推荐剂量为 50 ~ 325 mg/d；②氯吡格雷、阿司匹林 25 mg 和双嘧达莫缓释剂 200 mg 的复合制剂以及噻氯匹定也是可接受的一线治疗；与噻氯匹定相比，更推荐氯吡格雷，因为不良反应少，小剂量阿司匹林 + 潘生丁缓释剂比氯吡格雷效果更好，两者不良反应发生率相似；③重申心房颤动患者 TIA 后抗凝预防心源性栓塞的重要性和有效性，建议国际标准化比值（INR）在 2.5；④非心源性栓塞性卒中的预防，抗凝和抗血小板之间无法肯定。

（三）抗凝治疗

目前尚无有力的临床试验证据来支持抗凝治疗作为 TIA 的常规治疗。但临床上对心房颤动、频繁发作 TIA 或椎-基底动脉 TIA 患者可考虑选用抗凝治疗。

《中国脑血管病防治指南》建议：①抗凝治疗不作为常规治疗；②对于伴发心房颤动和冠心病的 TIA 患者，推荐使用抗凝治疗（感染性心内膜炎除外）；③TIA 患者经抗血小板治疗，症状仍频繁发作，可考虑选用抗凝血治疗；④降纤治疗。

《中国脑血管病防治指南》建议 TIA 患者有时存在血液成分的改变，如纤维蛋白原含量明显增高，或频繁发作患者可考虑选用巴曲酶或降纤酶治疗。

（四）TIA（特别是频发 TIA）后立即发生的急性脑卒中的处理

溶栓是首选（NIH 标准）。

（1）适用范围：①发病 < 1 小时；②脑 CT 示无出血或清晰的梗死；③实验室检查示红细胞比容、血小板、PT/PTT 均正常。

（2）操作：①静脉给予 rt-PA 0.9 mg/kg，10% 于 1 分钟内给予，其余量于 60 分钟内给予；同时应用神经保护药，以减少血管再通-再灌注损伤造成近一步的脑损伤；②每小时神经系统检查 1 次，共 6 次，以后每 2 小时检查 1 次，共 12 次（24 小时）；③第 2 天复查 CT 和血液检查。

（3）注意事项：区别 TIA 发作和早期急性梗死的时间界线是 1 ~ 2 小时。

（五）外科治疗

颈动脉内膜剥脱术（CEA）：1951 年美国的 Spence 开展了颈动脉内膜切除术。1991 年北美有症状颈动脉内膜切除实验协作组（NASCET）和欧洲颈动脉外科实验协作组（ECST）等多中心大规模的随机试验结果公布以后，使得动脉内膜切除术对颈动脉粥样硬化性狭窄的治疗作用得到了肯定。

（1）适应证：①规范内科治疗无效；②反复发作（在 4 个月内）的 TIA；③颈动脉狭窄程度 > 70% 者；④双侧颈动脉狭窄者；⑤有症状的一侧先手术；⑥症状严重的一侧伴发明显血流动力学改变先手术。

（2）禁忌证：①< 50% 症状性狭窄；②< 60% 无症状性狭窄；③不稳定的内科和神经科状态（不稳定的心绞痛、新近的心梗、未控制的充血性心力衰竭、高血压或糖尿病）；④最近大的脑梗死、出血性梗死、进行性中风；⑤意识障碍；⑥外科不能达到的狭窄。

（3）CEA 的危险或并发症：CEA 的并发症降低至 ≤3%，才能保证 CEA 优于内科治疗。

CEA 的并发症包括围手术期和术后两部分并发症。围手术期并发症有脑卒中、心肌梗死和死亡；术后并发症有颅神经损伤、伤口血肿、高血压、低血压、高灌注综合征、脑出血、癫痫发作和再狭窄。①颅神经损伤：舌下神经、迷走神经、面神经、副神经。②颈动脉内膜剥脱术后高灌注综合征：在高度狭窄和长期低灌注的患者，狭窄远端的低灌注区的脑血管自我调节功能严重受损或麻痹，此处的小血管处于极度扩张状态，以保证适当的血流供应。正常灌注压或高灌注压再建后，由于血管自我调节的麻痹，自我血管收缩以保护毛血管床的功能丧失，可造成脑水肿和出血。脑血流的突然增加最常见的临床表现是严重的单侧头痛，特征是直立位时头痛改善。③脑实质内出血：是继发于高灌注的最坏的情况，术后 2 周发生率为 0.6%。出血量大，后果严重，死亡率高（60%），预后不良（25%）。④癫痫发作：发生率为 3%，高灌注综合征造成的脑水肿是重要的原因，或为高血压脑病造成。

（4）血管介入治疗：相对于外科手术治疗而言，血管介入在缺血性脑血管病中的应用历史较短。自 1974 年问世以来，经皮腔内血管成形术（PTA）成为一种比较成熟的血管再通技术，广泛应用于冠状动脉、肾动脉以及髂动脉等全身血管狭窄性病变。PTA 成功运用于颈动脉狭窄的最早报道见于 1980年。1986 年作为 PTA 技术的进一步发展的经皮血管内支架成形术（PTAS）正式运用于临床，脑血管病的血管介入治疗开始了迅速的发展。

颅内段颈内动脉以及分支的狭窄，手术困难，药物疗效差，介入治疗可能是较好的选择。但是由于颅内血管细小迂曲，分支较多，且血管壁的弹力层和肌层较薄，周围又缺乏软组织，故而手术操作困难，风险大，相关报道少。

大多数学者认为颅外段颈动脉狭窄患者符合下列条件可考虑实施 PTA 或 PTAS：①狭窄≥70%；②病变表面光滑，无溃疡、血栓或明显钙化；③狭窄较局限并成环行；④无肿瘤、瘢痕等血管外狭窄因素；⑤无严重动脉迂曲；⑥手术难以抵达部位（如颈总动脉近端、颈内动脉颅内段）的狭窄；⑦非动脉粥样硬化性狭窄（如动脉肌纤维发育不良、动脉炎或放射性损伤）；⑧复发性颈动脉狭窄；⑨年迈体弱，不能承受或拒绝手术。

禁忌证：①病变严重钙化或有血栓形成；②颈动脉迂曲；③狭窄严重，进入导丝或球囊困难，或进入过程中脑电图监测改变明显；④狭窄<70%。

椎动脉系统 TIA，应慎重选择适应证。

其他还有颈外—颈内动脉手术治疗，初步研究显示患者可以获益，但仍需更多的随机临床研究证实，同时评价其远期疗效。

八、预后

TIA 后第 1 个月内发生脑梗死者占 4%～8%；3 个月内为 10%～20%；50% 的脑梗死发生于 TIA 后24～48 小时。1 年内发生脑梗死者占 12%～13%，较一般人群高 13～16 倍，5 年内增至 24%～29%。故应予积极处理，以减少发生脑梗死的概率。频发性 TIA 更需要急诊处理。积极寻找病因，控制相关危险因素。使用抗血小板聚集药物治疗，必要时行抗凝治疗。

第二节　脑血栓

脑血栓形成（CI）又称缺血性卒中（CIS），是指在脑动脉本身病变基础上，继发血液有形成分凝集于血管腔内，造成管腔狭窄或闭塞，在无足够侧支循环供血的情况下，该动脉所供应的脑组织发生缺血变性坏死，出现相应的神经系统受损表现或影像学上显示出软化灶，称为脑血栓形成。约 90% 的脑血栓形成是在脑动脉粥样硬化的基础上发生的。

一、临床表现

本病好发于中年以后，60 岁以后动脉硬化性脑梗死发病率增高。男性较女性为多。起病前多有前驱症状，表现为头痛、眩晕、短暂性肢体麻木、无力，约 25% 的患者有短暂性脑缺血发作史。起病较缓慢，患者多在安静和睡眠中起病。

动脉硬化性脑梗死发病后意识常清醒，如果大脑半球较大面积梗死、缺血、水肿，可影响间脑和脑干的功能，起病后不久出现意识障碍。如果发病后即有意识不清，要考虑椎-基底动脉系统梗死。动脉硬化性脑梗死可发生于脑动脉的任何一分支，不同的分支可有不同的临床特征，常见的有如下几种。

1. 颈内动脉闭塞

临床主要表现为病灶侧单眼失明（一过性黑矇，偶可为永久性视力障碍），或病灶侧霍纳征、对侧肢体运动或感觉障碍及对侧同向偏盲，主侧半球受累可有运动性失语。颈内动脉闭塞也可不出现局灶症状，这取决于前、后交通动脉，眼动脉、脑浅表动脉等侧支循环的代偿功能。

2. 大脑中动脉闭塞

大脑中动脉是颈内动脉的延续，是最容易发生闭塞的血管。①主干闭塞时引起对侧偏瘫、偏身感觉障碍和偏盲，主侧半球主干闭塞可有失语、失写、失读症状。②大脑中动脉深支或豆纹动脉闭塞可引起对侧偏瘫，一般无感觉障碍或同向偏盲。③大脑中动脉各皮质支闭塞可分别引起运动性失语，感觉性失语、失读、失写、失用，偏瘫以面部及上肢为重。

3. 大脑前动脉闭塞

①皮质支闭塞时产生对侧下肢的感觉及运动障碍，伴有尿潴留。②深穿支闭塞可致对侧中枢性面瘫、舌瘫及上肢瘫痪，也可发生情感淡漠、欣快等精神障碍及强握反射。

4. 大脑后动脉闭塞

大脑后动脉大多由基底动脉的终末支分出，但有 5% ~30% 的人，其中一侧起源于颈内动脉。①皮质支闭塞：主要为视觉通路缺血引起的视觉障碍，对侧同向偏盲或上象限盲。②深穿支闭塞，出现典型的丘脑综合征，对侧半身感觉减退伴丘脑性疼痛，对侧肢体舞蹈样徐动症等。

5. 基底动脉闭塞

该动脉发生闭塞的临床症状较复杂，也较少见。常见症状为眩晕、眼球震颤、复视、交叉性瘫痪或交叉性感觉障碍，肢体共济失调，若主干闭塞则出现四肢瘫痪、眼肌麻痹、瞳孔缩小，常伴有面神经、展神经、三叉神经、迷走神经及舌下神经的麻痹及小脑症状等，严重者可迅速昏迷，发热达 41 ~42 ℃，以至死亡。基底动脉因部分阻塞引起脑桥腹侧广泛软化，则临床上可产生闭锁综合征，患者四肢瘫痪，不能讲话，但意识清楚，面无表情，缄默无声，仅能以眼球垂直活动示意。

在椎-基底动脉系统血栓形成中，小脑后下动脉血栓形成是最常见的，称为延髓外侧部综合征，表现为眩晕、恶心、呕吐、眼震、同侧面部感觉缺失、同侧霍纳综合征、吞咽困难、声音嘶哑、同侧肢体共济失调及对侧面部以下痛、温觉缺失。

小脑后下动脉的变异性较大，故小脑后下动脉闭塞所引起的临床症状较为复杂和多变，但必须具备两条基本症状即一侧后组脑神经麻痹，对侧痛、温觉消失或减退，才可诊断。

根据缺血性卒中病程分为以下几种。①进展型：指缺血发作 6 小时后，病情仍在进行性加重。此类患者占 40% 以上，造成进展的原因很多，如血栓的扩展，其他血管或侧支血管阻塞、脑水肿、高血糖、高温、感染、心肺功能不全，多数是由于前两种原因引起的。据报道，进展型颈内动脉系统占 28%，椎-基底动脉系统占 54%。②稳定型：发病后病情无明显变化者，倾向于稳定型卒中，一般认为颈内动脉系统缺血发作 24 小时以上，椎-基底动脉系统缺血发作 72 小时以上者，病情稳定，可考虑稳定型卒中。此类型卒中，CT 所见与临床表现相符的梗死灶机会多，提示脑组织已经有了不可逆的病损。③完全性卒中：指发病后神经功能缺失症状较重较完全，常于数小时内（<6 小时）达到高峰。④可逆性缺血性神经功能缺损（RIND）：指缺血性局灶性神经障碍在 3 周之内完全恢复者。

二、辅助检查

1. CT 扫描

发病 24 ~48 小时后可见相应部位的低密度灶，边界欠清晰，并有一定的占位效应。早期 CT 扫描阴性不能排除本病。

2. MRI

可较早期发现脑梗死，特别是脑干和小脑的病灶。T_1 和 T_2 弛豫时间延长，加权图像上 T_1 在病灶区呈低信号强度，T_2 呈高信号强度，也可发现脑移位受压。与 CT 相比，MRI 显示病灶早，能早期发现大面积脑梗死，清晰显示小病灶及颅后窝的梗死灶，病灶检出率达 95%，功能性 MRI 如弥散加权 MRI 可于缺血早期发现病变，发病半小时即可显示长 T_1、长 T_2 梗死灶。

3. 血管造影

数字减影血管造影（DSA）或 MRA 可发现血管狭窄和闭塞的部位，可显示动脉炎、烟雾病、动脉瘤和血管畸形等。

4. 脑脊液检查

通常脑脊液压力、常规及生化检查正常，大面积脑梗死者脑脊液压力可增高，出血性脑梗死脑脊液中可见红细胞。

5. 其他

彩色多普勒超声检查（TCD）可发现颈动脉及颈内动脉的狭窄、动脉粥样硬化斑或血栓形成。超声心动图检查有助于发现心脏附壁血栓、心房黏液瘤和二尖瓣脱垂。PET 能显示脑梗死灶的局部脑血流、氧代谢及葡萄糖代谢，并监测缺血半暗带及对远隔部位代谢的影响。

三、诊断

脑血栓形成的诊断主要有以下几点。

（1）多发生于中老年人。

（2）静态下发病多见，不少患者在睡眠中发病。

（3）病后几小时或几天内病情达高峰。

（4）出现面、舌及肢体瘫痪，共济失调、感觉障碍等定位症状和体征。

（5）脑 CT 提示症状相应的部位有低密度影或脑 MRI 显示长 T_1 和长 T_2 异常信号。

（6）多数患者腰椎穿刺检查提示颅内压、脑脊液常规和生化检查正常。

（7）有高血压、糖尿病、高脂血症、心脏病及脑卒中史。

（8）病前有过短暂性脑缺血发作者。

四、鉴别诊断

脑血栓形成应注意与下列疾病相鉴别。

1. 脑出血

有 10%～20% 的脑出血患者由于出血量不多，在发病时意识清楚及脑脊液正常，不易与脑血栓形成区别。必须行脑 CT 扫描才能鉴别。

2. 脑肿瘤

有部分脑血栓形成患者由于发展至高峰的时间较慢，单从临床表现方面不易与脑肿瘤区别。脑肿瘤患者腰椎穿刺发现颅内压高，脑脊液中蛋白增高。脑 CT 或 MRI 提示脑肿瘤周围水肿显著，瘤体有增强效应，严重者有明显的占位效应。但是，有时做了脑 CT 和 MRI 也仍无法鉴别。此时，可做脑活检或按脑血栓进行治疗，定期复查 CT 或 MRI 以便区别。

3. 颅内硬膜下血肿

可以表现为进行性肢体偏瘫、感觉障碍、失语等，而没有明确的外伤史。主要鉴别依靠脑 CT 扫描发现颅骨旁有月牙状的高、低或等密度影，伴占位效应如脑室受压和中线移位，增强扫描后可见硬脑膜强化影。

4. 炎性占位性病变

细菌性脑脓肿、阿米巴性脑脓肿等炎性占位性病变可表现在短时间内逐渐出现肢体瘫痪、感觉障碍、失语、意识障碍等临床表现，尤其在无明显的炎症性表现时，难与脑血栓形成区别。但是，腰椎穿刺检查、脑 CT 和 MRI 检查有助于鉴别。

5. 癔症

对于以单个症状出现的脑血栓形成如突然失语、单肢瘫痪、意识障碍等，需要与癔症相鉴别。癔症可询问出明显的诱因，检查无定位体征及脑影像学检查正常。

6. 脑栓塞

临床表现与脑血栓形成相类似，但脑栓塞在动态下突然发病，有明确的栓子来源。

7. 偏侧性帕金森病

有的帕金森病患者表现为单侧肢体肌张力增高，而无震颤时，往往被误认为脑血栓形成。通过体格检查可发现该侧肢体有明显的强直性肌张力增高，无锥体束征及影像学上的异常，即可区别。

8. 颅脑外伤

临床表现可与脑血栓形成相似，但通过询问出外伤史，则可鉴别。但部分外伤患者可合并或并发脑血栓形成。

9. 高血压脑病

椎-基底动脉系统的血栓形成表现为眩晕、恶心、呕吐，甚至意识障碍时，在原有高血压的基础上，血压又急剧升高，此时应注意与高血压脑病鉴别。高血压脑病可以表现为突然头痛、眩晕、恶心、呕吐，严重者意识障碍。后者的舒张压均在 16 kPa（120 mmHg）以上，脑 CT 或 MRI 检查呈阴性时，则不易区别。有效鉴别方法是先进行降血压治疗，如血压下降后病情迅速好转者为高血压脑病，如无明显改善者，则为椎-基动脉血栓形成。复查 CT 或 MRI 有助于两者的鉴别。脑血栓形成的治疗原则是尽量解除血栓及增加侧支循环，改善缺血梗死区的血液循环；积极消除脑水肿，减轻脑组织损伤；尽早进行神经功能锻炼，促进康复，防止复发。

五、治疗

脑血栓形成的恢复程度取决于梗死的部位及大小、侧支循环代偿能力和神经功能障碍的康复效果。一般来讲，在进行性卒中即脑血栓形成在不断地加重时，应尽早进行抗凝治疗。在脑血栓形成的早期，有条件时，应尽早进行溶栓治疗，如果丧失上述机会或病情不允许，则进行一般性治疗。在药物治疗中，如果病情已经稳定，应尽早进行早期康复治疗。不论是完全恢复正常或留有后遗症者，应长期进行综合性预防，以防止脑血栓的复发。

急性期的治疗原则：①超早期治疗，提高全民的急救意识，为获得最佳疗效力争超早期溶栓治疗；②针对脑梗死后的缺血瀑布及再灌注损伤进行综合保护治疗；③采取个性化治疗原则；④整体化观念，脑部病变是整体的一部分，要考虑脑与心脏及其他器官功能的相互影响，如脑心综合征、多器官功能衰竭，积极预防并发症，采取对症支持疗法，并进行早期康复治疗；⑤对卒中的危险因素及时给予预防性干预措施，最终达到挽救生命、降低病残及预防复发的目的。

1. 超早期溶栓治疗

（1）溶栓治疗急性脑梗死的目的：在缺血脑组织出现坏死之前，溶解血栓、再通闭塞的脑血管，及时恢复供血，从而挽救缺血脑组织，避免缺血脑组织发生坏死。在缺血脑组织出现坏死之前进行溶栓治疗，这是溶栓治疗的前提。只有在缺血脑组织出现坏死之前进行溶栓治疗，溶栓治疗才有意义。

（2）溶栓治疗时间窗：脑组织对缺血耐受性特别差。脑供血一旦发生障碍，很快就会出现神经功能异常；缺血达一定程度后，脑细胞就不可避免地发生缺血坏死。脑组织对局部缺血较全脑缺血的耐受时间要长。实际上，局部脑缺血中心缺血区很快发生坏死，只是缺血周边半暗带区对缺血的耐受时间较长。溶栓治疗的主要目的是挽救那些尚没有坏死的缺血周边半暗带脑组织。缺血性脑卒中可进行有效治疗的时间称为治疗时间窗。不同个体的溶栓治疗时间窗存在较大的个体差异。根据现有的研究资料，总的来看，急性脑梗死发病 3 小时内绝大多数患者采用溶栓治疗是有效的；发病 3～6 小时大部分溶栓治疗可能有效；发病 6～12 小时小部分溶栓治疗可能有效，但急性脑梗死溶栓治疗时间窗的最后确定有待于目前正在进行的大规模、多中心、随机、双盲、安慰剂对照临床试验结果。

（3）影响溶栓治疗时间窗的因素如下。①种属。不同种属存在较大的差异。如小鼠局部脑梗死的治疗时间窗 <3 小时，而猴和人一般认为至少为 6 小时。②临床病情。当脑梗死患者出现昏睡、昏迷等严重意识障碍，眼球凝视麻痹，肢体近端和远端均完全瘫痪，以及脑 CT 已显示低密度改变时，均表明有较短的治疗时间窗，临床上几乎无机会可溶栓。而肢体瘫痪等临床病情较轻时，一般溶栓治疗的治疗时间窗较长。③脑梗死类型。房颤所致的心源性脑栓塞患者，栓子常较大，多堵塞颈内动脉和大脑中动脉主干，迅速造成严重的脑缺血，若此时患者上下肢体瘫痪均较完全，治疗时间窗通常在 3～4 小时。而对于血管闭塞不全的脑血栓形成患者，由于局部脑缺血相对较轻，溶栓治疗时间窗常较长。④侧支循环状态。如大脑中动脉深穿支堵塞，因为是终末动脉，故发生缺血时侧支循环很差，其供血区脑组织的治疗时间窗常在 3 小时之内。而大脑中动脉 M_2 或 M_3 段堵塞时，由于大脑皮质有较好的侧支循环，因而不少患者的治疗时间窗可以超过 6 小时。⑤体温和脑组织的代谢率。低温和降低脑组织的代谢可提高脑组织对缺血的耐受性，可延长治疗时间窗，而高温可增加脑组织的代谢，治疗时间窗缩短。⑥神经保

护药的应用。许多神经保护药可以明显地延长试验动物缺血治疗的时间窗，并可减少短暂性局部缺血造成的脑梗死体积。因而，溶栓治疗联合神经保护药治疗有广阔的应用前景，但目前缺少有效的神经保护药。⑦脑细胞内外环境。脑细胞内外环境状态与脑组织对缺血的耐受性密切相关，当患者有水电解质及酸碱代谢紊乱等表现时，治疗时间窗明显缩短。

（4）临床上常用的溶栓药物：尿激酶（UK）、链激酶（SK）、重组的组织型纤溶酶原激活药（rt-PA）。尿激酶在我国应用最多，常用量为 25 万~100 万 U，加入 5% 葡萄糖注射液或生理盐水中静脉滴注，0.5~2 小时滴完，剂量应根据患者的具体情况来确定，也可采用 DSA 监测下选择性介入动脉溶栓。rt-PA 是选择纤维蛋白溶解药，与血栓中纤维蛋白形成复合体后增强了与纤溶酶原的亲和力，使纤溶作用局限于血栓形成的部位，每次用量为 0.9 mg/kg，总量 <90 mg，有较高的安全性和有效性，rt-PA 溶栓治疗宜在发病后 3 小时进行。

（5）适应证：年龄 <70 岁；无意识障碍；发病在 6 小时内，进展性卒中可延迟到 12 小时；治疗前收缩压 <26.7 kPa（200 mmHg）或舒张压 <16 kPa（120 mmHg）；CT 排除颅内出血；排除 TIA；无出血性疾病及出血素质；患者或家属同意。

（6）溶栓方法：上述溶栓药的给药途径有两种。①静脉滴注。应用静脉滴注 UK 和 SK 治疗诊断非常明确的早期或超早期的缺血性脑血管病，也获得一定的疗效。②选择性动脉注射。属血管介入性治疗，用于治疗缺血性脑血管病，并获得较好的疗效。

选择性动脉注射有两种途径：①选择性脑动脉注射法，即经股动脉或肘动脉穿刺后，先进行脑血管造影，明确血栓所在的部位，再将导管插至颈动脉或椎-基底动脉的分支，直接将溶栓药注入血栓所在的动脉或直接注入血栓处，达到较准确的选择性溶栓作用。且在注入溶栓药后，还可立即进行血管造影了解溶栓的效果。②颈动脉注射法，适用于治疗颈动脉系统的血栓形成。用常规注射器穿刺后，将溶栓药物注入发生血栓侧的颈动脉，达到溶栓作用。但是，动脉内溶栓有一定的出血并发症，因此，动脉内溶栓的条件是：明确为较大的动脉闭塞；脑 CT 扫描呈阴性，无出血的证据；允许有小范围的轻度脑沟回改变，但无明显的大片低密度梗死灶；血管造影证实有与症状和体征相一致的动脉闭塞改变；收缩压在 180 mmHg（24 kPa）以下，舒张压在 110 mmHg（14.6 kPa）以下；无意识障碍，提示病情尚未发展至高峰者。值得注意的是，在进行动脉溶栓之前一定要明确是椎-基底动脉系统还是颈动脉系统的血栓形成，否则，勿做溶栓，延误治疗。

局部动脉灌注溶栓剂较全身静脉用药剂量小，血栓局部药物浓度高，并可根据 DSA 观察血栓溶解情况以决定是否继续用药。但 DSA 及选择性插管，治疗时间将延迟 45 分钟~3 小时。目前文献报道的局部动脉内溶栓治疗脑梗死血管再通率为 58%~100%，临床好转率为 53%~94%，均高于静脉内用药（36%~89%，26%~85%）。但因患者入选标准、溶栓剂种类、剂量、观察时间不一，缺乏可比性，故哪种用药途径疗效较好仍不清楚。故有学者建议，先尽早静脉应用溶栓剂，短期无效者再进行局部动脉内溶栓。

应用溶栓药物治疗目前尚无统一标准，由于个体差异，剂量波动范围也大。不同的溶栓药物和不同的给药途径，用药的剂量也不同。①尿激酶：静脉注射的剂量分为两种。大剂量，100 万~200 万 U 溶于生理盐水 500~1 000 mL 中，静脉滴注，仅用 1 次；小剂量，20 万~50 万 U 溶于生理盐水 500 mL 中，静脉滴注，每天 1 次，可连用 3~5 次。动脉内注射的剂量为 10 万~30 万 U。②rt-PA：美国国立卫生院的试验结果认为，rt-PA 治疗剂量 40.85 mg/kg、总剂量 <90 mg 是安全的。其中 10% 可静脉注射，剩余 90% 的剂量在 24 小时内静脉滴注。

（7）溶栓并发症：脑梗死病灶继发出血，致命的再灌流损伤及脑组织水肿是溶栓治疗的潜在危险，再闭塞率可达 10%~20%。

所有溶栓药在临床应用中均有可能产生颅内出血的并发症，包括脑内和脑外出血。影响溶栓药物疗效与安全性的主要并发症是脑内出血。脑内出血分脑出血及梗死性出血。前者指 CT 检查显示在非梗死区出现高密度的血肿，多数伴有相应的临床症状和体征，少数可以没有任何临床表现；后者指梗死区的脑血管在阻塞后再通，血液外渗，CT 扫描显示出梗死灶周围有单独或融合的斑片状出血，一般不形成血肿。出血并发症可导致病情加重，但有的可能没有任何表现。溶栓后的脑内出血在尸检的发现率为17%～65%，远低于临床上的表现率。溶栓导致脑内出血的原因可能为：①缺血后血管壁受损，易破裂；②继发性纤溶及凝血障碍；③动脉再通后灌注压增高；④软化脑组织对血管的支持作用减弱。脑外出血主要见于胃肠道及泌尿系统。

2. 抗凝治疗

（1）抗凝治疗的目的：目的在于防止血栓扩展和新血栓形成。高凝状态是缺血性脑血管病发生和发展的重要环节，主要与凝血因子，尤其是第Ⅷ因子和纤维蛋白原增多及其活性增高有关。所以，抗凝治疗主要通过抗凝血，阻止血栓发展和防止血栓形成，达到治疗或预防脑血栓形成的目的。

（2）常用药物有肝素、低分子肝素及华法林等：低分子肝素与内皮细胞和血浆蛋白的亲和力低，其经肾排泄时更多的是不饱和机制起作用，所以，低分子肝素的清除与剂量无关，而其半衰期比普通肝素长2～4倍。用药时不必行实验室监测，低分子肝素对患者的血小板减少和肝素诱导的抗血小板抗体发生率下降。硫酸鱼精蛋白可100%中和低分子肝素的抗凝血因子活性，可以中和60%～70%的抗凝血因子活性。急性缺血性脑卒中的治疗，可用低分子肝素钙4 100 U（单位）皮下注射，每天2次，共10日。①双香豆素及其衍生物，能阻碍血液中凝血因子的形成，使其含量降低，其抗凝作用显效较慢（用药后24～48小时，甚至72小时），持续时间长，单独应用仅适用于发展较缓慢的患者或用于心房颤动患者脑卒中的预防。口服抗凝血药中，华法林和新抗凝片的开始剂量分别为4～6 mg和1～2 mg，开始治疗的10天内测定凝血因子时间和活动度应每天1次，以后每周3次，待凝血因子活动度稳定于治疗所需的指标时，则7～10天测定1次，同时应检测INR。②藻酸双酯钠，又称多糖硫酸酯（PSS），是从海洋生长的褐藻中提取的一种类肝素药物，但作用强度是肝素的1/3，而抗凝血时间与肝素相同。主要作用是抗凝血、降低血液黏度、降低血脂及改善脑微循环。用法：按2～4 mg/kg加入5%葡萄糖注射液500 mL，静脉滴注，30滴/分钟，每天1次，10天为1个疗程。或口服，每次0.1 g，每天1次，可长期使用。个别患者可能出现皮疹、头痛、恶心、皮下出血点。

（3）抗凝治疗的适应证：①短暂性脑缺血发作；②进行性缺血性脑卒中；③椎-基底动脉系统血栓形成；④反复发作的脑栓塞；⑤心房颤动患者的卒中预防。

（4）抗凝治疗的禁忌证：①有消化道溃疡病史者；②有出血倾向者、血液病患者；③高血压〔血压180/100 mmHg（24/13.3 kPa）以上〕；④有严重肝、肾疾病者；⑤临床不能除外颅内出血者。

（5）抗凝治疗的注意事项：①抗凝治疗前应进行脑部CT检查，以除外脑出血病变，高龄、较重的脑动脉硬化和高血压患者采用抗凝治疗应慎重；②抗凝治疗对凝血因子活动度应维持在15%～25%，部分凝血活酶时间应维持在1.5倍之内；③肝素抗凝治疗维持在7～10天，口服抗凝血药维持2～6个月，也可维持在1年以上；④口服抗凝血药的用量较国外文献所报道的剂量小，其1/3～1/2的剂量就可以达到有效的凝血因子活动度的指标；⑤抗凝治疗过程中应经常注意皮肤、黏膜是否有出血点，小便检查是否有红细胞，大便隐血试验是否阳性，若发现异常应及时停用抗凝血药；⑥抗凝治疗过程中应避免针灸、外科小手术等，以免引起出血。

3. 降纤治疗

可以降解血栓蛋白质、增加纤溶系统活性、抑制血栓形成或促进血栓溶解。此类药物也应早期应用（发病6小时以内），特别适用于并发高纤维蛋白原血症者。降纤酶、东菱克栓酶、安克洛酶和蚓激酶均属这一类药物。但降纤至何种程度，如何减少出血并发症等问题尚待解决。有报道称，发病后3小时给予Ancrod可改善患者的预后。

4. 扩容治疗

主要是通过增加血容量，降低血液黏度，起到改善脑微循环的作用。

（1）右旋糖酐-40：主要作用为阻止红细胞和血小板聚集，降低血液黏度，以改善循环。用法：10%右旋糖酐-40，500 mL，静脉滴注，每天1次，10日为1个疗程。可在间隔10～20天后，再重复使用1个疗程。有过敏体质者，应做过敏皮试，阴性后方可使用。心功能不全者应使用半量，并缓慢滴注。患有糖尿病者，应同时加用相应胰岛素治疗。高血压患者慎用。有意识障碍或提示脑水肿明显者禁用。无论有无高血压，均需要观察血压情况。

（2）706 代血浆（6% 羟乙基淀粉）：作用和用法与右旋糖酐-40 相同，只是不需要做过敏试验。

5. 扩血管治疗

血管扩张药过去曾被广泛应用，此法在脑梗死急性期不宜使用。原因为缺血区的血管因缺血、缺氧及组织中的乳酸聚集已造成病理性的血管扩张，此时应用血管扩张药，则造成脑内正常血管扩张，也波及全身血管，以至于使病变区的血管局部血流下降，加重脑水肿，即所谓"盗血"现象。如有出血性梗死时可能会加重出血，因此，只在病变轻、无水肿的小梗死灶或脑梗死发病 3 周后无脑水肿者可酌情使用，且应注意有无低血压。

（1）罂粟碱：具有非特异性血管平滑肌的松弛作用，直接扩张脑血管，降低脑血管阻力，增加脑局部血流量。用法：60 mg 加入 5% 葡萄糖注射液 500 mL 中，静脉滴注，每天 1 次，可连用 3～5 天；或 20～30 mg，肌内注射，每天 1 次，可连用 5～7 日；或每次 30～60 mg 口服，每天 3 次，连用 7～10天。注意本药每天用量不应超过 300 mg，不宜长期使用，以免成瘾。在用药时可能因血管明显扩张导致明显头痛。

（2）己酮可可碱：该药可直接抑制血管平滑肌的磷酸二酯酶，达到扩张血管的作用，还能抑制血小板和红细胞的聚集。用法：100～200 mg 加入 5% 葡萄糖注射液 500 mL 中，静脉滴注，每天 1 次，连用 7～10 天。或口服每次 100～300 mg，每天 3 次，连用 7～10 天。本药禁用于刚患心肌梗死、严重冠状动脉硬化、高血压者及孕妇。输液过快者可出现呕吐及腹泻。

（3）环扁桃酯：又名三甲基环己扁桃酸或抗栓丸。能持续性松弛血管平滑肌，增加脑血流量，但作用较罂粟碱弱。用法：每次 0.2～0.4 g 口服，每天 3 次，连用 10～15 天。也可长期应用。

（4）氢化麦角碱：又称喜得镇或海得琴，为麦角碱的衍生物。其能直接激活多巴胺和 5-羟色胺受体，也可阻断去甲肾上腺素对血管受体的作用，使脑血管扩张，改善脑微循环，增加脑血流量。用法：每次口服 1～2 mg，每天 3 次，1～3 个月为 1 个疗程，或长期使用。本药易引起直立性低血压，因此，低血压患者禁用。

6. 钙通道阻滞药

其通过阻断钙离子的跨膜内流而起作用，从而缓解平滑肌的收缩、保护脑细胞、抗动脉粥样硬化、维持红细胞变形能力及抑制血小板聚集。

（1）尼莫地平：又称硝苯甲氧乙基异丙啶，为选择性地作用于脑血管平滑肌的钙通道阻滞药，对脑以外的血管作用较小，因此，不起降血压作用。主要缓解血管痉挛，抑制肾上腺素能介导的血管收缩，增加脑组织葡萄糖利用率，重新分布缺血区血流量。用法：每次口服 20～40 mg，每天 3 次，在医生指导下可长期使用。

（2）尼莫通：为尼莫地平的同类药物，只是水溶性较高。每次口服 30～60 mg，每天 3 次，在医生指导下可长期使用。

（3）尼卡地平：又称硝苯苄胺啶，是作用较强的钙通道阻滞药，选择性作用于脑动脉、冠状动脉及外周血管，增加心脑血流量和改善循环，同时有明显的降血压作用。用法：每次口服 20～40 mg，每天 3 次，可经常使用。

（4）桂利嗪（脑益嗪、肉桂苯哌嗪、桂益嗪）：为哌嗪类钙通道阻滞药，能扩张血管平滑肌，改善心脑循环，还有防止血管脆化的作用。用法：每次口服 25～50 mg，每天 3 次，可经常使用。

（5）盐酸氟桂利嗪：与桂利嗪为同一类药物。用法：每次口服 5～10 mg，每日 1 次，连用 10～15天。因本药可增加脑脊液，故颅内压增高者不用。

7. 抗血小板聚集药

主要通过失活脂肪酸环化酶，阻止血小板合成血栓素 A_2（TXA_2），并抑制血小板释放二磷酸腺苷（ADP）、5-羟色胺（5-HT）、肾上腺素、组胺等活性物质，以抑制血小板聚集，起到改善微循环及抗凝的作用。

（1）阿司匹林：阿司匹林也称乙酰水杨酸，能抑制环氧化酶，使血小板膜蛋白乙酰化，并能抑制血小板膜上的胶原糖基转移酶的作用。由于环氧化酶受到抑制，使血小板膜上的花生四烯酸不能被合成内过氧化物前列腺素 G_2（PGG_2）和 TXA_2，因而能阻止血小板的聚集和释放反应。在体外，阿司匹林可抑制肾上腺素、胶原、抗原—抗体复合物、低浓度凝血酶所引起的血小板释放反应，具有较强而持久的抗血小板聚集作用。成人口服 $0.1 \sim 0.3$ g 即可抑制 TXA_2 的形成，其作用可持续 $7 \sim 10$ 天之久，这一作用在阻止血栓形成，特别在防治心脑血管血栓性疾病中具有重要意义。

由于血管壁的内皮细胞存在前列环素合成酶，能促进前列环素（PGI_2）的合成，PGI_2 为一种强大的抗血小板聚集物质。实验证明，不同剂量的阿司匹林对血小板 TXA_2 与血管壁内皮细胞 PGI_2 形成有不同的影响。小剂量（2 mg/kg）即可完全抑制人的血小板 TXA_2 的合成，但不抑制血管壁内皮细胞 PGI_2 的合成，产生较强的抗血小板聚集作用，但大剂量（$100 \sim 200$ mg/kg）时血小板 TXA_2 和血管壁内皮细胞 PGI_2 的合成均被抑制，故抗血小板聚集作用减弱，有促进血栓形成的可能性。但大剂量长期服用阿司匹林的临床试验表明无血栓形成的增加。小剂量（$3 \sim 6$ mg/kg）或大剂量（$25 \sim 80$ mg/kg）都能延长出血时间，说明阿司匹林对血小板环氧化酶的作用较对血管壁内皮细胞前列环素合成酶作用占优势。因此，一般认为小剂量（$160 \sim 325$ mg/d）对多数人有抗血栓作用，中剂量（$500 \sim 1\,500$ mg/d）对某些人有效，大剂量（$1\,500$ mg/d 以上）才可促进血栓形成。

（2）噻氯匹定：噻氯匹定能抑制纤维蛋白原与血小板受体之间的附着，致使纤维蛋白原在血小板相互集中中不能发挥桥联作用；刺激血小板腺苷酸环化酶，使血小板内 cAMP 增高，抑制血小板聚集；减少 TXA_2 的合成；稳定血小板膜，抑制 ADP、胶原诱导的血小板聚集。因此，噻氯匹定药理作用是对血小板聚集的各个阶段都有抑制作用，即减少血小板的黏附，抑制血小板的聚集，增强血小板的解聚作用，以上特性表现为出血时间延长，对凝血试验无影响。服药后 $24 \sim 48$ 小时才开始起抗血小板作用，$3 \sim 5$ 天后作用达高峰，停药后其作用仍可维持 3 天。口服每次 $125 \sim 250$ mg，每天 $1 \sim 2$ 次，进餐时服用。可随患者具体情况而调整剂量。噻氯匹定对椎-基底动脉系统缺血性卒中的预防作用优于颈内动脉系统，并且效果优于阿司匹林，它同样可以预防卒中的复发。

噻氯匹定的不良反应有粒细胞减少，发生率约为 0.8%，常发生在服药后最初 3 周，其他尚有腹泻、皮疹（约 2%）等，停药后不良反应一般可消失。极个别患者有胆汁淤积性黄疸和（或）转氨酶升高。不宜与阿司匹林、非甾体类抗炎药和口服抗凝血药合用。由于可产生粒细胞减少，服药后前 3 个月内每 2 周做白细胞数监测。由于延长出血时间，对有出血倾向的器质性病变如活动性溃疡或急性出血性卒中、白细胞减少症、血小板减少症等患者禁用。

（3）氯吡格雷：氯吡格雷的化学结构与噻氯匹定相近，活性高于噻氯匹定。氯吡格雷通过选择性不可逆地和血小板 ADP 受体结合，抑制血小板聚集，防止血栓形成和减轻动脉粥样硬化。氯吡格雷 75 mg/d 与噻氯匹定 250 mg，每天 2 次，抑制效率相同。不良反应有皮疹、腹泻、消化不良、消化道出血等。

（4）双嘧达莫：又名双嘧哌胺醇。通过抑制血小板中磷酸二酯酶的活性，也有可能刺激腺苷酸环化酶，使血小板内环磷酸腺苷（cAMP）增高，从而抑制 ADP 所诱导的初发和次发血小板聚集反应。在高浓度下可抑制血小板对胶原、肾上腺素和凝血酶的释放反应。双嘧达莫可能还有增强动脉壁合成前列环素、抑制血小板生成 TXA_2 的作用。口服每次 $50 \sim 100$ mg，每天 3 次，可长期服用。合用阿司匹林更有效。不良反应有恶心、头痛、眩晕、面部潮红等。

8. 防治脑水肿

一旦发生脑血栓，很快出现缺血性脑水肿，其包括细胞毒性水肿和血管源性水肿。脑水肿进一步加剧神经细胞的坏死，严重大块梗死者，还可引起颅内压增高，发生脑疝致死。所以，缺血性脑水肿不仅加重脑梗死的病理生理过程，影响神经功能障碍的恢复，还可导致死亡。因此，脑血栓形成后，尤其梗死面积大、病情重或进展型卒中、意识障碍的患者应及时积极治疗脑水肿。防治脑水肿的方法包括使用高渗脱水药、利尿药和白蛋白，控制入水量等。

（1）高渗性脱水治疗：通过提高血浆渗透压，造成血液与脑之间的渗透压梯度加大，脑组织内水分向血液移动，达到脑组织脱水作用；高渗性血液通过反射机制抑制脉络丛分泌脑脊液，使脑脊液生成减少；由于高渗性脱水最终通过增加排尿量的同时，也加速排泄梗死区代谢产物，最后减轻梗死区及半暗带水肿，挽救神经细胞，防止脑疝发生危及生命。

缺血性脑水肿的发生和发展尽管是一个严重的并发症，但也是一个自然过程。在脑血栓形成后的10天以内脑水肿最重，只要在此期间在药物的协助下，加强脱水，经过一段时间后，缺血性脑水肿会自然消退。

1）甘露醇：是一种己六醇，至今仍为经常使用的脱水药。其主要有以下作用：快速注入静脉后，因它不易从毛细血管外渗入组织，而迅速提高血浆渗透压，使组织间液水分向血管内转移，产生脱水作用；同时增加尿量及尿 Na^+、K^+ 的排出；还有清除各种自由基、减轻组织损害的作用。静脉应用后在10分钟开始发生作用，2~3小时达高峰。用法：根据脑梗死的大小和心、肾功能状态决定用量和次数。一般认为最佳有效量是每次 0.5~1 g/kg，即每次 20% 甘露醇 125~250 mL 静脉快速滴注，每天 2~4 次，直至脑水肿减轻。但是，小灶梗死者，可每天1次；或心功能不全者，每次 125 mL，每天 2~3 次。肾功能不好者尽量减少用量，并配合其他利尿药治疗。

2）甘油：甘油为丙三醇，其相对分了质量为92，有学者认为甘油优丁甘露醇，由丁甘油可提供热量，仅 10%~20% 无变化地从尿中排出，可减少导致水电解质紊乱与反跳现象，可溶于水和乙醇中，为正常人的代谢产物，大部分在肝脏内代谢，转变为葡萄糖、糖原和其他糖类，小部分构成其他酯类。甘油无毒性，是目前最常用的口服脱水药。其治疗脑水肿的机制可能是通过提高血浆渗透压，使组织水分（尤其是含水多的组织）转移到血浆内，因而引起脑组织脱水。最初曾用于静脉注射以降低颅压。现认为口服同样有效。用药后 30~60 分钟起作用，治疗作用时间较甘露醇稍晚，维持时间短，疗效不如前者。因此，有时插在上述脱水药2次用药之间给予，以防止"反跳现象"。口服甘油无毒，在体内能产生比等量葡萄糖稍高的热量，因此，尚有补充热量的作用，且无"反跳现象"。Contoce 认为，甘油比其他高渗药更为理想，其优点有：迅速而显著地降低颅内压；长期重复用药无反跳现象；无毒性。甘油的不良反应轻微，可有头痛、头晕、咽部不适、口渴、恶心、呕吐、上腹部不适及血压轻度下降等。由于甘油可引起高血糖和糖尿，故糖尿病患者不宜使用。甘油过大剂量应用或浓度 >10% 时，可产生注射部位的静脉炎，或引起溶血、血红蛋白尿，甚至急性肾功能衰竭等不良反应。甘油自胃肠道吸收，临床上多口服，昏迷患者则用鼻饲，配制时将甘油溶于生理盐水内稀释成 50% 溶液，剂量每次 0.5~2 g/kg，每天总量可达 5 g/kg 以上。一般开始剂量为 1.5 g/kg，以后每 3 小时 0.5~0.7 g/kg，一连数日。静脉注射为 10% 甘油溶液 500 mL，成人每天 10% 甘油 500 mL，共使用 5~6 次。

（2）利尿药：主要通过增加肾小球滤过减少肾小管再吸收和抑制。肾小管的分泌，增加尿量，造成机体脱水，最后使脑组织脱水。同时还可控制钠离子进入脑组织减轻水肿，控制钠离子进入脑脊液，以降低脑脊液生成率的 50% 左右。但是，上述作用必须以肾功能正常为前提。

1）呋塞米：又称利尿磺酸、呋喃苯胺酸、呋塞米灵、利尿灵等。是作用快、时间短和最强的利尿药，主要通过抑制髓袢升支 Cl^- 的主动再吸收而起作用。注射后 5 分钟起效，1 小时达高峰，并维持达3 小时。对并发高血压、心功能不全者疗效更佳。如患者有肾功能障碍或用较大剂量甘露醇治疗后效果仍不佳时，可单独或与甘露醇交替应用本药。用法：每次 20~80 mg，肌内注射或静脉注射，每天 4 次。口服者每次 20~80 mg，每天 2~3 次。其不良反应为电解质紊乱、过度脱水、血压下降、血小板减少、粒细胞减少、贫血、皮疹等。

2）依他尼酸：又称利尿酸、Edecrin，作用类似于呋塞米，应用指征同呋塞米。用法：每次 25~50 mg 加入 5% 葡萄糖注射液或生理盐水 100 mL 中，缓慢滴注。3~5 天为1个疗程。所配溶液在 24 小时内用完。可出现血栓性静脉炎、电解质紊乱、过度脱水、神经性耳聋、高尿酸血症、高血糖、出血倾向、肝肾功能损害等不良反应。

3）白蛋白：对于严重的大面积脑梗死引起的脑水肿，加用白蛋白，有明显的脱水效果。用法：每次 10~15 g，静脉滴注，每天或隔天1次，连用 5~7 天。本药价格较贵，个别患者有变态反应，或造成医源性肝炎。

9. 神经细胞活化药

至今有不少这类药物实验报道有一定的营养神经细胞和促进神经细胞活化的作用，主要对于不完全受损的细胞起作用，个别报道甚至认为有极佳效果。但是，在临床实践中，并没有明显效果，而且价格较贵。

（1）脑活素：主要成分为动物脑（猪脑）水解后精制的必需和非必需氨基酸、单胺类神经介质、肽类激素和酶前体。有研究认为该药能通过血脑屏障，直接进入神经细胞，影响细胞呼吸链，调节细胞神经递质，激活腺苷酸环化酶，参与细胞内蛋白质合成等。用法：20~50 mL 加入生理盐水 500 mL 中，静脉滴注，每天 1 次，10~15 天为 1 个疗程。

（2）胞磷胆碱：在生物学上，胞磷胆碱是合成磷脂胆碱的前体，胆碱在磷脂酰胆碱的生物合成中具有重要作用，而磷脂酰胆碱是神经细胞膜的重要组成部分。胞磷胆碱还参与细胞核酸、蛋白质和糖的代谢，促使葡萄糖合成乙酰胆碱，防止脑水肿。用法：500~1 000 mg 加入 5% 葡萄糖注射液 500 mL 中，静脉滴注，每天 1 次，10~15 天为 1 个疗程。250 mg，肌内注射，每天 1 次，每个疗程为 2~4 周。少数患者用药后出现兴奋性症状，诱发癫痫或精神症状。

（3）丁咯地尔：主要作用：①阻断 α 肾上腺素能受体；②抑制血小板聚集；③提高及改善红细胞变形能力；④有较弱的非特异性钙拮抗作用。用法：200 mg 加入生理盐水或 5% 葡萄糖注射液 500 mL 中，静脉缓慢滴注，每天 1 次，10 天为 1 个疗程；也可肌内注射，每次 50 mL，每天 2 次，10 天为 1 个疗程。但是，产妇和正在发生出血性疾病的患者禁用。少数患者可有肠胃不适、头痛、眩晕及肢体烧灼痛。

10. 其他内科治疗

由于脑血栓形成的主要原因为高血压、高脂血症、糖尿病、心脏病等内科疾病，或发生脑血栓形成时，大多并发许多内科疾病。但是，并发严重的内科疾病多见于脑干梗死和较大范围的大脑半球梗死。有时，患者由于严重的内科并发症如心力衰竭、肺水肿及感染、肾功能衰竭等致死。因此，除针对性治疗脑血栓形成外，还应治疗并发的内科疾病。

（1）调整血压：急性脑梗死患者一过性血压增高常见，因此，降血压药应慎用。国外平均血压 [MBP，（收缩压＋舒张压×2）÷3] ＞130 mmHg（17.3 kPa）或收缩压（SBP）＞220 mmHg（29.3 kPa）者，可谨慎应用降血压药。一般不主张使用降压药，以免减少脑血流灌注，加重脑梗死。如血压低，应查明原因是否为血容量减少，补液纠正血容量，必要时应用升压药。对分水岭梗死，则应对其病因进行治疗，如纠正低血压、治疗休克、补充血容量、对心脏病进行治疗等。

（2）控制血糖：临床和实验病理研究证实，高血糖加重急性脑梗死及局灶性缺血再灌注损伤，故急性缺血性脑血管病在发病 24 小时内不宜输入高糖，以免加重酸中毒。有高血糖者要纠正，低血糖也要注意，一旦出现要控制。

（3）心脏疾病的预防：积极治疗原发心脏疾病。但严重的脑血栓形成可并发心肌缺血或心律失常，严重者出现心力衰竭，除了积极治疗外，补液应限制速度和量，甘露醇应半量应用，加用利尿药。

（4）保证营养与防治水电解质及酸碱平衡紊乱：出现延髓麻痹或意识障碍的患者主要靠静脉输液和胃管鼻饲或经皮胃管补充营养。应该保证每天的水电解质和能量的补给。在应用葡萄糖的问题上，尽管国内外的动物实验研究认为高血糖和低血糖对脑梗死有加重作用，但是，也应保证每天的需要量，如有糖尿病或反应性高血糖者，在应用相应剂量的胰岛素下补给葡萄糖。对于不能进食和长期大量使用脱水药者，每天检测血生化，如有异常，及时纠正。

（5）防治感染：对于严重瘫痪、延髓麻痹、意识障碍者，容易并发肺部感染，可常规使用青霉素 320 万 U 加入生理盐水 100 mL 中，静脉滴注，每天 2 次。如果效果不理想，应根据痰培养结果及时更换抗生素。对于严重的延髓麻痹和意识障碍者，由于自己不能咳嗽排痰，应尽早做气管切开，以利于吸痰，这是防治肺部感染的最好办法。

（6）加强护理：由于脑血栓形成患者在急性期大多数不能自理生活，应每 2 小时翻身 1 次，加拍背部协助排痰，防止褥疮和肺部感染的发生。

11. 外科治疗

颈内动脉和大脑中动脉血栓形成者，可出现大片脑梗死，且在发病后3～7天，可因缺血性脑水肿，导致脑室受压、中线移位及脑疝发生，危及生命。此时，应积极进行颞下减压和清除梗死组织，以挽救生命。

12. 康复治疗

主张早期进行康复治疗，即使在急性期也应注意到瘫痪肢体的位置。病情稳定者，可以尽早开始肢体功能锻炼和语言训练。这既可明显地降低脑血栓形成患者的致残率，也可减少并发症和后遗症如肩周炎、肢体挛缩、失用性肌萎缩、痴呆等的发生。

第三节　脑栓塞

脑栓塞是指脑动脉被异常的栓子（血液中异常的固体、液体、气体）阻塞，使其远端脑组织发生缺血性坏死，出现相应的神经功能障碍。栓子以血液栓子为主，占所有栓子的90%，其次还有脂肪、空气、癌栓、医源物体等。脑栓塞发生率占急性脑血管病的15%～20%，占全身动脉栓塞的50%。

一、临床表现

1. 发病年龄

本病起病年龄不一，若因风湿性心脏病所致，患者以中青年为主；若因冠心病、心肌梗死、心律失常所致者，患者以中老年人居多。

2. 起病急骤

大多数患者无任何前驱症状，多在活动中起病，局限性神经缺损症状常于数秒或数分钟发展到高峰，是发展最急的脑卒中，且多表现为完全性卒中，少数患者在数天内呈阶梯样或进行性恶化。50%～60%的患者起病时有意识障碍，但持续时间短暂。

3. 局灶神经症状

栓塞引起的神经功能障碍取决于栓子的数目、栓塞范围和部位。栓塞发生在颈内动脉系统特别是大脑中动脉最常见，临床表现为突起的偏瘫、偏身感觉障碍和偏盲，在主侧半球可有失语，也可出现单瘫、运动性或感觉性失语等。9%～18%的患者出现局灶性癫痫发作。本病约10%的栓子达椎-基底动脉系统，临床表现为眩晕、呕吐、复视、眼震、共济失调、交叉性瘫痪、构音障碍及吞咽困难等。若累及网状结构则出现昏迷与高热，若阻塞了基底动脉主干可突然出现昏迷和四肢瘫痪，预后极差。

4. 其他症状

本病以心源性脑栓塞最常见，故有风湿性心脏病或冠心病、严重心律失常的症状和体征；部分患者有心脏手术、长骨骨折、血管内治疗史；部分患者有脑外多处栓塞证据，如皮肤、球结膜、肺、肾、脾和肠系膜等栓塞和相应的临床症状和体征。

二、辅助检查

目的是明确脑栓塞的部位和病因（如心源性、血管源性及其他栓子来源的检查）。

（1）心电图或24小时动态心电图观察：可了解有无心律失常、心肌梗死等。

（2）超声心动图检查：有助于显示瓣膜疾患、二尖瓣脱垂、心内膜病变等。

（3）颈动脉超声检查：可显示颈动脉及颈内外动脉分叉处的血管情况，有无管壁粥样硬化斑及管腔狭窄等。

（4）腰椎穿刺脑脊液检查：可以正常，若红细胞增多可考虑出血性梗死，若白细胞增多考虑有感染性栓塞的可能，有大血管阻塞、广泛性脑水肿者脑脊液压力增高。

（5）脑血管造影：颅外颈动脉造影可显示动脉壁病变，数字减影血管造影（DSA）能提高血管病变诊断的准确性，有无血管腔狭窄、动脉粥样硬化溃疡、血管内膜粗糙等情况。新一代的MRA能显示血管及血流情况，且为无创伤性检查。

（6）头颅 CT 扫描：发病后 24～48 小时后可见低密度梗死灶，若为出血性梗死则在低密度灶内可见高密度影。

（7）MRI：能更早发现梗死灶，对脑干及小脑扫描明显优于 CT。

三、诊断

（1）起病急骤，起病后常于数秒内病情达高峰。

（2）主要表现为偏瘫、偏身感觉障碍和偏盲，在主侧半球则有运动性失语或感觉性失语。少数患者为眩晕、呕吐、眼震及共济失调。

（3）多数患者为心源性脑栓塞，故有风湿性心脏病或冠心病、心律失常的症状和体征。

（4）头颅 CT 或 MRI 检查可明确诊断。

四、鉴别诊断

在无前驱症状下，动态中突然发病并迅速达高峰，有明确的定位症状和体征；如询查出心脏病、动脉粥样硬化、骨折、心脏手术、大血管穿刺术等原因可确诊。头颅 CT 和 MRI 能协助明确脑栓塞的部位和大小。腰椎穿刺检查有助于了解颅内压、炎性栓塞及出血性梗死。脑栓塞应注意与其他类型的急性脑血管病区别。尤其是出血性脑血管病，主要靠头颅 CT 和 MRI 检查加以区别。

五、治疗

积极改善侧支循环、减轻脑水肿、防治出血和治疗原发病。

1. 脑栓塞治疗

其治疗原则与脑血栓形成相同。但应注意以下几点。

（1）由于容易并发出血性梗死或出现大片缺血性水肿，所以，在急性期不主张应用较强的抗凝药和溶栓药如肝素、双香豆素类药、尿激酶、t-PA、噻氯匹定等。

（2）发生在颈内动脉末端或大脑中动脉主干的大面积脑栓塞，以及小脑梗死可发生严重的脑水肿，继发脑疝，应积极进行脱水、降颅压治疗，必要时需要进行颅骨骨瓣切除减压，以挽救生命。由心源性所致者，有些伴有心功能不全。在用脱水药时应酌情减量，甘露醇与呋塞米交替使用。

（3）其他原因引起的脑栓塞，要有相应的治疗。如空气栓塞者，可应用高压氧治疗。脂肪栓塞者，加用 5% 碳酸氢钠 250 mL，静脉滴注，每天 2 次；也可用小剂量肝素 10～50 mg，每 6 小时 1 次；或 10% 乙醇溶液 500 mL，静脉滴注，以求溶解脂肪。

（4）部分心源性脑栓塞患者发病后 2～3 小时内，用较强的血管扩张药如罂粟碱静脉滴注，可收到意想不到的满意疗效。

2. 原发病治疗

针对性治疗原发病有利于脑栓塞的恢复和防止复发。如先天性心脏病或风湿性心脏病患者，有手术适应证者，应积极手术治疗；有亚急性细菌性心内膜炎者，应彻底治疗；有心律失常者，努力纠正；骨折患者，减少活动，稳定骨折部位。急性期过后，针对血栓栓塞容易复发，可长期使用小剂量的阿司匹林、双香豆素类药物或噻氯匹定；也可经常进行心脏超声检查，监测血栓块大小，以调整抗血小板聚集药或抗凝血药。

六、预后

脑栓塞的病死率为 20%，主要是由于大块梗死和出血性梗死引起大片脑水肿、高颅压而致死；或脑干梗死直接致死；也可因并发严重心功能不全、肺部感染、多部位栓塞等导致死亡。多数患者有不同程度的神经功能障碍。有 20% 的患者可再次复发。近年来，国外有报道通过介入的办法在心耳置入保护器（过滤器），可以减少心源性栓塞的发生。

第四节 出血性脑梗死

在脑梗死特别是脑栓塞引起的缺血区内常伴有自发性出血性改变（HT），表现为出血性梗死（HI）或脑实质内血肿（PH），PH进一步又可分为梗死区内的PH和远离梗死区的PH。临床上CT检出HI的概率为7.5%~43%，MRI的检出率为69%。尸检中证实的为71%，多为脑栓塞，尤其是心源性栓塞。近年来，由于抗凝与溶栓治疗的广泛应用，HI引起了临床上的重视。

出血性梗死与缺血性梗死相比，在坏死组织中可发现许多红细胞。在一些病例中，红细胞浓度足够高，以至于在CT或MRI扫描上出现与出血相一致的高密度表现。同时，尸检标本显示出血灶的范围从散布于梗死之中的瘀斑到几乎与血肿有相同表现的一个由许多瘀斑融合而成片的大的病灶。出血性梗死发生的时间变化很大，早至动脉闭塞后几小时，迟至2周或更晚。

一、发病机制

出血性梗死的解释长期以来被认为是由于闭塞缓解后梗死血管床再灌注所致。例如，可能发生于栓子破碎或向远处移行后或在已经形成的大面积梗死的背景下闭塞大血管早期再通所致。这可能是动脉血进入毛细血管重新形成的血压导致红细胞从缺氧的血管壁渗出。再灌注越强烈，毛细血管壁损伤越严重，出血性梗死融合得越多。假设缺血性梗死反映了可恢复的未闭腔隙，那么它可能是栓塞性闭塞后自发性或机化所致的结果，而血栓形成所造成的闭塞很难缓解。在心源性栓塞所致的梗死中有很小的出血发生率支持这个假说。

最近，这个关于出血性梗死的解释受到第三代CT和MRI扫描所见的挑战。这些研究发现出血性梗死常常在位于动脉床处的持续梗死的远端发展，这些动脉床只暴露于逆行的侧支循环处。出血性病灶的严重程度由于所观察到的大动脉再通所造成的血肿扩展的大小而不同。在那些以前的病例，瘀斑及散在性的出血性梗死的发生可能与动脉血压的急剧上升和梗死的突发程度、严重程度及大小有关。推测血肿最初可能围绕在大的梗死周围并压迫软膜血管，当血肿消退时，逆流的血液通过软膜的侧支循环再灌注并导致瘀斑性出血性梗死。

二、临床表现

1. 按HI的发生时间分型

（1）早发型：即缺血性卒中后3天内发生的。缺血性卒中后早期发生HI常与栓子迁移有关，早发型HI常有临床症状突然加重而持续不缓解，甚至出现意识障碍、瞳孔改变。多为重型。CT以血肿型多见，预后差，病死率高。

（2）晚发型：多在缺血性卒中8天后发生，此型发病常与梗死区侧支循环的建立有关，晚发型的HI临床症状加重不明显，甚至好转。多为轻、中型。预后好，CT多为非血肿型。在临床上易被忽视漏诊。

2. 根据临床症状演变将HI分3型

（1）轻型：HI发病时间晚，多在卒中1周后发生，甚至在神经症状好转时发生，发病后原有症状、体征不加重，预后好。

（2）中型：HI发病时间多在卒中4~7天，发病后原有的神经症状、体征不缓解或加重，表现为头痛、肢瘫加重，但无瞳孔改变及意识障碍，预后较好。

（3）重型：HI发病多在卒中3天内，表现为原有神经症状、体征突然加重，有瞳孔改变及意识障碍，预后差。

脑梗死的患者在病情稳定或好转中，突然出现新的症状和体征，要考虑到有HI的可能。HI有诊断价值的临床表现有头痛、呕吐、意识障碍、脑膜刺激征、偏瘫、失语、瞳孔改变、眼底视盘水肿等。有条件者尽快做CT扫描以确诊。

三、辅助检查

1. 腰椎穿刺及脑脊液检查

脑脊液压力常增高，镜检可查到红细胞，蛋白含量也升高。

2. 脑血管造影检查

可发现原闭塞血管重新开通及造影剂外渗现象。

3. 头颅 CT 扫描

（1）平扫：在原有低密度梗死灶内出现点状、斑片状、环状、条索状混杂密度影或团块状的高密度影。出血量大时，在低密度区内有高密度血肿图像，且常有占位效应，病灶周围呈明显水肿。此时若无出血前的 CT 对比，有时很难与原发性脑出血鉴别。HI 的急性期及亚急性期 CT 呈高密度影，慢性期则呈等密度或低密度影，且可被增强 CT 扫描发现。因脑梗死患者临床上多不行强化 CT 扫描，故易被漏诊。

（2）增强扫描：在低密度区内有脑回状或斑片状或团块状强化影。有学者统计，86% 的继发性出血有强化反应。

4. MRI 检查

（1）急性期：T_1 加权像为高信号与正常信号相间；T_2 加权像为轻微低信号改变。

（2）亚急性期：T_1 及 T_2 加权像均为高信号改变。

（3）慢性期：T_2 加权像为低信号改变。

四、诊断

（1）具有典型的临床特点：①有脑梗死，特别是心源性、大面积脑梗死的可靠依据；②神经功能障碍一般较重，或呈进行性加重；或在病情稳定、好转后突然恶化；③在应用抗凝血药、溶栓药或进行扩容、扩血管治疗期间，出现症状严重恶化及神经功能障碍加重。

（2）腰椎穿刺及脑脊液检测，有颅内压增高；脑脊液中有红细胞发现。

（3）影像学检查提示为典型的出血性梗死图像。

（4）排除了原发性脑出血、脑瘤性出血及其他颅内出血性疾病。

诊断主要依靠临床表现和影像学检查。HI 多发生在梗死后 1~2 周，如患者症状明显加重，出现意识障碍、颅内压增高症状等，尤其是在溶栓、抗凝治疗后加重者，应及时复查 CT，避免延误诊治。

五、治疗

发生 HI 后应按脑出血的治疗原则进行治疗，停溶栓、抗凝、扩容等治疗，给予脱水、降颅压治疗。对于 HI 则应视具体病情做不同处理。本病不良预后与梗死面积、实质内出血面积有关。不同类型的 HI 有着不同的临床预后，HT 一般对预后无影响，而大面积脑梗死、颅内大血肿、出现脑疝形成征象、高血糖等与预后不良有关。

第五节 自发性脑出血

自发性脑出血（ICH）是指非外伤情况下各种原因引起的脑大、小动脉，静脉和毛细血管自发性破裂引起的脑内出血。

一、流行状况

在欧美国家，脑出血患者占全部卒中患者的 10%~20%，病死率和致残率都很高，有资料显示病死率达 23%~52%。在我国，根据 2005 年中国脑血管病防治指南，脑出血发病率为（60~80）/10 万，占全部卒中病例的 30% 左右，急性期病死率为 30%~40%。大脑半球出血约占 80%，脑干和小脑出血约占 20%。至于复发性脑出血的发生率，根据资料，亚洲国家为 1.8%~11%，欧洲国家为 6%~24%，拉丁美洲为 6% ~30%。

二、病因

脑出血是一种多因素疾病，受环境和遗传因素共同作用。自发性脑出血的最常见原因是高血压，另一些多见的病因为淀粉样变性血管病、先天性血管瘤、动静脉畸形、凝血障碍和各种原因的占位。其他还有烟雾病、结节性多动脉炎、抗凝血药和抗血小板聚集药的应用和某些药物的使用等。

三、发病机制

高血压导致的脑出血多发生在脑内大动脉直接分出的穿通小动脉，如大脑中动脉的豆纹动脉、丘脑穿通动脉等。这些小动脉是管壁薄弱的终末支，承受较多的血流和较大的压力。长期的血压增高和动脉粥样硬化使血管壁血脂沉积，结缔组织透明变性，弹力纤维断裂，纤维蛋白坏死，脆性增加，血管壁变薄，还会使血管壁上形成一些微小动脉瘤，这些因素都易引起出血。高血压性脑出血通常位于基底节区、脑桥和小脑。

先天性血管瘤和动静脉畸形在破裂前是无症状的，当血管壁的变性达到一定程度破裂时，可引起脑出血或蛛网膜下腔出血。有时动脉瘤一次性完全破裂而血管造影可为阴性。

脑淀粉样血管病（CAA）引起的脑出血占 5% ~ 10%，随着年龄增大而发生率增加，在 80 岁时，约 40% 的人脑血管有淀粉样变性，其引起的脑出血多发生于脑叶，以额叶、顶叶为最多见，为多灶出血，易反复发作，而患者无高血压。载脂蛋白 E 基因多态性是其重要的危险因素，E4 和 E2 是与脑叶出血密切相关的基因型。淀粉样物质沉积在脑血管内，特别是皮质和脑膜中小动脉。淀粉样变性严重的血管呈动脉瘤样扩张，中、外膜几乎完全被淀粉样蛋白取代，弹力膜和中膜平滑肌变性消失，这是产生微血管瘤出血的原因。CAA 的确诊依靠活检或尸检的病理检查。

结节性多动脉炎和一些细菌性、病毒性和立克次体病导致血管壁的炎性改变和坏死，引起脑出血。

占位性病变引起脑出血的主要是脑瘤或脑转移瘤，主要是因为新生的肿瘤血管的破裂。

药物因素有抗血小板聚集药阿司匹林和抗凝血药华法林，联合应用时出血危险性增大。

四、临床表现

自发性脑出血通常发生于 50 ~75 岁，男性略多于女性，多在活动中急性发病，突然出现局灶性神经功能缺损症状，如偏瘫、偏身麻木，常伴头痛、呕吐、意识障碍，绝大多数患者脑出血时血压升高。有的患者有先兆症状，如头痛、失忆、思维混乱、短暂的肢体乏力或麻木，一般持续数小时。按出血部位的不同，脑出血一般分为壳核、丘脑、尾状核、皮质下（脑叶）、小脑和脑干出血等。

（一）大脑半球深部出血

1. 丘脑出血

是一种严重的脑出血，约占 20%。最初表现为对侧偏身深浅感觉障碍，如果累及内囊，可出现对侧偏瘫，下肢重于上肢。出血向中线扩散时，可破入脑室系统，血块阻塞中脑导水管时，引起阻塞性脑积水。出血量大时，患者出现昏迷。出血如果向前侵入，可累及下丘脑和中脑背侧，出现瞳孔缩小、光反应迟钝、眼球上视障碍。主侧丘脑出血时，出现丘脑性失语，表现为言语缓慢不清、发音困难、重复语言、复述差而朗读正常。预后与出血量密切相关，直径 >3 cm 的出血通常是致命的。

2. 壳核出血

是最常见的脑出血，占 50% ~60%，同时影响相邻的内囊，临床表现重。头痛、呕吐的同时，出现对侧偏瘫、偏身感觉障碍、偏盲、双眼向病灶侧凝视。优势半球出血常致失语。尚可出现失用、记忆力和计算力障碍等。出血量大时有昏迷。

3. 尾状核出血

尾状核头部出血占自发性脑出血的 5%。出血扩展到周围脑组织时，可出现对侧偏瘫、偏身感觉障碍、凝视障碍和认知异常。该部位出血的原因除了高血压外，动脉瘤和动静脉畸形也有可能，应常规做脑血管造影。该型预后良好。

（二）脑干出血

1. 中脑出血

比较少见。表现为病灶侧动眼神经麻痹，对侧偏瘫，即韦伯综合征。如果出血量大，则出现双侧体征，严重者很快出现昏迷、去大脑强直。

2. 脑桥出血

突然出现头痛、呕吐、眩晕、复视、交叉性瘫痪、偏瘫或四肢瘫等。通常出血从脑桥中段的被盖开始，出血量大的患者很快陷入昏迷，有双侧的锥体束征和去大脑强直，表现为四联征：发热、四肢瘫痪、针尖样瞳孔和呼吸不规则，重症患者可在数小时内死亡。出血量小的患者有脑干的交叉体征，即一侧的面瘫或其他脑神经麻痹，对侧肢体偏瘫和眼球凝视障碍。与大脑半球的出血不同，脑桥出血的凝视障碍常是永久性的。

3. 延髓出血

非常罕见。轻者表现为头痛、眩晕、口齿不清和吞咽困难，重者突发意识障碍，呼吸不规则，血压下降，继而死亡。

4. 小脑出血

占自发性脑出血的10%左右，50~80岁的人群易发。大多数小脑出血的原因是高血压，其他还有占位性病变、血管畸形、凝血障碍和淀粉样变性。临床表现为后枕部头痛、眩晕、反复呕吐、步态不稳，体检示眼震、肢体或躯干共济失调，但无偏瘫，可出现同侧凝视障碍和面神经麻痹。小脑出血常破入第四脑室和颅后窝，引起颈项强直。如果水肿严重，可压迫脑干，甚至导致小脑扁桃体疝而死亡。>10 mL的小脑出血是神经外科手术的指征。

5. 脑叶出血

占5%~10%。高血压常常不是主要原因。主要的病因为脑淀粉样血管病变，动静脉畸形和凝血障碍。患者有时有癫痫发作，与其他部位的脑出血相比较，预后较好。

（1）额叶出血：表现为前额部疼痛和对侧偏瘫，偏瘫程度不等，与血肿的大小和部位有关。优势半球出血时有运动性失语。常见局灶性癫痫发作。体检时可见额叶释放征，如吸吮反射和强握发射。

（2）顶叶出血：同侧颞顶部疼痛，对侧肢体感觉障碍和轻偏瘫。优势半球顶叶出血时，出现格斯特曼综合征，表现为手指认识不能、计算不能、身体左右辨别不能和书写不能。非优势半球出血时，有偏侧忽视、失用等表现。

（3）颞叶出血：表现为对侧中枢性面舌瘫和以上肢为主的瘫痪，常伴性格和情绪改变，主侧受损时有感觉性失语。因为出血可侵及视放射，可有偏盲或象限盲。

（4）枕叶出血：同侧后枕部疼痛，对侧同向偏盲或象限盲，并有黄斑回避现象，可有视物变形。一般无肢体瘫痪和锥体束征。

6. 脑室出血

约占脑出血的3%。常见的病因有血管畸形、动脉瘤、占位病变和高血压。临床表现为急性头痛、呕吐伴昏迷；常出现丘脑下部受损的症状，如上消化道出血、中枢性高热、尿崩症等；体检示双侧瞳孔缩小，四肢肌张力增高，病理反射阳性，脑膜刺激征阳性。轻者仅有头痛和呕吐，而无其他表现，轻症患者预后良好。

五、辅助检查

头颅 CT 是脑出血首选的检查，出血后 CT 能立即显示病灶，怀疑为脑出血的患者应尽早进行 CT 检查。出血灶在 CT 上显示为高密度灶，边界清楚，CT 值为 75~80 HU，数小时后周边出现低密度的水肿带。高血压性脑出血常见于壳核、丘脑、脑桥或小脑。淀粉样变性和血管畸形引起的出血大多位于脑叶。脑出血急性期，头颅 CT 优于 MRI，但 MRI 检查能更准确地显示血肿演变过程，对某些脑出血患者的病因探讨会有帮助，如能较好地发现脑瘤卒中、动脉瘤和动静脉畸形等。在脑出血后的 3~10 天，大的出血灶的占位效应明显，幕上病灶引起中线向健侧偏移，水肿带增宽。随着出血的吸收，病灶的密度和信号降低。当出血完全吸收时，CT 上留下低密度的软化灶。对于怀疑为动脉瘤和动静脉畸形的患者，应行脑血管造影检查。

六、诊断

脑出血一般在活动中，情绪激动时发病，有局灶性神经功能受损的体征，结合典型的头颅 CT 表现，诊断不难。高血压性脑出血一般发生于 50 岁以上，有高血压病史，发病时血压很高，常见的出血部位是壳核、丘脑、脑桥和小脑。动静脉畸形引起的出血多在 40 岁以下，出血常见于脑叶，影像学检查可有血管异常表现。年龄较大，又无高血压的多发性脑叶出血的患者常为淀粉样血管疾病，这种出血可反复发作。脑瘤卒中的患者发病前常常已有神经系统局灶症状，头颅 CT 上血肿周围早期出现明显的水肿带。溶栓和抗凝治疗引起的脑出血多见于脑叶或原发病灶附近。

七、治疗

（一）急性期治疗

自发性脑出血的治疗还没有国际统一的标准。目前普遍认同的观点是，脑出血急性期治疗的基本原则为控制颅内压增高，减轻脑水肿，调整血压，防止再出血，减少并发症，减轻血肿造成的继发性损害，促进神经功能恢复。

1. 基础护理和支持治疗

很重要。保持患者平静，卧床休息，头部少动，确保呼吸道通畅，昏迷患者应将头偏向一侧，以利于分泌物及呕吐物流出，并可防止舌根后坠阻塞呼吸道。吸氧，必要时气管内插管或切开，予以机械通气。严密观察患者的生命体征，重症患者用心电监护仪。不能进食的患者予以胃管鼻饲，防止和治疗感染、压疮和其他并发症，如上消化道出血、高血糖等。

2. 降低颅内压，减轻脑水肿

渗透性脱水药是治疗的首选。常用的药物为 20% 甘露醇、甘油果糖和呋塞米，根据出血量、部位和患者的临床表现，决定用药的剂量和频率。甘露醇应用最广泛，其渗透压约为血浆的 4 倍，用药后血浆渗透压明显升高，使脑组织脱水，其降颅压作用确定可靠，可用 20% 甘露醇 125～250 mL 快速静脉滴注，6～8 小时 1 次，一般用 5～7 天为宜，但应注意患者肾功能。肾功能不全的患者，可用甘油果糖代替甘露醇，其起作用的时间较慢，脱水作用温和，但持续时间长，可维持 6～12 小时，用法为 250～500 mL 静脉滴注，每天 1～2 次。呋塞米主要辅助高渗性脱水药的降颅压作用，在心功能或肾功能不全的患者中应用可减轻心脏负荷，促进体液排泄，一般建议与甘露醇交替使用。有条件的患者，可酌情使用白蛋白，白蛋白提高血浆胶体渗透压，使红细胞比容明显降低，产生血液稀释效应，从而减轻脑水肿。对皮质类固醇激素的使用尚有争议。

3. 调控血压

治疗高血压会降低颅内压，并减低再出血的危险性，但应缓慢平稳降压。如血压大于 200/110 mmHg（26.7/14.7 kPa）时，在降颅压的同时给予降血压治疗，使血压稳定在略高于病前水平或 180/105 mmHg（24.0/14.0 kPa）左右；收缩压在 170～200 mmHg（22.7～26.7 kPa）或舒张压在 100～110 mmHg（13.3～14.7 kPa）时，先脱水降颅压，必要时再用降压药；收缩压 < 165 mmHg（22.0 kPa）或舒张压 < 95 mmHg（13.1 kPa）时，无须降血压治疗。

4. 止血药的应用

对于稳定的脑内出血，周围的脑组织通过提高组织内压，压迫出血区域而止血，止血药无明确疗效。但少数患者出血早期（24 小时内）有可能继续出血或患者有凝血功能障碍时，可用止血药，时间不超过 1 周。

5. 并发症的治疗

脑出血患者也可有深静脉血栓形成和肺栓塞，这时抗凝血药的应用应该权衡利弊，根据具体情况而定。上消化道出血可用质子泵抑制药和 H_2 受体拮抗药。出现肺部和泌尿系统感染应选用敏感的抗生素。血糖的一过性升高可能是脑出血的应激反应，可适当应用胰岛素。

6. 外科手术的指征和禁忌证

手术的目的是尽可能迅速和彻底地清除血肿，最大限度地减少脑损伤，挽救患者生命，降低神经功能缺失的程度。应遵循个体化的治疗原则，权衡出血量和出血部位及患者的整体情况来决定是否手术。大脑半球出血 >30 mL，小脑出血 >10 mL 需要考虑手术。手术禁忌证为深昏迷或去大脑强直；生命体征不稳定；脑干出血；基底节或丘脑出血影响到脑干；病情发展急骤，数小时即深昏迷者。

（二）恢复期治疗

在脑出血恢复期，患者除了药物治疗外，还应该接受肢体功能、语言和心理方面的康复治疗和健康教育，康复治疗应尽早进行，最大可能地降低神经功能损伤，减少并发症，改善生活质量，提高患者及家属对脑出血的危险因素、预防和疗效的认识，理解脑出血后的康复治疗是一个长期持续的过程。在有条件的医院，应将患者收入康复卒中单元。也可进行社区康复，提高患者运动功能和日常生活能力。

八、预后

脑出血的预后由出血部位和出血量决定。一般来说，脑干、丘脑、内囊出血和脑出血破入脑室的患者预后较差，出血量越大死亡率越高，存活的也有严重的后遗症，首次格拉斯哥昏迷量表（GCS）评分越低，预后越差。少量的、位于脑功能静区的脑出血预后可以相当好，可完全恢复。脑出血可复发，如高血压性和淀粉样变性的患者，出血灶可在相同或不同部位。根据两次出血部位的关系可分为脑叶—脑叶型、基底节—基底节型、脑叶—基底节型、基底节—脑叶型和幕上—幕下型等，以前两型为多见。脑出血以后发生脑梗死也很常见。

九、预防

目前没有一种药物对脑出血明确有效，因此预防尤其重要，防治高血压是降低脑出血发病率、致残率和死亡率的最有效措施。

1. 一级预防

相当重要，强化健康教育，使居民提高对高血压危害性的认识。药物治疗和控制高血压是预防脑出血最主要的方法，使血压低于 140/90 mmHg（18.7/12.0 kPa）。同时，中老年人应有健康的生活方式，避免过度劳累、过重的体力工作和情绪激动，多食蔬菜、水果和低脂类食品，增加及保持适当的体力活动，适当减肥，戒烟限酒，保持乐观的生活态度。

2. 二级预防

脑出血后遗症患者除了积极控制高血压外，应适当进行体育锻炼，加强肢体的功能训练。

第六节　蛛网膜下隙出血

蛛网膜下隙出血（SAH）是指脑表面血管破裂后大量血液直接流入蛛网膜下隙，又称原发性蛛网膜下隙出血。蛛网膜下隙出血均有急性起病，剧烈头痛，呕吐、颈强、克氏征阳性等脑膜刺激征，血性脑脊液等共同的较典型的临床特点。部分患者可出现意识障碍、精神症状、偏瘫、失语、感觉障碍等。

一、病因

原发性蛛网膜下隙出血的原因很多，其中除动脉瘤、高血压动脉硬化、动静脉畸形三个主要原因外，还可由血液病、颅内肿瘤、动脉炎、静脉血栓等多种原因引起，此外，尚有 15%～20% 原因不明者。确定蛛网膜下隙出血的病因对治疗有重大意义。

1. 颅内动脉瘤

占蛛网膜下隙出血的 50%～70%。虽可发生于任何年龄，但 80% 发病年龄在 30～60 岁。可有动脉瘤的局灶症状，如动眼神经麻痹、眼球突出、视野缺损、三叉神经痛等，出血量一般较其他病因的为多，脑血管痉挛也较多见，脑血管造影即可明确诊断。但在少数情况下脑血管造影也可显示不出动脉瘤，这是由于瘤颈部有痉挛或瘤颈过于狭小或血块阻塞瘤腔，使造影剂充盈困难。

2. 高血压脑动脉粥样硬化

占 SAH 的 5%～24%。老年人多见，意识障碍多见，而脑膜刺激征轻，多有高血压史，伴发糖尿病、冠心病者较多。

3. 脑血管畸形

占 SAH 的 5%～10%。属先天性畸形，包括动静脉畸形、海绵状血管瘤、毛细血管扩张症和静脉血管瘤，以动静脉畸形（或动静脉瘤）最常见，好发于青年，93% 位于幕上、7% 位于幕下，以大脑前和大脑中动脉供血区多见。常并发偏瘫等局灶体征和癫痫发作。血管造影可确诊。

4. 颅底异常血管网症

是由多种原因引起的颅底动脉慢性进行性加重的狭窄闭塞，伴有脑底双侧异常血管网形成的脑血管病。SAH 是其常见症状之一，可单独发生，也可与偏瘫（出血或梗死）、癫痫并发。需靠脑血管造影确诊。

5. 其他原因

占 SAH 的 5%～10%。①出血性疾病如血友病（Ⅷ因子缺乏）、Ⅵ因子缺乏、血小板减少症、抗凝治疗不当等。②白血病和再生障碍性贫血。③各种动脉炎。④静脉血栓形成等。均可通过病史、病前原发病表现与相应实验室检查确诊。

6. 原因不明

占 SAH 的 15%～20%。指通过临床和脑血管造影找不到原因的一组 SAH，有学者将其称为"非动脉瘤性蛛网膜下隙出血"，并认为其在急性期几乎不发生再出血和脑血管痉挛，呈良性经过，预后较好，CT 仅在中脑环池有少量积血，有时也可波及脚间池或四叠体池，而其他脑池无积血。

二、并发症

1. 再出血

再出血可发生于第一次出血后的任何时间，再出血的原因多为动脉瘤、动静脉畸形、大脑基底异常血管网症。精神紧张、情绪波动、用力排便、剧烈咳嗽、坐起活动、血压过高为常见诱发因素。其临床表现为：首次出血后病情稳定或好转情况下，突然再次出现剧烈头痛、呕吐、抽搐发作、昏迷，甚至脑脊液再次呈新鲜红色，脑脊液再次出现大量新鲜红细胞伴中性粒细胞。

2. 脑血管痉挛

发生率为16%～66%。按发生时间分为早发性与晚发性，早发性发生于出血后数十分钟至数小时内，晚发性发生于病程4～16天，7～10天达高峰，平均持续2周。按累及血管范围分为局限性和弥散性多节段性，常涉及大脑前动脉、大脑中动脉、颈内动脉，也可发生于椎-基底动脉系统，病灶侧多于病灶对侧。早发性脑血管痉挛（CVS）多发生于破裂动脉瘤所在动脉，多为单侧局限性 CVS，故有载瘤动脉定位意义；而晚发性 CVS 多为弥散性多节段性，可为单侧或双侧，对破裂动脉瘤载瘤动脉无定位价值。

3. 脑积水

SAH 引起的脑积水分为近期脑积水与远期脑积水，以远期并发的正常颅压脑积水较多见，但近期并发的急性脑积水也是不可忽视的并发症。SAH 后急性脑积水是指发病后1周内发生的脑积水，发生率为9%～27%，无特异性临床症状和体征，通常表现为剧烈头痛、呕吐、脑膜刺激征，并可有意识障碍。而正常颅压脑积水则为 SAH 的远期并发症，为脑池蛛网膜粘连致脑脊液循环受阻及蛛网膜颗粒回收脑脊液减少所致，发生率为35%左右，临床表现为进行性智能衰退、步态不稳、锥体束征或锥体外系症状、尿急甚至尿失禁。

4. 丘脑下部损害

SAH 后继发脑水肿、脑血管痉挛、再出血、脑室积血等均可引起丘脑下部不同程度的损害，导致自主神经、内脏功能及代谢紊乱，临床上出现呕吐、呕血、黑便、急性肺水肿、中枢性神经障碍（潮式呼吸）、心电图改变、心律失常、血压变化、高热或大汗、高血糖、尿崩症等，使临床症状复杂化，病情加重。

5. 脑梗死

SAH 并发脑梗死见于 SAH 后迟发性 CVS 时，CVS 程度重引起局部血流量小于 20 mL/100 g 脑组织，且持续时间过长时可导致脑梗死，个别尚可并发出血性梗死。故对 SAH 患者伴有偏瘫等病灶体征或意识障碍者，应及早做 CT 检查。

6. 癫痫

SAH 并发癫痫发生率为 10%～20%，大发作多见，少数局限性或精神运动性发作。其发生原因与 SAH 后弥散性脑血管痉挛、脑血流降低、脑缺氧、脑血肿及病变血管的直接刺激等有关。癫痫发作可作为 SAH 首发症状，应引起注意。

三、辅助检查

1. CT

是诊断 SAH 快速、安全和阳性率较高的检测方法，目前已成为诊断 SAH 的首选辅助检查。SAH 时 CT 可显示脑池、脑裂、脑沟局部或广泛性高密度。出血量大则在脑池形成高密度铸型。对 SAH 并发脑内血肿、脑室积血、脑积水、硬膜下血肿等并发症均能清晰显示，此外，CT 增强扫描有可能显示大的动脉瘤和脑血管畸形。

2. MRI

目前已成为诊断 SAH 的重要检测方法。与 CT 相比，其优缺点是：①MRI 可直接显示动脉瘤影像，尤其对于造影剂难以充盈的血栓性动脉瘤；②对脑血管畸形在显示血管结构方面也优于 CT；③在显示脑血管造影不能发现的隐匿性脑血管畸形方面，明显优于 CT，但在显示并发的颅内血肿方面，CT 优于 MRI。此外，在价格方面，MRI 明显高于 CT。

3. 脑血管造影、DSA 与 MRA

脑血管造影特别是全脑血管造影是显示颅内动脉瘤、脑血管畸形最好的方法。它可将动脉瘤的大小、数量、形态、痉挛及出血等情况都显示出来；对血管畸形也能清晰显示，但由于脑血管畸形血液循环快，常规的脑血管造影方法有时捕捉不到良好的摄片，不如 DSA 图像清楚。但 DSA 对颅内动脉瘤由于受颅骨的干扰及血管口径细小，其分辨力通常不如脑血管造影灵敏，然而对术后的动脉瘤和血管畸形检查血管分布情况、通畅情况及手术是否彻底等有独特的优点。MRA 是直接显示脑血管的一种无创性检测方法，对直径 0.3～1.5 cm 动脉瘤的检出率可达 84%～100%。但目前 MRA 尚不能取代脑血管造影，其主要原因是空间分辨率较差。

4. 腰椎穿刺

长期以来腰椎穿刺是诊断 SAH 的主要手段，但此法容易造成误伤的混淆和偶发脑疝的危险。如今已逐渐被 CT 取代，但尚不能完全取代，因为尚有小部分 SAH 患者，CT 及 MRI 在发病后可无阳性所见，对 CT 阴性的可疑病例，腰椎穿刺仍是重要的补充检查手段；50% 的 SAH 在发病 1 周后 CT 也可无阳性所见，而 MRI 价格昂贵且不普及，对发病 1 周后的 SAH，腰椎穿刺仍是诊断的重要手段。

5. 局部脑血流测定

可做术后预后判定指标；SAH 时 r-CBF 大多下降，如降低明显，则手术宜延期。

6. 正电子发射断层扫描（PET）、单光子核素断层显像（SPECT）及脑血管多普勒超声（TCD）

可用于 SAH 并发血管痉挛的诊断和预后判断。

四、诊断

不论何种年龄，突然出现剧烈头痛、呕吐和脑膜刺激征，应高度拟诊蛛网膜下隙出血。腰椎穿刺脑脊液呈均匀一致血性、CT 扫描发现蛛网膜下隙有出血高密度影，则可确诊。对于老年人症状不典型时，应及时进行 CT 扫描和腰椎穿刺检查，及早确诊。

五、鉴别诊断

（1）脑出血：往往也可出现头痛、呕吐，但神经系统局灶征更为明显，脑膜刺激征则较轻。

（2）偏头痛：也可出现剧烈头痛、呕吐，甚至可有轻偏瘫，但一般情况较好，病情很快恢复。

（3）颅内感染：各种类型的脑炎和脑膜炎，可出现类似蛛网膜下隙出血的症状、体征，如头痛和脑膜刺激征等，但有引起感染的病史和体征。

六、治疗

急性期的治疗原则是积极防止继续出血，降低颅内压，防止继发性脑血管痉挛，减少并发症，寻找出血原因，治疗原发病，防止复发。

1. 一般处理

绝对卧床休息至少 4 周，避免搬动和过早离床。避免用力大小便，必要时可给以通便剂或留置导尿，防止剧烈咳嗽。头痛、兴奋或情绪激动时给予镇静止痛药。维持血压稳定，有癫痫发作者应给予抗癫痫药。长期卧床者，应预防压疮和深静脉血栓的发生。

2. 脱水治疗

常用甘露醇、呋塞米等。

3. 止血及防止再出血

常用药物如下。①氨甲苯酸，能直接抑制纤维蛋白溶酶。每次 100～200 mg 加入 5% 葡萄糖注射液或生理盐水中静脉滴注，每天 2～3 次，依病情决定用药时程。②6-氨基己酸（EACA），4～6 g 溶于 100 mL 生理盐水或 5%～10% 葡萄糖注射液中静脉滴注，15～30 分钟滴完，维持量为每小时 1 g，每天不超过 20 g，可连续用 3～4 天。③酚磺乙胺，能增加血小板数量，促使其释放凝血活性物质。每次 250～500 mg 加入 5% 葡萄糖注射液或生理盐水中静脉滴注，也可肌内注射，每天 1～3 次，依病情决定用药时程。④巴曲酶，具有凝血酶及类凝血酶作用。急性出血时，可静脉注射，每次 2 克氏单位（KU），5～10 分钟生效，持续 24 小时。非急性出血或防止出血时，可肌内或皮下注射，一次 1～2 KU，20～30 分钟生效，持续 48 小时。用药次数视情况而定，每天总量不超过 8 KU。⑤卡巴克洛，能增加毛细血管对损伤的抵抗力，降低毛细血管的通透性。每次 5～10 mg，肌内注射或静脉注射，每天 2～4 次。依病情决定用药时程。

4. 防止脑动脉痉挛

早期应用钙通道阻滞剂尼莫地平 20～40 mg，每天 3 次，连用 3 周以上。

5. 治疗脑积水

发生急性阻塞性脑积水者，应积极进行脑室穿刺引流和冲洗，清除凝血块。同时应用脱水药。

6. 病因治疗

是防止再出血的有效措施。蛛网膜下隙出血病因明确后，应进行针对性处理。动脉瘤或脑血管畸形者，可视具体情况行介入或手术治疗。

第七节　颅内高压

颅内高压，指的是颅腔内容物对颅腔壁产生的压力造成的疾病，是由液体静力压和血管动压两个因素组成。由于颅腔内总容积是相对固定，所以颅内压保持相对稳定。正常人在平卧位颅内压约为 1.33 kPa（10 mmHg）。当脑组织发生肿胀、颅内占位性病变或者脑脊液分泌过多、吸收障碍、循环受阻或者脑血流灌注过多导致颅内压持续保持在 2.0 kPa（15 mmHg）以上时，称为颅内高压。

一、病因

颅内高压的成因有许多，主要有以下几方面。

（一）脑组织体积的增加

最常见的原因是脑水肿。

（1）血管源性脑水肿：脑外伤、颅内血肿、颅脑手术和脑膜血管意外等，致使颅脑损伤，如脑挫裂伤、颅内血肿、手术创伤、广泛性颅骨骨折、颅脑火器伤、外伤性蛛网膜下隙出血等。

（2）细胞毒性脑水肿：脑缺血、缺氧，毒血症（中毒及代谢失调，如肝性脑病、酸中毒、铅中毒、急性水中毒和低血糖等）也可能是由多种疾病造成的呼吸道梗阻、窒息、心搏骤停、一氧化碳中毒及缺氧性脑病等。

（3）混合性脑水肿。

（二）颅内占位性病变

包括各种癌瘤、脓肿、血肿、肉芽肿、囊肿、脑寄生虫等，他们本身占有一定体积，同时病变周围脑水肿或阻塞脑脊液循环通路，可致梗阻性脑积水。这也是颅内压增高常见的病因之一。

（三）颅内血容量增加

二氧化碳潴留，丘脑下部或脑干部位手术刺激血管运动中枢；颅内炎症，如各种脑炎、脑膜炎、败血症等。

（四）脑脊液量增加

脑脊液吸收障碍和（或）脑脊液分泌过多。

（五）先天性异常

如导水管的发育畸形、颅底凹陷和先天性小脑扁桃体下疝畸形等，可以造成脑脊液回流受阻，从而继发脑积水和颅内压增高；狭颅症，由于颅腔狭小，限制了脑的正常发育，也常发生颅内压增高。

二、临床表现

在临床中，颅内高压病有许多典型反应与表现。

（1）头痛：是颅内高压病最常见的症状，颅内压越高，头痛越明显，多数为弥漫性钝痛。疼痛好发于晨起时，常呈持续性或阵发性加重。任何引起颅内压增高的因素如咳嗽、排便等均可使疼痛加剧。呕吐或过度换气可使头痛减轻。急性颅内压增高头痛剧烈，坐立不安，往往伴有喷射性呕吐。

（2）视力障碍：表现为一过性黑矇，逐渐发展为视力的减退甚至是失明。眼底检查可见视乳头发生水肿，静脉扩张、出血。压迫时可表现为复视，急性颅内高压可以无视乳头水肿表现。

（3）呕吐：这种呕吐一般与饮食无关，呕吐前有或无恶心，常表现为喷射性，且多伴有剧烈头痛、头昏，头痛剧烈时呕吐症状也较重。

（4）意识障碍：烦躁，淡漠，迟钝，嗜睡，甚至昏迷。

（5）生命体征：血压升高，脉搏洪大而慢，呼吸深而慢，即库欣三主征。

（6）癫痫或肢体强直性发作。

（7）脑疝的表现，严重的颅内压升高者脉搏可在每分钟50次以下，呼吸每分钟10次左右，收缩压可达24 kPa（180 mmHg）以上，此为脑疝的典型先兆征象。颅内压升高到一定程度，部分脑组织发生移位，挤入硬脑膜的裂隙或枕骨大孔压迫附近的神经、血管和脑干，产生一系列症状和体征。

三、辅助检查

（一）常规检查

（1）脑脊液检查：压力一般均高于200 mmH$_2$O，脑脊液常规化验检查多正常。对于颅内压增高的患者，腰椎穿刺有促使脑疝发生的危险，对于临床怀疑颅内压增高，而其他检查又无阳性发现者，在无颅后窝体征或颈项强直时，可以考虑慎重进行，应在给予脱水剂后进行腰穿密闭测压。必要的有选择性的检查依据可能的病因选择血常规、血电解质、血糖、免疫项目检查，有鉴别诊断意义。

（2）X线平片检查：对于慢性颅内高压综合征，头颅X线平片的检查可发现蝶鞍，尤其是鞍背及前、后床突骨质破坏或吸收；颅骨弥漫性稀疏变薄；脑回压迹增多和加深。

（3）对于那些具有颅内压增高的客观体征或神经系统检查有阳性发现或临床上高度怀疑颅内压增高的患者，应在早期进行CT或MRI检查。

（二）辅助检查

（1）腰穿测压：在 $L_2 \sim L_3$ 间隙穿刺测压，若压力 > 1.8 kPa（13.5 mmHg 或 180 mmH$_2$O）即可确诊。疑有脑疝形成者，不宜做腰穿。

（2）颅内压监测：较腰穿测压准确，可动态了解颅内压变化。

1）轻度升高，压力为 2.0 ~ 2.7 kPa（15 ~ 20 mmHg）。

2）中度升高，压力为 2.8 ~ 5.3 kPa（21 ~ 40 mmHg）。

3）重度升高，压力 > 5.3 kPa（40 mmHg）。

（3）脑血管造影、CT 和磁共振等可间接诊断颅内高压。

四、鉴别诊断

本病早期应和血管性头痛等功能性疾病相鉴别，尚需对导致颅内高压综合征的原发病进行鉴别。

1. 脑出血

对于脑出血患者可根据详细的病史资料及体格检查做出诊断，患者的年龄多在 50 岁以上，曾经有高血压动脉硬化史。多在情绪激动或体力劳动中发病，起病突然，发病后出现头痛、恶心、呕吐，有一半的患者有意识障碍或抽搐、尿失禁；可有明显定位体征，如偏瘫、脑膜刺激征；发病后血压明显升高；CT 扫描及 MRI 可见出血灶，脑脊液可呈血性。

2. 脑积水

由于各种原因所致脑室系统内的脑脊液不断增加，同时脑实质相应减少，脑室扩大并伴有颅压增高时称为脑积水，也称为进行性或高压力性脑积水。脑室造影可见脑室明显扩大。CT 检查可发现肿瘤，准确地观察脑室的大小并可显示脑室周围的水肿程度。先天性脑积水出生时即有症状，如较常见的丹迪-沃克综合征（第四脑室孔闭锁、第四脑室扩张、头颅过长或小脑末端形成的囊肿堵塞了颅后窝），有家族史。继发性脑积水可有脑炎和脑膜炎史，或有颅内出血史。多数患者有头大、智能落后、精神萎靡、嗜睡、发育落后和营养不良等表现。

3. 颅脑损伤

任何原因引起的颅脑损伤而致的脑挫裂伤、脑水肿和颅内血肿均可使颅内压增高。急性重型颅脑损伤早期即可出现颅内压增高。少数患者可能较迟出现，如慢性硬膜下血肿等。颅脑损伤后患者常迅速进入昏迷状态，伴呕吐。脑内血肿可依部位不同而出现偏瘫、失语、抽搐发作等。颅脑 CT 能直接地确定颅内血肿的大小、部位和类型，以及能发现脑血管造影所不能诊断的脑室内出血。

4. 脑血管性疾病

主要为出血性脑血管病，高血压脑出血最为常见。一般起病较急，颅内压增高的表现为 1 ~ 3 天内发展到高峰。患者常有不同程度的意识障碍。表现为头痛、头晕、呕吐、肢体瘫痪、失语、大小便失禁等。发病时常有明显的血压升高。多数患者脑膜刺激征呈阳性。脑脊液压力增高并常呈血性。脑部 CT 可明确检测出出血量的大小与出血部位。

5. 高血压脑病

高血压脑病是指血压骤然剧烈升高而引起急性全面性脑功能障碍。常见于急进型高血压、急慢性肾炎或子痫，偶或因嗜铬细胞瘤或服用单胺氧化酶抑制剂同时服用含酪胺的食物、铅中毒、库欣综合征等。常突然起病，血压突然显著升高至 33.3/20 kPa（250/150 mmHg）以上，舒张压增高较收缩压更为显著。同时出现严重头痛、恶心、呕吐、颈项强直等颅内压增高症状。神经精神症状包括视力障碍、偏瘫、失语、癫痫样抽搐或肢体肌肉强直、意识障碍等。眼底可呈高血压眼底、视网膜动脉痉挛，甚至视网膜有出血、渗出物和视盘水肿。

6. 脑部感染性疾病

脑部感染是指细菌、病毒、寄生虫、立克次体、螺旋体等引起的脑及脑膜的炎症性疾病，呈急性或亚急性颅内压增高，少数表现为慢性颅内压增高，起病时常有感染症状，如发热、全身不适、血象增高等。部分病例有意识障碍、精神错乱、肌阵挛及癫痫发作等，严重者数天内发展至深昏迷。重要特点为常出现局灶性症状，如偏瘫、失语、双眼同向偏斜、部分性癫痫，不自主运动。其他尚可有颈项强直、脑膜刺激征等。脑脊液常有炎性改变，如脑脊液白细胞增多，蛋白量增多，或有糖或氯化物的降低，补体结合试验阳性等。头颅 CT 可见有炎性改变。

7. 良性颅内压增高

又名"假性脑瘤"，指患者仅有颅内压增高症状和体征，但无占位性病变存在。病因可能是蛛网膜炎、耳源性脑积水、静脉窦血栓、内分泌疾病等，但经常查不清。临床表现除慢性颅内压增高外，一般无局灶性体征。

五、治疗

颅内高压的治疗取决于病因、颅内高压的程度和持续时间，颅内高压的程度与颅内病变的部位和范围密切相关。因此，应尽快弄清病因，从根本上解决颅内高压问题。

（一）紧急措施

关于颅内高压紧急情况的处理分为一般性与后续处理等，合理地进行早期处理是减轻颅内高压危害的重要手段。

1. 一般性处理

（1）卧床休息。头部抬高 15°～30°，保持呼吸道的通畅。控制输液量，输液总量为 24 小时尿量（>600 mL）+500 mL，输平衡液辅以胶体液为主，可少量输 5% 葡萄糖注射液。

（2）过度通气。其疗效取决于脑血管对二氧化碳的敏感性。当脑血管麻痹时，过度通气对治疗颅内高压往往难以奏效。

（3）脱水治疗。①20% 甘露醇 1～2 mL/kg，静脉快速滴注，每天 3～4 次。②呋塞米 20～40 mg 静脉注射，每天 1～2 次。③30% 尿素转化糖或尿素山梨醇 200 mL 静脉滴注，每天 2～4 次。④20% 白蛋白 20～40 mL 静脉滴注。⑤浓缩 2 倍血浆 100～200 mL 静脉滴注。

（4）激素应用。①地塞米松 5～10 mg 静脉或肌内注射，每天 2～3 次。②氢化可的松 100 mg 静脉注射，每天 1～2 次。③泼尼松 5～10 mg 口服，每天 1～3 次。

（5）其他治疗。包括巴比妥类药物、抗生素治疗以及冬眠疗法等。

2. 后续处理（先期处理后要及时进行后续的深入治疗）

（1）病因治疗。及时清除颅内血肿或行脑脊液分流术，肿瘤、脓肿切除术等。

（2）密切监测生命体征变化。

（二）一般措施

颅内高压症的治疗目标是将颅内压至少控制在 300 mmH₂O 以下；通过维持适宜的平均动脉压使脑灌注压达到 60 mmHg 以上，保证脑部的正常功能活动；避免一切能够加重或促发颅内高压的不利因素。然而任何原因都可能造成急性颅内高压，并致使患者死亡，因此有希望有条件存活的患者，都应当立即收入 ICU 积极地进行抢救治疗，及时地采取脱水治疗等措施，有效地降低患者颅内压，使患者平稳地度过急性期，是急性颅内高压患者抢救成功的关键所在。

1. 病因治疗

针对引起颅内压增高的病因进行合理的治疗。同时必须保持治疗环境安静、舒适，生命体征不稳者，应密切观察病情变化。

（1）对于颅内占位或颅内血肿等应采取手术治疗；有脑积水者可行脑脊液分流术；针对颅内感染或寄生虫给予抗感染或抗寄生虫治疗等。同时注意保持呼吸道通畅，改善脑缺氧及脑代谢障碍，给氧及纠正水电解质及酸碱平衡紊乱，以打断引起脑水肿的恶性循环。

（2）急性颅内高压的患者应该绝对卧床休息，抬高床头的位置可有效降低脑静脉压和脑血容量，这是降低颅压的简单方法之一。理想的床头位角度应依据患者的颅内压监测的个体反应而制订，头抬高15°～30°是比较安全的，可以使颅内压持续降低。

（3）呕吐时将患者的头颈保持侧位，以防误吸；保持气道通畅，防止气道阻塞、低氧血症和高碳酸血症，并保证血氧饱和度实时监测，及时吸氧。呼吸停止的患者应立刻进行人工呼吸，迅速进行经口气管插管，气管内加压吸氧，并同时给予脱水剂，还需使用呼吸兴奋剂。

（4）心跳、呼吸同时停止者除立即进行气管加压吸氧，心室内注射盐酸肾上腺素外，还应立即行心外按压。每天进液量不宜过多，一般控制在2 000 mL左右，静脉补液宜用5%葡萄糖注射液和0.45%氯化钠混合的低钠糖盐水，每天补钠量控制在5.6 g为宜，注意监测水电解质和酸碱平衡，正确处理稀释性低钠综合征。

2. 降低颅内压和抗脑水肿

以药物治疗为主，若药物治疗无效或颅内压增高症状不断恶化，可行脑室穿刺引流术，或施行颞肌下减压术、大骨瓣减压术等。

降低颅内压和抗脑水肿常用药物有以下几种。

（1）20%的甘露醇250 mL快速静脉滴注，每4～6小时1次；呋塞米20～40 mg，每天静脉推注2～4次，常与甘露醇交替使用。

（2）甘油果糖注射液250～500 mL，每天静脉滴注2～3次。

（3）地塞米松5～10 mg，静脉或肌内注射，每天2～3次，或氢化可的松100 mg静脉滴注，每天1～2次。

（4）20%的人血白蛋白10～20 g或浓缩干血浆等大分子的胶体静脉输入。

（5）新药七叶皂苷钠具有类固醇激素样作用，适用于颅内压增高不严重者，每次20～40 mg，每天2～3次。

（6）如颅内压增高不严重，也可口服50%的甘油盐水、氢氯噻嗪及氨苯蝶啶等。

3. 控制液体入量、防止快速输液，密切监护病情变化

每天液体入量一般限制在2 000 mL左右，应根据患者对脱水药物的反应、尿量多少、中心静脉压及电解质的变化等因素综合考虑液体的入量及输液速度。在输液时要保持颅内静脉回流通畅，应避免头部过高或颈部衣带过紧、头部位置不正和患者躁动不安现象，以防颅内压增高。

4. 监护病情变化

严密观察患者的主诉、意识状态、瞳孔大小及生命体征的变化，有条件者可进行持续颅内压监护。不是所有的颅内高压都能表现出来，例如，外伤性脑损伤患者伴有昏迷时并不能表现出头痛、恶心和呕吐，一些急性颅内高压患者的视神经乳头并无水肿，单纯根据临床表现很难准确判断，因此，颅内压监测显得尤为重要。目前颅内压监测的方法主要有两种，经侧脑室置管监测颅内压和经硬膜传感测量颅内压方法，两种方法各有优缺点。对重度脑损伤患者应考虑颅内压监护，以动态观察颅内压变化，根据后者的具体情况选择合适的治疗方法，并监测治疗效果。颅内压监护需要较多的人力和物力，即使在有条件的医院，也应严格选择病例，适时适度地采用这一监测技术。

5. 饮食

颅内高压患者应当注意饮食，合理膳食。多吃蔬菜水果等高纤维食物，多吃大豆、牛奶等高蛋白质食品。忌辛辣刺激食物。多吃新鲜的蔬菜和水果，新鲜的蔬菜和水果含有大量人体所需的营养成分。多

吃提高免疫力的食物，以提高机体抗病能力。

6. 其他

如冬眠低温治疗，可通过降低脑组织的代谢活动，减少耗氧量，防止脑水肿的发生与发展，起到降低颅内压的作用。但它的效果不明显，目前已少用。

六、预后

经有效的脱水治疗或手术治疗，控制颅内高压并不难，但病因治疗的效果因病而异。病因不去除，则颅内高压还会出现反复。因此要做好以下四方面工作，起到预防和及时治疗的作用。

（1）发现症状及时就诊，患者头痛症状进行性加重，经一般治疗无效，并伴有呕吐，应及时到医院做检查以明确诊断。

（2）避免脑疝的诱因，患者要避免咳嗽、便秘、提重物等，防止颅内压骤然升高而诱发脑疝。

（3）积极防治原发病，是最主要的预防措施。对良性颅内压增高及先天性异常，应及时诊断，早期治疗。

（4）指导功能锻炼。

第八节　结核性脑膜炎

结核病（TB）在古老的埃及、中国和印度均有文字记载。至今，TB 的全球性流行病学资料仍不够完整。非洲和亚洲的部分地区 TB 发病率为每年 200/10 万，其中 15 岁以下儿童占 15%～20%。儿童 TB 的病死率较高，占 10%～20%，未经治疗或未经系统治疗是致死的主要原因。美国 20 世纪 50 年代以后 TB 发病率稳步下降，80 年代又有所上升，主要原因是人类免疫缺陷病毒（HIV）流行。中国人口众多，TB 患者占世界 TB 总数的 1/4。结核性脑膜炎（TBM）是 TB 的局部表现，几乎所有的 TBM 均有脑外结核病灶。

一、病因

1768 年 Robert Whytt 报道了 TBM，1836 年有了 TBM 的病理描述，1882 年 Robert Koch 进一步证实了 TBM。一个多世纪以来，对 TBM 的认识已基本清楚。营养不良、慢性酒精中毒、糖尿病、癌症、HIV 感染和应用糖皮质激素是 TBM 的危险因素。TBM 的发病分为两个过程，首先是肺结核、菌血症、脑脊膜或脑实质结核结节形成；之后是结节破溃、结核分枝杆菌进入蛛网膜下隙，结核性脑膜炎或脑实质结核（粟粒性结核、结核瘤或结核性脑脓肿）病灶形成。发病过程可延伸到脊髓脊膜或脊髓，引起结核性脊膜炎或脊髓炎。结核分枝杆菌从颅骨或脊椎骨的结核病灶直接向颅内或椎管内侵入是 TBM 的另一感染途径。

二、病理

结核性脑膜炎的病理改变主要表现为渗出、变性和增殖三种组织炎症反应。

1. 急性期

炎性渗出明显，重力作用使大量灰黄色浑浊胶状渗出物沉积于脑底和脊髓的蛛网膜下隙，渗出物含有大量蛋白质、淋巴细胞和单核细胞。当渗出物中纤维蛋白原凝固析出，纤维素增多，肉芽组织增多时，便出现典型的粟粒状结核病灶。病灶的中心是干酪样坏死组织，周边由上皮细胞和朗汉斯巨细胞包绕。上述病变不只局限在蛛网膜下隙，还可沿软脑膜扩散，侵入到脑实质、室管膜、脊髓和脊膜。因此，结核性脑膜炎的病理改变是脑膜脑炎和（或）脊膜脊髓炎。结核病灶融合后，形成较大的结核瘤，分布在大脑中动脉供血区域。

2. 亚急性期和慢性期

颅神经或脊神经因穿越蛛网膜下隙而被炎性渗出物和炎性细胞侵害，引起结核性神经根炎；脑或脊髓血管（动脉或静脉）因受蛛网膜下隙炎性渗出物浸泡而发生炎性改变，导致血管闭塞或出血；脑膜、脉络丛和室管膜因炎症反应使脑脊液生成增多，蛛网膜颗粒因炎症反应而吸收下降，形成交通性脑积水；基底池和室管膜因渗出粘连使脑脊液循环不畅，形成梗阻性脑积水。

一组尸检材料证实，TBM 是全身性结核疾病的一部分，所有的 TBM 均有脑外结核病灶，93% 的 TBM 合并两个部位以上的结核病灶，前三位受累的组织器官分别为肺脏、淋巴结和心包。脑内结核以脑膜炎性渗出、粟粒结节和干酪坏死居首，脑实质水肿、脑室扩张和血管内膜炎次之（表8-2）。

表8-2　129 例结核性脑膜炎病理结果

脑内结核病理改变	例数	构成比（%）	脑外结核病变部位	例数	构成比（%）
脑实质			肺脏	129	100
粟粒结节或干酪坏死	63	48.8	淋巴结	70	54.3
结核性炎细胞浸润	35	27.1	心包	70	54.3
结核瘤	25	19.4	脾脏	65	50.4
出血	5	3.9	肝脏	55	42.6
结核性脑脓肿	2	1.6	肾脏	53	41.0
脑软化	6	4.7	肾上腺	11	8.5
脑水肿	86	66.6	肠道	43	33.3
脑室扩张	76	58.9	胰腺	10	7.8
脑积水	65	50.4	膀胱	8	6.2
脑神经损害			子宫内膜、卵巢	7	5.4
展神经	56	43.3	输卵管	7	5.4
面神经	30	23.3	胸腺	2	1.5
视神经	27	20.9	睾丸	2	1.5
动眼神经	25	19.4	心肌	2	1.5
脑膜			皮肤	2	1.5
炎性渗出	129	100			
粟粒结节或干酪坏死	86	66.7			
结核瘤	1	0.8			
出血	1	0.8			
血管					
血管内膜炎	70	54.3			
血管栓塞	12	9.3			
脊髓脑脊膜神经和（或）脊髓损害	16	12.4			

三、临床表现

任何年龄均可发病，青少年最多。起病多为急性或亚急性，病程持续时间较长。主要临床表现如下。

1. 发热、头痛、呕吐和脑膜刺激征

一组最常见的临床征象，但与其他性质的脑膜炎相似，不易甄别。

2. 颅内压增高

早期颅内压增高通常是轻度或中度的。晚期梗阻性脑积水引起的颅内压增高明显，有时需紧急手术治疗。颅内压增高的经典征象是头痛、呕吐、视神经盘水肿，严重时出现去大脑强直发作或库欣反应（心率和呼吸减慢、血压增高）。腰椎穿刺检查可客观地反映颅内压，但有两种情况应引起注意：一是颅内压明显增高时，因脑脊液流出过快而有发生脑疝的危险；二是脊髓蛛网膜粘连可使脑脊液流通不畅，腰椎穿刺压力不能完全反映颅内压。

3. 脑实质损害

精神症状表现为萎靡、淡漠、谵妄和妄想。癫痫或癫痫持续状态通常与脑水肿、脑表面结核病灶形成、结核性动脉炎后脑组织缺血或高热有关。意识障碍是全脑弥漫损害、颅内压增高和脑干网状结构受累的结果，其程度与病变的严重性一致。肢体瘫痪分为急、慢性两种类型，卒中样瘫痪与结核性动脉炎有关，慢性瘫痪由结核瘤、结核性脑脊髓蛛网膜炎引起，临床表现类似肿瘤。

4. 脑神经损害

颅底炎性渗出物的刺激、侵蚀、粘连和压迫，均可造成脑神经损害，动眼神经、展神经、面神经和视神经受累的概率最高。

5. 少见征象

异常运动（震颤、舞蹈徐动症、偏侧投掷症）、肌阵挛、小脑功能障碍、非典型发热性癫痫和抗利尿激素异常分泌综合征（SIADH）等是 TBM 的少见临床征象。

6. 其他中枢神经系统 TB

（1）浆液性 TBM：原发性的、自限性的、由邻近结核病灶引起的、未发展成为具有明显症状的一种 TBM 脑膜反应。部分患者出现轻度头痛、嗜睡和脑膜刺激征。脑脊液淋巴细胞轻度增高。临床医师容易忽视。

（2）TB 性脑病：意识水平下降，脑弥散性水肿和白质脱髓鞘，糖皮质激素有效，可能与免疫介导有关。

（3）结核瘤：缺乏特征性表现，首发症状以癫痫和头痛多见，有的出现局灶性体征，与颅内肿瘤相似，脑脊液呈浆液性脑膜炎改变。脑 CT 或 MRI 具有一定的特征性，判断困难时须脑组织活检确立诊断。

（4）TB 性脊髓脊膜炎：急性上升性脊髓麻痹、亚急性脊髓神经根炎、慢性脊髓压迫症或脊髓蛛网膜炎。

7. 老年人 TBM 临床表现特点

头痛伴呕吐的少，颅内压增高的发生率更低。相反，在动脉硬化基础上发生结核性动脉炎而引起的脑梗死多，脑脊液改变不典型的多，粟粒性肺结核并发症和非结核性疾病并发症的多。

8. TBM 分级

英国医学研究理事会将 TBM 按严重程度分为以下 3 级。

Ⅰ级：早期非特异性症状体征，无意识障碍。

Ⅱ级：意识障碍伴轻度局限神经功能缺损，无昏迷和谵妄；假性脑膜炎或脑膜炎伴局限性神经功能缺损、单个脑神经麻痹或不自主运动。

Ⅲ级：木僵或昏迷、严重神经功能缺损、癫痫、体态异常和（或）不自主运动。

四、辅助检查

（一）脑脊液常规检查

脑脊液压力增高，外观无色透明或浑浊呈毛玻璃状，放置数小时后可见白色纤维薄膜形成，直接涂片染色，可找到结核分枝杆菌。白细胞数增高，在（11~500）×10⁶/L，少数 >1 000×10⁶/L；分类以淋巴细胞为主，当脑脊液结核分枝杆菌量大，杀菌后脑膜对结核分枝杆菌裂解产物反应强烈时，多核粒细胞也可占优势，此时应与细菌性脑膜炎鉴别；脑脊液糖含量降低（同时测血糖对照），并随病情变化而波动；脑脊液蛋白含量增高，多数在 3 g/L 以下。抗结核药物治疗后，脑脊液细胞数的下降和糖含量的恢复较快；蛋白含量受脑脊液循环通畅与否的影响，或下降很慢，或持续不变，或有所增高。

（二）脑脊液微生物学检查

脑脊液涂片抗酸染色法自 1882 年起沿用至今，其方法简便、经济、可靠，但敏感性差，结核分枝杆菌检出率不到 1/5。反复多次送检和增加涂片次数可提高检出率。1953 年 Stewart 用脑脊液 10 ~ 20 mL，高速离心 30 分钟，沉渣后涂片，镜下检查 30 ~ 90 分钟，结核分枝杆菌检出率高达 91%。脑脊液结核分枝杆菌培养在诊断上起决定性作用，药敏试验还可帮助临床医师正确选择抗生素。但结核分枝杆菌培养对营养要求高，生长缓慢（耗时长），易受抗结核治疗影响，阳性率仅为 50% ~ 80%。

（三）脑脊液免疫学检查

补体结合试验、白陶土凝集试验、双向弥散试验、免疫荧光试验、酶联免疫吸附试验等，通过检测脑脊液中特异性 IgG 或 IgM 抗体提供诊断依据。这些方法增加了敏感性和特异性，但阳性率是随病程延长而增加的，对早期诊断帮助不大。此外，假阳性问题始终难以解决，主要原因是结核分枝杆菌抗原成分复杂，分枝杆菌种类繁多，彼此间存在抗原成分交叉的问题。

（四）脑脊液分子生物学检查

脑脊液分子生物学检查是 TBM 实验室检查的重大进步，核酸指纹技术、核酸探针技术、核酸测序技术和核酸扩增杂交技术不但将检测时间缩短，而且将阳性率提高到 70% ~ 100%，敏感率 >98%。影响阳性率的因素与标本含菌量和操作技术有关；反之，假阳性因素与检测物中极微量结核分枝杆菌 DNA 污染有关，因此，实验室质量控制要求非常严格。

（五）头颅 X 线检查

颅内数毫米到数厘米松散的球型钙化，提示中枢神经系统结核的可能，但无特异性，对诊断帮助有限。胸部 X 线检查可提供脑外肺结核或胸膜结核的诊断证据。

（六）头颅 CT 检查

增强扫描提高了 TBM 的诊断价值，有以下表现。①结核纤维素渗出、粘连、增厚，肉芽组织增生和干酪样坏死，使脑基底池、大脑半球和小脑半球表面呈线状或粗毛刺状强化；基底池可完全闭塞，甚至钙化。②粟粒性结核病变表现为脑实质广泛的、散的、高密度的粟粒状结节。③结核瘤病理发展过程为结核结节→结核瘤→结核性脑脓肿，CT 显示结节状、盘状、环状或薄包膜状强化（不易与细菌性脓肿区别）病灶，其中可见高密度钙化点；病灶 0.5 ~ 2.0 cm，可为不规则团块状或串珠状融合；病灶周围手指状或漏斗状不规则低密度水肿区；病灶单发或多发，位于大脑半球或小脑浅表部，由该区域血流缓慢，菌栓易于停留所致。④结核性血管炎引起的脑梗死，常在大脑中动脉穿支供血区域。⑤梗阻性或交通性脑积水，其程度与病程长短成正比，与年龄大小成反比。⑥脊髓蛛网膜下隙闭塞或囊肿形成，脊髓受压；脊髓血管受累，脊髓软化坏死，脊髓空洞形成。

（七）头颅 MRI

MRI 比 CT 敏感，有以下表现：①炎性渗出物在基底池表现为 T_1WI 低信号和 T_2WI 高信号，强化后比 CT 更明显；②大脑半球凸面脑膜可见增厚及强化；③结核瘤中心因组织坏死而呈 T_1WI 低信号和 T_2WI 高信号，强化后形态与 CT 相似，但一些波散性的小（点状）病灶比 CT 更敏感；④脑梗死或出血性梗死位于基底节区、丘脑、中脑和脑室周围深部的脑白质，梗死表现为 T_1WI 低信号和 T_2WI 高信号，出血随时间的推移而呈现不同的信号改变。

五、诊断

正确诊断取决于对结核性脑膜炎病理生理发展过程和特点的充分认识，对临床表现、实验室检查和影像学检查的正确评价以及对中枢神经系统以外结核病灶的取证（表 8-3）。由于亚临床 TB 感染的广泛存在，结核分枝杆菌素试验对成年人诊断意义不大。不系统或不合理的治疗使临床表现或脑脊液改变不典型，增加了诊断的难度。

表 8-3　TBM 诊断要点

结核接触史
免疫功能抑制的疾病或药物治疗
非特异性前驱症状（乏力、不适、肌痛等）2 周
脑膜炎征象（发热、头痛、呕吐、脑膜刺激征）2～3 周
脑神经和脑实质损害表现
脑脊液压力增高；炎性细胞以淋巴细胞为主，伴随糖降低和蛋白增高；细菌学检查阳性
影像学显示脑膜与脑实质炎性损害征象

六、鉴别诊断（表 8-4）

1. 病毒性脑膜炎

轻型或早期结核性脑膜炎的脑脊液常规改变与病毒性脑膜炎极其相似，为了不延误治疗，可抗结核和抗病毒治疗同时进行，在悉心观察中寻找诊断证据。病毒感染有自限性特征，4 周左右病情明显好转或痊愈，而结核性脑膜炎病程迁延，短期治疗不易改善。

2. 化脓性脑膜炎

急性重症结核性脑膜炎无论临床表现或实验室检查均须与化脓性脑膜炎鉴别，特别当脑脊液细胞总数 $>1\,000\times10^6/L$，分类以多型核粒细胞占优势时。化脓性脑膜炎对治疗反应良好，病情在较短时间内迅速好转，而结核性脑膜炎的治疗需要时间。

3. 隐球菌性脑膜炎

结核性脑膜炎与隐球菌性脑膜炎的鉴别诊断最为困难，两种脑膜炎均为慢性临床过程，脑脊液的改变也极为相似，重要的是坚持不懈地寻找细菌学证据（结核分枝杆菌和隐球菌），以此作出正确诊断。

表 8-4　鉴别诊断疾病

中枢神经系统感染
　病毒感染
　　疱疹病毒、腮腺炎病毒、肠道病毒感染
　细菌感染
　真菌感染
　螺旋体感染
　　莱姆病、梅毒、钩端螺旋体病
　布鲁菌病
　寄生虫病
　　囊虫病、阿米巴病、弓形体病、锥形虫病
　化学性脑膜炎
癌性疾病
　脑膜癌病
　中枢神经系统淋巴瘤
脑血管疾病
　脑栓塞、脑出血、静脉窦血栓形成
　血管炎
　　中枢神经系统脉管炎、多发性巨细胞动脉炎、结节性多动脉炎
急性出血性脑白质病
韦格纳肉芽肿
系统性红斑狼疮

七、治疗

（一）抗结核化疗

遵循早期给药、合理选药、联合用药、全程规律用药原则，参考国家抗结核规划的结核病化疗方案（表8-5），选用抗结核一线药物（表8-6）对 TBM 进行治疗。目的：①迅速杀灭细菌，提高疗效；②延缓耐药菌株产生；③减少用药剂量，缩短疗程，减轻药物不良反应。异烟肼、利福平、吡嗪酰胺（或乙胺丁醇）和链霉素是最有效的一线联合用药方案。儿童因视神经毒性作用而不选择乙胺丁醇，孕妇因胎儿前庭蜗神经的影响而不选用链霉素。化疗时间采用短程（6~8个月）或"标准"疗程（12~18个月），有些研究者强调应长于24个月。

表8-5 国家抗结核规划的结核病化疗方案

6个月	
2RHZ/4RH	利福平、异烟肼、吡嗪酰胺（2个月）/利福平、异烟肼（4个月）
2ERHZ/4RH 或 4R2H2	乙胺丁醇、利福平、异烟肼、吡嗪酰胺（2个月）/利福平、异烟肼（每天1次或每周2次，4个月）
2SRHZ/4RH 或 4R2H2	链霉素、利福平、异烟肼、吡嗪酰胺（2个月）/利福平、异烟肼（每天1次或每周2次，4个月）
8个月	
2SRHZ/6TH 或 6EH	链霉素、利福平、异烟肼、吡嗪酰胺（2个月）/丙硫异烟胺、异烟肼或乙胺丁醇、异烟肼（6个月）
2SRHZ/6S2H2Z2	链霉素、利福平、异烟肼、吡嗪酰胺（2个月）/链霉素、异烟肼、吡嗪酰胺（每周2次，6个月）

表8-6 结核性脑膜炎治疗的一线药物

药物	儿童每天用量（mg/kg）	成人每天常用量（mg）	每天分次	用药途径	用药持续时间（月）
异烟肼	10~20	600	1	静脉或口服	12~24
利福平	10~20	600	1	口服	6~12
吡嗪酰胺	20~30	1 500	3	口服	2~3
乙胺丁醇	15~20	750	1	口服	2~3
链霉素	20~30	750	1	肌内注射	3~6

1. TBM 一线药物治疗

（1）异烟肼（INH）：抗菌机制与抑制结核分枝杆菌中分枝菌酸的生物合成有关。INH 大部分以原形或代谢产物从肾脏排出，小部分经肝脏代谢。主要不良反应是肝损害、周围神经炎、精神异常和癫痫。当单项血清转氨酶（ALT）升高，而无肝损害症状时，可继续用药；一旦出现明显肝损害表现，如黄疸等，应减量或停药。为了防止或治疗本药所致的神经功能障碍，须同时口服维生素 B_6，每天100 mg。考虑到维生素 B_6 与 INH 相互竞争对疗效的影响，可将用药时间分开。

（2）利福平（RFP）：特异性抑制细菌 DNA 依赖性 RNA 多聚酶活性，阻止 mRNA 合成。主要在肝内代谢，自胆汁排泄。RFP 与 INH 联合使用可增加肝损害，必要时减量或停药。

（3）乙胺丁醇（EMB）：与结核分枝杆菌内二价离子络合，干扰 RNA 合成。主要经肾脏排泄，肾功能不全时易蓄积中毒，应适当减量。本药最重要的不良反应是视神经炎，用药期间应定期检查视觉灵敏度和红绿色辨别力，一旦发生视神经炎即刻停药，并给予维生素 B_6、烟酰胺和血管扩张药治疗。

（4）吡嗪酰胺（PZA）：干扰细菌内的脱氢酶，使细菌对氧的利用出现障碍。不良反应主要是药疹、胃肠功能紊乱和肝脏损害，因影响尿酸排泄而致高尿酸关节损害。PZA 用量减至 20~30 mg/（kg·d）时，肝损害发生率明显下降，糖皮质激素可减轻肝损害。

（5）链霉素（SM）：脑膜炎症时才易通过 SM 发挥抗菌作用。不良反应是肾小管损害和前庭蜗神经损害。

2. TBM 耐药菌株治疗

（1）丙硫异烟胺（TH）：作用机制不明，渗透力强，能自由透过血脑屏障，各种组织和脑脊液中浓度与血浓度相似。治疗剂量能抑制结核分枝杆菌生长繁殖，大剂量有杀菌作用。不良反应以胃肠反应多见，如口感金属味、恶心、食欲不振、呕吐、腹泻等；此外，尚有肝功能障碍、黄疸。用法：0.6 ~ 1.0 g/d，每周 2 次。

（2）卷曲霉素：通过抑制细菌蛋白质合成发挥杀菌作用，可部分通过血脑屏障。只对细胞外生长繁殖快、碱性环境中的结核分枝杆菌具有杀菌作用。不良反应主要为前庭蜗神经损害、肾功能损害和过敏反应。用法：0.75 g ~ 1.0 g/d，分 2 次肌内注射，连续 2 ~ 4 个月；以后 1.0 g/d，分 2 ~ 3 次肌内注射，连续 18 ~ 24 个月，最大剂量不超过 20 mg/（kg·d）。

（3）环丝氨酸：抗结核作用远比 INH、链霉素弱，但细菌不易产生耐药性。主要用于耐药结核分枝杆菌的感染，多与其他抗结核药合用。不良反应大，主要为神经系统毒性反应，也可有胃肠道反应及发热等。用法：0.5 g/d，分 2 次口服，连续 2 周；以后逐渐增至 1.0 g，分 2 次口服。

（4）糖皮质激素：可减轻炎症和水肿，抑制肉芽组织和纤维细胞增生，减轻蛛网膜下隙粘连，改善脑脊液循环。糖皮质激素通常用于重症 TBM，并在充分抗结核药物治疗的基础上给药。地塞米松初始剂量为每天 20 ~ 40 mg，维持时间不宜过长，每 3 ~ 7 天减量 1 次，以减少不良反应，整个用药疗程为 1 ~ 1.5 个月。

3. TBM 鞘内药物治疗

对于 TBM 的鞘内药物治疗目前尚存有争论，一是有创，二是增加了其他细菌感染的机会。但有文献报道，重症 TBM 患者，在全身药物治疗的基础上辅以鞘内药物注射，可提高治疗的成功率。通常选择异烟肼（0.1 g）、地塞米松（5 ~ 10 mg）、α-糜蛋白酶（4 000 U）和透明质酸酶（1 500 U），每隔 2 ~ 3 天鞘内注射 1 次，症状消失后每周 2 次，体征消失后 1 ~ 2 周 1 次，直至脑脊液检查正常。鞘内注射前先放出 1 mL 脑脊液，注射时反复抽吸脑脊液与药物混合，注入速度须缓慢（5 分钟），脑脊液压力增高时慎用此法。

（二）其他治疗

急性重症 TBM 需要更多的辅助治疗，如降颅压、营养支持、肝肾功能保护以及外科手术治疗。

1. 降颅压

颅内压增高是结核性脑膜炎常见的并发症，特别是重症患者颅内压增高贯穿整个病程，甚至成为致死和致残的主要原因。目前，降颅压的主要方法仍然以药物为主，如甘露醇、甘油果糖、呋塞米等，其选择和应用的原则是因人而异，即个体化。因脑积水或颅内结核病灶致使的颅内压增高需脑外科手术治疗解决。

2. 营养支持

急性或慢性 TBM，特别是同时存在全身性结核感染时需要很好的营养支持。当结核中毒症状严重或颅内压增高影响进食时，可考虑全肠外营养或部分肠外营养。

3. 肝肾功能保护

长期抗结核药治疗将会损害肝肾功能，从而影响治疗继续进行，尤其是原已存在肝肾功能障碍者更是难以将治疗进行到底。因此，早期就应监测肝肾功能，并采取保护措施，同时避免使用其他损害肝肾功能的药物。

4. 颅脑外科手术

主要针对 TBM 的颅内并发症，如脑积水的脑室穿刺引流术、分流术，脑或脊髓结核瘤的摘除术等。

八、预后

早期诊断、早期治疗、合理用药使存活率明显增高。预后良好的标准是临床症状体征消失、脑脊液细胞数和糖含量恢复正常。通常病死率与宿主的免疫力、细菌的毒力、确诊时间、治疗是否及时或合理、脑脊液蛋白含量等因素有关。老年人临床表现不典型，一般全身情况差，合并症或并发症多，病死率高；直接死亡原因与多器官功能衰竭或脑疝有关；幸存者可遗留神经功能缺损、智力发育迟缓、精神错乱、癫痫发作、视觉和眼动障碍等。预测预后指标包括临床分级、实验室检测（脑脊液改变和颅内压）和影像学征象（渗出程度、脑积水、脑梗死、结核瘤等）。

第九节　流行性脑脊髓膜炎

流行性脑脊髓膜炎，简称流脑，是由脑膜炎球菌所致的急性化脓性脑膜炎。流脑主要经呼吸道传播，多发于冬、春季节，在儿童化脓性脑膜炎的发病率居首位。其主要临床表现为突发高热、剧烈头痛、频繁呕吐、皮肤黏膜瘀点、瘀斑及脑膜刺激征，严重者可有败血症休克和脑实质损害，常可危及生命。部分患者暴发起病，可迅速致病。

一、病原体

脑膜炎球菌（又称脑膜炎奈瑟菌，Nm），革兰染色阴性，呈肾形双球菌，大小为 $0.6 \sim 0.8\ \mu m$，常呈凹面相对成对排列或呈四联菌排列。有荚膜，无芽孢，不活动。为专性需氧菌，在普通培养基上该细菌不易生长，通常用巧克力琼脂平板进行培养。

脑膜炎奈瑟菌其细胞壁含有特异性多糖、蛋白质、脂多糖及脂肪四种主要物质，特异性多糖是分群的基础，外膜蛋白和脂多糖是分型的物质，对人的致病性及免疫性起重要作用。其主要抗原有血清群特异性荚膜多糖、主要外膜蛋白、脂寡糖及菌毛抗原等。按表面特异性荚膜多糖抗原不同分为 A、B、C、D、X、Y、Z、29E、W135、H、I、K、L 13 个亚群。95% 的病例由 A、B、C、Y 及 W135 群所致，其中又以 A、B、C 群 Nm 为主，约占 90%，X、Z、29E 群 Nm 很少致病，其余几群 Nm 尚未发现致病。A 群 Nm 可导致全球性大流行，B 和 C 群 Nm 可致地区性流行，A 群 Nm 流行的优势基因型周期性的变换是引起此病周期性流行的一个重要原因。不同群 Nm 所致的流脑病死率也不同，A 群及 W135 群 Nm 所致的流脑病死率分别为 14.13% 与 10.18%；C、Y 及 B 群流脑的病死率分别为 8.10%、4.5% 及 4.3%。

人是该细菌唯一的天然宿主，可从带菌者鼻咽部及患者的血液、脑脊液、皮肤瘀点中检出，在脑脊液中多见于中性粒细胞内，仅少数在细胞外，对干燥、湿热、寒冷、阳光、紫外线及一般消毒剂均极敏感，在体外极易自溶死亡。本菌裂解时可释放内毒素，是重要的致病因子。目前认为细菌表面成分与致病力有关，菌毛、外膜蛋白等几种可变成分可能为其毒力因子。菌毛是脑膜炎奈瑟菌的黏附器，可黏附于鼻咽部上皮细胞上，使该菌能够侵入鼻咽部黏膜细胞。外膜蛋白可介导脑膜炎奈瑟菌吸附和侵入宿主表皮和内皮细胞，在致病和免疫应答方面发挥重要作用。

二、流行状况

（一）传染源

带菌者和流脑患者是本病传染源。本病隐性感染率高，流行期间人群带菌率高达 50%，感染后细菌寄生于正常人的鼻咽部，患者经治疗后细菌很快消失。因此，带菌者是主要传染源。人群带菌率超过 20% 时提示有发生流行的可能。非流行期的带菌菌群以 B 群为主，流行期间则 A 群所占百分比较高，但进入 21 世纪以来，逐渐出现向 C 群的变迁现象。

（二）传播途径

病原菌主要经咳嗽、打喷嚏时产生的飞沫直接传播。因病原菌在体外的生活力极弱，很少间接传播。密切接触对 2 岁以下婴儿的发病有重要意义。

（三）人群易感性

人群对本病普遍易感，但 6 个月以内的婴儿因从母体获得免疫而很少发病，成人在多次流行过程中隐性感染获得免疫力，故儿童发病率较高，以 5 岁以下儿童，尤其是 6 个月至 2 岁的婴幼儿发病率最高。人感染后可对本菌群产生持久的免疫力，各菌群间有交叉免疫，但不持久。人群感染后仅 1% 出现典型临床表现，60% ~70% 为无症状带菌者，约 30% 为上呼吸道感染型和出血点型。

（四）流行特征

本病全年均可发生，但有明显季节性，多发生在冬、春季，3~4月为高峰。发达国家的年平均发病率为（1~5）/10万，流行时增高。发展中国家以非洲发病率最高，年平均发病率为70/10万。非洲流脑流行带仍是全球流脑的高发地区。世界卫生组织（WHO）提供的资料显示，在1987~2006年，非洲流脑流行带内的脑膜炎暴发引起了100万例以上的病例和近9万例死亡。A群血清群是最为流行的血清群，在苏丹、肯尼亚和乌干达部分地区出现W135群流行，尼日尔西部以及肯尼亚和乌干达出现X群暴发流行。

三、发病机制

病原菌自鼻咽部侵入人体，若人体免疫力强，则可迅速将病原菌杀灭，或成为带菌状态；若体内缺乏特异性杀菌抗体，或细菌毒力较强，则病菌可从鼻咽部黏膜进入血液，发展为败血症，继而累及脑脊髓膜，形成化脓性脑脊髓脑炎。细菌和宿主间的相互作用最终决定是否发病及病情轻重。

细菌从鼻咽部侵入脑脊髓膜分为三个步骤，即细菌黏附并透过黏膜、细菌进入血流及最终侵入脑膜。病原菌经鼻咽部入侵后形成短暂菌血症，仅少数发展为败血症。细菌侵袭血管内皮细胞，引起局部出血坏死，出现皮肤瘀点坏死。病原菌可通过血脑屏障进入脑脊髓膜导致化脓性脑膜炎。

细菌释放的内毒素是本病致病的重要因素。内毒素引起全身出现施瓦茨曼反应，激活补体，血清炎症介质明显增加，产生微循环障碍和休克。在败血症期，细菌常侵袭皮肤血管内壁导致栓塞、坏死、出血及细胞浸润，从而出现瘀点或瘀斑。由于血栓形成、血小板减少或内毒素作用，内脏有不同程度的出血。脑膜炎期间，脑膜及脊髓膜血管内皮细胞坏死、水肿、出血及通透性增加，导致脑脊髓膜化脓性炎症及颅内压增高，可产生惊厥、昏迷等症状。重者脑实质发生炎症、水肿和充血，严重脑水肿形成脑疝，可迅速死亡。

暴发型败血症型（休克型）是一种特殊类型，曾被称为沃-弗综合征（Waterhouse-Friderichsen Syndrome），曾被认为是由双侧肾上腺皮质出血和坏死，引起急性肾上腺皮质功能衰竭所致。现已证明肾上腺皮质功能多数并未衰竭，在发病机制中并不起主要作用，而脑膜炎球菌的脂多糖内毒素引起微循环障碍及内毒素性休克，继而导致弥散性血管内凝血（DIC）则是其主要病理基础。

暴发型脑膜脑炎的发生及发展也和内毒素有关。第Ⅲ型变态反应也可能在发病机制中起某些作用，如在受损的血管壁内可见免疫球蛋白、补体及脑膜炎球菌抗原的沉积。

四、病理

败血症期的主要病变为血管内皮损害，血管壁有炎症、坏死和血栓形成，同时血管周围有出血，皮下、黏膜及浆膜也可有局灶性出血。暴发型败血症的皮肤及内脏血管有内皮细胞破坏和脱落，血管腔内有血栓形成。皮肤、心、肺、胃肠道及肾上腺均有广泛出血，心肌炎及肺水肿也颇为常见。

脑膜炎期的病变以软脑膜为主，早期有充血、少量浆液性渗出及局灶性小出血点，后期则有大量纤维蛋白、中性粒细胞及细菌出现，病变累及大脑半球表面及颅底。颅底部由于脓性粘连压迫及化脓性改变的直接侵袭，可导致视神经、外展神经、动眼神经、面神经及听神经等脑神经损害，甚至为永久性。此外，炎症可沿着血管侵入脑组织，引起充血、水肿、局灶性中性粒细胞浸润及出血。

暴发型脑膜脑炎的脑组织病变严重，有明显充血和水肿，颅内压明显增高，易产生昏迷及惊厥等脑炎症，部分患者有天幕裂孔疝及枕骨大孔疝，即出现瞳孔改变、偏瘫、去大脑强直及呼吸衰竭等严重症状。少数慢性患者由于脑室孔阻塞和脑脊液循环障碍而发生脑积水。

五、临床表现

流脑的病情复杂多变，轻重不一，临床上可分为普通型、暴发型、轻型及慢性败血症型。潜伏期为1~7天，一般为2~3天。

（一）普通型

本型占典型发病者的 90% 左右，按其发展过程可分为前驱期（上呼吸道感染期）、败血症期、脑膜炎期及恢复期四个阶段，但临床各分期之间并无明显界线。

1. 前驱期（上呼吸道感染期）

患者主要表现为上呼吸道感染症状，如低热、咽痛、咳嗽及鼻塞等。持续 1~2 天，但因发病急、进展快，此期易被忽视。鼻咽拭子培养可发现病原菌，一般情况下很难确诊。

2. 败血症期

多数起病后迅速出现此期表现。患者突然高热、寒战，伴头痛、食欲减退及神志淡漠等毒血症状，体温迅速升高达 40 ℃ 左右。幼儿则有啼哭吵闹，烦躁不安，皮肤感觉过敏及惊厥等。70% 的患者皮肤黏膜有瘀点或瘀斑，见于全身皮肤及黏膜，大小为 1 mm~1 cm。病情严重者瘀点、瘀斑可迅速扩大，其中央因血栓形成而发生皮肤大片坏死。少数患者有脾大。多数患者于 1~2 天进入脑膜炎期。

3. 脑膜炎期

此期症状多与败血症期症状同时出现。患者高热及毒血症持续，全身仍有瘀点、瘀斑，但中枢神经系统症状加重。剧烈头痛，频繁呕吐，呈喷射状，烦躁不安，可出现颈项强直、克氏征及布氏征阳性等脑膜刺激征。重者可有谵妄、神志障碍及抽搐。经治疗后患者通常在 2~5 天进入恢复期。

婴儿发作多不典型，除高热、拒食、烦躁及啼哭不安外，惊厥、腹泻及咳嗽成人较为多见，而脑膜刺激征可能缺如，前囟未闭者大多突出，对诊断极有帮助，但有时因频繁呕吐，失水也可出现前囟下陷。

4. 恢复期

经治疗后，患者体温逐渐下降至正常，皮肤瘀点、瘀斑逐渐吸收或结痂愈合，意识及精神状态改善，神经系统检查均恢复正常。病程中约 10% 患者的唇周等处可见单纯疱疹，1~3 周内痊愈。

（二）暴发型

少数患者起病急骤，病情凶险，若不及时抢救，常于 24 小时内死亡。

1. 休克型

旧称沃-弗综合征，多见于儿童，但成人病例也非罕见。以高热、头痛、呕吐开始，中毒症状严重，精神极度萎靡，可有轻重不等的意识障碍，时有惊厥。常于 12 小时内出现遍及全身的广泛瘀点、瘀斑，且迅速扩大融合成大片瘀斑伴皮下坏死。循环衰竭是本型的主要表现，面色苍白、四肢厥冷、唇及指端发绀、脉搏细速、血压明显下降、脉压缩小，不少患者血压可降至零，尿量减少或无尿。脑膜刺激征大都缺如，脑脊液大多澄清，仅细胞数轻度增加。血及瘀点培养多为阳性，易并发 DIC。

2. 脑膜炎型

主要表现为脑膜和脑实质损害，常于 1~2 天出现严重的中枢神经系统症状。患者除高热、头痛、呕吐外，迅速进入昏迷，惊厥频繁，锥体束征常为阳性，两侧反射不等，血压持续升高，眼底可见视乳头水肿。部分患者发展为脑疝，天幕裂孔疝为颞叶的钩回或海马回疝入小脑幕裂口所致，能压迫脑及动眼神经，致使同侧瞳孔扩大，光反应消失，眼球固定或外展，对侧肢体轻瘫，继而出现呼吸衰竭。枕骨大孔疝时小脑扁桃体疝入枕骨大孔内，压迫延髓，此时患者昏迷加深，瞳孔明显缩小或散大，瞳孔边缘也不整齐，双侧肢体肌张力增高或强直，上肢多内旋，下肢呈伸展性强直；呼吸不规则，或快、慢、深、浅不等，或呼吸暂停，或为抽泣样、点头样呼吸，成为潮式呼吸，常提示呼吸将突然停止。呼吸衰竭出现前患者可有下列预兆：①面色苍白、呕吐频繁、头痛剧烈、烦躁不安；②突然发生昏迷、惊厥不止、肌张力持续升高；③瞳孔大小不等、明显缩小或扩大、边缘不整齐、对光反应迟钝或消失、眼球固定；④呼吸节律改变；⑤血压上升。

3. 混合型

兼有上述二型的临床表现，常同时或先后出现，是本病最严重的一型。

（三）轻型

多见于流脑流行后期，临床表现为轻微头痛、低热及咽痛等上呼吸道症状，可见少数出血点。此型以儿童及青少年多见，患者无意识障碍，脑脊液多无明显变化，咽拭子培养可有脑膜炎球菌生长。

（四）慢性败血症型

本型较为少见，多见于不完全免疫缺陷或有其他慢性疾病的患者，成年患者较多。病程常迁延数月之久，表现为间歇性发冷、寒战、发热、皮疹、关节痛及全身无力等。约持续 12 小时退热，常为 1~4 天发作 1 次，在发病后有 90% 以上患者出现皮疹，以红色斑丘疹最为常见，有些可出现结节性红斑样皮疹，中心可有出血区，呈黯紫色，皮疹多见于四肢，热退后皮疹消退，再次发热时皮疹又复出现。四肢关节痛呈游走性，尤其以发热期为甚。诊断主要依据是发热期的血培养，常需多次检查才获阳性，瘀点涂片阳性率不高。病程中有时可发展为化脓性脑膜炎或心内膜炎而使病情急剧恶化。

（五）特殊人群流脑的特点

1. 婴幼儿流脑的特点

婴幼儿颅骨骨缝及囟门未闭合，中枢神经系统发育尚不完善，故脑膜炎表现常不典型。可有突然高热、咳嗽等呼吸道感染症状及拒乳、呕吐、腹泻等消化道症状，有嗜睡、两眼凝视、烦躁不安、惊叫、惊厥及囟门紧张、饱满或隆起等症状，脑膜刺激征多不明显。

2. 老年流脑的特点

①老年人免疫力低下，血中备解素不足，对内毒素的敏感性增加，故暴发型发病率较高。②临床表现以呼吸道感染症状多见，意识障碍明显，皮肤黏膜瘀点、瘀斑发生率高。③病程长，多为 10 天左右；并发症多，预后差，病死率高。④实验室检查血白细胞数可能不高，提示病情重，机体反应差。

六、并发症

本病并发症包括继发感染，败血症期播散至其他脏器所致的化脓性病变及脑膜炎本身对脑及其周围组织造成的损害：①继发感染以肺炎多见，尤多见于老年与婴幼儿，其他有压疮、角膜溃疡及因小便潴留而致的尿道感染等；②化脓性迁徙性病变有中耳炎、化脓性关节炎、脓胸、心内膜炎、心肌炎、全眼炎、睾丸炎及附件炎等；③脑及其周围组织因炎症或粘连所致的损害有动眼神经麻痹、视神经炎、听神经及面神经损害、肢体运动障碍、失语、大脑功能不全、癫痫及脑脓肿等。慢性患者，尤其是婴幼儿，因脑室孔或蛛网膜下隙粘连及间脑膜间的静脉发生栓塞性静脉炎，可分别发生脑积水及硬膜下积液。

七、后遗症

可由任何并发症引起，其中常见为耳聋（小儿发展为聋哑）、失明、动眼神经麻痹、瘫痪、智力或性情改变、精神异常等。

八、辅助检查

（一）血常规

白细胞总数明显增加，一般在 $(10~30) \times 10^9 / L$，中性粒细胞在 80%~90%。有 DIC 者，可见血小板减少。

（二）脑脊液检查

确诊的重要方法。病初或休克型患者，脑脊液多无改变，可在 12~24 小时后复查。典型的脑膜炎期，脑脊液压力升高、外观仍清亮，稍后则浑浊似米汤样或脓样；白细胞计数常达 $1 \times 10^9 / L$，以中性粒细胞为主。蛋白含量显著增高，糖及氯化物明显减少。须强调的是临床上表现为脑膜炎时脑脊液检查应是影像学检查之前的选择。对颅内压高的患者，腰椎穿刺要慎重，以免引起脑疝。必要时先脱水，穿刺时不宜将针芯全部拔出，而应缓慢放出少量脑脊液做检查。做完腰椎穿刺后患者应平卧 6~8 小时，不要抬头起身，以免引起脑疝。

1. 细菌学检查

确诊的重要手段，应注意标本及时送检。

（1）涂片检查：包括皮肤瘀点和离心沉淀后的脑脊液做涂片染色。皮肤瘀点检查时，用针尖刺破瘀点上的皮肤，挤出少量血液和组织液涂于载玻片上染色后镜检，阳性率可达80%左右。脑脊液离心沉淀后涂片阳性率为60%~70%。

（2）细菌培养：取瘀斑组织液、血或脑脊液，进行细菌培养。应在使用抗生素前收集标本。有脑膜炎奈瑟菌生长时，应做药物敏感试验。

2. 血清免疫学检查

可协助诊断，多用于已使用抗生素而细菌学阴性者，是近年来开展的流脑快速诊断方法。目前临床常用的抗原检测方法有对流免疫电泳、乳胶凝集、反向间接血凝试验、放射免疫法及酶联免疫吸附试验（ELISA）等。

（三）其他

（1）核酸检测：本方法具有灵敏度高及特异性强等特点，且不受抗生素的影响，也可对细菌进行分离。

（2）放射免疫分析法：流脑患者脑脊液 β_2 微球蛋白明显升高，并与脑脊液中的蛋白含量及白细胞数平行，甚至早期脑脊液尚正常时即已升高，恢复期降至正常。因此该项检测更敏感，有助于早期诊断、鉴别诊断、病情检测及预后判断。

（3）鲎溶解试验：用来检测血清和脑脊液中的内毒素，有助于革兰阴性菌的诊断。

（4）聚合酶链式反应（PCR）技术：检测流脑疑似病例脑脊液和血清标本中脑膜炎球菌种属及各群的特异性 DNA 片段，以快速诊断流脑疑似病例。

九、诊断

将流脑分为疑似病例、临床诊断病例及确诊病例。

（一）疑似病例

疑似病例有以下特点：①冬、春季节发病（2~4月为流行高峰），1周内有流脑患者密切接触史，或当地有本病发生或流行；既往未接种过流脑菌苗；②临床表现及脑脊液检查符合化脓性脑膜炎表现。

（二）临床诊断病例

临床诊断病例有以下特点：①有流脑流行病学史；②临床表现及脑脊液检查符合化脓性脑膜炎表现，伴有皮肤黏膜瘀点、瘀斑，或虽无化脓性脑膜炎表现，但在感染中毒性休克表现的同时伴有迅速增多的皮肤黏膜瘀点、瘀斑。

（三）确诊病例

在临床诊断病例基础上，细菌学、流脑特异性血清免疫学检查为阳性。

十、鉴别诊断

流脑误诊为其他疾病的，前三位分别为上呼吸道感染、其他原因的败血症、各种原因的紫癜。而其他疾病误诊为流脑的前三位分别为：其他细菌所致的化脓性脑膜炎、结核性脑膜炎、脑脓肿。从误诊病例的年龄分布分析，婴幼儿多为上呼吸道感染、高热惊厥、败血症、婴儿腹泻，在成年患者中则多为其他细菌所致的化脓性脑膜炎、结核性脑膜炎等。上述疾病在流脑的诊断鉴别时应重点考虑。此外，本病也应与流行性乙型脑炎和其他病毒性脑膜炎和脑炎鉴别。

（一）其他细菌所致的化脓性脑膜炎

（1）肺炎链球菌脑膜炎：成人多见，多继发于中耳炎、肺炎、颅脑外伤及手术患者，易复发。

（2）流感嗜血杆菌脑膜炎：多见于婴幼儿。

（3）金黄色葡萄球菌脑膜炎：多继发于皮肤感染或败血症。上述化脓型脑膜炎发病均无明显季节性，多散发而不引起流行，无皮肤黏膜瘀点、瘀斑。确诊有赖于细菌学检查。

（二）结核性脑膜炎

起病缓慢，病程较长，有低热、盗汗、消瘦等症状，起病 1～2 周后才出现神经系统症状，皮肤黏膜无瘀点、瘀斑。多有结核病史或密切接触史。脑脊液检查颅压升高更明显，脑脊液外观浑浊呈毛玻璃状，白细胞多在 $50 \times 10^6/L$ 以下，以单核细胞增多为主。蛋白质增加、糖及氯化物减低。脑脊液涂片抗酸染色可检出抗酸染色阳性杆菌。

（三）败血症休克型

须与其他细菌所致的败血症及感染型休克鉴别。后者可有原发灶，发病无季节性。确诊有赖于血培养检出其他致病菌。

十一、治疗

（一）普通型流脑的治疗

1. 对症治疗

强调早期诊断，就地住院隔离治疗，密切监护，预防并发症。卧床休息，保持病室安静、空气流通。给予流质饮食，昏迷者宜鼻饲，并足量输入液体，使每天尿量在 1 000 mL 以上。密切观察病情，保持口腔、皮肤清洁，防止角膜溃疡形成。经常变换体位以防压疮发生，防止呕吐物吸入。高热时给予物理降温及退热药物；颅内压增高者可用 20% 甘露醇脱水治疗，每次 1～2 g/kg，静脉注射或快速静脉滴注，每 4～6 小时重复使用；严重毒血症及颅内压增高者可应用肾上腺皮质激素。

2. 病原学治疗

一旦高度怀疑流脑，应在 30 分钟内给予抗菌治疗。尽早、足量应用对细菌敏感并能透过血脑屏障的抗生素。

（1）青霉素 G：脑膜炎奈瑟菌对青霉素仍高度敏感，国内尚未发现明显的耐药菌株。虽然青霉素不易透过血脑屏障，可是加大药物剂量可使脑脊液中药物达到治疗的有效浓度，获得良好疗效。尤其是用于治疗败血症患者，其疗效更佳。剂量：成人每天 20 万 U/kg，儿童 20 万～40 万 U/kg，疗程为 5～7 天。

（2）头孢菌素：第三代头孢菌素对脑膜炎奈瑟菌抗菌活性强，易通过血脑屏障，且毒性低。头孢噻肟剂量，成人 4～6 g/d，儿童 150 mg/kg，每 6 小时静脉滴注 1 次；头孢曲松成人 2～4 g/d，儿童 50～100 mg/kg，每 12 小时静脉滴注 1 次，疗程 7 天。

（3）氯霉素：较易通过血脑屏障，脑脊液浓度为血浓度的 30%～50%，除对脑膜炎奈瑟菌有良好的抗菌活性外，对肺炎球菌及流感杆菌也敏感，但需警惕其对骨髓造血功能的抑制，故用于不能使用青霉素的患者。剂量成人 50～100 mg/kg，儿童 50 mg/kg，分次加入葡萄糖注射液内静脉滴注，疗程为 5～7 天。

磺胺药物曾作为流脑治疗的首选药物，适用于轻型普通型病例，现已很少应用。严重病例应及时选用抗菌谱广、抗菌活性强的第三代头孢菌素：如头孢噻肟每天 150～300 mg/kg、头孢他啶每天 100 mg/kg、头孢三嗪每天 100 mg/kg 等，可与氨苄青霉素或氯霉素联用。目前脑膜炎奈瑟菌的耐药菌株逐渐增多，从而导致治疗困难。如经 48～72 小时病情无明显改善，体温波动大，需复查脑脊液，如脑脊液细胞数下降幅度不大，蛋白降低不显著，需重新评价抗生素使用是否合适，并考虑耐药菌株感染的可能性。更换抗生素时可选择氯霉素或美洛培南（每次 20～40 mg/kg，每 8 小时 1 次）等。

（二）暴发型流脑的治疗

1. 休克型的治疗原则

（1）尽早应用抗生素：可联合用药，用法同前。

（2）迅速纠正休克：①扩充血容量及纠正酸中毒治疗：酌情使用晶体液和胶体液，补液量应视具体情况，原则为"先盐后糖、先快后慢"；②使用血管活性药物：在扩充血容量及纠正酸中毒的基础上，使用血管活性药物，常用药物为莨菪碱类，如山莨菪碱。

（3）DIC 的治疗：高度怀疑有 DIC 时宜尽早应用肝素，应用肝素时，监测凝血时间，要求凝血时间维持在正常值的 2.5 ~ 3 倍为宜。高凝状态纠正后，应输入新鲜血液、血浆及应用维生素 K。

（4）肾上腺皮质激素的使用：适应证为毒血症症状明显的患者。

（5）保护重要脏器功能：注意脑、心、肝、肾、肺功能，根据情况，对症治疗。

2. 脑膜脑炎型的治疗治疗原则

（1）尽早应用抗生素，可联合用药，用法同前。

（2）防治脑水肿、脑疝：治疗关键是及早发现脑水肿，积极脱水治疗，预防发生脑疝。

（3）防治呼吸衰竭：在积极治疗脑水肿的同时，保持呼吸道通畅，必要时行气管内插管，使用呼吸机治疗。

3. 混合型的治疗

此型患者病情复杂严重，应积极治疗休克的同时，兼顾脑水肿的治疗。

4. 慢性败血症的治疗

抗生素的应用同普通型。

（三）流脑病原治疗的新进展

近年来国内外对用于流脑病原治疗的药物进行了较多研究，重新确定了首选药物；在用药剂量、药物浓度方面也进行了研究，证实用于治疗流脑的新抗生素在脑脊液中的浓度须 20 ~ 200 倍于试管内测定的最小抑菌浓度、1 次给药的剂量使脑脊液中的浓度须超过 10 倍最小抑菌浓度，治愈率才可达 90% 以上；并提出所用药物在感染部位必须具有杀菌效果，若采用抑菌剂量会导致治疗失败。

目前常用于流脑病原治疗的药物如下。

1. 青霉素

众所周知，青霉素能阻碍细菌合成细胞壁的组成成分——细胞壁黏肽，使细菌失去细胞壁的保护，不能繁殖和生存；在高浓度时，青霉素不但抑制细菌繁殖，还具有强大的杀菌作用。目前青霉素是对脑膜炎奈瑟菌高度敏感的杀菌药，特别是在败血症阶段，能迅速达到高浓度，很快杀菌，作用明显优于磺胺药。但青霉素不易透过血脑屏障，即使脑膜炎时也只有 10% ~ 30% 药物透过，所以使用时必须加大剂量，以保证在脑脊液中达到有效浓度。剂量：儿童每天 20 万 ~ 40 万 U/kg，成人每天 20 万 U/kg，分次静脉滴注，疗程 5 ~ 7 天。青霉素高效、低毒且价廉，目前已取代磺胺药成为治疗流脑的首选药物。

2. 磺胺药

磺胺药在 1932 年问世后就用于流脑，是最早用于治疗流脑的特效药。磺胺药主要阻碍细菌合成核酸，影响其核蛋白的合成，使菌不能繁殖，发挥抑菌作用。治疗流脑多选用磺胺嘧啶（SD）或磺胺甲噁唑（SMZ），其优点是在脑脊液中浓度高，可达血浓度的 50% ~ 80%，疗效也较理想。但磺胺药对败血症期疗效欠佳，急性期颅内压高导致呕吐时难以口服，并有可能在输尿管等处沉淀形成结石，故实际应用时受到一定限制。

3. 氯霉素

氯霉素能抑制细菌的蛋白质合成，属抑菌药。氯霉素有良好的抗菌活性，易透过血脑屏障，脑脊液浓度为血液浓度的 30% ~ 50%，对流脑及其他化脓性脑膜炎均有较好疗效。但氯霉素不良反应较大，特别是对骨髓造血功能有抑制作用，甚至引起再生障碍性贫血，故选用时要非常慎重，一般不作为首选，新生儿不宜使用。

4. 头孢菌素

主要是第三代头孢菌素，如头孢噻肟等，近年来成为流脑病原治疗药物的新秀。头孢菌素抗菌活性强，易透过血脑屏障，不良反应小，高效、安全，具有良好的应用前景。自 1989 年以来，国外推荐把头孢噻肟作为治疗流脑的首选药物。但国内仅用于不适合用青霉素或其他药物的患者，因为头孢噻肟与青霉素疗效相当，价格却高得多。

十二、预后

本病普通型如及时诊断，合理治疗则预后良好，并发症及后遗症少见。暴发型病死率较高，其中脑膜脑炎型及混合型预后较差。以下因素与预后有关：①暴发型患者病情凶险，预后较差；②年龄以 2 岁以下及高龄者预后较差；③流行高峰时预后较差；④反复惊厥，持续昏迷者预后差；⑤治疗较晚或治疗不彻底者预后不良。

（一）管理传染源

早期发现患者并进行呼吸道隔离及治疗，应隔离至症状消失后 3 天，一般不少于病后 7 天，同时对接触者进行医学观察 7 天，对健康带菌者或疑似患者均应给予足量磺胺类药物治疗，疗程是 5 天。

（二）切断传播途径

流行期做好卫生宣传教育工作，搞好环境及个人卫生。居室温度要在 18 ~ 20 ℃，湿度 50% ~ 60% 最适宜，每日开窗通风 3 ~ 4 次，每次 15 分钟左右，桌面及地面应采用湿式擦拭，使室内空气新鲜湿润。在流脑的好发季节，室内可用食醋及艾叶等熏蒸，以消毒杀菌。在流行区域尽量避免到人多拥挤、通风不畅的公共场所，外出时戴口罩，防止交叉感染。

（三）保护易感人群，提高人群免疫力

1. 菌苗注射

目前国内外广泛应用 A 和 B 两种荚膜多糖菌苗，经过超速离心提纯的 A 群多糖菌苗，保护率为 94%，免疫后平均抗体滴度增加 14.1 倍。国内尚有用多糖菌苗作应急预防者，若 1 ~ 2 月的流脑发病率大于 10/10 万或发病率高于上一年同时期时，即可在人群中进行预防接种。国内多年来应用脑膜炎多糖体菌苗，保护率达 90% 以上，使我国流脑发病率大大下降。以 6 个月至 15 岁儿童为主要对象，由农村入伍的新兵、由农村进城人员、有免疫缺陷者都应给予预防接种。多年未见本病流行的地区，一旦出现流行，应考虑全员接种，剂量为 0.5 mL 皮下注射 1 次，无明显不良反应。

2. 药物预防

对密切接触者，特别是易感、体弱及带菌者可药物预防，药物最好根据该地区的流行菌群及药敏情况选择。可用磺胺嘧啶（SD），成人每天 2 g，儿童每天 50 ~ 100 mg/kg 与等量的碳酸氢钠同服，连服 3 天，但其耐药率较高。在流行时，凡具有发热或头痛、精神萎靡、急性咽炎、皮肤或口腔黏膜出血四项中两项者可给予足量全程的磺胺药治疗，能有效地降低发病率和防止流行。也可采用利福平或二甲胺四环素进行预防。利福平，成人每天 600 mg，儿童每天 5 ~ 10 mg/kg，连服 5 天。

（四）流脑疫苗研究新进展

目前中国流脑疫苗有多糖疫苗及结合疫苗两种。多糖疫苗基于 Nm 荚膜多糖抗原研发，该类疫苗应用后能激活具有群特异性的机体免疫反应，对相应群的菌株感染具有免疫作用。目前全球已经临床应用的多糖疫苗有 A、A + C、A + C + Y + W135 三种，基本涵盖了当前致病性较高引发病例较多的菌群，前两种目前已纳入国家免疫规划。流脑结合疫苗有 A + C 群 1 个剂型。研究表明，用流脑 A + C 结合疫苗代替 A 群多糖疫苗，可使小月龄婴儿得到免疫保护，有利于进一步降低婴幼儿流脑的发病率，用 A + C + Y + W135 群多糖疫苗代替 A + C 多糖疫苗，可同时获得四种常见脑膜炎奈瑟菌菌群的免疫保护，有利于防止 Y 和 W135 群引起的发病或流行。对于在欧美国家流行较多而全球各地散发的 B 群 Nm 菌株，尚未开发出有效疫苗，而当前全球流行菌群正从少数菌群向多菌群共同流行，流行菌群的变迁对疫苗的预防会产生一定的影响。

第十节 化脓性脑膜炎

化脓性脑膜炎（简称化脑）是由化脓性细菌所致的中枢神经系统感染病。其临床特点为发热、头痛、呕吐、惊厥甚至昏迷。脑膜刺激征阳性，脑脊液呈化脓性改变。随着早期诊断及抗生素的合理使

用，病死率已明显下降，但部分存活病例仍有耳聋、癫痫、面部或肢体瘫痪、智力减退等神经系统后遗症。

一、病原体

多数化脓性球菌及部分杆菌可导致化脓性脑膜炎，除脑膜炎球菌导致流行性脑膜炎外，其他化脓性脑膜炎致病菌以肺炎链球菌及流感嗜血杆菌最常见，其次有葡萄球菌、肠道革兰阴性杆菌（大肠埃希菌、克雷伯菌、铜绿假单胞菌及沙门菌属等）及厌氧菌等。

二、流行状况

（一）年龄

小于 2 个月的婴儿患者，病原体多为大肠埃希菌、B 组链球菌及单核细胞增多性李斯特菌；3 个月至 3 岁幼儿以流感嗜血杆菌脑膜炎较为多见；2 岁以下幼儿的肺炎链球菌脑膜炎发病率甚高；约 20% 的老年肺炎患者伴菌血症，故本病在老年人发病率也高，但其他各年龄组均可发病。

（二）季节

流感嗜血杆菌脑膜炎以冬、春季节为多；肺炎链球菌脑膜炎全年均可发病，但冬、春两季的发病率较高。

三、发病机制

不同病原菌所致的脑膜炎，发病机制有所不同。肺炎链球菌脑膜炎原发病灶为肺炎者，病菌由血液循环到达脑膜。中耳炎的病菌可通过被炎症破坏的骨板岩缝以及与脑膜血管相通的血管通入，也可经内耳道、内淋巴管扩展到脑膜。筛窦炎的病菌则可通过神经鞘或血栓性静脉炎而感染脑膜。脑脊液鼻漏患者的鼻部细菌可上行感染脑膜。颅脑外伤者的病菌可直接由创伤处侵入脑膜。有先天畸形的婴儿，如脑脊膜膨出、脑膜皮样窦道及椎管畸形等，病菌可由此侵入脑膜而致病。现将较为常见的几种介绍如下。

（一）流感嗜血杆菌脑膜炎

大多数由 B 组流感嗜血杆菌所致，30% 以上的正常人鼻咽部带有本菌。本病患者常伴有菌血症，细菌通过血液循环到达脑膜为最常见的侵入途径。患中耳炎或乳突炎者细菌可直接侵犯脑膜。

（二）革兰阴性杆菌脑膜炎

常发生于 2 岁以内，特别是新生儿，脑膜炎的致病菌以革兰阴性杆菌为主，占 60% ~ 80%，其中以大肠埃希菌最为多见。产前及产时感染者，病菌来自母亲的直肠或产道。患病儿童大多有胎膜早破、产程延长、难产、早产及体重过轻等病史。有先天性解剖缺陷的婴儿如颅骨裂、脊柱裂、脑脊膜膨出或皮肤交通性窦道的婴儿，致病菌多直接由缺陷处侵入脑膜。新生儿大肠埃希菌败血症可合并脑膜炎，颅脑手术后发生的脑膜炎，50% 由大肠埃希菌或其他革兰阴性杆菌所致。中年人则发生于基础性疾病的晚期，采用免疫抑制药治疗，留置静脉导管、导尿管等引起败血症，继而发展为脑膜炎。

（三）耳源性脑膜炎

多发生于慢性胆脂瘤性中耳炎和乳突炎基础上，由变形杆菌、大肠埃希菌及其他肠道革兰阴性杆菌所致。可发生在各年龄组，儿童及年轻者可由化脓性中耳炎、急性乳突炎所致；而年长者多发生于慢性化脓性中耳炎急性发作，特别是在胆脂瘤型中耳炎的基础上。致病菌可通过侵蚀的骨壁进入颅内，也可由血液感染导致岩尖炎，沿内听道进入颅内。X 线检查常有乳突骨质破坏。

（四）铜绿假单胞菌脑膜炎

较为少见，常由于颅脑手术后感染、颅脑外伤后，诊断或治疗性腰椎穿刺消毒不严所致。

（五）葡萄球菌脑膜炎

多因脑膜附近组织葡萄球菌感染直接扩散或脓肿破裂而发病，如硬膜外脓肿、脑脓肿、颅骨骨髓炎、中耳炎、乳突炎及面部疖痈所致的海绵窦炎等。头颅部创伤及颅脑手术是导致局部葡萄球菌感染的重要原因之一，临床不少病例脑膜炎症状出现于创伤后数天，也可长达数月。也可因脐带等其他部位葡萄球菌感染导致败血症及心内膜炎，通过细菌栓子或感染性血栓经血流侵袭脑膜。腰椎穿刺或腰椎麻醉时无菌操作不严密，也可导致本病。脑脊液鼻漏除可导致肺炎球菌脑膜炎外，少数病例也可发生金黄色葡萄球菌脑膜炎。

四、病理

致病菌侵入脑膜后导致脑部毛细血管扩张、充血、通透性增加，产生含大量纤维蛋白的炎症渗出物，广泛分布于蛛网膜下隙，使整个脑组织表面及底部均覆盖一层脓性液体。化脓性球菌感染时，稠厚的脓性纤维素性渗出物主要覆盖于大脑表面，尤其在大脑顶部形成一层帽状纤维蛋白及炎症渗出物，并可迅速形成粘连及包裹性积脓。开始时脓性渗出物多在大脑顶部，进而蔓延到脑底及脊髓膜，有时累及脑室内膜而成脑室内膜炎。若软脑膜及脑室周围的脑实质也有细胞浸润、出血、坏死及变性，则形成脑膜炎。经脑膜间的桥静脉发生栓塞性静脉炎时，可导致硬膜下积液或积脓。病程较长时可发生脑室系统脑脊液循环梗阻、脑室扩张甚至脑室积水或积脓等，从而继发颅内压增高，引起失语、偏瘫等后遗症。

五、临床表现

各种细菌所致的化脓性脑膜炎，有相似临床表现，可归纳为感染、颅内压增高及脑膜刺激征三方面。临床表现可因发病年龄不同有较大差别，年长儿及成人多出现典型表现，囟门未闭的婴幼儿及60岁以上老年人症状可不典型。常见病原菌所致的化脓性脑膜炎的临床特点如下。

（一）肺炎链球菌脑膜炎

发病率仅次于流行性脑膜炎，多见于1岁以下的婴儿（占80%）及老年人，冬、春季较多，常继发于肺炎、中耳炎、（副）鼻窦炎、乳突炎及败血症等疾病，少数患者继发于颅脑外伤或脑外科手术后，约20%病例无原发病灶可寻。继发于肺炎链球菌肺炎的脑膜炎，绝大多数发生于起病后1周以内，少数在10天以上。中耳炎、筛窦炎与脑膜炎的间隔时间也多在1周左右；继发于颅脑损伤的脑膜炎则多在1个月以后发生。其炎症渗出物多分布于大脑顶部表面，故早期颈项强直不明显。由于渗出物中纤维蛋白含量多，易导致粘连，或因确诊较晚及治疗不当而并发硬脑膜下积液或积脓、脑积水、脑脓肿等较其他化脓性脑膜炎多见。患者一般病情较重，病程多迁延和反复，脑脊液涂片及培养阳性率较高。

（二）流感嗜血杆菌脑膜炎

大多数由B组流感嗜血杆菌所致，80%~90%病例发生在3个月至3岁，高峰易感年龄是7~12个月，占70%。5岁以后由于体内抗体升高、免疫力增强，发病率明显减低。本病全年均可发生，但以秋、冬季节最多见。2/3的病例在发病前有上呼吸道感染，1/3的病例继发于支气管肺炎，经数天或数周才出现脑膜炎表现。偶见皮疹，常并发硬膜下积液，也可有会厌炎、关节炎、蜂窝织炎及肺炎。易发生轻度贫血。脑脊液涂片常见极短小的革兰阴性杆菌。

（三）葡萄球菌脑膜炎

主要由金黄色葡萄球菌所致，偶见为表皮葡萄球菌。各季节均有发病，但以7~9月多见。该病发病率低于脑膜炎球菌、肺炎球菌及流感嗜血杆菌所致的脑膜炎。在各种化脓性脑膜炎中仅占1%~2%。各年龄组均可患病，较多见于新生儿，常于产后2周以后发病。当糖尿病等患者免疫力低下时也易发生。常先有化脓性病灶如新生儿脐炎、脓疱疮、蜂窝织炎、败血症等，常为金黄色葡萄菌脓毒症的迁徙病灶之一。起病后发热伴持久而剧烈的头痛，颈项强直明显。病初常出现荨麻疹样、猩红热样皮疹或小脓疱。脓疱性瘀点或紫癜，或有皮下脓肿，有助于诊断。脑脊液呈脓性、浑浊、易凝固，涂片见成堆革兰阳性球菌。血及脑脊液培养可获阳性结果。

（四）大肠埃希菌脑膜炎

多见于出生3个月内的婴儿，特别是新生儿及早产儿。病菌来自母亲的直肠或产道、婴儿肠道等。

此外，脊柱裂、尿布皮炎及中耳炎也可为病菌侵入门户。患病儿童大多有胎膜早破、产程延长、难产、早产及体重过轻等病史。一般于产后 1~2 周内发病。由于前囟未闭、中枢神经系统发育不完善，颅内压增高及脑膜刺激征可以不明显或很晚才出现，体温不一定升高。相反，新生儿凡有拒食、精神萎靡、嗜睡、惊叫、两眼凝视、惊厥及呼吸困难等表现者，均应考虑本病。脑脊液除化脓性改变外，常有臭味。预后差，病死率高。

六、辅助检查

（一）血常规检查

白细胞总数明显增高，可达（20~40）×10^9/L，以中性粒细胞为主，可达 80% 以上。严重者白细胞总数可减少。

（二）脑脊液检查

压力增加，通常是 20~50 cmH$_2$O，但在新生儿、婴儿及儿童中增高不及成人显著。外观浑浊或脓性，有时含块状物。白细胞数明显增加，≥1 000×10^6/L，以中性粒细胞为主（80%~95%），约 10% 的患者以淋巴细胞为主。蛋白明显增高，糖及氯化物明显减低。脑脊液涂片及培养可找到病原菌。

（三）细菌学检查

脑脊液沉淀涂片革兰染色可找到病原菌；取鼻咽拭子、血及脑脊液培养可获得病原菌。血培养的阳性率为 40%~50%。对脑脊液常规阴性者，有时培养也可获致病菌。

七、诊断

早期诊断是保证治疗成功的关键，经过早期正确治疗，可提高治愈率，减少后遗症。典型病例根据临床症状、体征及脑脊液检查可明确诊断。对经过不规则抗生素治疗后的化脓性脑膜炎，脑脊液检查结果不典型，涂片和培养均阴性者，应结合病史及临床表现等综合考虑作出诊断。

八、治疗

化脓性脑膜炎的主要治疗原则是抗菌、对症及支持治疗。

（一）抗生素治疗

1. 抗生素的选用原则

主要原则有：①对病原菌高度敏感；②在脑脊液中浓度高；③能快速杀菌，达到无菌化。

2. 各种细菌性脑膜炎的抗菌治疗

（1）肺炎链球菌脑膜炎：由于本病的炎症反应剧烈、病情较重、脑组织粘连及后遗症发生率高，且近年耐青霉素肺炎链球菌的传播与感染率明显增高，青霉素已不作为肺炎链球菌脑膜炎的首选治疗药物，更不推荐单独用于治疗此病，可用大剂量青霉素或氨苄西林联合氨基糖苷类或喹诺酮类抗生素治疗。青霉素每天 1 000 万~2 000 万 U（儿童每天 20 万~40 万 U/kg），氨苄西林每天 12 g（儿童每天 300 mg/kg），分 3~4 次静脉滴注。如分离菌株对青霉素高度耐药，应选用第三代头孢菌素（头孢噻肟或头孢曲松）联合万古霉素治疗。头孢噻肟每天 8~12 g（儿童每天 225~300 mg/kg），分 3~4 次静脉滴注；头孢曲松每天 4 g（儿童每天 80~100 mg/kg）；万古霉素每天 30~60 mg（儿童每日 60 mg/kg），分 2~4 次静脉滴注。待症状好转、脑脊液接近正常后，减至常规用量继续治疗，总疗程不少于 2 周。

原发病灶如中耳炎、乳突炎、筛窦炎等需同时根治，以防病情反复。

（2）流感嗜血杆菌脑膜炎：本病在无磺胺药、抗生素时病死率高于 90%，抗生素广泛应用后病死率下降至 10% 以下。近年推荐的抗生素有：①氨苄西林，成人每天 12 g（儿童每天 300 mg/kg），分次肌内注射或静脉滴注；②氯霉素，每天 50~75 mg/kg，分次静脉滴注。由于氯霉素对新生儿的毒性较大，故其剂量宜减为每天 25 mg/kg。

近年对氨苄西林耐药的 B 型流感嗜血杆菌屡有报道，为细菌产生 β 内酰胺酶破坏青霉素所致。因此，单独应用氨苄西林治疗本病时，应密切观察病情，如用药后临床症状及脑脊液检查无明显改善，应及时改用氯霉素，有条件者应做药敏试验及 β 内酰胺酶测定。头孢菌素如头孢呋辛、头孢噻肟、头孢噻肟及拉氧头孢（羟羧氧酰胺菌素）等在脑脊液中的浓度足以控制流感嗜血杆菌感染，其疗效与氯霉素及氨苄西林相似。

（3）葡萄球菌脑膜炎：金黄色葡萄球菌脑膜炎的病死率甚高，可达 50% 以上。对于甲氧西林敏感金黄色葡萄球菌（MSSA）感染治疗宜选用苯唑西林或氯唑西林，成人每天 8～12 g，儿童每天150～200 mg/kg，分次静脉滴注，同时口服丙磺舒。若对青霉素过敏，或治疗效果不好，或为耐甲氧西林金黄色葡萄球菌（MRSA）感染，可改用万古霉素联合磷霉素或利福平。万古霉素成人每天 2 g，儿童每天 50 mg/kg，分次静脉滴注。利福平的成人每天剂量 600～900 mg，儿童每天 15 mg/kg，分 2 次口服，用药期间定期检查肝、肾功能。

万古霉素不易通过血脑屏障，治疗期间最好配合庆大霉素鞘内注射，庆大霉素鞘内注射成人每次 5 000～10 000 U（5～10 mg），儿童每次 1 000～2 000 IU（1～2 mg）。磷霉素的毒性小，对各种葡萄球菌均具抗菌活性，且可进入各组织及脑脊液中。但细菌易对磷霉素产生耐药，治疗时宜联合用药。成人每日剂量为 16～20 g，分 2 次静脉滴注。葡萄球菌脑膜炎较易复发，故疗程较长，体温正常后继续用药 2 周，或脑脊液正常后继续用药 1 周，疗程常在 3 周以上。治疗期间应予适当支持治疗，颅内压明显增高者给脱水药。

（4）革兰阴性杆菌脑膜炎：本病除对症治疗及支持疗法外，早期合理选择有效的抗生素治疗极为重要。鉴于近年革兰阴性杆菌常对多种抗生素耐药，一般应结合细菌培养与药物敏感试验结果，决定抗菌药物的选用。

除沙门菌及产碱杆菌脑膜炎外，其他各种革兰阴性杆菌所致者均可选用氨基糖苷类，庆大霉素成人剂量每天为 240～320 mg（24 万～32 万 U），儿童每天为 5～7.5 mg/kg 静脉滴注。妥布霉素每天 5 mg/kg，阿米卡星每天 20～30 mg/kg，分 2～3 次静脉滴注。鉴于氨基糖苷类不易透过血脑屏障，故以往均加用鞘内注射，庆大霉素成人每次 5～10 mg，每天或隔天注射 1 次。后发现革兰阴性杆菌脑膜炎常合并脑室炎，而鞘内注射后脑室内药物溶度不高，因而宜于脑室内注入药物，或安置脑脊液储存器，由此注入抗生素。

多数第三代头孢菌素对革兰阴性杆菌具有强大的抗菌作用，静脉注射后，脑脊液中有较高的浓度，临床报道其治疗革兰阴性杆菌脑膜炎效果良好。头孢噻肟每天 4～8 g（儿童每天 225～300 mg/kg），头孢他啶每天 4～6 g（儿童每天 150 mg/kg），头孢曲松每天 2～3 g（儿童每天 80～100 mg/kg），每天 2～4次静脉给药，头孢曲松每日分 1～2 次给药，近年也常用哌拉西林每天 12～16 g（儿童每天 400～600 mg/kg），分 4 次静脉注射或滴注。也可采用哌拉西林与庆大霉素或阿米卡星联合治疗。近年来，随着革兰阴性杆菌的耐药率明显上升，如上述药物治疗效果不好，考虑为耐药革兰阴性杆菌感染可能性大，可用美罗培南每天 3～6 g，与氨基糖苷类联合治疗。

本病预防主要是及时合理地治疗颅脑周围器官炎症和败血症。神经外科手术及腰椎穿刺应注意无菌消毒，严防污染。产科宜避免创伤性分娩。抗生素对本病无预防价值。

（5）厌氧菌脑膜炎：较少见，甲硝唑对厌氧菌抗菌作用强，脑脊液中浓度高，是治疗本病的有效药物，成人每天 2 g（儿童每天 15 mg/kg），分 3～4 次静脉滴注。也可用克林霉素治疗，成人每天 1.8～2.4 g（儿童每天 25～40 mg/kg），分 2～3 次静脉滴注。如能排除脆弱类杆菌感染，也可用大剂量青霉素治疗。

（二）对症支持治疗

高热时用物理或退热药降温；伴有抽搐或惊厥者可给予地西泮，每次 0.2～0.3 mg/kg（最大剂量不超过 10 mg），缓慢静脉注射，或用苯巴比妥钠负荷剂量 10～20 mg/kg，12 小时后予以维持量每天 4～5 mg/kg，肌内注射。此外，有休克或颅内压增高时，应积极采用抗休克及降颅内压处理。保证足够的热量与液体量，对意识障碍及呕吐的患者应暂禁食，予静脉补液，并精确记录 24 小时出入量，仔细检查有无异常的抗利尿激素分泌。如有液体潴留，必须限制液体量至每天 30 ~ 40 mL/kg。当血钠达 140 mmol/L时，液体量可逐渐增加至每天 60 ~ 70 mL/kg。对年幼、体弱或营养不良者，可补充血浆或少量新鲜血。

（三）肾上腺皮质激素治疗

目前认为在重症化脓性脑膜炎患者的治疗中，适当应用肾上腺皮质激素可减少化脓性脑膜炎时促炎症细胞因子的释放及降低其在脑脊液中的浓度，减轻脑水肿、降低颅内压，并可减轻抗菌治疗过程中产生的炎症反应，其中地塞米松能减少化脓性脑膜炎患者脑组织粘连及耳聋等后遗症的发生率。治疗时应在有效抗生素应用前或同时给药。可予以地塞米松 0.15 mg/kg，每 6 小时 1 次，连续应用 4 天，或 0.4 mg/kg，每 12 小时 1 次，连续应用 2 天。无菌性及部分治疗后脑膜炎及小于 6 周的婴儿均不宜使用肾上腺皮质激素。

九、预后

目前，发达国家的化脓性脑膜炎患者存活率有了明显改善，总病死率低于10%，脑膜炎球菌脑膜炎病死率低于5%，但持续性后遗症的发生率仍未明显下降，占 10% ~ 30%。

十、预防

化脓性脑膜炎再发的原因多与免疫功能低下、先天畸形、后天损伤、急性期治疗不彻底及其他原发病灶持续存在等因素有关，必须及时治疗。

（一）药物预防

肺炎链球菌脑膜炎的药物预防可试用利福平，剂量 10 mg/kg，每天 2 次。服用 2 天但鼻咽部细菌清除率仅为 70%。

（二）免疫预防

1. 肺炎链球菌脑膜炎

目前有 23 价肺炎链球菌疫苗，推荐用于 2 岁以上肺炎链球菌疾病高危人群，包括年龄在 65 岁以上、糖尿病、充血性心力衰竭、肝病、肾病、其他心肺疾病、HIV 感染、脑脊液渗漏、慢性酗酒及脾切除患者。前往肺炎链球菌疾病高发区者也应接种。

2. 流感嗜血杆菌脑膜炎

流感嗜血杆菌 B 型荚膜多糖疫苗由磷酸多聚核糖基核糖醇（PRP）组成，在 18 个月至 6 岁儿童有效率为 90%，但对婴儿无效，而此组人群对流感嗜血杆菌高度易感。两种组合疫苗、白喉 CRM197 蛋白结合疫苗（HbOC）及脑膜炎奈瑟菌结合疫苗（PRP-OMP）可适用于所有儿童。

第九章

老年常见疾病

第一节　老年血管性痴呆

血管性痴呆（VD）是一种明显的皮质下痴呆，并伴有执行功能障碍。VD 的现代概念形成于 19 世纪 90 年代末，当时人们认识到反复的临床卒中和无症状的多发性缺血性损害能够导致进行性认知功能减退。20 世纪 70 年代 Hachiski 和 Lassen 提出了"多发性梗死性痴呆（MID）"这一术语，至此 VD 的概念基本成型。目前认为血管性痴呆（无论是缺血性或出血性、单发或多发）所致的任何类型的痴呆综合征都应归类于 VD。近年来，许多临床和神经心理学研究表明，按目前 VD 的诊断标准并不能发现所有血管病所致的认知障碍，尤其是未达到痴呆标准者，不利于早期发现和早期预防。因此，很多学者提出应用血管性认知障碍（VCI）来代替 VD，目的是将 VD 的诊断从传统的痴呆标准中分离出来，更有利于血管性痴呆的早期预防和治疗。

一、流行状况

卒中相关性 VD 被认为是阿尔茨海默病（AD）之后第二大常见的痴呆。从横断面研究中很难确定 VD 的真实患病率，因为有些患者可能在卒中发病前就存在其他疾病导致的痴呆（如 AD），不过，在因急性卒中住院的患者中，6% ~30% 在发病后 3 个月后出现痴呆。流行病研究发现，VD 患病率为 1% ~ 8.8%，发病率为每年（1 ~3）/1 000，如果将合并 AD 的 VD 病例也包括在内，则可达到 14/1 000。在亚洲，VD 的发病率和患病率似乎多于西方国家。尽管痴呆的患病率随年龄的增长而增加，但是大部分研究发现 VD 的患病率随年龄增长没有 AD 上升快。此外，AD 的患病率通常女性多于男性，尤其是 80 岁以后，而 VD 在男性中常见，尤其是在 75 岁之前。

二、病因发病机制

VD 的病因机制涉及两个方面，最重要的临床决定因素是脑血管病以及脑损害程度，其次是多种危险因素。脑血管病包括与大动脉病变、心源性栓塞、小血管病变及血流动力学机制有关的脑梗死、脑出血、脑静脉病变等。梗死、白质病变、不完全缺血损伤、局部和远处的缺血性功能改变均与 VD 的发生及发展有关。根据病理病因学机制通常分为以下五种类型：①多个大的缺血性损害所致的多发梗死性痴呆；②重要或战略部位的梗死；③小血管病：患者存在与白质病变有关的多发皮质下腔隙梗死；④出血性损害：通常与硬膜下血肿或脑实质内出血有关；⑤低灌注型：存在严重低灌注状态，如心脏手术后或服用过量降压药的患者，可出现分水岭区的缺血。一般认为发病机制是脑血管病的病灶涉及额叶、颞叶及边缘叶系统，或病灶损害了足够容量的脑组织，导致记忆、注意、执行功能和语言高级认知功能损害。

VD 的危险因素包括脑血管病危险因素，高血压、高脂血症、心脏病、糖尿病、广泛的动脉粥样硬化、吸烟、年龄增长及受教育程度低等。其他一些可导致脑缺血或出血性损害的血管病也可导致痴呆，包括脑淀粉样血管病、伴皮质下梗死和白质脑病的常染色体显性遗传小动脉病（CADASIL）、胶原病和血管炎等。

三、临床表现

VD 是脑血管病所致的痴呆，因此，其临床表现包括认知功能及相关脑血管病的神经功能障碍两个方面。VD 的临床特点是痴呆可突然发生、阶梯式进展、波动性或慢性病程，有卒中病史等。VD 可分为多梗死性、关键部位梗死性、皮质下性、低灌注性、出血性、遗传性、AD 合并 VD 或混合性痴呆等多种类型。

（一）多梗死性痴呆（MID）

为最常见的类型，主要有脑皮质和皮质—皮质下血管区多发梗死所致的痴呆。临床上常有高血压、动脉粥样硬化、反复多次缺血性脑血管事件发作的病史。典型病程为突发（数天至数周）、阶梯式加重和波动性的认知障碍。每次发作遗留或多或少的神经与精神症状，最后发展为全面和严重的智力减退。典型临床表现为一侧的感觉和运动功能障碍、突发的认知功能损害、失语、失认、失用、视空间或结构障碍。早期可出现记忆障碍，但较轻，多伴有一定程度的执行功能受损，如缺乏目的性、主动性、计划性，组织能力减退和抽象思维能力差等。

（二）关键部位梗死性痴呆

指与高级皮质功能有关的特殊关键部位缺血病变所致的痴呆，这些损害为局灶的小病变，可位于皮质或皮质下。皮质部位包括海马、角回和扣带回等，皮质下部位常见于丘脑、尾状核和苍白球、穹隆、内囊膝部，小梗死也会引起认知障碍。患者表现为记忆障碍、情感淡漠、缺乏主动性、发音困难、嗜睡或意识障碍等。

（三）皮质下血管性痴呆或小血管性痴呆

皮质下血管性痴呆包括腔隙状态和宾斯旺格病，与小血管病变有关。以腔隙梗死、局灶和弥散的缺血性白质病变和不完全性缺血损伤为特征。早期临床表现包括执行功能和信息加工障碍、记忆障碍、行为异常及精神症状。执行功能障碍，包括目标制订、主动性、计划性、组织性、排序和执行能力、抽象思维等能力下降。记忆障碍的特点是回忆损害明显而再认和提示再认功能相对保存完好，遗忘不太严重。行为异常和精神症状包括抑郁、人格改变、情绪不稳、情感淡漠、迟钝、两便失禁及精神运动迟缓。

其他少见类型的 VD，包括出血性、遗传性脑血管病如 CADASIL、各种原因造成的脑血流低灌注等，除有认知功能减退或痴呆表现外，还伴有相应疾病的病史及其他临床表现。

四、辅助检查

（一）神经影像学检查

脑部 CT 或 MRI 显示脑血管病变的征象，如不同部位的梗死灶及白质疏松，脑室扩大及局限性萎缩。但是，影像学异常的形式和程度与认知障碍的关系并不明确，有研究认为梗死体积 > 30 mL 有意义，> 100 mL 肯定导致痴呆。但也有研究认为梗死体积 1 ~ 30 mL 只要累及关键部位即可导致认知障碍。近年来，最重要的发现是明确的白质病变（WML）是导致认知功能减退的主要原因，一般认为 WML 达到相应脑白质的 30% ~ 60% 即有临床意义。在皮质下梗死患者中，脑室扩大与认知功能的相关性比梗死体积更强。

（二）单光子发射计算机断层成像（SPECT）

可以探测局部脑血流（rCBF），显示皮质梗死部位或受损皮质下结构投射纤维的相应皮质或大脑局灶性低灌注状态。VD 患者脑血流灌注低于正常老年人，且脑血流的减少是局限性，即"斑片状"。这种不对称、区域不固定的脑血流减少可涉及两侧大脑半球各叶皮质、白质及基底节，而有别于 AD。

（三）神经心理学检查

常用的神经心理学检查量表包括简易精神状态量表（MMSE）、长谷川痴呆量表（HDS）、布莱斯德痴呆量表（BDRS）、日常生活功能量表（ADL）、临床痴呆评定量表（CDR）和 Hachinski 缺血量表（HIS）等，以评定脑功能受损情况。

五、诊断

目前 VD 诊断标准较多，缺乏一致的认识。临床常用的标准包括美国精神疾病统计和诊断手册第 4 版（DSM-Ⅳ）、WHO 疾病分类第 10 修订版（ICD-Ⅹ）。美国加州 AD 诊断和治疗中心（ADDTC）标准以及美国国立神经系统疾病和卒中研究所与瑞士神经科学研究国际协会（NINDS-AIREN）。前两个标准是用于管理和随访疾病的分类标准，后两者制定的 VD 标准是用于学术研究的诊断工具，对 VD 的特征和症状作了便于操作的规定。这两个标准都包括了诊断 VD 的三个要素：痴呆、脑血管病和两者之间的合理相关性。ADDTC 标准敏感性高，而 NINDS-AIREN 标准的特异性高。但是以上这些关于 VD 的诊断标准主要依据 AD 的特征性症状，如记忆力下降和一个或多个认知功能损害、症状明显影响生活能力等。这些标准往往偏重于记忆障碍，而 VD 的记忆减退相对于 AD 较轻或不是主要症状，但可有严重认知功能损害。这些标准易漏掉一些认知功能已受脑血管病影响，但未达到明显痴呆程度的轻型 VD 患者，甚至常将伴有轻微脑血管损害的 AD 诊断为 VD。

2002 年中华医学会神经病学分会专门制定了我国的血管性痴呆诊断标准。

（一）临床症状符合血管性痴呆

（1）痴呆符合 DSM-Ⅳ-R 的诊断标准。

（2）脑血管疾病的诊断：临床和影像表现支持。

（3）痴呆与脑血管病密切相关，痴呆发生于卒中后 3 个月内，并持续 6 个月以上，或认知功能障碍突然加重，或呈阶梯样逐渐进展。

（4）支持血管性痴呆的诊断：①认知功能损害的不均匀性（斑片状损害）；②人格相对完整；③病程波动，有多次脑卒中史；④可呈现步态障碍、假性延髓性麻痹等体征；⑤存在脑血管病危险因素。

（二）可能为血管性痴呆

（1）符合上述痴呆诊断标准。

（2）有脑血管病和局灶性神经系统体征。

（3）痴呆和脑血管可能有关，但在时间和影像学方面证据不足。

（三）确诊血管性痴呆

临床诊断为很可能或可能血管性痴呆，并由尸检或活组织检查证实不含超过年龄相关的神经元纤维缠结（NFTs）或老年斑（SP）数，以及其他变形疾病的组织学特征。

（四）排除性诊断

（1）意识障碍。

（2）其他神经系统疾病引起的痴呆。

（3）全身疾病引起的痴呆。

（4）精神疾病（抑郁症等）。

六、鉴别诊断

1. 阿尔茨海默病

两者都是老年患者常见的痴呆，临床表现也有不少类似之处。但 VD 的认知功能以执行功能障碍为主，而 AD 以记忆障碍为主，而且发展有明显的阶段性。脑血管病病变以及神经影像学改变可帮助诊断 VD。

2. 正常颅压脑积水

当 VD 出现脑萎缩及脑室扩大时，常需与正常颅压脑积水鉴别。后者通常表现为进行性智力减退、共济失调步态、尿失禁三大主征，发病隐匿，除可能有蛛网膜下隙出血史外，一般无卒中病史，头颅影像检查缺乏梗死证据，主要表现为脑室扩大。

七、治疗

治疗原则包括预防卒中、改善认知功能和控制精神行为异常。

（一）卒中的预防

包括一级和二级预防，高血压、高脂血症、糖尿病以及心脏疾病的控制尤为重要，特别是高血压，目前有很充足的证据认为其是 VD 的危险因素，现已证实，对单纯收缩期高血压，进行降压治疗能降低 VD 的发生率。

（二）改善认知功能症状的治疗

用于缓解症状或减慢病程的药物研究已显示出有希望的结果，丙戊茶碱、己酮可可碱、尼麦角林，吡拉西坦、泊替瑞林等，尽管临床研究结果有相互矛盾的地方，不过它们对 VD 患者有一定神经保护作用，能改善认知功能。胆碱酯酶抑制剂如多奈哌齐、利斯的明及加兰他敏现已应用于临床。美金刚近年来也应用于 VD 的治疗，取得了一定的疗效。

（三）控制行为和精神症状

根据其不同症状给予相应的抗精神病药物。

（四）神经功能的康复训练

除运动功能康复外，语言及其他认知功能及日常生活能力训练，对卒中患者痴呆的预防尤为重要。

第二节　糖尿病周围神经病

糖尿病周围神经病（DPN）指在排除其他原因的情况下，糖尿病患者出现与周围神经功能障碍相关的症状和（或）体征，是糖尿病的常见并发症。

老年患者糖尿病周围神经病的特点如下。①老年糖尿病绝大多数为 2 型糖尿病，糖尿病周围神经病和自主神经病变均随年龄增大而增加。仍以远端对称性多发性神经病变常见，但脑神经病变多见于老年人。因患者高龄常合并其他系统病变，如合并颈腰椎病变、脑梗死、血管性病变等所致的神经病变，易导致糖尿病神经病变的误诊或漏诊。②由于痛温觉丧失，容易发生烫伤、冻伤、刺伤等，微循环改变可导致糖尿病足。③自主神经病变，如心脏自主神经病变、胃轻瘫、神经源性膀胱的尿潴留和尿失禁、勃起功能障碍、对低血糖反应不能感知等较常见。糖尿病心脏自主神经病变使患者不能感知心肌缺血，而缺失保护性反应（如休息、服药等），故合并冠状动脉粥样硬化性心脏病的患者易发展为无痛性心肌梗死，甚至猝死。④对于老年患者应重视疼痛的缓解，在可接受的药物不良反应范围内，最大限度地缓解疼痛，提高生活质量。对于那些无法解释症状或寻求药物治疗的老年痴呆患者，足够的疼痛管理可以减轻焦虑并增加口服摄入。在存在认知障碍的老年患者中使用阿片类制剂必须十分小心，以免造成意识混乱。

一、临床表现

（一）症状

肢体麻木、疼痛等感觉异常为糖尿病周围神经病的常见主诉。感觉障碍大多符合周围神经分布，肢体疼痛呈现神经痛的特点。若累及自主神经，可有排汗异常、腹泻、便秘、性功能障碍等症状。

（二）体格检查

1. 感觉检查

糖尿病周围神经病的感觉障碍通常以下肢远端更为明显，严重者可有感觉共济失调。

（1）痛觉：通过测定足部对针刺疼痛的不同反应，初步评估末梢感觉神经的功能情况。

（2）温度觉：通过特定的仪器测定足部对温度变化感觉的敏感性。

（3）压力觉：常用 Semmes-Weinstein 单丝（5.07/10 g 单丝）检测。以双足拇趾及第 1、第 4 跖骨的掌面为检查部位（避开胼胝及溃疡部位），将单丝置于检查部位压弯，持续 1~2 秒，患者闭眼回答是否感觉到单丝的刺激。于每个部位各测试 3 次，3 次中 2 次以上回答错误则判为压力觉缺失，2 次以上回答正确则判为压力觉存在。

（4）振动觉：常用 128 Hz 音叉进行检查。将振动的音叉末端置于双足拇趾背面的骨隆突处各测试 3 次，在患者闭眼的状况下询问能否感觉到音叉的振动。3 次中 2 次以上回答错误判为振动觉缺失，2 次以上回答正确则判为振动觉存在。

2. 运动检查

患者可有足部或手部小肌肉的无力和萎缩，但通常出现较晚。

3. 腱反射检查

通常可出现腱反射减低或消失，尤以跟腱反射为著，是诊断糖尿病周围神经病的主要体征之一。

4. 自主神经功能检查

注意有无足部皮肤发凉、干燥以及变薄、溃疡，注意患者卧位和立位的血压和心率变化等。

二、辅助检查

（一）实验室检查

常规进行空腹血糖、葡萄糖负荷后 2 小时血糖和糖化血红蛋白（HbA1c）测定，明确患者有无糖尿病。根据临床表现的差异，可选择不同的实验室检查进行鉴别，如血常规、肝肾功能、肿瘤筛查、免疫指标、免疫固定电泳、甲状腺功能、叶酸和维生素 B_{12} 检测等，必要时可进行毒物筛查、腰椎穿刺脑脊液检查等。

（二）神经电生理检查

能够确认周围神经病变，并辅助判断其类型以及严重程度；对于无症状的糖尿病患者，电生理检查有助于发现其亚临床周围神经病变。当病史和体检已经能够明确周围神经病变及其类型时，神经电生理检查并非必需。

1. 神经传导测定

在糖尿病周围神经病的诊断中具有重要作用。感觉和运动神经传导测定应至少包括上、下肢各两条神经。①感觉神经传导测定：主要表现为感觉神经动作电位波幅降低，下肢远端更为明显，传导速度相对正常，符合长度依赖性轴索性周围神经病的特点。当存在嵌压性周围神经病时，跨嵌压部位的感觉神经传导速度可有减慢。在以自主神经表现为主者，感觉传导可以正常。感觉神经传导测定有助于发现亚临床病变。②运动神经传导测定：远端运动潜伏期和神经传导速度早期通常正常，一般无运动神经部分传导阻滞或异常波形离散，后期可出现复合肌肉动作电位波幅降低，传导速度轻度减慢。在单神经病或腰骶丛病变时，受累神经的复合肌肉动作电位波幅可以明显降低，传导速度也可有轻微减慢。在合并嵌压性周围神经病者，跨嵌压部位传导速度可明显减慢。

2. 针极肌电图检查

可见异常自发电位，运动单位电位时限增宽、波幅增高，大力收缩时运动单位募集减少；能够证实运动神经轴索损害，发现亚临床病变，并协助不同神经病变分布类型的定位；在以自主神经或感觉神经受累为主的周围神经病变，针电极检测的阳性率较低。

3. F 波和 H 反射

可有潜伏期延长，以下肢神经为著。

4. 皮肤交感反应测定

有助于发现交感神经通路的异常，表现为潜伏期延长、波幅降低或引不出波形。

5. 定量感觉测定

可以定量评估深感觉和痛温觉的异常，常用于糖尿病周围神经病的临床研究；对于痛觉纤维的评估，有助于小纤维神经病变的判断，对糖尿病自主神经病的诊断有辅助作用。

6. 其他

心率变异度测定可反映副交感神经的功能，是诊断小纤维受累为主周围神经病变的主要方法之一。痛觉诱发电位也可以评估痛觉通路的异常，目前主要用于临床研究等；B超检测膀胱残余尿和尿动力学测定有助于排尿困难的鉴别诊断。

三、诊断

具备以下基本条件：①明确患有糖尿病；②存在周围神经病变的临床和（或）电生理的证据；③排除导致周围神经病变的其他原因。

四、分类

（一）远端对称性多发性周围神经病

是糖尿病周围神经病最常见的类型，隐匿起病，缓慢发展，多以对称性肢体远端感觉异常为首发症状，可呈现手套—袜套样感觉障碍，早期即可有腱反射减低，尤以双下肢为著，可伴有自主神经受损表现。早期肌无力和肌萎缩通常不明显。远端对称性多发性神经病（DSPN）临床实用筛查和诊断流程，见图9-1。

（二）糖尿病自主神经病

以自主神经病变为首发症状，一般隐匿起病，缓慢发展，表现有排汗异常、胃肠道症状、性功能减退、排尿困难、直立性低血压以及静息时心动过速等。由于小纤维受累，发生心绞痛或心肌梗死时可无心前区疼痛的表现，发生严重心律失常时猝死的风险增加。

（三）糖尿病单神经病或多发单神经病

以正中神经、尺神经、腓总神经受累多见，常隐匿发病，也有急性起病者。主要表现为神经支配区域的感觉和运动功能障碍。在神经走行易受嵌压部位（如腕管、肘管、腓骨头处）更容易受累。脑神经也可受累，如动眼神经、展神经、面神经等，通常为急性起病。

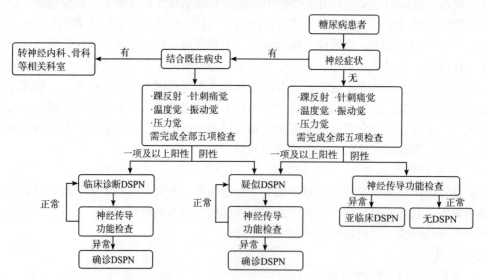

图9-1 糖尿病远端对称性多发性神经病（DSPN）的临床筛查和诊断流程

（四）糖尿病神经根神经丛病

又称糖尿病性肌萎缩或痛性肌萎缩，为少见的糖尿病并发症，常见于腰骶神经根神经丛分布区。急性或亚急性起病，表现为受累神经支配区的疼痛和感觉障碍，相继出现肌肉无力和萎缩，以下肢近端为主，可以单侧或双侧受累，诊断时需要首先排除其他原因的神经根或神经丛病变。

（五）其他糖尿病相关周围神经病

糖尿病前周围神经病是糖耐量异常或空腹血糖受损相关的周围神经病，临床特点和糖尿病周围神经病相似。糖尿病治疗相关的周围神经病较为少见，通常在采用胰岛素或其他方法过于快速地控制血糖后出现，主要表现为急性远端对称性神经痛，疼痛治疗往往较为困难，部分患者在1~2年后可自发缓解。

五、治疗

（一）对因治疗

（1）血糖控制：积极控制血糖并保持血糖稳定，建议将 HbA1c 控制在 7% 以内，但控制目标应个体化。

（2）针对发病机制的治疗：包括具有抗氧化应激作用的药物，如 α-硫辛酸；改善微循环的药物，如前列腺素类似物（前列腺素 E_1 和贝前列素钠）、西洛他唑、己酮可可碱、山莨菪碱、钙通道阻滞剂和活血化瘀类中药；改善代谢紊乱的药物，如醛糖还原酶抑制药依帕司他。

（3）神经营养修复药物：如甲钴胺、神经营养因子、肌醇、神经节苷脂和亚麻酸等。

（二）对症治疗

针对糖尿病周围神经病患者疼痛症状的治疗。

1. 药物治疗

（1）抗惊厥药：加巴喷丁、普瑞巴林、卡马西平、奥卡西平、丙戊酸钠、拉莫三嗪、托吡酯等。

（2）抗抑郁药：三环类抗抑郁药阿米替林、去甲肾上腺素再摄取抑制药类度洛西汀和文拉法辛。

（3）阿片类镇静药：曲马朵、羟考酮、吗啡等。

（4）局部用药：局部应用辣椒素、利多卡因。

（5）其他：对继发于长期神经病变所致的肌肉、骨骼或关节疼痛，非甾体类抗炎药可有一定疗效。

欧洲神经病学会推荐普瑞巴林为一线治疗药物（A级推荐）。二线治疗药物有度洛西汀、加巴喷丁、加巴喷丁合并吗啡或三环类抗抑郁药、丙戊酸钠（A级推荐）；阿米替林等三环类抗抑郁药、文拉法辛缓释剂、缓释羟考酮、曲马朵（或对乙酰氨基酚合用）、吗啡、辣椒素和硝酸异山梨酯喷剂（B级推荐）。三线治疗药物利多卡因贴剂。

2. 其他治疗

（1）物理疗法：温热疗法、寒冷疗法、水疗、光疗等。

（2）经皮神经电刺激、脊髓电刺激。

（3）介入疗法：神经阻滞，微创治疗包括针刀疗法、射频疗法、脊髓电刺激、硬膜外腔镜等。

（4）外科治疗：痛觉传导径路破坏术、痛觉抑制系统的刺激疗法、微血管减压术、伽马刀。

（5）心理治疗：生物反馈和行为治疗。

（6）中医药和针灸疗法。

（三）自主神经病变治疗

出现直立性低血压或晕厥时，可采用氟氢可的松、可乐定、奥曲肽、米多君等药物治疗，但作用有限，非药物方法（足够的盐摄入、避免脱水和利尿药使用、下肢支撑长筒袜等）可能有一定的疗效。胃轻瘫可选用易消化、脂肪和纤维含量低的食物，少食多餐，给予促胃动力药物，如琥乙红霉素（甲氧氯普胺因其锥体外系不良反应，建议用于其他治疗无效的严重病例）。糖尿病膀胱病变应利用定时排尿或自我放置导尿管进行治疗。对患有性功能障碍的患者，综合药物及心理辅导治疗。勃起功能障碍可选用磷酸二酯酶抑制药西地那非等。

第三节　老年人慢性呼吸衰竭

一、病因

老年人慢性呼吸衰竭常见的病因如表9-1所示。

表9-1　老年人呼吸衰竭常见病因

呼吸衰竭类型	慢性Ⅱ型呼吸衰竭	慢性Ⅰ型呼吸衰竭
肺脏疾病	阻塞性通气功能障碍 （慢性阻塞性肺疾病和哮喘）	阻塞性通气功能障碍 （慢性阻塞性肺疾病和哮喘）
	睡眠呼吸障碍 其他：肺结核、支气管扩张等	间质性肺疾病 （特发性肺间质纤维化、肺尘埃沉着病、结节病、过敏性肺炎等）
		肺血管病 （肺动脉高压、慢性肺栓塞、动静脉畸形等） 其他：肺结核、支气管扩张等
非肺脏疾病	呼吸中枢异常 （原发性肺泡低通气、肥胖低通气综合征、使用镇静药物、黏液性水肿、脑干受损）	严重心功能不全 （左心衰、右心衰、全心衰）
	神经肌肉疾病 （肌萎缩性侧索硬化、肌无力、肌营养不良、多发性肌炎）	肝肺综合征 （基础肝脏病、肺内血管扩张、动脉血氧合功能障碍）
	胸壁畸形 （如脊柱后凸、强直性脊柱炎、胸部创伤后遗症、胸廓成形术）	
	胸膜增厚	
	上气道阻塞 （甲状腺肿）	

二、治疗

慢性呼吸衰竭急性加重的处理方法同急性呼吸衰竭，在此不做赘述。以下仅介绍慢性呼吸衰竭慢性稳定期的一些维持治疗方法及思考。

（一）长期氧疗

长期氧疗（LTOT）是老年慢性呼吸衰竭患者首选的长期维持治疗方法。研究表明，LTOT可以改善患者生存质量、延长生存期，尤其是对于合并肺心病的患者。

目前我国家用制氧机已比较普及，技术瓶颈已基本突破，很多小型国产品牌已经可以基本满足很多患者的需要，而且价格多数家庭可以承受。

（二）长期无创机械通气

近二十年来，随着无创机械通气（NPPV）技术的进步及研究的增多，NPPV的应用越来越普及，适应证也越来越广，在慢性呼吸衰竭领域，NPPV也有了长足的发展。McEvoy RD等入组了144例老年慢性阻塞性肺疾病稳定期伴有高碳酸血症患者，随机分为LTOT组和LTOT＋NPPV组，排除了睡眠低通气（睡眠呼吸暂停低通气指数＞20/h）和过度肥胖（BMI＞40）的患者。LTOT＋NPPV组死亡率、血气分析、生活质量、肺功能、精神健康程度均较单纯LTOT组明显升高。

对于老年慢性呼吸衰竭患者，如果伴有各种原因引起的高碳酸血症，建议应用长期应用 NPPV 治疗。但是，由于 NPPV 呼吸机价格较为昂贵，操作相对复杂，因此普及有一定困难。

（三）肺康复治疗

呼吸衰竭的康复治疗不仅是简单的锻炼，而是集治疗、教育、心理支持为一体的、多学科合作的综合治疗，以期稳定甚至逆转呼吸衰竭所致的病理生理和病理心理改变，在其呼吸障碍和生活条件允许的情况下，恢复至最佳的功能状态。

在呼吸康复治疗开始前，首先要对患者呼吸功能和运动能力进行评估，为康复治疗的实施提供依据。呼吸康复目的和内容包括：①开展积极的呼吸和运动锻炼，发掘呼吸功能潜力；②指导患者如何争取达到日常生活中的最大活动量，增加运动耐力和生活自理能力；③让患者了解有关疾病的病理生理，从而延缓疾病进展。

在制订康复治疗方案时，需充分与患者及家属沟通，并充分考虑患者疾病类型、严重程度、社会背景、职业和受教育水平等因素，为患者制订个体化的康复治疗方案。理论上讲，一旦确诊慢性呼吸衰竭，就应该立刻开始肺康复治疗，并持续终生。

肺康复治疗研究较多的疾病是慢性阻塞性肺疾病。控制呼吸锻炼（包括缩唇呼吸、腹式呼吸）、呼吸肌锻炼（包括特异性呼吸肌锻炼和非特异性呼吸肌锻炼）、运动训练、治疗营养不良、对患者和家属进行教育等是慢性阻塞性肺疾病患者康复治疗的主要手段。肺康复治疗不仅可以改善慢性阻塞性肺疾病患者呼吸困难症状、提高生活质量、减少住院时间和医疗花费、增强心理健康，还可降低急性加重的次数和死亡率。在特发性肺间质纤维化患者的肺康复治疗的研究中，Kozu R 等发现特发性肺间质纤维化患者康复治疗 8 个月后，呼吸困难症状、6 分钟步行距离、日常活动能力均明显改善。

Sundararajan L 等的研究入组了 250 例慢性阻塞性肺疾病患者，其中 152 例≥70 岁，98 例＜70 岁。两组患者经过 6 个月肺康复治疗后，年龄较大组行走距离较年龄较小组升高更为明显（88 m vs 50 m），而两组呼吸困难缓解程度和问卷评分类似。该研究表明，老年患者能更从肺康复治疗中获益。对于老年慢性呼吸衰竭，尤其是老年慢性阻塞性肺疾病患者，肺康复治疗是重要的长期治疗手段。

第四节 老年性贫血

任何原因或不明原因所致的老年人全血红细胞数（RBC）、血红蛋白含量（HGB）和红细胞比容（HCT）低于健康老年人的正常值的一种病理状态称为老年性贫血。老年性贫血是老年人群的一种常见病。近年来，老年人贫血的发病率有上升趋势，据资料统计，老年贫血发生率随年龄增长而增高，尤以 85 岁以上发生率最高。2004 年美国第三次全国健康与营养调查结果显示 300 万 65 岁以上老年人有贫血。另有资料显示，老年人贫血患病率已达到 50%～61%。同时老年人出现贫血后，由于其各组织及器官代偿能力差，即便是轻度贫血也可能导致机体重要的功能损害和死亡率增加，多因素分析血红蛋白下降 10 g/L，死亡危险增加 13%。因此，贫血作为老年患者独立的预后因素，应引起人们的高度重视。

一、病因

老年人贫血也和其他年龄者一样，有各种不同病因的贫血，但随着年龄不同，各种贫血的发病率也有所不同（表 9-2）。

表 9-2 不同年龄的各种贫血发病率

贫血诊断	年龄（岁）		
	20～29	40～49	＞60
缺铁性贫血	20.26%	10.1%	12.3%
巨幼细胞性贫血	1.0%	0.7%	3.2%
溶血性贫血	1.3%	1.0%	1.0%

贫血诊断	年龄（岁）		
	20~29	40~49	>60
再生障碍性贫血	3.3%	4.0%	0.7%
恶性血液病	13.9%	5.3%	2.7%
慢性病贫血	63.3%	71.9%	81.2%

从表9-2中可见，慢性病贫血是最多见的贫血，随着年龄增长，发病率也增多。缺铁性贫血在老年人中明显少于年轻人，但仍位居老年性贫血原因第二位。巨幼细胞性贫血、骨髓增生异常综合征（MDS）相对较多，老人恶性血液病发病率相对较低。

老年性贫血病因较多，可能是单一因素或多种因素共同引起的，常见的原因是营养不良或继发于其他全身性疾病。

（一）失血过多

以慢性失血为主，如消化道肿瘤、消化性溃疡、痔疮等。

（二）红细胞生成减少

（1）骨髓造血功能不良：如感染、内分泌障碍、慢性肾功能不全、自身免疫性疾病、骨髓病性贫血、再生障碍性贫血等使骨髓造血功能受损，导致血红蛋白浓度下降。

（2）造血物质缺乏：人体内造血所需的原料主要是铁、叶酸、维生素 B_{12}、铜、维生素 B_6、维生素 C、蛋白质等，上述任何一种物质缺乏都可导致贫血。

（三）红细胞破坏过多

在正常情况下，红细胞的生成和破坏处于平衡状态。如果各种原因导致红细胞破坏加速，超过骨髓的代偿能力，则出现贫血。

（1）红细胞内在缺陷所致的贫血：如遗传性球形细胞增多症，红细胞 G-6-PD 缺乏，地中海贫血等，均为遗传性疾病，故上述情况在老年人中少见。

（2）红细胞外因素所致的溶血：感染，如疟疾、溶血链球菌等；免疫性溶血性贫血，常继发于淋巴瘤、白血病等；药物，长期服用降糖药、利尿剂、抗癫痫药等；其他如脾功能亢进、血型不合的输血后溶血等。

二、临床表现

（1）老年人贫血以继发性贫血多见，约占87.1%。此与老年人相伴随的某些疾病，如肿瘤、感染、肾功能不全、慢性失血、某些代谢性疾病等及应用某些药物有关。如发生原因不明的进行性贫血，首先要考虑恶性肿瘤的可能性。即使是轻度贫血也要仔细寻找原因。

（2）老年人由于各器官有不同程度的衰老，且常有心、肺、肝、肾及脑等其他脏器疾病，造血组织应激能力差，因而对贫血的耐受能力低，即使轻度或中度贫血，也可以出现明显的症状，特别是在迅速发生的贫血。

（3）多表现为心脑血管病的症状，因而易忽略贫血的诊断。

（4）老年人贫血易出现中枢神经系统症状而导致误诊，一些老年患者往往以神经、精神等首发症状而就诊，如淡漠、忧郁、易激动、幻想、幻觉等，甚至出现精神错乱。

（5）老年人由于皮肤色素沉着、眼睑结膜充血，使皮肤黏膜的表现与贫血程度不成平行关系。

（6）老年人贫血多为综合因素所致，如有的患者既有胃肠道疾病，对叶酸、维生素 B_{12} 吸收障碍导致的营养不良性巨幼细胞性贫血，又同时有慢性失血所致的缺铁性小细胞性贫血。因而在临床表现和实验室检查方面均表现不典型，给诊断治疗带来困难。

（7）老年人免疫器官及其活性都趋向衰退，血清 IgM 水平下降，自身免疫活性细胞对机体正常组织失去自我识别能力，故易发生自身免疫性溶血性贫血。

三、老年人常见贫血的诊断与治疗

世界卫生组织（WHO）的标准是 HGB 低于 130 g/L（男性）和 120 g/L（女性）。国内目前尚无60岁以上老年人贫血的统一标准，鉴于老年人的红细胞计数和血红蛋白浓度在男、女之间差别不大，适合于中国老年人的最佳血红蛋白水平是多少尚需更多的前瞻性临床研究，一些单位采用血红蛋白（Hb）<12 g/dL 作为贫血标准。

（一）老年缺铁性贫血

缺铁性贫血是指体内可用来制造血红蛋白的储存铁已用尽，红细胞生成障碍时发生的小细胞低色素性贫血。缺铁性贫血在老年人中较常见，仅次于慢性病性贫血，男、女发病率无明显差别。老年人由于肥胖、高脂血症、糖尿病，过分限制肉、肝、蛋类等含铁多的食物，使铁的摄入不足；消化功能的减退（胃肠道黏膜萎缩、胃酸缺乏）造成铁的吸收不良及慢性胃肠道疾病引起慢性失血是老年人缺铁性贫血最主要的原因。

1. 临床特点

（1）老年女性因已不受月经、妊娠和哺乳的影响，发病率与男性无差异。

（2）贫血症状和体征与中青年人的不同之处是老年人吞咽时疼痛（普卢默-文森综合征）、舌萎缩、口角皲裂的发生率较高。

（3）常可出现三系血细胞减少。

2. 诊断

（1）主要症状及体征：疲劳乏力、嗜睡、耳鸣、食欲减退、心悸气短（活动后加重）、情绪不稳定、面色苍白、皮肤和毛发干燥、踝部及下肢水肿、心率加速、心尖区收缩期杂音。

（2）实验室检查：血常规表现为小细胞低色素性贫血：HGB < 120 g/L，RBC < 3.5×10^{12}/L，平均红细胞体积（MCV）< 80 μm^3，成熟红细胞体积小，中央淡染区扩大，网织红细胞正常或轻度增加；血清铁降至10.7 μmol/L以下，血清铁饱和度 < 16%，对于 65 岁以上老人，有学者建议以血清铁蛋白 < 40 g/L作为未合并炎症时缺铁的指标，< 70 g/L 为合并炎症时诊断缺铁贫血的指标。

骨髓象示红系增生活跃，以中、晚幼红细胞为主，其体积小，出现"核老浆幼"现象；铁染色含铁血黄素颗粒消失，铁粒幼细胞大多数消失。

（3）诊断要点：典型的诊断并不难，可结合病因、红细胞形态、铁代谢检查、骨髓象红系变化及铁染色作出诊断。铁剂试验性治疗是诊断缺铁性贫血一种简单可靠的方法。缺铁性贫血患者每天口服铁剂后，短期内网织红细胞计数明显升高，5~10 天达高峰，以后又降至正常。

缺铁性贫血确诊后，必须进一步查明缺铁原因。必须行全面系统的体格检查，特别注意消化道检查。如有无溃疡病、痔疮、肠道寄生虫等，尤其要除外消化系统恶性肿瘤，建议将内窥镜列入常规检查。女性患者特别注意月经情况及妇科检查。大便隐血试验应作为任何原因不明的缺铁性贫血的常规检查。再根据所发现的线索再进一步做针对性的特殊检查，如影像学及生物化学、免疫学检查等。力求探明引起缺铁及缺铁性贫血的原因。

3. 治疗

（1）病因治疗：老年人缺铁性贫血首先要查明病因。病因治疗对纠正贫血及防止其复发均有重要意义。单纯的铁剂治疗有可能使血常规好转或恢复正常，但对原发疾病不做处理，将不能巩固疗效。

（2）铁剂治疗。

1）口服铁剂：①硫酸亚铁为无机铁，胃肠道反应较大，每次 0.15~0.3 g，每天 3 次；②琥珀酸亚铁铁含量高、吸收好、生物利用度高、不良反应小，每次 0.1~0.2 g，每天 3 次；③力菲能为有机铁，胃肠反应最小，每次 150 mg，每天 2 次，4~6 周后改为每次 150 mg，每天 1 次。

为了减少铁剂对胃的刺激，应在饭后口服。值得注意的是，每天 1 片，空腹服用，每天 3 片，与食物共服疗效相当。宜先行少量，渐达足量，2~3 个月为 1 疗程。诊断确实者疗效明显，可在 1~2 周内显著改善，5～10 天网织红细胞上升达高峰，2 周后血红蛋白开始上升，平均 2 个月恢复。为了预防复发，必须补足储备铁，即血红蛋白正常后，至少需要继续治疗 3 个月。

若口服铁剂后无网织红细胞反应，血红蛋白也无增加，应考虑如下因素：①患者未按医嘱服药；②患者无缺铁情况，应重新考虑诊断；③仍有出血灶存在，老年人注意胃肠肿瘤；④感染［包括幽门螺杆菌（Hp）感染］、炎症、肿瘤等慢性疾病，干扰了骨髓对铁的利用；⑤铁剂吸收障碍，应考虑改用注射铁剂。

2）注射铁剂：缺铁性贫血必要时可用铁注射剂治疗。但由于注射铁剂毒性反应较多，不如口服方便且价格昂贵，故必须严格掌握其适应证。其适应证如下：①口服铁剂无效或因胃肠道等不良反应不能忍受者；②急需矫正贫血，如短期内需进行手术者；③不易控制的慢性失血，失铁量超过了肠道吸收量；④有胃肠道疾患及曾行胃切除者；⑤有慢性腹泻或吸收不良综合征的患者。

常用的注射铁剂有右旋糖酐铁和山梨醇铁。右旋糖酐铁含铁 5%，首次给药剂量为 50 mg，深部肌内注射。如无不良反应，第 2 天起每天 100 mg。每提高血红蛋白 10 g/L，需右旋糖酐铁 300 mg，总剂量（mg）＝300×［正常血红蛋白浓度（g/dL）－患者血红蛋白浓度（g/dL）］＋500 mg（补充储存铁）。右旋糖酐铁可供静脉注射，但不良反应多且严重，应谨慎使用。山梨醇铁不能静脉注射，每提高血红蛋白 10 g/L，需山梨醇铁 200～250 mg。所需总剂量可按照上述右旋糖酐铁所需总剂量的公式计算。

约 5% 患者注射铁剂后发生局部疼痛、淋巴结炎、头痛、头晕、发热、荨麻疹、关节痛、肌肉痛、低血压，个别患者有过敏性休克，长期注射过量可发生铁中毒等不良反应。

（3）治疗要点：①积极进行病因和（或）原发病的治疗；②口服铁剂治疗与中青年人相同，但老年人宜加服维生素 C 或稀盐酸，有利于铁的吸收，并切忌与茶水同服；③正规铁剂治疗后仅得到血液学暂时改善的老年人应高度警惕肿瘤，尤其是消化道肿瘤的存在；④用铁剂治疗 3～4 周无效者应想到是否缺铁原因未去除或诊断有误，部分缺铁性贫血患者合并缺铜，铁剂治疗反应不好，加用铜剂可能有效；部分患者注意 Hp 感染，抗 Hp 感染可能有效。

（二）慢性病性贫血

慢性病性贫血，通常是指继发于其他系统疾病的贫血，如慢性感染、恶性肿瘤、肝脏病、慢性肾功能不全及内分泌异常等，直接或间接影响造血组织而导致的一组慢性贫血。这一类贫血也是老年人最常见的贫血。本组贫血的症状和体征多种多样，除原发病的临床表现外，还有贫血和其他血液学异常。老年人由于慢性病较多，故慢性病所致的贫血较为多见，且常因起病缓慢而隐匿，症状多无特征性而易于漏诊、误诊。

发病机制复杂，与下列因素有关：红细胞寿命缩短，骨髓造血功能受损，铁从网状内皮细胞转移至骨髓的功能受损，导致血浆铜及游离原卟啉增多，肾功能衰竭者还与红细胞生成素缺乏有关（表9-3）。

表9-3 慢性病贫血病因表

自身免疫性疾病：类风湿关节炎、系统性红斑狼疮、多发性肌炎、甲状腺炎、结节性动脉周围炎
慢性肾功能衰竭
慢性肝功能衰竭
内分泌病：垂体、甲状腺或肾上腺皮质功能低下
非血液系统急性病
慢性感染：结核、真菌、骨髓炎、肾盂肾炎、亚急性细菌心内膜炎、支气管扩张、脓肿、压疮、憩室炎等慢性炎症

1. 慢性感染或炎症所致的贫血

凡持续 1 个月以上的感染、炎症常伴有轻至中度贫血。产生贫血的原因是铁利用障碍。正常肝、脾中的单核-巨噬细胞可清除衰老红细胞内破坏后释放出的铁。可溶性铁转移蛋白、脱铁转铁蛋白进入单核-吞噬细胞系统的巨噬细胞后和吸收铁结合转变为转铁蛋白。巨噬细胞携带转铁蛋白经循环进入骨髓腔后释放出铁，铁进入红细胞前体形成血红蛋白。伴随铁的转移，脱铁、转铁蛋白又被释放回血浆。在炎症时，炎性细胞释放白细胞介素-1，并刺激中性粒细胞释放一种能与铁结合的蛋白——脱铁传递蛋白，它可与脱铁—转铁蛋白竞争与铁结合。铁与之结合后形成乳铁传递蛋白，不能转运到红细胞前体，故铁不能被利用。其结果是铁沉积在巨噬细胞内，不能作为红细胞生成之用，导致低色素性贫血。另外，各种非特异性因素刺激单核-巨噬细胞系统，加强对红细胞的吞噬破坏作用，导致红细胞寿命缩短，当红细胞破坏加快时，其造血组织缺乏相应的代偿能力，这是引起慢性疾病性贫血的重要原因。

贫血的临床表现常被原发性疾病的症状所掩盖。贫血一般并不严重，多为正细胞正色素性，但重度贫血时可变为小细胞低色素性。如无原发疾病的影响，骨髓象基本正常，骨髓涂片中铁粒不减少，血清铁降低，转铁蛋白或总铁结合力正常或降低，铁蛋白正常或增多，红细胞内游离原卟啉增多。以上特点可与缺铁性贫血鉴别。

2. 恶性肿瘤所致的贫血

恶性肿瘤，特别是大多数的实体瘤，在老年的发病率较中青年高。因此，老年人有贫血要高度警惕有无恶性肿瘤。有时，贫血可以是恶性肿瘤的首发症状，如胃癌及肠癌。

恶性肿瘤引起贫血的机制与慢性感染引起贫血的机制相似，为铁利用障碍。其他因素还有：①癌细胞转移至骨髓而影响正常造血机制，称为骨髓病性贫血；②肿瘤细胞生长过快或消化道肿瘤引起营养吸收障碍，导致造血原料不足的营养不良性贫血；③肿瘤本身如消化道肿瘤所致的胃肠道慢性失血；④放疗、化疗对造血系统的影响，老年人因骨髓功能低下，对放疗、化疗的耐受性差，易出现骨髓抑制；⑤老年肿瘤患者免疫功能低下，容易感染从而导致贫血加重；⑥在因癌细胞侵犯而变狭窄的血管中，或由于肿瘤组织释放组织凝血因子，发生弥散性血管内凝血（DIC）可形成纤维蛋白网，使红细胞行进时受阻而破碎，发生微血管病性溶血性贫血。

除原发病所引起的症状外，常见的症状是进行性贫血，程度轻重不一。实验室检查与慢性感染所致的贫血特征相似。如骨髓受肿瘤浸润，骨髓中可见癌细胞，中性粒细胞、血小板可减少；发生DIC时可出现不能用原发病解释的栓塞、出血和休克；如伴有溶血性贫血，可出现黄疸。

3. 肾性贫血

肾性贫血是肾脏疾病进展恶化导致肾功能衰竭或尿毒症所引起的一种贫血，为尿毒症比较早期出现的特征之一，当血尿素氮大于17.9 mmol/L、肌酐大于354 μmol/L时，贫血几乎必然发生。可见于慢性肾盂肾炎、慢性弥漫性肾小球肾炎，也可见于糖尿病肾病、肾囊肿、肾结核、肾动脉硬化、代谢异常及血流动力学障碍等引起的肾小球滤过率减低，有的患者在上述疾病检查中发现贫血，也有的因贫血就诊检查才发现肾功能衰竭。此种贫血在老年贫血中较常见。其发病机制为：①由于肾脏内分泌功能失常，促红细胞生成素（EPO）生成障碍而使红细胞生成减少，此为肾性贫血的最主要原因；②代谢异常，潴留的代谢产物抑制红细胞生成及分化，并损害红细胞膜，使其寿命缩短；③骨髓增生不良；④尿毒症时，禁食、腹泻以及容易出血等会造成缺铁、叶酸缺乏和蛋白质不足，尿中蛋白的丢失，特别是运铁蛋白的丢失，也易造成贫血；⑤尿毒症患者常有各种出血而致慢性失血。

临床表现除一般贫血症状、体征外，有肾功能衰竭的症状、体征。实验室检查为正细胞正色素性贫血，网织红细胞不高，白细胞和血小板一般正常，骨髓象正常。在肾功能衰竭进展期，尿素氮水平高度上升时，骨髓可呈低增生状态，幼红细胞成熟受到明显抑制。

肾性贫血患者可用促红细胞生成素（EPO）治疗，效果显著，疗效与剂量及用药时间相关。EPO对其他慢性病贫血，如恶性肿瘤化疗后的贫血也有效。有资料表明，EPO能有效纠正老年尿毒症患者贫血，但贫血纠正速率较非老年患者慢，维持剂量较大。不良反应主要为血压升高。起始剂量可按每次100 U/kg，每周3次，疗程不短于8周。治疗期间应根据疗效及不良反应及时调整剂量，密切观察血压并予以相应处理。由于老年人易发生缺铁，应及时防治铁缺乏，以保证疗效。有报道表明EPO尚具有免疫调节功能，能提高患者IgG、IgA。EPO治疗后的患者生活质量改善，上呼吸道感染的发生率降低。

4. 肝性贫血

肝病所致的贫血，在60岁以上老年人中，占全部老年人贫血的3%。贫血在慢性肝病时是常见的临床表现，尤其是肝硬化患者多见。引起贫血的因素主要有：①肝病患者的红细胞因膜内胆固醇含量增多，使膜变得僵硬，易在脾脏内破坏，寿命缩短；②门静脉高压、腹腔积液时血浆容量增大，血液相对稀释；③肝硬化、门静脉高压、食管胃底静脉出血及痔出血以及肝功能不良造成的凝血因子减少所致的出血，加重了贫血程度；④肝硬化者，特别是长期嗜酒者，可有营养不良、叶酸缺乏，呈现巨幼红细胞贫血；⑤病毒性肝炎可导致肝炎后再生障碍性贫血，少数肝炎后患者可发生单纯红细胞再生障碍性贫血。

贫血类型主要为正常细胞或轻度大细胞性，多染性细胞和网织红细胞可轻度增多。骨髓细胞常呈现增生象，主要为大—正幼红细胞性增生。

5. 内分泌疾病性贫血

老年人内分泌功能一般均有减退，但引起贫血的主要因素为甲状腺、肾上腺和垂体功能减低。

甲状腺功能减退患者常呈现不同程度的贫血，发病原因是甲状腺激素缺乏，机体组织对氧的需求降低，促红细胞生成素处于较低水平，红细胞生成相对不足。临床上呈轻度或中度贫血，多为正细胞正色素性贫血，伴细胞轻度大小不一，骨髓象可呈轻度增生低下表现。

肾上腺皮质功能减退时可出现贫血，其主要原因为：①肾上腺皮质功能减退引起脱水，经治疗后血浆容积增加，血液稀释引起贫血，使用皮质类固醇治疗1~2个月后，贫血可消失；②肾上腺皮质功能减退引起糖皮质激素分泌不足，使机体功能下降，不能产生足够的促红细胞生成素，因而影响了红细胞生成，导致贫血。

垂体功能减退所致的贫血继发于甲状腺、肾上腺皮质功能减退。

治疗上，主要治疗原发病，随着原发病的缓解，贫血可被纠正。对于内分泌腺功能减退，在补足缺少的激素之后，贫血即可纠正。若伴有叶酸或维生素 B_{12} 及铁剂缺乏，给予补充即有效。除了慢性肾功能衰竭并发贫血比较严重以外，大部分慢性病的贫血并不严重。

贫血较重者可输血，最好输浓缩红细胞，以暂时纠正贫血。

（三）老年巨幼细胞性贫血

巨幼细胞性贫血（简称巨幼贫）主要是叶酸、维生素 B_{12} 在机体内缺乏引起 DNA 合成障碍所致的大细胞贫血。可因食物中叶酸、维生素 B_{12} 来源减少，消化功能差，吸收障碍，机体有慢性疾病（如肿瘤、糖尿病等），需要增加或排泄过多等引起，占老年人贫血发病率的3%~4%。根据生化指标，维生素 B_{12} 减低见于10%~15%的老年人，但维生素 B_{12} 缺乏导致贫血不多见，估计仅1%~2%的老年贫血是维生素 B_{12} 缺乏所致。

1. 病因

（1）摄入不足：人体不能合成叶酸，必须从食物中获得。老年人由于食欲不好或限食，导致叶酸摄入减少，加之老年人的食物常烹煮过度，使食物中叶酸破坏增加。Buxton 检测40例精神正常的老年人，血清叶酸水平低于 $1.5~\mu g/L$ 的有47.5%；40例精神异常的老年人，血清叶酸水平低于 $1.5~\mu g/L$ 的有67.5%。维生素 B_{12} 存在于动物组织中，植物中没有，老年人由于肥胖、高脂血症，过分限制肉类食物的摄入，导致维生素 B_{12} 的摄入不足。

（2）吸收障碍：有报道表明，36%的营养不良老年患者有叶酸盐的吸收障碍；萎缩性胃炎时，内因子分泌减少，不能形成维生素 B_{12} 内因子复合物，使回肠吸收减少，内因子缺乏还可见于胃全部或大部分切除术及胃黏膜腐蚀性破坏患者。随着年龄增长，血清维生素 B_{12} 水平呈进行性下降，可能与维生素 B_{12} 游离能力减退有关，长期服用奥美拉唑也能引起维生素 B_{12} 从食物中释放障碍。

（3）干扰叶酸代谢的药物：如甲氨蝶呤、乙胺嘧啶能抑制三氢叶酸还原酶的作用，影响四氢叶酸的形成；苯妥英钠、苯巴比妥可影响叶酸在肠内的吸收；新霉素、秋水仙碱可影响维生素 B_{12} 的吸收。

维生素 B_{12} 缺乏引起的大细胞贫血有营养巨幼贫血和恶性贫血两种。营养巨幼贫血是由上述原因造成叶酸、维生素 B_{12} 缺乏而引起的。恶性贫血原因尚不清楚，目前认为是由于内因子缺乏或分泌减少，70%~95%患者伴有神经系统症状。营养性巨幼贫血及恶性贫血老年人患病率均较高，而且症状严重。

2. 临床特点

（1）老年巨幼细胞贫血患者除贫血外，常伴有白细胞和血小板减少。

（2）感染发生率较高。

（3）发病缓慢，常得不到及时诊断。

（4）消化系统病症如腹胀、腹泻或便秘常易被医师认为是消化道本身疾病所致，而忽略了是巨幼细胞贫血的非血液学表现。特别是神经、精神症状更易认为是老年性改变，而放松了对巨幼细胞贫血的警惕性，典型的表现有四肢麻木、软弱无力、共济失调、下肢强直、行走困难、深部感觉减退以至消失，腱反射减弱、消失或亢进，病理反射征阳性；还可有膀胱、直肠功能障碍，健忘，易激动以至精神失常等症。这些表现多出现于维生素 B_{12} 缺乏，尤其是恶性贫血的患者。单纯的叶酸缺乏极少引起这些表现，但可出现末梢神经炎的症状。

（5）舌炎、舌光滑、舌发亮、舌萎缩在老年人较常见。

3. 诊断

（1）有贫血的一切症状，常有舌炎、典型的牛肉舌。

（2）大细胞贫血：平均红细胞体积（MCV）> 100 μm^3，常伴红细胞、白细胞、血小板减少。

（3）生化测定：血清维生素 B_{12} 和（或）叶酸低于正常。

（4）用维生素 B_{12} 或叶酸试验治疗 4 ~ 5 天，血中网织红细胞上升表示有效，峰值 5 ~ 10 天。

（5）诊断要点：呈大细胞性贫血，MCV、平均红细胞血红蛋白量（MCH）均增高，平均红细胞血红蛋白浓度（MCHC）正常。网织红细胞计数可正常。血涂片中可见红细胞大小不均、中央淡染区缩小、消失，有大椭圆形红细胞、点彩红细胞等；中性粒细胞核呈多分叶现象。骨髓增生活跃或明显活跃，红系增生显著、巨幼变。叶酸和维生素 B_{12} 测定是诊断本病的重要指标（叶酸 < 6.8 nmol/L，B_{12} < 103 pmol/L）。约 70% 恶性贫血患者血清抗内因子抗体阳性。

4. 治疗

（1）病因治疗，如有肿瘤、慢性感染、腹泻等应积极治疗原发病。

（2）叶酸，适用于叶酸缺乏者。口服 5 mg，每天 3 次，贫血纠正后一般不须维持治疗。胃肠道吸收不良者，可用四氢叶酸肌内注射 5 ~ 10 mg，每天 1 次，到血常规完全恢复正常为止。若治疗效果不好，应考虑到有无混合性贫血或肿瘤等疾病存在。

（3）维生素 B_{12}，用于维生素 B_{12} 缺乏者。由于维生素 B_{12} 缺乏的原因大多与吸收不良有关，故给药的方式应该是肌内注射。50 ~ 100 μg，每天或隔天肌内注射 1 次，总量 1.8 ~ 2 mg，贫血纠正后，改为 100 μg，每月 1 次。对于病因不能去除者和恶性贫血患者维生素 B_{12} 需终身维持治疗。有神经损害者须加大剂量，必要时可鞘内注射。

叶酸和维生素 B_{12} 治疗 24 小时后，骨髓内巨幼红细胞即可显著减少，3 ~ 4 天可恢复正常。中性粒细胞分叶过多的恢复需 1 ~ 2 周。纠正贫血需 4 ~ 6 周。

（4）治疗要点：①治疗基础疾病；②纠正偏食及不良的烹饪习惯；③补充叶酸或维生素 B_{12}；④叶酸和维生素 B_{12} 缺乏引起的巨幼细胞贫血由于两者的临床表现和形态学检查难以区别，最好维生素 B_{12} 和叶酸同时应用，如患者有维生素 B_{12} 缺乏，仅用叶酸治疗会加重神经系统的损害；⑤严重贫血的患者经维生素 B_{12} 及叶酸治疗后，血钾大量进入新生成的细胞内，血清钾会突然下降，老年人应注意密切观察，必要时应予补钾。

（四）再生障碍性贫血

再生障碍性贫血（AA，简称再障）是因骨髓造血组织显著减少，引起造血功能衰竭而发生的一类贫血。欧美国家的社会人群发病率为（2.2 ~ 2.4）/10 万，60 岁以上老年人高达 43.6/10 万，因此西方学者认为再障是一种"老年病"。在我国 AA 多发于 10 ~ 30 岁的青少年，但近年来老年患者有增高趋势。

1. 病因

病因不明者称为原发性再障，有病因可寻者称为继发性再障。部分原发性再障可能是因为某些病因尚未被认识或原因较为隐蔽而病因不明。目前已知的病因如下。

（1）物理因素：各种电离辐射如 X 线、放射性核素、核武器爆炸等均可造成骨髓造血干细胞及骨髓造血微环境的损害，影响造血前体细胞的增生和分化。

（2）化学因素：苯及其衍生物是引起再障的重要化学物质，其引起再障与剂量可能无关，长期接触比一次大剂量接触的危险性更大。其他化学物质如杀虫剂、重金属盐、染发剂等也可导致再障。引起再障的药物有各种抗肿瘤药物，抗生素如氯霉素、四环素、磺胺药，抗风湿药如阿司匹林、保泰松，镇静药如氯丙嗪等。其中氯霉素所致的药物性再障最多见。

（3）生物因素：主要是一些病毒，如肝炎病毒、EB 病毒等。

2. 发病机制

随着实验研究的进展，目前多数学者认为再障的发生与造血干细胞受损、骨髓微环境缺陷及免疫机制有关。

（1）造血干细胞受损：随着骨髓培养技术的发展，证实部分再障患者骨髓细胞体外培养存在着干细胞缺陷。集落形成单位细胞（CFU-C）、红细胞集落生成单位（CFU-E）、爆裂型红细胞集落生成单位（BFU-E）的产生率大多数都显著低于正常人，且细胞丛/集落的比值升高。上述各种致病因素都可以损害干细胞，有缺陷的多能干细胞自身复制的速率低于分化率，最终导致干细胞的减少，如长期培养起始细胞（LTC-IC）后期数目只有正常的 1%，因而发生全血细胞减少。

（2）造血微环境缺陷：骨髓的微环境是指骨髓的微循环和基质。造血微环境不仅为造血提供支持及营养，更主要的是提供一些造血所必需的因子。再障时骨髓活检标本可见到静脉窦壁细胞水肿、网状纤维增加、毛细血管明显坏死，说明造血微环境病理改变为 AA 重要发病机制之一。

（3）免疫机制：在部分患者中，再障的发生可能与免疫机制有关。无论再障患者或正常人骨髓体外培养时，再障患者的骨髓及外周血的淋巴细胞，包括 T、B 淋巴细胞，能抑制红细胞及粒细胞的生成。临床上用同种异基因骨髓移植治疗再障虽未成功，但由于应用了大量免疫抑制剂，患者自身的造血功能都获得恢复。有些患者经单独采用抗淋巴细胞球蛋白或大剂量肾上腺皮质激素后，临床症状得到缓解。说明再障的发生与免疫机制有关。

3. 临床表现

（1）急性再障：又称重症再障 I 型。慢性再障病程突然加重达重症再障标准者称重症再障 II 型。急性再障起病急，常以感染、发热和出血为首发症状。贫血呈进行性加重。出血症状较重，皮肤及黏膜出血广泛，消化道出血和血尿常见，眼底出血可致视力障碍，严重者可因颅内出血死亡。常见感染部位为口咽部、呼吸系统、肛门周围，并易致败血症。病程短，病死率高。

（2）慢性再障：起病缓慢，以贫血为主要表现。出血症状较轻，一般只限于皮肤黏膜。感染的发生率不高，且较易控制。病程长，如治疗适当，可获缓解以至痊愈，也有部分患者多年迁延不愈。

4. 实验室检查

（1）血常规检查：红细胞、白细胞和血小板三系减低。贫血为正细胞、正色素型。网织红细胞减少。急性再障外周血中性粒细胞 $<0.5 \times 10^9/L$，血小板 $<20 \times 10^9/L$。网织红细胞所占比例 $<1\%$，绝对值 $<15 \times 10^9/L$。

（2）骨髓象检查：急性再障有核细胞明显减少，淋巴细胞、浆细胞、组织嗜碱细胞、网状细胞等非造血细胞增多，巨核细胞极少见或消失。慢性再障可有局部增生灶，但至少有一个部位增生不良。如增生良好，则红系中常有晚幼红细胞脱核障碍。巨核细胞减少。

（3）骨髓活检：诊断困难时应做骨髓活检，在判断骨髓增生情况时优于骨髓涂片。再障时骨髓造血组织减少，非造血组织增多，巨核细胞数量减少并伴有骨髓间质水肿、出血，说明骨髓造血功能受损。

（4）其他检查：①成熟中性粒细胞碱性磷酸酶活性增高；②核素骨髓扫描，可估计骨髓造血量及其分布情况，以判断造血组织减少程度，有助于不典型再障的诊断。

5. 诊断

1987 年全国再障学术会议制订我国再障诊断标准如下：①全血细胞减少，网织红细胞绝对值减少；

②一般无脾大；③骨髓检查显示至少一个部位增生减低或重度减低，如增生活跃，需有巨核细胞减少，骨髓小粒成分中应见非造血细胞增多，有条件者应做骨髓活检等检查；④能除外引起全血细胞减少的其他疾病。

老年人再障特点如下。①老年人 AA 发病前多有致病因素接触史。以天津血研所分析老年人再障为例，其中有致病因素接触史者 30 例（44.1%），其中与服用氯霉素有关者 6 例，与服用安乃近、对乙酰胺基酚、磺胺类药物、土霉素、灰黄霉素等有关者共 12 例，有长期与油漆及农药接触史者共 7 例，病毒性肝炎相关性 AA 共 5 例。②症状不典型，早期易误诊。老年人体力活动少，即使贫血，症状也不明显。老年人皮肤易着色，眼睑结膜充血，皮肤黏膜苍白常被掩盖。老年再障常与其他老年病并存，症状多不典型，易被误诊。③贫血、感染及出血症状多见且严重，易导致心力衰竭、感染性休克或脏器出血而死亡。老年 AA 患者骨髓脂肪化更明显，其骨髓基质细胞造血支持功能更为降低。老年人 AA 症状重，并发症多。④老年性 AA 治疗效果差，病死率高。报道表明，老年 AA 治疗有效率为 17.9%，而青中年组为 68.5%。

6. 治疗

（1）一般治疗：①去除病因：详细调查可能的致病因素，及时去除病因；②输血：老年患者由于心血管代偿功能较差，以成分输血为佳，以免发生心力衰竭。输注浓集红细胞改善贫血，输注血小板悬液控制出血；③防治感染：保护皮肤、口腔清洁；白细胞严重低下者，应给予保护性隔离；有感染征象时要及时给予有效的抗生素治疗；中性粒细胞数目低下可给予粒细胞集落刺激因子（G-CSF）或粒细胞-巨噬细胞集落刺激因子（GM-CSF）皮下注射。

（2）急性再障治疗：由于异基因骨髓移植不适宜治疗老年人急性再生障碍性贫血（SAA），目前抗胸腺细胞球蛋白（ATG）或抗淋巴细胞球蛋白（ALG）（环孢素 A 及大剂量皮质激素三联治疗）已成为老年人 SAA 标准疗法。

1）ATG 或 ALG：ATG 和 ALG 属于免疫调节剂，可以杀伤抑制性 T 细胞，使辅助性 T 细胞增加，T_4/T_8 比值恢复正常，并有致有丝分裂原的作用。临床上常用马或猪的 ATG，剂量为 10～20 mg/（kg·d），静脉滴注，连用 4～5 天。

2）环孢素 A（CSA）：为免疫抑制剂，可杀伤抑制性 T 细胞。临床所用的剂量为 5～12 mg/（kg·d），分 2 次口服，应用时间不短于 3 个月，但应注意肝功能损害等不良反应。

3）肾上腺皮质激素：大剂量泼尼松 20～30 mg/（kg·d）静脉滴注，连用 3 天，以后每隔 4～7 天剂量减半，至维持量 20～30 mg/d。老年人须谨防水钠潴留、血糖增高、无菌性股骨头坏死等不良反应。

SAA 或急性再障治疗有效率为 60%～75%。

（3）慢性再障治疗。

1）雄性激素：通过使促红细胞生成素生成增加而发挥作用，对慢性再障疗效较肯定。常用的制剂有：①丙酸睾酮 50～100 mg，肌内注射，每天或隔天 1 次；②康力龙 2～4 mg，口服，每天 3 次，一般在 3 个月后见效，首先网织红细胞升高，然后血红蛋白上升，连用半年无效者应停药，不良反应有毛发增多、痤疮、女性停经及男性化、肝功能损害等；③安雄 50 mg/d，口服，每疗程宜在 3 个月以上。

2）肾上腺皮质激素：可抑制自身免疫反应，增强毛细血管抵抗力，适用于免疫因素引起的再障或有出血症状的患者。常用剂量为泼尼龙每天 20～30 mg，顿服或分次口服。

3）免疫抑制剂：如左旋咪唑、环磷酰胺等，对因免疫因素所致者有一定疗效。左旋咪唑每次 25 mg，每天 2～3 次，长期使用。本药有不良反应少、价格低等优点，通常与雄性激素等联合应用；环磷酰胺每天 50～100 mg，顿服或分次口服。在 ATG 及环孢素 A 等出现后，本药已较少应用于 AA 的治疗。

4）中医药治疗：如补肾中药。辨证论治也可获得较好疗效。

5）其他：一叶获碱有脊髓兴奋作用，每天 16 mg 肌内注射，每疗程 160～180 天。硝酸士的宁有脊髓兴奋及扩张微血管、改善造血微环境等作用。可连续或间断给药，剂量 1～5 mg，肌内注射。

慢性再障的治疗原则是联合用量、长疗程治疗，其有效率可达 60% 左右。

（五）不明原因贫血

潜在的 MDS 可能是老年人不明原因贫血的重要原因。当考虑老年不明原因贫血时有以下几点值得注意：①是雌激素、睾酮水平随年龄变化造成的潜在影响，由性激素导致的炎症调节改变以及炎性细胞因子分解代谢的降低可能是潜在原因，临床可以看到老年人受炎症刺激后 IL-6、TNF-α 水平持续升高；②老年患者有服用多种药物的倾向，许多药物能减少红细胞生成；③低氧/EPO 反馈机制对老年贫血病理生理的重要性；④仔细识别病史中的所有重要医学情况对确定不明原因贫血非常重要。目前常用的治疗是 EPO。

第五节　老年肺血栓栓塞症

肺栓塞（PE）是以各种栓子阻塞肺动脉系统为其发病原因的一组疾病或临床综合征的总称，包括肺血栓栓塞症、脂肪栓塞综合征、羊水栓塞、空气栓塞等。肺血栓栓塞症（PTE）为来自静脉系统或右心的血栓阻塞肺动脉或其分支所致的疾病，以肺循环和呼吸功能障碍为其主要临床和病理生理特征。PTE 为 PE 的最常见类型，占 PE 中的绝大多数，通常所称的 PE 即指 PTE。肺动脉发生栓塞后，若其支配区的肺组织因血流受阻或中断而发生坏死，称为肺梗死（PI）。引起 PTE 的血栓主要来源于深静脉血栓形成（DVT），最常见于下肢静脉及盆腔静脉。PTE 常为 DVT 的并发症，PTE 与 DVT 实质上为一种疾病过程在不同部位、不同阶段的表现，两者合称为静脉血栓栓塞症（VTE）。特发性静脉血栓栓塞症（IVTE）是指在缺少已知癌症、已知易栓症或 VTE 的一时性危险因素下所发生的血栓形成。急性肺血栓栓塞症是内科急症之一，病情凶险。慢性肺血栓栓塞症主要是由反复发生的较小范围的肺栓塞所致，早期常没有明显的临床表现，但经过数月或数年可以引起严重的肺动脉高压。老年 PTE 发病率随年龄增加而增加，其临床症状、体征、D-二聚体、肺通气灌注扫描、胸部 CT 等表现不典型及伴随疾病增加，致使临床诊断困难，更容易漏诊和误诊。老年人为特殊人群，溶栓及抗凝药物引起出血的风险高，溶栓指征、药物的剂量选择及抗凝时间均需要特殊考虑。

一、流行状况

肺动脉血栓栓塞症（PTE）是一种致死性心肺疾病，其发病率随年龄的增加而上升，儿童患病率约为 3%，60 岁以上者可达 20%。肺栓塞以 50～60 岁年龄段最多见，90% 致死性肺栓塞发生在 50 岁以上。在美国，每年新发 VTE 患者 25 万～30 万例，其中 1/3 为 PTE，2/3 为 DVT。PTE 在国外发病率很高，美国每年有 60 万～70 万新发病例，在常见的心血管疾病中发病率仅次于冠心病和高血压，位列第三位。每年与 VTE 相关的死亡患者估计为 30 万例，其中 7% 诊断为 VTE 并给予治疗，34% 为突发致死性肺栓塞，59% 为检测 PE。约 2/3 的患者是住院发生，1/3 为社区发生。技术熟练的社区护理院居民是特殊的人群。根据最新资料，估计具有 VTE 危险因素的患者为 13.4/100 万，其中处于中危到高危外科患者占 5.8/100 万，其余 7.6/100 万为伴有心力衰竭、癌症、卒中的内科患者。这些数据提示必须按指南对住院患者进行 VTE 的预防。在欧洲，VTE 同样是重要的医疗问题，法国、德国、西班牙、意大利、瑞士及英国估计每年 PE 相关死亡 37 万例，每年因 VTE 治疗产生的直接费用达 3 亿多欧元。内科患者在常规尸体解剖中，PTE 发现率为 25%～30%，如用特殊的技术检查可达 60%。

我国目前尚无准确 PTE 的流行病学资料。近年来报道的 PTE 病例数有增多的趋势，一方面与我国临床工作者对 PTE 的认识水平提高，诊断技术、诊断水平提高，漏诊减少有关；另一方面可能也反映了 PTE 的发病率升高。未经治疗的 PTE 病死率高达 25%～30%，在临床死因中位列第三位，仅次于肿瘤和心肌梗死。如果诊断及时，得到正确的治疗，病死率可以降低至 7% 左右。PTE 的临床表现多样，缺乏特异性，确诊需要特殊的检查技术，因此早期诊断尤为重要。

我国国内首次前瞻性多中心的老年内科住院患者 VTE 患病率与预防治疗现状调查，有效病例 607 例，结果显示患者 90 天内 VTE 患病率 9.7%，其中 PTE 为 1.9%。呼吸衰竭患者的 VTE 患病率为 16.4%，接受机械通气者为 23.5%，位居各疾病之首。其次是急性脑梗死（15.6%）和急性感染性疾病（14.3%）。在 ICU 患者、脑卒中患者及心血管疾病患者中，VTE 患病率分别为 27.0%、21.7% 和 4.0%。在有 VTE 病史、静脉曲张、中心静脉置管和永久起搏器植入患者中 VTE 的患病率更高，分别是 34.8%、20.5%、18.9% 和 17.6%。

二、危险因素

大多数 PTE 患者都存在危险因素。1856 年 Virchow 认为静脉血液淤滞、静脉系统内皮损伤和血液高凝状态是导致静脉内血栓形成的三个主要因素。多种疾病可以通过这三种因素增加深静脉血栓形成的风险，从而使 PTE 的发病风险增加。易发生 VTE 的危险因素包括原发性和继发性两类。原发性危险因素由遗传变异引起，包括 V 因子突变、蛋白 C 缺乏、蛋白 S 缺乏和抗凝血酶缺乏等（表 9-4）。继发性危险因素是指后天获得的容易发生 VTE 的多种病理生理异常。包括骨折、创伤、手术、恶性肿瘤和口服避孕药等（表 9-5）。上述危险因素可以单独存在，也可以同时存在，协同作用。年龄可作为独立的危险因素，随着年龄的增长，VTE 的发病率逐渐增高。年龄可作为独立的危险因素，随着年龄的增长，VTE 的发病率逐渐增高，心肌梗死、心力衰竭、恶性肿瘤等疾病增多，制动及疾病本身均可导致血液高凝状态，使老年肺栓塞发病率升高。

表 9-4　深静脉血栓形成和肺血栓栓塞症的原发危险因素

抗凝血酶缺乏
先天性异常纤维蛋白原血症
凝血调节蛋白（thrombomodulin）异常
高同型半胱氨酸血症
抗心磷脂抗体综合征（anticardiolipin syndrome）
纤溶酶原激活物抑制因子过量
凝血酶原 20210A 基因变异
XII 因子缺乏
V 因子 Leiden 突变（活性蛋白 C 抵抗）
纤溶酶原缺乏
纤溶酶原不良血症
蛋白 S 缺乏
蛋白 C 缺乏

表 9-5　深静脉血栓形成和肺血栓栓塞症的继发危险因素

创伤/骨折（尤其多见于髋部骨折和脊髓损伤）
髋部骨折（50%～75%）
脊髓损伤（50%～100%）
外科手术后（尤其多见于全髋关节置换或膝关节置换术后）
脑卒中
肾病综合征
中心静脉插管
慢性静脉功能不全
吸烟
妊娠/产褥期
血液黏滞度增高
血小板异常
克罗恩病（Crohn disease）

充血性心力衰竭

急性心肌梗死

恶性肿瘤

肿瘤静脉内化疗

肥胖

因各种原因的制动/长期卧床

长途航空或乘车旅行

口服避孕药

真性红细胞增多症

巨球蛋白血症

植入人工假体

高龄

三、血栓来源

肺血栓栓塞症的血栓 70%～90% 是深静脉血栓脱落后随血液循环进入肺动脉及其分支。原发部位以下肢深静脉为主，文献报道达 90%～95%，如股静脉、深股静脉及髂外静脉。尤其是胸、腹部手术，患脑血管意外及急性心肌梗死的患者中 DVT 的发生率很高。急性心肌梗死患者中发生率为 15%～20%，年龄大于 75 岁者尤为多见，伴肥胖、充血性心力衰竭及长期卧床者更易发生 DVT。盆腔静脉血栓是妇女 PTE 的重要来源，多发生于妇科手术、盆腔疾患等。极少数血栓来自右心室或右心房，肺动脉内发生血栓更为罕见。老年血栓来源比例由于检查条件限制未见报道，根据北京医院 43 例尸检的老年肺栓塞患者中，下肢静脉血栓 13 例，占 30.2%；右心房（心耳）血栓形成占 4.7%；肾静脉内血栓形成占 9.3%；非下肢静脉血栓 26 例，占 60.5%。说明老年人栓子的来源可能不是以下肢为主。临床应关注其他部位的血栓。

四、病理

PTE 可以发生于单侧，也可以发生于双侧，常见为双侧性、多发，下肺多于上肺，尤其好发于右下叶肺，约达 85%，与下叶血流较多有关。发生于肺动脉主干的较少（不足 10%）。肺内可见新鲜血栓和陈旧血栓，大小不等，从几毫米至数十厘米。可见血栓机化和血管内膜偏心性纤维化，血管腔内纤维间隔形成，隧道样再通。血管中层多数正常，或轻度增厚。当肺动脉主要分支受阻时，肺动脉扩张，右心室急剧扩大，静脉回流受阻，产生急性右心衰竭的病理表现。如果肺动脉内的血栓未能完全溶解或 PTE 反复发生，肺血管进行性闭塞致肺动脉高压，继而出现慢性肺源性心脏病。据尸检报告，引起慢性血栓栓塞性肺动脉高压（CTEPH）的发病率为 0.15%。肺梗死的组织学特征为肺泡出血、肺泡壁坏死，邻近肺组织水肿和不张，可有血性或浆液性胸腔积液。梗死处的坏死组织可以逐渐吸收，不留瘢痕或遗留少量条索状瘢痕。无心肺基础疾病的患者发生肺栓塞后，很少产生肺梗死，这主要是因为肺组织的氧供除来自肺动脉系统外，还可以来自支气管动脉系统和局部肺泡内气体。尸检中仅 10%～15% 的 PTE 患者产生肺梗死。有慢性心、肺疾病时，肺梗死发生率高达 77%，慢性患者在梗死区或机化的部位可有毛细血管扩张形成的支气管动脉—肺动脉侧支吻合。

五、病理生理

静脉栓子形成后脱落引起肺动脉栓塞，栓子也可通过开放的卵圆孔或房间隔缺损进入左心房引起动脉系统血栓即矛盾栓塞。低危患者如腓肠肌静脉的血栓很少引起肺栓塞，但往往是矛盾栓塞的来源。肾静脉血栓尽管很少见，往往引起大面积肺栓塞。随着长期营养和化疗而长期植入深静脉导管、安装起搏器以及内置心脏除颤器的增加，上肢静脉血栓形成逐渐增加，但很少引起肺栓塞。

肺血栓栓塞症所致的病理生理改变及其严重程度受多种因素影响，包括栓子的大小和数量、多次栓塞的间隔时间、是否同时存在其他心肺疾病、个体反应的差异以及血栓溶解的快慢等。PTE 一旦发生，血管腔堵塞，血流减少或中断，引起不同程度的血流动力学及呼吸功能的改变，轻者可无任何变化，重者肺循环阻力突然增加，肺动脉压突然升高，心排血量急剧下降，患者出现休克、脑血管和冠脉血管供血不足，导致晕厥，甚至死亡。

较大的肺血栓栓塞可以引起反射性支气管痉挛，同时血栓可以引起多种生物活性物质的释放，也会促使气道收缩，增加气道阻力，引起呼吸困难。栓塞后肺泡表面活性物质分泌减少，肺泡萎缩，肺泡上皮通透性增加，引起肺水肿，影响肺换气功能。栓塞的肺组织血液灌注减少，通气没有减少，形成无效肺泡通气，而未栓塞的肺组织血液灌注增加，也会加重通气血流比例失调。这些变化都会导致低氧血症、肺泡通气过度及肺顺应性下降。

肺血栓栓塞后，通过机械梗阻使肺动脉阻力增加，新鲜血栓表面覆盖的血小板脱颗粒释放腺嘌呤、肾上腺素、组胺、5-羟色胺、缓激肽、前列腺素及纤维蛋白降解产物等，刺激肺血管、气道、肺组织的受体，使肺动脉高压进一步增加，血液不能顺利通过肺循环进入左心，左心排血量降低，严重可导致休克、晕厥。

右心衰竭加重是 PE 死亡的常见原因，国际合作肺栓塞的注册登记（ICOPER）结果表明，超声心动图（UCG）检查发现右室功能异常且收缩压 >90 mmHg 的患者，与 3 个月死亡率增加一倍相关。肺血管阻力增加导致右心室室壁张力增加，进而引起右心室扩张和功能障碍。心脏收缩末期左心室开始扩张后右心室持续收缩，结果导致室间隔突向并压迫正常的左心室。左心室收缩受损，室间隔移位，导致左心室舒张功能下降，最终左心室收缩时充盈减少。右心室室壁压力增加可以压迫冠状动脉，进而减少心内膜下的血流，限制心肌氧供，又可加重心肌缺血和右心室梗死。左心室充盈减少，导致左心排血量减少及动脉血压下降，由于冠状动脉充盈减少，加重心肌缺血。最终导致循环衰竭和患者死亡。

六、PE 的严重程度及危险分层

以往通常将肺灌注显像显示 50% 以上的肺无灌注或栓塞 ≥2 个肺叶动脉者，称为大面积 PE。但临床上经常能看到，既往无基础心肺疾病的 PE 患者，特别是年轻人，即使肺灌注显像显示 50% 以上的肺无灌注或栓塞 ≥2 个肺叶动脉，患者并无休克或低血压的表现；而既往有严重基础心肺疾病的患者，即使较小的栓塞，堵塞 2~3 个肺段动脉，也会引起较严重的病理生理效应。因此，PE 发生后所产生的影响及后果不但取决于栓子的大小与肺动脉堵塞的程度、范围，也取决于栓塞速度、基础心肺功能状态、肺血管内皮的纤溶活性、被激活的血小板所释放的具有血管活性和致支气管痉挛的激素样物质的情况以及患者的年龄及全身健康状况等。因此，2000 年欧洲心脏协会（ESC）公布的急性 PE 诊断治疗指南中首次以血流动力学状态将 PE 分为大面积和非大面积。将伴有休克或低血压（收缩压 <90 mmHg，或收缩压下降 ≥40 mmHg 持续 15 分钟以上；除外新发生的心律失常、低血容量或败血症所致的上述情况）的 PE 定义为大面积 PE，若不属于上述情况则诊断为非大面积 PE。非大面积 PE 中存在右心室运动减弱者命名为次大面积 PE。由于"大面积""次大面积""非大面积"PE 术语在临床实践中仍易使人与血栓的形状、分布及解剖学负荷联想在一起，引起混淆。因此，2008 年 ESC 新指南强调 PE 的严重程度应依据 PE 相关的早期死亡风险进行个体化评估。建议以高危、中危、低危替代以往"大面积""次大面积""非大面积"PE 术语。新术语的采用不仅反映了 PE 研究的最新进展，也更符合临床医疗的实际。

与 PE 早期死亡（即住院或 30 天病死率）相关的危险指标包括：临床指标（休克或低血压）、右心功能不全指标［超声心动图示右室扩大、运动减弱或压力负荷过重；螺旋 CT 示右室扩大；脑钠肽（BNP）或氨基末端脑钠肽前体（NT-proBNP）升高；右心导管检查右心压力增高］及心肌损伤标志物［心脏肌钙蛋白 T（TNT）或 I（TNI）（阳性）］。根据危险指标存在情况，将 PE 患者进行危险分层，在床旁快速区分高危及非高危 PE 患者（表9-6）。这种危险分层也用于疑似 PE 的患者。危险分层将有助于针对不同的患者选择最佳的诊断措施及治疗方案。高危 PE 属威胁生命的急症（短期病死率 >15%），需要快速准确的诊断和有效治疗。非高危 PE 根据有无右心室功能不全和心肌损伤进一步分为中危和低危 PE（短期 PE 相关病死率 <1%）。目前国内外还没有针对老年肺栓塞的诊断危险分层，参照此危险分层。

表 9-6　根据预期的 PE 相关早期病死率进行危险分层

PE 相关的早期死亡风险	危险指标			处理
	临床表现	右心室功能不全	心肌损伤	
高危 >15%	+	（+）*	（+）*	溶栓或栓子切除
中危 3% ~ 15%	-	+	+	住院治疗
		+	-	
		-	+	
低危 <1%	-	-	-	出院或院外治疗

注：* 只要存在休克或低血压，不必证实右室功能不全或心肌损伤的存在，即可将患者归为 PE 相关的早期死亡高风险一类。

七、临床表现

老年肺栓塞的临床表现是多样的，对诊断的敏感性和特异性都不高。临床病情的严重程度差异很大，轻度基本没有临床症状，重度可以发生猝死。临床病情的严重程度取决于栓子的大小和数量、多次栓塞的栓塞部位及间隔时间、是否同时存在其他心肺疾病、个体反应的差异及血栓溶解的快慢等。根据国内外对 PTE 症状学的描述性研究，列出各临床症状、体征及其出现的比例。①呼吸困难及气促：是最常见的症状，尤以活动后明显。②胸痛：包括胸膜炎性胸痛或心绞痛样疼痛。③晕厥：可为 PTE 的唯一或首发症状。④烦躁不安、惊恐甚至濒死感。⑤咯血：常为小量咯血，大咯血少见。⑥咳嗽。⑦心悸。需注意临床上出现"PI 三联征"（呼吸困难、胸痛及咯血）者不足 30%。

体征：①呼吸急促，呼吸频率 >20 次/分，是最常见的体征；②心动过速；③血压变化，严重时可出现血压下降甚至休克；④发绀；⑤发热：多为低热，少数患者可有中度以上的发热；⑥颈静脉充盈或搏动；⑦肺部可闻及哮鸣音和（或）细湿啰音，偶可闻及血管杂音；⑧胸腔积液的相应体征；⑨肺动脉瓣区第二音亢进或分裂，$P_2 > A_2$，三尖瓣区收缩期杂音。

深静脉血栓的症状与体征：在注意 PTE 的相关症状和体征并考虑 PTE 诊断的同时，要注意发现是否存在 DVT，特别是下肢 DVT。下肢 DVT 主要表现为患肢肿胀、周径增粗、疼痛或压痛、浅静脉扩张、皮肤色素沉着、行走后患肢易疲劳或肿胀加重。约半数或以上的下肢深静脉血栓患者无自觉临床症状和明显体征。

八、实验室检查

（一）一般项目

白细胞、红细胞沉降率、乳酸脱氢酶、肌酸激酶（CPK）、血清谷草转氨酶（SGOT）、胆红素可有升高，但对 PTE 的诊断无特异性。心肌酶谱检查有利于 PTE 与急性心肌梗死的鉴别诊断。

（二）动脉血气分析

常表现为低氧血症、低碳酸血症、肺泡—动脉血氧分压差 P（A-a）O_2 增大，部分患者的结果可为正常。老年患者往往表现不典型，特别是原有慢性阻塞性肺疾病（COPD）合并慢性高碳酸血症呼吸衰竭，表现为相对通气过度，虽然二氧化碳分压高于正常，但较病情缓解期低。

（三）心肌生物标志物

肌钙蛋白（TI）升高提示心肌受损，心肌牵拉后可致脑钠肽（BNP）或氨基末端脑钠肽前体（NT-proBNP）升高，BNP 和 NT-proBNP 增高预示 PE 的并发症及死亡率增加。老年 PE 也可以增高，提示并发症及死亡率增高，因有多种伴随疾病，对 PE 的预后预测不如非老年人。

（四）心电图检查

大多数病例表现为非特异性的心电图异常。较为多见的表现包括 $V_1 \sim V_4$ 的 T 波改变和 ST 段异常；

部分病例可出现 $S_IQ_{III}T_{III}$ 征（即 I 导 S 波加深，III 导出现 Q/q 波及 T 波倒置）；其他心电图改变包括完全或不完全右束支传导阻滞、肺型 P 波、电轴右偏、顺钟向转位等。心电图改变多在发病后即刻开始出现，以后随病程的发展演变而呈动态变化。心电图的动态改变较静态异常对于提示 PTE 具有更大意义。

（五）胸部 X 线平片

多有异常表现，但缺乏特异性。可表现为：区域性肺血管纹理变细、稀疏或消失，肺野透亮度增加；肺野局部浸润性阴影；尖端指向肺门的楔形阴影；肺不张或膨胀不全；右下肺动脉干增宽或伴截断征；肺动脉段膨隆以及右心室扩大征；患侧横膈抬高；少量至中量胸腔积液等。仅凭 X 线胸片不能确诊或排除 PTE，但在提供疑似 PTE 线索和除外其他疾病方面，X 线胸片具有重要作用。

（六）超声心动图检查

在提示诊断和除外其他心血管疾患方面有重要价值。对于严重的 PTE 病例，超声心动图检查可以发现如下征象：①右室壁局部运动幅度降低；②右心室和（或）右心房扩大；③室间隔左移和运动异常；④近端肺动脉扩张；⑤三尖瓣反流速度增快；⑥下腔静脉扩张，吸气时不萎陷。这些征象说明肺动脉高压、右室高负荷和肺源性心脏病，提示或高度怀疑 PTE，但尚不能作为 PTE 的确定诊断标准。超声心动图为划分次大面积 PTE 的依据。检查时应同时注意右心室壁的厚度，如果增厚，提示慢性肺源性心脏病，对于明确该病例存在慢性栓塞过程有重要意义。若在右房或右室发现血栓，同时患者临床表现符合 PTE，可以作出诊断。超声检查偶可因发现肺动脉近端的血栓而确定诊断。经胸壁超声心动描记术（UCG）很少直接看见血栓，当患者不适合做胸部 CT 或由于造影剂过敏，可进行经食管超声心动图检查，可以看见近端的大的血栓。老年患者，由于存在基础肺病及肺气肿，会影响 UCG 的检查结果。

（七）血浆 D-二聚体（D-dimer）检测

D-二聚体是交联纤维蛋白在纤溶系统作用下产生的可溶性降解产物，为一个特异性的纤溶过程标志物。在血栓栓塞时因血栓纤维蛋白溶解使其血中浓度升高。D-二聚体对急性 PTE 诊断的敏感性达 92%～100%，但其特异性较低，仅为 40%～43%。手术、肿瘤、炎症、感染、组织坏死等情况均可使 D-二聚体升高。在临床应用中 D-二聚体对急性 PTE 有较大的排除诊断价值，若其含量低于 500 μg/L，可基本除外急性 PTE。酶联免疫吸附法（ELISA）是较为可靠的检测方法，建议采用。由于老年人合并的基础疾病多，D-二聚体的特异性随年龄增加而减低，有研究表明 VTE 的特异性由 40 岁以下的 70.5% 下降到 80 岁以上患者的 4.5%～5%。有研究提出对老年人可提高 D-二聚体的临界值，一项研究中，D-二聚体临界值由 500 μg/L 提高到 750 μg/L 和 1 000 μg/L，80 岁以上患者的特异性分别由 4.5% 到 13.1% 和 27.3%，敏感性未改变。

（八）核素肺通气/灌注扫描

是 PTE 第二线选择的诊断方法。典型征象是呈肺段分布的肺灌注缺损，并与通气显像不匹配。但是由于许多疾病可以同时影响患者的肺通气和血流状况，致使通气/灌注扫描在结果判定上较为复杂，需密切结合临床进行判读。一般可将扫描结果分为三类。①高度可能：其征象为至少一个或更多叶段的局部灌注缺损而该部位通气良好或 X 线胸片无异常；②正常或接近正常；③非诊断性异常：其征象介于高度可能与正常之间。V/Q 扫描正常或接近正常不能诊断 PE，高度可能 90% 以上可以诊断 PE，但是，多数患者不能依靠 V/Q 扫描诊断，经血管造影证实的 PE 不足 50% 的患者 V/Q 扫描为高度可能。40% 的患者，临床高度怀疑而 V/Q 扫描低度可能的患者，经肺动脉造影诊断 PE。

在可选择的没有基础疾病的老年患者，V/Q 扫描的特异性和敏感性与非老年人相似，但没有选择性进行 V/Q 检查。其诊断率由 40 岁以下患者的 68% 下降到 80 岁以上患者的 42%。

（九）螺旋 CT 和 CT 肺动脉造影（CTPA）

是诊断 PE 的首选方法。多排螺旋 CT 在一次吸气末憋住气，可以显现≤1 mm 的图像，可以显示外周的小血栓，显现 6 级支气管动脉优于常规的肺动脉造影。还可以获得完美的右心室和左心室的图像，可以作为诊断的危险分层，CT 显示右心室扩张提示 PE 患者 30 天的死亡率比没有右心室扩张的患者增加 5 倍。胸部显像后，可继续向下扫描，也可以同时诊断膝关节、盆腔和近端的大腿 DVT。

PTE 的直接征象为肺动脉内的低密度充盈缺损，部分或完全包围在不透光的血流之间（轨道征），或者呈完全充盈缺损，远端血管不显影（敏感性为 53%～89%，特异性为 78%～100%）；间接征象包括肺野楔形密度增高影，条带状的高密度区或盘状肺不张，中心肺动脉扩张及远端血管分支减少或消失等。CT 对亚段 PTE 的诊断价值有限。CT 扫描还可以同时显示肺及肺外的其他胸部疾患，如果没有 PE，也可以发现能够解释的症状和体征的疾病，如肺炎、肺气肿、肺纤维化、主动脉病变及无症状的外周的肺癌等。CTPA 扫描速度更快，可在很大程度上避免因心跳和呼吸的影响而产生的伪影。

老年螺旋 CT 和 CTPA 检查的特异性、敏感性、阳性预测值和隐形预测值不受年龄的影响，是可用和安全的首选诊断方法，但要注意造影剂过敏或加重肾功能不全。

（十）肺动脉磁共振成像（MRI）

对段以上肺动脉内栓子诊断的敏感性和特异性均较高，选用钆对照剂，对肾脏没有毒性，避免了注射碘造影剂的缺点，与肺血管造影相比，患者更易于接受。适用于碘造影剂过敏和肾功能不全的患者。MRI 具有潜在的识别新旧血栓的能力，有可能为将来确定溶栓方案提供依据。

（十一）肺动脉造影

为 PTE 诊断的经典与参比方法。其敏感性约为 98%，特异性为 95%～98%。PTE 的直接征象有肺血管内造影剂充盈缺损，伴或不伴轨道征的血流阻断；间接征象有肺动脉造影剂流动缓慢、局部低灌注、静脉回流延迟等。如缺乏 PTE 的直接征象，不能诊断 PTE。肺动脉造影是一种有创性检查，发生致命性或严重并发症的可能性分别为 0.1% 和 1.5%，应严格掌握其适应证。如果其他无创性检查手段能够确诊 PTE，而且临床上拟仅采取内科治疗时，则不必进行此项检查。仅用于拟经导管溶栓或行导管血栓切除时才进行该检查，老年人并存其他基础肺病，往往容易漏诊或误诊。或因病情严重限制进行该项检查，同时因用碘作为造影剂，因此应警惕急性肾功能衰竭的发生。

（十二）深静脉血栓的辅助检查

超声技术通过直接观察血栓、探头压迫观察或挤压远侧肢体试验和多普勒血流探测等技术，可以发现 95% 以上的近端下肢静脉内的血栓。静脉不能被压陷或静脉腔内无血流信号为 DVT 的特定征象和诊断依据。对腓静脉和无症状的下肢深静脉血栓的检查阳性率较低。

MRI 对有症状的急性 DVT 诊断的敏感性和特异性可达 90%～100%，部分研究提示，MRI 可用于检测无症状的下肢 DVT。MRI 在检出盆腔和上肢深静脉血栓方面有优势，但对腓静脉血栓的敏感性不如静脉造影。

肢体阻抗容积图（IPG）可间接提示静脉血栓形成。对有症状的近端 DVT 具有很高的敏感性和特异性，对无症状的下肢静脉血栓敏感性低。

放射性核素静脉造影属无创性 DVT 检测方法，常与肺灌注扫描联合进行，且适用于对造影剂过敏者。

静脉造影是诊断 DVT 的"金标准"，可显示静脉堵塞的部位、范围、程度及侧支循环和静脉功能状态，其诊断敏感性和特异性均接近 100%。

九、PE 的诊断

（一）临床评估

老年 PE 的症状和体征没有特异性，VTE 也容易与其他疾病相混淆，因此在诊断前必须进行临床评估。目前应用的评分法有 Wells 评分和 Gneva 评分。

DVT 患者最重要的病史是几天内小腿痉挛，并随时间进展小腿不适感越来越重。PE 的患者，最常见的症状为不能解释的呼吸困难（如上所述）。但老年人常合并其他心肺疾病如哮喘、肺炎、COPD、充血性心力衰竭、心包炎、急性冠脉综合征、夹层动脉瘤破裂、胸膜炎、肋骨骨折、气胸，均可引起呼吸困难，需要进行仔细鉴别。

开始评估 DVT 是不是低可能性，而评价 PE 是不是高可能性，若 DVT 为低可能性和 PE 无高可能性，则进行 D-二聚体检查，不用行 CTPA 检查。

DVT 和 PE 评价分数见表 9-7。

表 9-7　DVT 和 PE 评价分数

如果评分是"0"或更低为 DVT 低可能性	
临床指标	得分
活动性恶性肿瘤	1
瘫痪，轻瘫	1
近期卧床＞3 天，或大手术后 12 周内	1
沿深静脉走行的局部压痛	1
整个下肢水肿	1
单侧小腿肿胀＞3 cm	1
凹陷性水肿	1
至少有 DVT 可能的其他疾病诊断	−2
DVT 的症状和体征	3.0
心率＞100 次/分	1.5
其他诊断可能性小	3.0
制动＞3 天，4 周内外科手术	1.5
先前患过 PE 或 DVT	1.5
咯血	1.0
恶性肿瘤	1.0

以循证医学为基础的诊断策略的同时，应结合自身条件，合理变更，选择诊断方法。

（二）可疑高危 PE 的诊断策略

高危 PE 患者存在低血压或休克，随时有生命危险，需要尽快作出诊断，并与心源性休克、急性瓣膜功能障碍、心脏压塞和主动脉夹层进行鉴别，此时超声心动图是首要的检查方法。对于 PE 患者，超声心电图常常可以显示肺动脉高压和右室负荷过重的间接征象，有时经胸超声可以直接显示位于右心、主肺动脉或左、右肺动脉内的血栓。有条件的中心可以选择经食管超声。对于高度不稳定的患者或不能进行其他检查的患者，可根据超声结果作出 PE 诊断。若支持治疗后，患者病情稳定，应行相应检查以明确诊断，CT 肺血管造影常常可以确诊。由于病情不稳定的患者经导管进行肺动脉造影死亡风险高，且增加溶栓的出血概率，不建议应用。

（三）可疑非高危 PE 的诊断策略

CT 肺动脉造影已成为确诊可疑 PE 的主要胸部影像学检查。肺通气/灌注显像由于结果的非确定性比例较高，应用已减少，但仍不失为有效的选择。由于绝大多数的可疑非高危 PE 并不是真正的 PE，因此指南不建议将 CT 作为这类患者的一线检查。有研究显示，急诊收治的可疑 PE 患者，经过合理的血浆 D-二聚体测定，结合临床可能性，可以排除大约 30% 的 PE，这部分患者不予抗凝治疗，随访 3 个月，结果发生血栓栓塞的风险不足 1%。对于临床高可能性的患者，单为诊断而言，不推荐测定 D-二聚体，因为即便应用高敏感度的分析方法所得到的正常 D-二聚体值也不能排除 PE。

如果患者病情危重，只能进行床旁检查，不考虑行急诊 CT。经食管超声心动图对存在右心负荷过重的 PE（经螺旋 CT 确诊）患者，肺动脉内血栓的检出率明显增加。床旁下肢静脉加压超声（CUS）检出 DVT 有助于决策。段以上肺动脉血栓 CT 可以作出诊断。如果单层螺旋 CT 不支持 PE 诊断，需要进行 CUS 检查，以便安全除外 PE。如果临床高可能性的患者多排螺旋 CT 是阴性，在停止抗凝治疗之前应进一步检查。

住院患者由于受到多种因素影响，与临床相关的阴性结果概率高，因此，D-二聚体也较少具有诊断价值。在绝大多数中心多排螺旋CT（MDCT）作为D-二聚体水平升高患者的二线检查方法、临床高可能性患者的一线检查。有文献报道，临床高可能性的PE患者CT呈现假阴性，但这种情况很少见，而且，随访3个月发生血栓栓塞的风险低。因此，对这部分患者进一步检查的必要性存在争议。

单层螺旋CT敏感性低，因此，必须结合CUS检查。尽管几项大规模的结局研究显示，临床可疑的非高可能性PE患者，经MDCT检查，阴性结果可以安全除外PE，但指南仍建议进行CUS检查。在CT诊断的PE患者中，30%~50%的患者CUS检出DVT。对于存在CT检查相对禁忌（如肾功能衰竭、造影剂过敏）的患者，应先做CUS，如果是近心端DVT，可以不做CT检查（但如果是远心端DVT，则提示PE的特异性大幅减低），开始抗凝治疗。研究显示，存在近心端DVT的PE患者，VTE的复发风险增加，因此，CUS也具有危险分层的作用。在有核素肺通气/灌注显像的中心，对于D-二聚体升高以及存在CT检查禁忌（如对造影剂过敏或肾功能衰竭）的患者，CUS仍不失为有效选择。急诊可疑PE患者的30%~50%经此项检查确诊，如果结合临床可能性综合评定可进一步提高准确率。肺显像和临床评估均为低可能性的患者PE的发生率很低，如果下肢CUS也没有检出DVT，则PE的可能性进一步降低。一项结局研究显示，联合D-二聚体测定、CUS、肺显像以及临床可能性评估，89%的患者能够确定或排除PE。

超声心动图检查对可疑非高危PE的诊断意义不大，敏感性有限（60%~70%，特异性90%左右），而且阴性结果也不能排除PE。对于这部分非高危PE患者，超声的主要作用是预后分层，为中危或低危。当临床评估结果与无创影像检查结果不一致时，可考虑肺动脉造影检查。

总之，尽管近年PE诊断有了很大进展，但有些问题仍未解决。MDCT显示的单纯亚段肺动脉充盈缺损的意义仍有争议。因此，是否需进一步检查，选择治疗或放弃应根据具体情况个体化处理。同样，临床高可能性的患者MDCT也可能呈现假阴性，对这部分患者不清楚是否应该选择进一步检查，特别是目前肺动脉造影作为PE诊断"金标准"的地位已有所动摇。患者应该进一步行核素肺灌注显像检查，除外肺段动脉以下的栓塞。此外，CUS在可疑PE诊断中的作用以及效价比也需进一步澄清。PE诊断流程见图9-2。

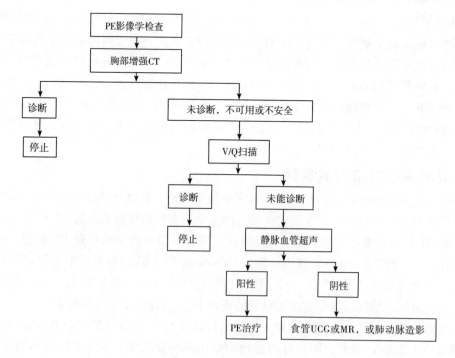

图9-2 PE诊断流程

寻找栓子来源诊断：PE的栓子主要来源于下肢DVT，但由于残留的DVT是PE复发和深静脉栓塞后综合征的原因，因此在诊断 PTE 的同时有必要评价有无 DVT。对下肢 DVT 检测方法如上所述，其他部位的血栓往往被忽略，可应用静脉造影、MRI 检测是不是下肢的血栓。

十、治疗

治疗包括初始治疗和二级预防，初始治疗有溶栓、血栓清除，抗凝使用肝素和华法林或下腔筋脉滤网（IVC）置入防止复发。治疗前首先进行危险分层，根据危险分层决定抗凝还是溶栓，对急性致死性肺动脉栓塞床旁初步诊断，因病情严重不能进行影像学检查确诊者，强调积极治疗，病情稳定后再确诊。

1. 一般处理

对高度疑诊或确诊 PTE 的患者，应进行严密监护，监测呼吸、心率、血压、静脉压、心电图及血气的变化，对大面积 PTE 可收入重症监护治疗病房（ICU）；为防止栓子再次脱落，要求绝对卧床，保持大便通畅，避免用力；对于有焦虑和惊恐症状的患者应予安慰并可适当使用镇静剂；胸痛者可予止痛剂；对于发热、咳嗽等症状可给予相应的对症治疗。

2. 呼吸循环支持治疗

对有低氧血症的患者，采用经鼻导管或面罩吸氧。当合并严重的呼吸衰竭时，可使用经鼻（面）罩无创性机械通气或经气管插管行机械通气。应避免做气管切开，以免在抗凝或溶栓过程中局部大量出血。应用机械通气中需注意尽量减少正压通气对循环的不利影响，密切监测机械通气的并发症，病情稳定后，迅速脱离呼吸机。对于出现右心功能不全、心排血量下降但血压尚正常的病例，可予具有一定肺血管扩张作用和正性肌力作用的多巴酚丁胺和多巴胺；若出现血压下降，可增大剂量或使用其他血管加压药物，如间羟胺、肾上腺素等。对于液体负荷疗法需持审慎态度，因过大的液体负荷可能会加重右心室扩张并进而影响心排出量，一般所予负荷量限于 500 mL 之内。肺栓塞的治疗目的是使患者度过危急期，缓解栓塞和防止再发，尽可能地恢复和维持足够的循环血量和组织供氧。

3. 急性肺栓塞的溶栓治疗

随机试验已证实，溶栓治疗可迅速溶解血栓，缓解血栓栓塞造成的血管闭塞，改善血流动力学和心功能。国外多中心临床研究表明尿激酶和链激酶静脉滴注 12～24 小时疗效相同。与尿激酶以 4 400 IU/（k·h）的速度静脉滴注 12～24 小时相比，100 mg 重组组织型纤溶酶原激活剂（rt-PA）静脉 2 小时输注可更快改善血流动力学，但尿激酶静脉滴注完毕后二者的溶栓效果无明显差异。同样，rt-PA 静脉 2 小时滴注优于链激酶静脉 12 小时（以 100 000 IU/h 的速度），但相同剂量链激酶静脉滴注 2 小时溶栓效果与 rt-PA 相同。此外，两项临床试验观察了 2 小时静脉滴注 rt-PA 100 mg 与快速静脉滴注（0.6 mg/kg，15 分钟）rt-PA 的溶栓效果，结果表明 2 小时给药方案有轻微加快症状改善并轻微增加出血率的趋势，但两者无明显差异。经导管肺动脉内局部注入 rt-PA（低剂量）未显示比外周静脉溶栓有任何优势。这种给药方式可增加穿刺部位出血的风险，因此应尽量避免。已经批准用于临床的急性肺栓塞溶栓治疗方案见表 9-8。

表 9-8 急性肺栓塞的溶栓药物与用法

药物	用法
链激酶	25 万 IU 静脉负荷，给药时间 30 分钟，继以 10 万 IU/h 维持 12～24 小时
	快速给药：150 万 IU 静脉滴注 2 小时
尿激酶	4 400 IU/kg 静脉负荷量 10 分钟，继以 4 400 IU/（kg·h）维持 12～24 小时
	快速给药：300 万 IU 静脉滴注 2 小时
重组组织型纤溶酶原激活剂（rt-PA）	50 mg 静脉滴注 2 小时或 0.16 mg/kg 静脉滴注 15 分钟（最大剂量 50 mg）

王辰等治疗 PTE 前瞻性大样本多中心随机对照试验，发现低于传统剂量一半的 rt-PA 50 mg 为适宜溶栓剂量，提出有效和更加安全、经济的方案；评价尿激酶 2 小时与 12 小时溶栓方案，并行实验研究加以验证，证实 2 小时方案的有效性、安全性与实用性。

溶栓指征：心源性休克及（或）持续低血压的高危肺栓塞患者，如无绝对禁忌证，溶栓治疗是一线治疗。对非高危患者不推荐常规溶栓治疗。但对于一些中危患者全面考虑出血风险后可给予溶栓治疗，溶栓治疗不用于低危患者。

溶栓治疗时间窗：约92%患者对溶栓治疗有反应，表现为36小时内临床及超声心动图的改善。症状出现48小时内溶栓获益最大，但溶栓治疗对症状发生6~14天的患者仍有效。

溶栓治疗禁忌证：溶栓治疗主要并发症是出血，尤其存在潜在疾病及并存多种疾病时。随机临床研究表明，大出血累计发生率为13%，颅内出血/致命性出血发生率为1.8%。因此溶栓前要仔细询问溶栓的禁忌证（表9-9），权衡出血获益风险。老年（特别是年龄大于70岁的患者）颅内出血风险高于非老年患者，特别引起注意，对血流动力学稳定者，采取观察和等待尽量考虑抗凝治疗。

表9-9　急性肺栓塞溶栓治疗禁忌证

绝对禁忌证	相对禁忌证
任何时间出血性或不明来源的脑卒中	6个月内短暂性脑缺血发作
6个月内缺血性脑卒中	口服抗凝药
中枢神经系统损伤或肿瘤	不能压迫的血管穿刺
3周内大创伤、外科手术、头部损伤	创伤性心肺复苏
近1个月内胃肠道出血	难治性高血压（收缩压>180 mmHg）
已知的活动性出血	晚期肝病
	感染性心内膜炎
	活动性消化性溃疡

4. 急性肺栓塞的抗凝治疗及其他治疗

（1）初始抗凝治疗：抗凝治疗在急性肺栓塞治疗中具有重要的作用。肺栓塞初始抗凝治疗的目的是减少死亡及再发栓塞事件。快速抗凝只能通过非口服形式给药，如静脉普通肝素、皮下注射低分子肝素或皮下注射磺达肝癸钠。一旦怀疑肺栓塞，在患者等待进一步确诊过程中即应开始抗凝治疗。在非口服抗凝治疗后给予患者口服维生素K拮抗剂。若已应用静脉普通肝素，则先从80 U/kg静脉负荷，然后以18 U/（kg·h）静脉滴注。随后肝素的剂量应根据激活的部分凝血活酶时间（APTT）结果来调整，使APTT维持在正常对照的1.5~2.5倍（表9-10）。在静脉负荷普通肝素4~6小时后检测APTT，然后每次剂量调整后3小时复查，达到目标治疗剂量后可每天复查1次APTT。值得注意的是APTT不是显示肝素抗凝强度的理想指标。因此，如果抗Xa因子肝素水平不低于0.35 U/mL，即使APTT低于治疗目标，也没有必要增加普通肝素滴注速度超过1 667 U/h（相当于40 000 U/d）。

表9-10　根据激活的部分凝血活酶时间静脉普通肝素剂量调整表

部分凝血活酶时间（秒）	正常对照的倍数	剂量调节
<35	<1.2	80 U/kg静脉推注，然后增加4 U/（kg·h）
36~45	1.2~1.5	40 U/kg静脉推注，然后增加2 U/（kg·h）
46~70	1.5~2.3	剂量不变
71~90	2.3~3.0	将维持量减少2 U/（kg·h）
>90	>3.0	停药1小时，随后减量3 U/（kg·h）继续给药

低分子肝素应谨慎用于肾功能不全患者，其剂量调整需依据抗Xa因子水平。静脉输注普通肝素对严重肾功能损害（肌酐清除率<30 mL/min）的患者是首选的初始抗凝方案，因其不经肾脏代谢，而且对于高出血风险患者，其抗凝作用可迅速被中和。对其他急性肺栓塞患者，低分子肝素可替代普通肝素，且无须监测APTT。

目前已证实可用于急性肺栓塞治疗的几种低分子肝素见表9-11。其他的被批准用于治疗深静脉血栓形成的低分子肝素，有时也用于治疗肺栓塞。低分子肝素并不被推荐用于血流动力学不稳定的高危肺栓塞患者，因为目前一些比较普通肝素和低分子肝素的抗凝效果和安全性的临床试验中并不包括这些高危患者。由于肝素可导致肝素诱导的血小板减少症（HIT），因此应用普通肝素或低分子肝素的患者，应该定期监测血小板计数。选择性Xa因子抑制剂磺达肝癸钠，可作为低分子肝素的替代药物。由于磺达肝癸钠的半衰期长达15～20个小时，可以一天1次皮下给药。目前没有发现接受磺达肝癸钠治疗的患者发生HIT，因此不必监测血小板计数。普通肝素、低分子肝素和磺达肝癸钠抗凝治疗应持续5天以上。维生素K拮抗剂应尽早应用，最好在非口服抗凝剂治疗的当天开始应用。当国际标准化比值（INR）连续2天以上维持在2.0～3.0时停用非口服抗凝剂。华法林起始剂量最好为5 mg或者7.5 mg，对于年轻（小于60岁）患者或者健康的院外患者起始剂量通常为10 mg；而对于老年及住院患者，起始剂量通常为5 mg。随后的治疗剂量应根据INR进行调整，使其维持在2.5左右(2.0～3.0)的水平。

总之，对于确诊肺栓塞的患者以及尚待进一步确诊的高度和中度可疑肺栓塞患者应立即应用普通肝素、低分子肝素和磺达肝癸钠抗凝治疗。除高危出血患者及伴有严重肾功能不全患者外，皮下注射低分子肝素或磺达肝癸钠可作为初始抗凝治疗的选择。

表9-11 低分子肝素和磺达肝癸钠给药方案

药物	剂量	间隔时间
克塞	1.0 mg/kg	12 小时
	或1.5 mg/kg	每天1次
亨扎肝素	175 U/kg	每天1次
磺达肝癸钠	5 mg（体重<50 kg）	每天1次
	7.5 mg（体重50～100 kg）	每天1次
	10 mg（体重>100 kg）	每天1次

（2）长期抗凝治疗：急性肺栓塞患者长期抗凝治疗的目的是预防致死性及非致死性静脉血栓栓塞事件。大部分患者长期应用维生素K拮抗剂，而肿瘤患者长程应用低分子肝素比维生素K拮抗剂更加安全有效。应用维生素K拮抗剂应使INR维持在2.5左右（2.0～3.0）。由暂时或可逆性诱发因素（服用雌激素、妊娠、临时制动、创伤和手术）导致的肺栓塞患者推荐抗凝时程为3个月。对于无明显诱发因素的首次肺栓塞患者（特发性静脉血栓）建议抗凝至少3个月，3个月后评估出血和获益风险再决定是否长期抗凝治疗，对于无出血风险且方便进行抗凝监测的患者建议长期抗凝治疗，在老年人及长期抗凝INR维持在1.5～2.0。对于再次发生的无诱发因素的肺栓塞患者建议长期抗凝。对于静脉血栓栓塞危险因素长期存在的患者应长期抗凝治疗，如癌症、抗心磷脂抗体综合征、易栓症等。

（3）下腔静脉滤器置入：下腔静脉滤器置入可有效地预防下肢静脉血栓脱落导致致命的肺栓塞，但长期置入的滤器可减缓下肢的血流，从而引起滤器下的小的血栓，并进一步减缓下肢静脉的血流，可引起双下肢水肿，抗凝不充分时，更易形成血栓，并且对于肾静脉及以上部位的血栓无任何预防作用，因此不建议常规置入滤器。对于暂时有抗凝溶栓禁忌证或出血风险的患者，或下肢近端已存在的大血栓，或大手术防止肺栓塞而又不能抗凝的患者，在溶栓和抗凝之前置入临时滤器，等可以抗凝或术后1个月至几个月后再取出滤器，但要防止滤器血管内皮增生，使滤器难以取出。

对于上肢DVT病例还可应用上腔静脉滤器。置入滤器后，如无禁忌证，宜长期口服华法林抗凝，定期复查有无滤器上血栓形成。

对于因卵圆孔未闭导致矛盾性栓塞者，可采用介入封堵卵圆孔方法预防矛盾性栓塞的复发。

（4）肺动脉血栓摘除术：对溶栓引起脑出血的高危患者，经积极的保守治疗无效时，可进行外科手术肺动脉血栓摘除术。北京医院对一骑跨血栓合并矛盾栓塞的患者，因顽固性低氧血症行紧急开胸肺动脉血栓摘除术和卵圆孔血栓清除术，术后患者恢复良好。美国Brigham and Women's Hospital在5个月内，进行47例患者的肺动脉血栓摘除术，成功率达94%。但要求医疗单位有施行手术的条件与经验。

（5）经静脉导管碎解和抽吸血栓：适应于肺动脉主干或主要分支大面积PTE并存在以下情况者：①溶栓和抗凝治疗禁忌；②经溶栓或积极的内科治疗无效，缺乏手术条件。

（6）肺动脉血栓内膜剥脱术：慢性栓塞性肺动脉高压（CTPH）是由毛细血管阻塞引起的，通常认为是急性 PE 的罕见并发症（约 1/500），目前 CTPH 患者普遍增加，发现 4% 的急性 PE 发展到 CTPH，因此，对于患病初始就存在肺动脉高压的 PE 患者，至少要随访 6 周。

CTPH 患者存在严重的呼吸困难，所以应进行肺动脉内膜血栓剥脱术，手术成功后，可明显减低或治愈肺动脉高压。但要求医院有手术条件，在有经验的医院，手术死亡率为 5%。老年患者术前要充分进行评估。手术中两个最重要的并发症是"肺动脉盗血"，即血液从充盈的血管流入再开放的血管肺内区域，形成再充盈性肺水肿。

十一、预防

对存在发生 DVT-PTE 危险因素的病例，宜根据临床情况采用相应预防措施。预防更为重要，因为 VTE 很难早期发现，采用的主要方法有机械预防措施，包括加压弹力袜、间歇序贯充气泵和下腔静脉滤器。药物预防措施包括小剂量肝素皮下注射、低分子肝素或华法林的应用等。美国利用计算机记忆系统增加使用预防措施，从而减少症状性 VTE 40% 以上。接受膝关节置换术髋关节置换术及恶性肿瘤手术的患者应该预防应用药物治疗持续 4～6 周。

预防具体措施见表 9-12。

表 9-12　深静脉血栓的预防

疾病情况	预防方法
普通外科高危	小剂量肝素 + 加压弹力袜
	低分子肝素 + 加压弹力袜
胸外科	小剂量肝素 + 间歇序贯充气泵
肿瘤（包括妇科肿瘤）外科	低分子肝素：1 个月预防
全髋关节/全膝关节置换术/髋部周围骨折手术	低分子肝素或磺达肝癸钠 2.5 mg，每天 1 次，华法林（INR 2.5）
神经外科	加压弹力袜或 + 间歇序贯充气泵
脑肿瘤神经外科	小剂量肝素或低分子肝素 + 间歇序贯充气泵
	出院前静脉血管超声检查
良性妇科肿瘤	小剂量肝素 + 加压弹力袜
内科患者	小剂量肝素或低分子肝素
抗凝禁忌患者	加压弹力袜 + 间歇序贯充气泵
长期空中旅行	高危人群考虑低分子肝素

第十章

精神障碍性疾病

第一节 神经发育障碍

一、智力障碍

智力障碍（ID），又称智力发育障碍或精神发育迟滞（MR），指在发育阶段出现的智力和适应功能两方面的缺陷，缺陷可表现在概念、社交和实用适应技能等方面。国内外报道的患病率不尽相同，各国流行病学调查的智力障碍患病率为 1%～3%。我国儿童智力障碍患病率为 1.2%，其中城市为 0.7%，农村为 1.4%，农村高于城市，男童稍高于女童。

（一）病因及发病机制

智力障碍的病因分为遗传、获得性和环境因素。约 65% 的中—重度智力障碍（IQ < 50）是遗传所致，而轻度智力障碍则更多是遗传和环境因素相互作用的结果。

1. 遗传因素

大体分为染色体异常、单基因病、多基因病/表观遗传异常、遗传性代谢缺陷疾病。重度智力障碍患者中，染色体异常约占 25%，单基因病中 X 连锁智力障碍占 10%～12%，常染色体显性智力障碍多数为新生突变，占 16%～39%，常染色体隐性智力障碍占 10%～20%。

2. 非遗传因素

包括孕期因素（如宫内感染、宫内窒息、妊娠期接触有害理化因素等），围生期因素（如早产、低体重儿、未成熟儿、窒息、颅内出血、产伤等），以及出生后因素（如颅内感染、颅脑外伤、胆红素脑病、中毒、脑变性病、脑血管病、甲状腺功能低下、营养不良、文化剥夺以及特殊感官缺陷等）。

（二）临床表现

智力障碍的基本临床特征是智力低下和社会适应不良。根据在概念、社交和实用适应技能三方面的表现，临床上将其分为轻度、中度、重度和极重度四级。

1. 轻度患儿

发育早期较正常儿童为迟，社交能力不成熟，对环境变化缺乏应对能力。具备自理能力，但在复杂的日常生活任务方面需要支持，容易上当受骗。往往在入学后因学习成绩不理想而发现，约占智力障碍的 80%。

2. 中度患儿

自幼语言及运动功能发育均较正常儿童缓慢滞后，理解能力明显差，与同伴相比，口语过于简单。具备基本生活自理能力，但社交行为表现出显著困难。经过耐心训练可以从事简单的非技术性工作。

3. 重度和极重度患儿

生后不久即被发现精神和运动发育明显异常，常常合并严重的躯体疾病，生活不能自理，需要照顾。重度患儿能理解简单的言语和手势交流，但口语表达仅限于需求，常常是单词或短语。极重度患儿

— 225 —

仅能理解一些简单的指示或手势，主要通过非言语方式进行有限的社交互动。

（三）诊断

智力障碍的诊断需包括：①经过临床评估和个体化或标准化智力测验确认的智力功能缺陷，如推理、问题解决、计划、抽象思维、判断、学业学习和从经验中学习；②适应功能的缺陷导致未能达到个人的独立性和社会责任方面的发育水平和社会文化标准，在没有持续的支持下，导致一个或多个日常生活功能受限，如交流、社会参与和独立生活，且存在于多个环境中，如家庭、学校、工作和社区；③智力和适应缺陷在发育阶段发生。

和以往的分级标准不同，DSM-5 不再过分强调依据 IQ 分数划分，而是根据适应功能分为轻度、中度、重度和极重度，对于 5 岁以下儿童，当智力功能存在多方面发育迟滞，无法参与标准化测试，临床严重程度不能被可靠评估时，可诊断为全面发育障碍（GDD）。标准化的智力测验在智力障碍的评估中仍为必要，IQ 需要低于平均值 2 个标准差。

1. 智力评定方法

提倡采用与语言和文化背景以及年龄相适应的标准化诊断性智力测验量表，如贝利婴儿发育量表（BSID）用于 2 个月至 2 岁半儿童，斯坦福—比奈智力量表（SBIS）可用于 2 岁幼儿到成人，盖塞尔（Gesell ID）发育量衰用于 6 岁以下儿童；韦氏学前儿童智力量表（WPPSI）和韦氏儿童智力量表（WISC-R）分别适用于 4～6 岁儿童和 6～16 岁儿童和青少年。

儿童适应行为的评定，我国常用的为婴儿—初中学生社会生活能力量表（用于 6 个月至 14 岁儿童）和儿童适应行为评定量表（用于 3～12 岁儿童）。

2. 病因诊断

可在诊断智力障碍时同时列出，主要依据详尽的病史收集、三代家系调查、系统的体格检查，特别是神经系统检查诊断。此外，美国儿科学会提出的 GDD/ID 遗传诊断流程包括以下步骤。

（1）若患者临床资料强烈提示为明确的某种单基因病（如雷特综合征、脆性 X 综合征）或染色体病（如唐氏综合征、特钠综合征），则首先进行对应的遗传学检测。

（2）若患者为不明原因 GDD/ID，则进行：①染色体微阵列技术（CMA），怀疑平衡染色体重排可进行 G 显带核型分析；②遗传性代谢缺陷筛查；③FMR1 基因分析。

（3）经过上述遗传学评估仍然没有明确诊断，则进行：①对于男性患者和家系分析提示 X 连锁遗传，考虑进行 X 染色体连锁智力障碍（XLID）基因和高分辨率 X-CMA 分析，对先证者母亲进行 X 染色体失活分析；②女性患者完成甲基化 GpG 结合蛋白 2（MECP2）基因缺失、重复和序列分析。

（4）若患者合并小头畸形、巨颅或神经系统异常（锥体束征、锥体外系体征、顽固性癫痫或局灶性癫痫），则进行头颅 MRI 扫描。

（5）若完成所有检测仍不能明确病因，则应与患者父母进行交流，提供必要的进一步的检查和建议。

（四）鉴别诊断

（1）儿童精神分裂症：该病常常存在思维散漫、思维破裂、妄想等思维障碍，多数患儿会有幻觉、情感紊乱、行为怪异等症状。患儿有明显的发病期，发病前智力发育正常。

（2）孤独症谱系障碍：患儿可以伴有智力缺陷，但特征表现为与智能水平不符的社会交往障碍、行为刻板和兴趣怪异狭窄。

（五）治疗

治疗原则是早发现、早诊断、查原因、早干预、分级干预和综合干预。

（1）医学干预：包括病因治疗、对症治疗、中医药治疗、康复训练。康复训练目标要明确，计划要切实可行，循序渐进，反复练习，不断巩固。无特效药物治疗。

（2）教育干预：遵循的原则是根据智力障碍儿童的严重程度分级进行有计划的、循序渐进的训练与教育。对轻度和中度智力障碍儿童，着重训练其劳动技能，以期能自食其力。对重度和极重度智力障碍儿童，着重训练生活自理能力，以期教会其简单的卫生习惯及基本生活能力。

（3）社区和家庭康复：充分利用社区资源和家庭也是智力障碍康复干预的重要方面。

（六）预防

包括遗传咨询、产前和围生期保健、产前诊断、新生儿遗传代谢病筛查、遗传病杂合子检出、出生缺陷监测、有高危因素的学前儿童的健康筛查等。积极治疗脑部疾病和损伤，也是避免造成或加重智力障碍的必要措施。

二、特定学习障碍

特定学习障碍（SLD）是儿童期常见的神经发育障碍，以阅读、书写和计算困难为特征，这些困难并非由智力、视听觉、运动或经济环境因素造成。

（一）病因及发病机制

SLD 的病因不清，目前研究显示与遗传及环境等多种危险因素有关。SLD 具有家族聚集性，学习障碍患者的一级亲属患阅读或数学障碍的相对风险是对照人群的 4~8 倍和 5~10 倍。早产儿、极低体重儿童、新生儿期暂时性低甲状腺素血症、新生儿期抽搐或缺血缺氧脑病患儿更易罹患学习障碍。神经影像学研究显示，学习障碍患儿有局灶性的脑发育异常。此外，童年期受虐也是学习障碍的高危因素。

（二）临床表现

阅读、书写和计算困难可以单独存在，但常共同存在，其中以阅读共病书写障碍为最常见，又称读写障碍，约占学习障碍的 80%。

1. 早期表现

幼儿期多表现为语言学习或使用的困难，说话迟，口齿不清，构音障碍，语言表达缺乏逻辑性，语言理解能力较弱；计算困难，难以将实物和数字配对，手眼协调差，对涂鸦和手工缺乏兴趣，辨识左右困难，容易混淆相似的图案，动作较为笨拙。

2. 学龄期

学习拼音字母困难，容易混淆字母 bdpq，阅读时容易漏读、读反或添字、串行，在不该停顿时停顿，不愿意大声朗读，不能准确背诵文章，或者无法理解所读文章的意思。写字容易写反，错别字多，默写困难，屡教屡错。写作文时无条理性，东拉西扯，表述不清。数学计算困难，反应慢，即使简单的计算也需要借助工具或手指，口算常常出错。完成作业困难，经常犯"粗心大意"的错误，学习成绩与智力水平不符。

3. 青少年及成人期

学习障碍多由儿童期延续而来，虽然在词句水平的阅读书写能力有所改善，但仍经常会写错别字，尤其是难以辨识近似字，回避读写任务，不喜欢阅读书籍，而喜欢视频动态影像，书写慢，字体难看不整齐，阅读理解存在困难，常常限于文章局部或字面意义。在阐述自己的观点时，啰嗦或词不达意，或不连贯，缺乏逻辑性，令人难以理解。心算困难，行动缺乏计划与条理。时间观念差，对时间和空间判断差，在车辆驾驶、空间作业时易出错。学业及工作表现常明显低于同伴。

学习障碍多共病其他精神障碍或行为问题，可表现为注意力不集中，易分心，回避社交，考试焦虑，厌学，拒绝上学，违拗，撒谎，自我评价低或存在咬指甲、拔头发等行为。

（三）诊断

1. 评估

包括儿童出生史、生长发育史，特别是语言发育史、家族史、视听力检查及神经系统检查。了解学校情况、亲子关系、父母健康状况及教育方式。常用的心理测评如下。

（1）智力测验：通常选择韦氏智力测验或韦氏学前儿童智力测验。

（2）学业成就测验：国际上常用的学业成就测验包括考夫曼教育成就测验、广泛性成就测验第 3 版、伍德科克及约翰逊成套心理教育测验、韦克斯勒个别成就测验；普遍阅读能力测试工具有 Gray 诊断阅读测试第 2 版（GDRT Ⅱ）和斯坦福诊断阅读评估。国内杨志伟等编制的《汉语阅读技能诊断测验》和李丽等编制的中国小学生数学基本能力测试量表具有较好的信度和效度。

（3）其他：评估情绪、注意力、感觉统合能力等相关内容。

2. 诊断要点

（1）学习和运用学习技能方面存在困难，至少存在下列症状之一，持续至少 6 个月。①阅读单词时不准确或慢而吃力。②难以理解所读内容。③拼写困难。④书面表达困难。⑤难以掌握数感、数字事实或计算。⑥数学推理困难。

（2）学习技能显著受损，低于个体实际年龄预期水平，并明显妨碍其学业或职业表现或日常生活的活动，经个体的标准化成就测验和综合临床评估确认。大于 17 岁的个体，可以标准化的评估来代替学习困难病史。

（3）学习困难始于学龄期，但完全表现出来可能会延迟到患者无法胜任技能学习。

（4）排除智力障碍、未矫正的视力或听力障碍、其他精神或神经性疾病、社会心理因素、不理解教学所用的语言或缺乏适当的教育机会等情况。

可以根据受损的学业领域数量和影响程度，分为轻度、中度或重度。

3. 共病诊断

SLD 常见精神障碍共病包括注意缺陷多动障碍、孤独症谱系障碍、焦虑障碍、抑郁障碍、双相障碍、对立违抗障碍等。共病可以同时存在，也可以先后产生，但 SLD 所涉及的学习技能损害不能被其他精神障碍所解释。

（四）治疗

治疗应在详尽仔细的临床评估基础上采用个体化综合治疗，注意医教结合，强调早发现、早诊断、早治疗。治疗方法包括家庭干预、特殊教育支持、神经心理强化训练和药物治疗等。

（1）家庭干预：包括疾病知识宣教，理解存在问题的性质，学习新的适应性策略、指导家庭强化训练的方法，以及增强家庭和患者的学习信心。如果存在共病的行为情绪问题，也予以矫正。

（2）特殊教育支持：学龄期的特殊教育以矫正教育为主，中学及大学阶段则以适应补偿性教育为主。矫正教育主要针对患者的弱项强化训练，如发音训练、语言流畅性训练、单一目标书写训练等，适应补偿性教育则是扬长补短。已有研究证实，融合教育和个体化的特殊教育计划可有效改善学习障碍儿童的学习效能。

（3）神经心理强化训练：包括感觉统合训练、视听认知训练、精细运动和手眼协调训练等，但关键是个体化、趣味化和长期化。

（4）药物治疗：主要是针对共病其他精神障碍患者，对症处理。

三、孤独症谱系障碍

孤独症谱系障碍（ASD），主要特征是语言、人际交往和沟通模式的异常，兴趣范围狭窄及刻板行为，可伴有言语障碍。起病于儿童早期，患病率有逐年增高的趋势。

（一）病因及发病机制

病因未明，遗传研究提示 ASD 同胞患病率为 18.7%。同卵双生子患病率（男 77%，女 50%）明显高于异卵双生子（男 31%，女 36%），估计遗传度倾向性为 38%。相关危险因素包括母亲孕产期有并发症（如妊娠期感染、受 X 线照射），分娩过程（如产伤、窒息、缺氧等）以及生长过程中接触到农药、邻苯二甲酸盐、空气污染和重金属等物质。

虽然有关研究显示 ASD 发病相关基因可达 300 多种，目前也仅能解释 10%～20% 的 ASD 患儿。免疫学研究提示，脑局部炎症或免疫功能失调可能在 ASD 的发病中起着重要作用。神经心理研究认为，杏仁核、扣带回、梭状回、镜像神经元等区域的功能异常与 ASD 症状相关。

（二）临床表现

基本特征是社会交往障碍、兴趣范围狭窄以及行为刻板，可伴有言语发育障碍。

（1）社会交往障碍：患儿与亲人以及周围人的社交情感互动异常，不能启动或对社交互动作出回应，不能正常来回对话和分享兴趣。在社交互动中目光接触减少，在理解、使用表情和姿势方面存在困难。难以调整自己的行为以适应各种社交情景。交友困难，甚至对同伴缺乏兴趣。

（2）兴趣范围狭窄、行为刻板：要求环境固定不变，常表现为重复动作、刻板运动行为，改变患者的"生活规律"则会发脾气、哭闹；对人不感兴趣，却对某些无生命的物体表示异常的迷恋。对喜欢的事物异常专注。

（3）言语交流障碍：言语发育延迟最为多见。不能主动与人交谈，或仅能表达自己的需求，却难以沟通互动；语言表达能力差；常常模仿、重复别人的语言；部分患儿不说话，甚至终身不语。

（4）感觉和认知异常：存在感觉迟钝或过敏，部分患儿存在认知和智力障碍。

（三）诊断

1. 诊断要点

（1）在各种情景下持续存在社会交流和社会交往缺陷：社会—情感互动缺陷；用于社会交往的非言语沟通缺陷；建立、维持和理解人际关系缺陷。

（2）局限、重复的行为方式、兴趣或活动：刻板或重复肢体动作、物体使用或语言；坚持同一性、某些常规仪式化地使用言语或非言语的行为；存在高度狭窄、固定兴趣，在强度和关注度上明显异常；对感觉刺激反应过度或低下，或对环境中某些感觉刺激表现出异常兴趣。

（3）症状出现于儿童早期。

（4）症状导致社交、职业或目前其他重要功能严重损害。

（5）排除智能障碍或全面发育障碍。

2. 严重程度诊断

根据病情分为三级：需要支持（Ⅰ级），需要较多支持（Ⅱ级），需要极大支持（Ⅲ级）。

3. 评估工具

可应用孤独症诊断访谈量表（ADIR）、孤独症诊断观察量表（ADOS）和儿童期孤独症评定量表（CARS）辅助诊断。心理教育评估表（PEP）和盖塞尔发育诊断量表有助于评估患儿的能力发育水平，为康复训练提供依据。

（四）鉴别诊断

（1）语言发育迟缓：存在语言发育延迟及语言交流障碍，但患儿非语言沟通能力可，在情感互动、建立和理解人际关系上不存在障碍。

（2）智力障碍：患儿可表现为语言发育迟缓，社会交往能力差，以及局限重复的行为方式和狭窄的兴趣，但整体的智力发育水平低于同龄人。

（3）选择性缄默症：患儿在某些需要言语交流的场合（如学校、有陌生人或人多的环境等）持久地"拒绝"说话，但患儿表现为拒绝说话，而非不能交流沟通。

（4）强迫症：表现为类似 ASD 的局限、重复行为方式，但其行为主要基于焦虑担忧的情绪，而非狭窄的兴趣。部分患儿症状出现可能与诱发焦虑的特定生活事件相关。

（5）儿童精神分裂症：一般起病于 10 岁以后，病前社会功能良好。存在精神病性症状，思维脱离现实，情感淡漠不协调，行为怪异孤僻或有幻觉妄想等。

（五）治疗

目前对孤独症谱系障碍核心症状尚无特效治疗方法，但行为训练能有效改善患儿的技能，帮助其适应社会。

（1）教育训练：目的是提高社交技能和生活自理能力。首先要对患儿有爱心、耐心和热心，使患儿对训练者感兴趣，便于沟通。目前主要包括三类：①以促进人际关系为基础的干预，包括人际关系发展干预、地板时光等方法；②以技巧发展为基础的干预，图片交换交流系统、行为分解法、社交故事等方法；③综合干预模式，包括丹佛模式、结构化教育、应用—行为分析等方法。

（2）药物治疗：对行为紊乱、刻板行为和攻击行为者可适当使用抗精神病药物；对注意力不集中、活动过多者可试用中枢精神兴奋剂。

四、注意缺陷多动障碍

注意缺陷多动障碍（ADHD）又称儿童多动症，是儿童期最常见的行为障碍。以注意缺陷、多动冲动为主要特征，起病于12岁以前，症状可持续存在至青春期或成人期。常伴有学习困难、人际关系差、自我评价低下，共病其他精神障碍，影响学业成就及职业功能。

（一）病因及发病机制

遗传研究显示，ADHD具有家族聚集性，同胞发病率为65.0%，同卵双生子发病率为51.0%，异卵双生子发病率为33.0%，遗传倾向性为61%。危险因素包括母亲孕产期的情绪困扰、吸烟、酗酒等问题，分娩过程中胎儿脑损伤、低出生体重，成长过程中不和谐的家庭环境、经济状况差、生活节奏过快、学习压力大、接触环境中的重金属（如铅）等。

神经影像学研究发现，ADHD患者在前额皮质、颞—顶皮质、扣带回、基底核和小脑等区域可能存在结构变异；神经生理学研究显示，ADHD儿童的脑电可能有θ或δ慢波增强，α和β波减弱，而β波活动减弱与多动水平有关，θ波增加与觉醒不足导致的冲动性有关。神经生化学研究提示，与中枢神经系统去甲肾上腺素、多巴胺和5-羟色胺等递质不平衡有关，所有这些发现仍需进一步的证实。

（二）临床表现

（1）注意缺陷：是多动障碍的核心症状之一，主要表现为主动注意的缺陷，被动注意可以正常或强化。在需要集中注意的环境和任务中，注意保持时间达不到患儿年龄和智力相应的水平，易受环境的干扰而分心。听课容易走神、开小差；做作业不能全神贯注，边做边玩，拖拖拉拉。

（2）活动过多：是多动障碍的另一核心症状，表现为在需要相对安静的环境中，活动量和活动内容比预期的明显增多，过分不安宁和（或）小动作多，不能静坐，在座位上扭来扭去，东张西望，摇桌转椅，话多、喧闹。行为冲动、唐突、不顾及后果。喜欢危险的游戏，经常恶作剧。

（3）冲动性：表现为对信息处理缺乏延迟反应，容易激惹冲动，行为唐突、冒失，不怕危险，不顾后果。易抢嘴插话，容易与人发生冲突，经反复教育也不会吸取教训。

（4）学习困难：ADHD多数伴有学习困难，表现为学习成绩低下。大多同时存在认知功能缺陷，如视觉空间感知发育障碍，左右分辨不能，写字左右颠倒，"部"写成"陪"，"b"读成"d"，早期即可表现为学习困难。

（三）诊断

1. 常用的心理行为评估

（1）智力测验：患儿的智力多在正常水平或边缘水平（总智商在70~89）。部分表现为言语和操作智商的发展不平衡，以操作智商优于言语智商为多。

（2）行为评估：常用量表为康氏儿童行为量表和阿肯巴克儿童行为量表。前者又依据评定人分为三种：父母用症状问卷、教师用评定量表和可共用的简明症状问卷；后者由父母填写，适用于4~16岁儿童，可了解儿童多动及其他多种行为问题。

（3）注意力测验：常用划销试验、持续操作测验（CPT）、威斯康星图片分类测验、斯特鲁普测验等。但测验结果不能作为诊断的直接依据。

2. 诊断要点

（1）起病于12岁以前，症状持续存在超过6个月。

（2）主要表现为注意缺陷和（或）活动过度，必须出现在学校、家庭等两个或更多场合。

（3）冲动性、学习困难、品行问题可以存在，但不是诊断的必需条件。

（4）排除儿童情绪障碍、智力障碍、儿童精神分裂症等。

3. 分型诊断

根据主要表现的不同可分为：注意缺陷型（在过去6个月内符合注意缺陷障碍，但不存在多动/冲动表现）、多动/冲动型（在过去6个月内符合多动/冲动障碍，但不存在注意缺陷表现）、混合型（同时符合注意缺陷和多动/冲动障碍）以及部分缓解（先前符合诊断标准，在最近6个月内不符合全部，但其症状仍然导致社交、学业或职业功能方面的损害）。

（四）鉴别诊断

（1）正常活泼儿童：正常活泼儿童的好动在需要安静的时候可以安静下来。ADHD儿童从活动量上较正常儿童显著增多，且不分场合，行为具有冲动性，不计后果。

（2）品行障碍：表现为违反与年龄相应的社会规范和道德准则的行为，行为带有明显的破坏性和反社会性，如打架、说谎、偷盗、纵火、破坏和攻击行为等。注意缺陷和活动过多不占据重要位置。单纯用中枢兴奋剂治疗无效。

（3）情绪障碍：儿童的焦虑或抑郁可表现为注意力不集中和活动过多，经认真细致精神检查可以发现情绪障碍的体验。

（4）特定的学习障碍：主要表现为学习的基本技能获得障碍，在学习的初级阶段即在听、说、读、写、算中的一个方面或几个方面存在困难，难以完成最基本的学习任务。智力基本正常。在不涉及受损功能的活动中不存在困难，注意正常。

（5）智力障碍：智力测验可作鉴别。

（6）精神分裂症：儿童精神分裂症早期也可出现注意力涣散、坐立不安、烦躁，但一般起病年龄更晚，存在精神分裂症的特征性症状，精神兴奋剂治疗无效或可以加剧病情。

（7）睡眠呼吸暂停综合征：此症患儿白天可表现为注意力集中时间短，易分心，但儿童存在睡眠中打鼾，呼吸暂停，多导睡眠监测仪可明确诊断。

ADHD常存在共病，包括上述品行障碍、学习障碍、情绪障碍、睡眠障碍以及抽动障碍等，当同时满足多项诊断标准时，应作出共病诊断。

（五）治疗

治疗主要采取综合治疗，包括药物治疗、心理治疗、学校教育、父母培训。推荐根据患儿年龄采用不同方法：学龄前儿童（4~5岁）以行为矫治为首选，若无明显改进且症状对患儿日常功能造成中至重度影响，可予哌甲酯口服治疗；学龄期儿童（6~11岁）可使用口服药物治疗并结合行为矫治；青少年（12~18岁）应在获得本人同意后，予口服药物治疗，也可应用行为治疗。

1. 药物治疗

包括中枢神经兴奋剂，如托莫西汀、缓释胍法辛、缓释可乐定。

我国临床常用的中枢神经兴奋剂有哌甲酯速释片和哌甲酯控释片，一般用于6岁以上患者，6岁以下要慎重使用，有癫痫者慎用。药物剂量分别为：哌甲酯速释片5~40 mg/d或0.3~1.0 mg/（kg·d），分2~3次服用。哌甲酯控释片18~54 mg/d，早餐后1次吞服。用药宜从小剂量开始，根据疗效和不良反应调整用药剂量。节假日可根据患儿实际状况决定是否需要用药，目前研究尚存争议。

盐酸托莫西汀可用于6岁以上患者，有效剂量范围0.8~1.2 mg/（kg·d），早餐后1次吞服。用药宜从10 mg/d开始，根据需要7天调整1次剂量，直至目标剂量。

常见的药物不良反应有食欲减退、睡眠影响、腹痛、心搏加快、镇静等，长期使用可对体重和身高造成一定的影响。

2. 心理治疗

以认知行为治疗效果较好。在进行治疗以前，要确定好治疗的靶症状，逐一解决问题。在实施过程中，采用阳性强化、自我指导等行为技术，结合认知治疗技术，逐步以适应良好行为取代问题行为。

治疗目标的确定宜选择对患儿危害最明显、最急于解决的问题或最容易解决的问题着手，并根据治疗情况适时修正治疗目标。

3. 学校教育

应争取得到老师的理解和配合。老师宜对患儿多正面关注，用榜样示范方法为患儿确定目标、设置作息计划、明确行为规则，在课余时间安排适当的活动，逐渐提高自信心和自尊心。对存在学习困难的儿童可进行小班教学和个别辅导。

4. 父母培训

主要包括对 ADHD 的正确认识，帮助父母采用有效的管理策略，促进积极的亲子沟通，提高治疗依从性。

5. 药物治疗

对于伴有攻击行为的 ADHD 患儿，单独药物治疗或药物结合心理治疗均为有效的方法。药物治疗首选治疗 ADHD 核心症状的一线药物；当药物治疗和心理干预能有效控制 ADHD 核心症状却无法控制攻击行为时，可加非典型抗精神病药物或心境稳定剂治疗。

第二节 精神分裂症及其他精神病性障碍

精神分裂症是一类精神症状复杂、至今未明确其病理基础的常见严重精神障碍，多起病于青年或成年早期，具有知觉、思维、情感、认知、行为及社会功能等多方面的障碍，一般无意识障碍。部分患者可痊愈或基本痊愈，自然病程多迁延而导致精神残疾和社会功能衰退。据 WHO 报道，精神分裂症所致损失占非感染性疾病所致损失的 2%。精神分裂症在我国是导致精神残疾的重要原因，也是我国住院精神病患者的主要病种。

一、病因及发病机制

精神分裂症的症状复杂多样性，至今未能找出单一的、决定性的致病因素，目前仍认为是基因与环境等多因素相互作用的后果。

（一）遗传因素

家系调查发现该病患者的家族中患同病者为一般人群的 6.2 倍，且血缘越近患病率越高。现代遗传学研究较为集中的报道是精神分裂症患者可能有 5、11、21、8 号染色体的长臂，19 号染色体的短臂和 X 染色体，以及 6、13 和 22 号染色体异常。近年来，分子遗传学研究发现，精神分裂症可能与多巴胺系统、5-羟色胺系统、免疫系统有关基因等有关。全基因组关联性分析研究显示，*MKL1* 基因可能是该病的易感基因。

（二）神经病理学及脑形态学研究

母孕产期的相关并发症以及婴幼儿期的高热、惊厥、严重躯体疾病可能会增加该病易感性；幼年中枢神经系统病毒或类病毒感染可能是疾病产生的先决条件。结构影像学研究发现，精神分裂症患者有脑皮质体积减少、第三脑室及侧脑室扩大、脑沟回增宽、颞叶内侧结构及额叶和海马体积缩小等。磁共振波谱（MRS）研究显示，内侧颞叶的 N-乙酰天冬氨酸降低及前额叶皮质烟酰胺（NAA）浓度下降等，可能与精神分裂症患者神经元体积和（或）生存能力减弱有关。

（三）神经生化研究

目前主要有以下几个假说。

1. 多巴胺（DA）假说

近年来修正的 DA 假说认为，精神分裂症患者同时存在 DA 功能亢进及不同通路的 DA 功能低下，其中中脑—边缘系统的 DA 系统功能亢进与精神分裂症的阳性症状有关；中脑—皮质通路的 DA 系统功能低下与精神分裂症的阴性症状及认知缺陷症状有关。研究提示，D_2 受体亚型与精神分裂症的阳性症状有关，而 D_1 受体亚型可能与阴性症状有关。此外，也有学者认为中间皮质—前额区的 DA 系统功能低下与认知缺陷症状有关。

2. 5-羟色胺（5-HT）假说

5-HT 2A 受体可能与情感、行为控制及调节 DA 释放有关。非典型抗精神病药物对阳性和阴性症状都有效，可能是由于其对 5-HT 的高亲和力，而 5-HT 神经元传递也可调节 DA 的激动和释放。

3. 谷氨酸假说

研究提示，谷氨酸受体拮抗剂苯环己哌啶（PCP）可引起幻觉妄想，也可引起阴性症状，推测 N-甲基-D-天门冬氨酸（NMDA）受体功能障碍在精神分裂症的病理生理中起重要作用。

（四）心理社会因素

社会因素所致的巨大压力使具有易感素质的人容易发病。"温床"假说认为，贫困阶层精神压力较大，容易发病；"漂移"假说则认为，患病影响社会和职业功能，因而沦于贫困。有关研究显示，移民中精神障碍包括精神分裂症发病率较高。

总之，精神分裂症的病因尚未阐明，遗传及心理社会因素在发病中均起重要作用，前者可能是发病的素质基础，而后者可能是促发因素。

二、临床表现

精神分裂症患者发病前常有一些前驱症状，包括：类似神经症的症状；生活习惯或行为方式的改变；性格改变，孤独敏感，喜怒无常；沉溺于一些玄奥或荒谬的想法，甚至自语自笑；与周围人或环境疏远，难以接近等。这些前驱症状可持续数周、数月或数年。典型的精神分裂症症状有如下几项。

（一）思维症状

思维障碍是最重要、最常见的症状。患者常有各种思维形式障碍、思维内容障碍及思维属性障碍。正常思维过程是一系列有目的、合乎逻辑的联系过程，这一过程称为联想。

如果患者在意识清晰的情况下，联想缺乏目的性和逻辑性，联想范围松散，交谈时经常游离于主题之外，回答问题缺乏中心，使人感到交流困难，则称为思维或联想散漫。严重时，言语支离破碎，全无逻辑联系，句子之间缺乏联系，不能表达完整的意思，只是词汇或语句的堆积，称为思维破裂。更严重的称为词语杂拌。

逻辑障碍也较常见，有的患者表现为明显的思维逻辑倒错，推理过程十分荒谬，甚至古怪，既无前提，又缺乏逻辑依据，有的甚至因果倒置，不可理解。有的患者表现为病理性象征思维，以一些很普通的具体的概念、词句或动作来表示某些特殊的、只有患者自己能够理解的意义。有的患者表现为明显的语词新作、诡辩性思维，即表现为中心思想无法捉摸，缺乏实质意义的空洞议论。有的患者大脑中涌现出大量思维并伴有明显的不自主感、强制感，称为思维云集或强制性思维。

妄想是思维内容障碍最重要的症状，往往与患者的教育、文化背景不相符合。有的较有逻辑性，但多数的妄想内容荒谬、结构松散、易于泛化。妄想可分为原发性和继发性两类。

原发性妄想常突然形成，其内容无法以患者既往经历、当时处境和情感活动来解释，持续时间较短，常出现于精神分裂症的急性起病期。原发性妄想是精神分裂症的特征性症状。继发性妄想大多继发于其他躯体、精神症状或疾病，以及应激等，一般无诊断意义。

最常见的妄想是被害妄想与关系妄想。被害妄想表现为患者总感到有人在捉弄、诽谤、暗算或谋害自己，感到自己被跟踪、被监视、食物中被放了毒药，甚至医生为其治疗也被看作"医学实验"。关系妄想是患者把周围环境中一些实际与他无关的现象，都认为与他本人有关，如常认为周围人的言行、电视或报纸上的内容与自己有关，关系妄想常与被害妄想交织在一起。其他的妄想还包括：疑病妄想是患者坚信自己患了某种严重或怪异的疾病，如认为自己"血液枯竭了""肠子烂光了"；钟情妄想是患者坚信他人对自己产生了爱情；嫉妒妄想是患者坚信配偶有外遇，因而对配偶的行为加以检查和跟踪；夸大妄想的患者认为自己很有才能，担任重要职务，已发明或创立了某些有重要价值的东西或学说。

以上几种妄想虽然常见但并非精神分裂症所特有。有些妄想对诊断具有特征性意义。例如被动体验，患者觉得自己的思想、行为被"仪器或外界力量"所控制，觉得"自己不能做主了"（被控制感），甚至认为有某种特殊仪器在操纵或影响他（物理影响妄想）。

思维属性障碍表现为患者自我和外在世界之间界限的丧失。患者觉得自己的思想刚冒出来就会被别人知道（被洞悉感）；感到自己脑子里出现了不属于自己的思维（思维插入）；或突然感到自己的思维被外力夺走（思维被夺），这些内容涉及自我与"环境"界限的混淆不清。

思维贫乏常见于慢性精神分裂症患者，表现为概念和词汇贫乏，对一般性询问往往没有明确应答，或以"不知道""没什么"应答；主动言语少或虽然语量不少，但内容空洞，缺乏进一步的联想。

（二）感知觉症状

最常见的是幻觉，尤其以言语性幻听最为常见。常见于精神分裂症患者，但其他精神障碍也可出现幻觉。

听幻觉可以是噪声、音乐，但主要表现为在意识清晰的情况下听见说话的声音（言语性幻听）。"声音"或含糊或清晰，但患者常不大关心"声音"的来源，而是无条件地信以为真。幻听内容可以是争论性的或评论性的，也可以是命令性的。"声音"的内容往往令患者不愉快，如议论、辱骂、恐吓，或通知指使他去做什么。虽然这些"声音"常是片断的语句，患者却一听就"懂"，且行为常受到幻听的支配。

有无幻听可通过询问发现，也可通过观察患者有无喃喃自语或侧耳倾听等行为判断。在疾病的急性期，"声音"对患者的影响较大，即患者很听幻听的话，可引起患者的妄想或突然冲动。在慢性期，"声音"对其影响较小。此外，幻听有时是"感到"体内某个部位有声音，如"感到脑子内或肚子内有人说话"（假性幻觉）。

视幻觉或简单或复杂，可看见闪光、人、动物或物体，在成人精神分裂症中较少见，在儿童中较多见，所见的形象多不完整，如见到"墙上有只眼睛在眨"。触幻觉的内容常是不愉快的，如感到身上被通电、被刺、触碰、被强奸或是皮肤下面有虫子爬等。

（三）情感症状

主要表现为情感淡漠及情感的不协调，伴自发动作减少、缺乏肢体语言。

情感淡漠的早期表现是迟钝及平淡，细腻情感及高级情感受损，随后对生活要求减退，兴趣减少，最终患者的情感体验日益贫乏，面部缺乏表情，对一切显得无动于衷，丧失了与周围环境的情感联系。愉快感缺失是指不能体验到快乐，如与朋友交往、参加运动等不再感到愉快。

情感不协调是指情感反应与其思维内容或周围环境的不协调，如患者自诉有人陷害却并不感到紧张，当医生问及时甚至能面带笑容轻松自如地诉说，有的甚至表现为情感倒错，当听到令人痛苦的事情时却表现得非常愉快。易激惹，即使轻微的或不愉快的情况也可引起患者产生剧烈而短暂的情感反应，患者对自身情绪的控制能力减弱，常不明原因地发脾气。矛盾情感，指对同一件事情同时产生两种相反的、互相矛盾的情感体验，患者对此既不自觉又不能加以分析和判断，泰然自若地接受两种情感。此外，焦虑与抑郁情绪在精神分裂症患者中也很常见，可达到60%，有的患者甚至消极自杀。

（四）认知缺陷症状

可涉及多个认知领域，包括：①注意障碍：如听觉注意及视觉注意障碍、注意分散、注意专注与转移障碍、选择性注意障碍及觉醒度降低等；②记忆障碍：包括瞬时记忆、短时记忆及长时记忆损害等；③工作记忆损害：如言语性工作记忆及视空间觉工作记忆损害；④抽象思维障碍：如概念分类和概括障碍、联想（判断、推理）障碍、解决问题的决策能力障碍，特别是存在执行功能障碍；⑤信息整合障碍：不能充分利用已有的知识去整合信息加工过程，如视觉—听觉综合障碍、视觉—运动觉综合障碍等；⑥其他：如运动协调性障碍等。

（五）意志与行为症状

意志减退较常见，尤其是慢性或以阴性症状为主要表现的精神分裂症患者。不能开展有目标的行为并将其完成，上班缺勤或无目的地外出闲逛，有时会被误认为"懒惰"；对未来生活的计划性差，缺乏主动性，随着病情的发展，患者在坚持工作、完成学业及料理家务等方面均存在困难，可以连坐几个小时而没有任何自发活动，甚至连个人卫生也不知料理，衣着肮脏或乱穿一气。可出现不顾社会道德规范的怪异行为而不自觉，如在公共场合手淫、在垃圾桶里翻找食物。

有些患者在妄想或幻觉影响下，可出现病理性意志增强，如自认为受到迫害反复上访及上告。有些患者吃一些不能吃的东西或伤害自己的身体（意向倒错）。部分患者对同一事物可同时产生对立的相互矛盾的意志活动，患者对此毫无自觉，也不能意识到它们之间的矛盾性（矛盾意向）。

不协调性兴奋患者的行为动作显得单调杂乱、无明确的动机和目的，有时显得愚蠢幼稚，使人难以理解，与外界环境不协调。精神运动性抑制的患者可表现为木僵或亚木僵状态，在意识清醒的情况下，言语动作完全抑制或减少，并经常保持一种固定的姿势，不言不动、不进食、不解大小便，面部表情固定，对刺激缺乏反应。在木僵的基础上，患者可出现蜡样屈曲，肢体任人摆布，保持一个怪异或不舒服姿势较长时间，或者在床上保持头部悬空（"空气枕头"）姿势，称为紧张性木僵。

有时患者对外界的要求不但不执行，而且表现出抗拒或相反的行为（违拗症），或者相反，患者像机器人一样机械地执行外界的简单指令（被动服从）；有时患者机械刻板地无目的重复单一单调的动作或言语（刻板动作或刻板言语），或机械地重复周围人的言语或行为（模仿言语或模仿动作）。在抑制的基础上，部分患者可突然出现无目的的冲动行为，随后又转入抑制状态，如连续数天卧床不起的患者突然从床上跳起，打碎窗上的玻璃或掐其他病友的脖子以后又卧床不动。

该病还有一种较为特殊的行为障碍，就是行为的内向性，表现为患者完全沉湎于自己的臆想、妄想及幻觉中，而对周围现实置之不理，行为孤僻离群。

（六）人格改变

约1/4的患者在发病前就具有一种特殊的性格，称为"分裂样性格"，表现为怕羞、不喜与人交往、孤僻、好幻想、喜钻牛角尖等。病前适应不良与发病早、阴性症状、认知缺陷、社会功能不良、预后差有关。但很多患者的病前性格与常人无异，而在发病后出现分裂样人格表现。

（七）其他症状

（1）自知力缺乏：患者不相信自己有任何反常，认为幻觉妄想从内容到形式都是真实的。

（2）神经系统软体征：包括立体感、皮肤书写感、平衡感、本体感觉，虽不能定位，但见于相当比例的患者。

（3）有些患者存在睡眠、性或其他身体功能改变，睡眠紊乱多种多样，尤以δ波睡眠减少（S4睡眠）最常见。很多患者出现持续性便秘。

（八）阳性症状和阴性症状

阳性症状指精神功能的异常或亢进，包括幻觉、妄想、明显的思维形式障碍、反复的行为紊乱和失控等。

阴性症状则为正常精神功能的减退或丧失，主要包括思维贫乏、情感淡漠、意志缺乏等，其核心是动力或欲望的缺乏、精神活动的缺失。主要见于慢性及长期住院的患者，也有少数患者以阴性症状为首发症状，提示预后较差。

三、诊断

详细的病史收集、细致的观察、全面的精神检查，辅以必要的诊断工具、体格检查和实验室检查，加上严谨的临床思考，构成精神分裂症临床诊断的基础。精神分裂症目前还没有肯定的实验室诊断方法。

（一）诊断标准

DSM-5中精神分裂症的诊断标准见表10-1，值得注意的是，在症状标准A中，如经有效成功的治疗，限期可以较短。

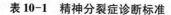

表 10-1　精神分裂症诊断标准

A. 特征性症状：在 1 个月中相当显著的一段时间内存在以下两项症状，其中至少包括（1）、（2）、（3）中的一项
（1）妄想
（2）幻觉
（3）言语紊乱（频繁的离题或散漫不连贯）
（4）明显的紊乱或紧张症行为
（5）阴性症状，即情感平淡、言语贫乏或意志减退等
B. 以上症状导致社会功能明显下降
C. 病期：至少持续 6 个月（可包括前驱或残留期），其中至少 1 个月符合 A 症状标准
D. 排除心境障碍及分裂情感性精神障碍
E. 排除精神活性物质或躯体疾病所致

（二）诊断时需要注意的问题

（1）必须将精神症状与发生症状时患者的心理文化背景联系起来分析，症状可理解与否，对决定精神分裂症的诊断有很重要的意义。

（2）反复观察患者。无论患者是否合作，症状并不是在任何时间及任何场合都会充分暴露的，特别是当精神检查发现与病史不相符合时，不能仅根据短暂的、片面的检查就下结论。

（3）正确估计精神因素的作用。多数精神分裂症患者在病史中都可找到一些精神因素，有些因素是微不足道的，有些则可能是发病后与环境发生冲突的后果，均不能仅靠此诊断为其他精神障碍。

（4）如在躯体疾病的过程中出现精神分裂症的症状，则应考虑以下几种可能。①精神症状因躯体疾病而引起：精神症状的发生时间及轻重变化与原发疾病关系密切，应诊断为症状性精神病。②精神症状因躯体疾病诱发：精神症状出现后按自己的规律演变，与躯体疾病关系不大，仍应诊断为精神分裂症。③精神分裂症与其他疾病同时存在，两者纯粹是巧合。

（5）诊断必须尽可能抓住确定的症状和症状组合，症状群更有诊断价值。有些症状在诊断中具有重要意义，如原发性妄想，妄想内容荒谬怪异，评论性幻听、两个以上声音互相对话的争论性幻听或思维播散等。

（三）临床亚型

既往一般根据精神分裂症的临床特征将其划分为偏执型（即妄想型）、青春型、紧张型、单纯型等亚型，但由于这些亚型的诊断稳定性差，可靠性低，有效性差，临床实用性和可操作性低。故 DSM-5 取消了分型，代之以标注，如标注为"伴紧张症""多次发作，目前在急性发作期""多次发作，目前为完全缓解""多次发作，目前为部分缓解""持续发作"等，以利于临床实践中对患者进行个体化诊治。

四、鉴别诊断

主要鉴别诊断应包括与分裂情感性精神障碍、心境障碍、妄想性障碍、人格障碍的鉴别（表 10-2）。

表 10-2　精神分裂症的鉴别诊断

精神障碍	躯体疾病	药物
伴有精神病性症状的双相障碍	颞叶癫痫	兴奋剂
伴有精神病性症状的抑郁症	肿瘤、脑卒中、脑外伤	甲基苯丙胺、可卡因
分裂情感性精神障碍	内分泌/代谢障碍（如卟啉病）	致幻剂
短暂精神病性障碍	维生素缺乏（如维生素 B_{12}）	苯环己哌啶
分裂样精神障碍	自身免疫性疾病（如系统性红斑狼疮）	抗胆碱能药物
妄想性障碍	感染性疾病（如神经梅毒）	酒精戒断
应激障碍、惊恐障碍、人格解体、强迫症、人格障碍	中毒（如重金属中毒）	巴比妥戒断

与分裂情感性精神障碍和带有精神病症状的心境障碍的区分要点是，精神分裂症要么根本不出现符合诊断标准的情感发作，要么出现在精神病症状之后，要么仅短暂共存于精神病症状。与妄想性障碍相比，精神分裂症的妄想怪异，常有幻听。人格障碍患者虽有情感、思维、言语和人际交往方面的问题，但未达到精神病程度。精神分裂症的早期，强迫观念十分常见，表现为控制不住反复思考一些无关紧要的问题，但患者并不一定认识到这种思考是没有必要的，也不一定为此感到痛苦。

其他需排除的精神障碍还有分裂样障碍、短暂发作性障碍和诈病。如果症状持续超过 6 个月，可除外分裂样障碍；短暂精神病性障碍急性起病，有明确的应激事件，病程不足 1 个月；诈病者有时较难鉴别，须经过仔细观察，包括了解既往史。

五、治疗

提倡全病程治疗，即急性期、巩固期（恢复期）和维持期（稳定期）治疗三个相互联系的过程。方法包括药物、心理及其他治疗，以药物治疗为主。

（一）药物治疗

主要是抗精神病药物治疗，单药治疗为原则，心境稳定剂及其他药物可作为附加治疗。

1. 药物选择

近年来，国内外治疗指南推荐非典型（即第二代）抗精神病药物作为一线使用（氯氮平除外），而典型（即第一代）抗精神病药物一般作为二线使用。目前国内常用的第二代口服抗精神病药物包括氨磺必利、阿立哌唑、奥氮平、喹硫平、利培酮、齐拉西酮及氯氮平等，各种药物的起始剂量及最大治疗剂量详见表 10-3。

表 10-3　常用口服抗精神病药及治疗剂量

抗精神病药	起始剂量（mg/d）	最大剂量（mg/d）
第二代抗精神病药		
氨磺必利	200	1200
阿立哌唑	5～15	30
氯氮平	25	900
奥氮平	5～10	20
喹硫平	50	750
利培酮	1～2	16
齐拉西酮	40	160
第一代抗精神病药		
氯丙嗪	50～150	1000
氟哌啶醇	1～10	100
奋乃静	4～24	56

一般认为，典型的抗精神病药物对阳性症状具有肯定疗效，但对阴性症状效果不佳，且有较严重的锥体外系不良反应。非典型抗精神病药物具有广谱疗效，对认知缺陷症状及阴性症状均有效，对难治性精神分裂症也有效，同时较少升高血清催乳素水平，不易出现闭经、溢乳，其对额叶和纹状体系统的 5-HT$_2$受体阻断作用，可缓解锥体外系不良反应。

为快速控制精神症状，尤其是冲动、躁动等激越症状，急性期可使用抗精神病药物针剂治疗，目前国内常用的药物包括氯丙嗪针剂（规格为每支 50 mg）、氟哌啶醇针剂（每支 5 mg）、齐拉西酮针剂（每支 30 mg）。

2. 巩固治疗及维持治疗

在急性期治疗的基础上，宜继续用抗精神病药物治疗剂量持续 1 个月左右，使病情进一步缓解。然后逐渐减量进行维持治疗，首次发作后维持治疗时间一般在症状缓解后不少于 2 年，如患者复发，维持治疗时间要求更长一些（多次复发者至少维持治疗 5 年）。这一阶段的抗精神病药物逐渐减量，以减至最小剂量而能维持良好的功能状态为标准，一般认为，在 6 个月后逐渐减至治疗量的 1/2，如病情稳定，可继续减量，减至治疗量的 1/4 或 1/5。

3. 难治性病例

指过去 5 年中先后给予至少三种抗精神病药物（其中至少两种化学结构是不同的），经过足够剂量（相当于氯丙嗪 400 ~ 600 mg/d）、足够疗程（4 ~ 6 周）治疗，症状仍无明显缓解的精神分裂症患者。对于难治性病例首先应重新考虑诊断、并发症、治疗依从性，然后考虑把现用药物加大至治疗剂量的上限（必要时检测血药浓度），重新制订治疗方案，更换药物，合用其他抗精神病药物，使用氯氮平等。合用的其他药物包括锂盐、抗惊厥药（如卡马西平和丙戊酸盐）、抗抑郁剂，也可与电休克治疗联用。不过，现有的合用药物研究资料尚未证实有持续肯定的效果，几乎任何一种合用方法都没有达到或超过氯氮平的疗效。

（二）心理治疗

对于精神分裂症患者，心理治疗主要应用于巩固期和维持期。患者在精神症状逐渐消失后，有了解疾病性质、提高识别能力的需要，也有学习应对社会歧视、改善人际交往、处理情绪和行为问题的需要。

（三）心理社会干预和家庭心理教育

心理社会干预在精神分裂症的处理上具有重要作用，应与药物治疗密切结合，构成完整的心理社会干预，使患者重新回到社会。心理社会干预应根据患者的情况、病情阶段和生活状况而定。比如，和家人一起生活的，家庭治疗可能有益；独居者可参加日间医院项目或安排社区护士探视。精神科医生应努力使患者得到充分的精神卫生保健和照料，应与当地社会服务机构保持紧密的工作关系。

（四）其他治疗

（1）电抽搐（休克）治疗：主要用于控制急性兴奋躁动、严重抑郁、自伤自杀和木僵、违拗、拒食状态，对部分难治性精神分裂症也有效。

（2）精神外科：原指脑额叶白质切断术，只适用于少数经各种治疗无效而又难以管理的患者。目前认为对精神分裂症治疗没有肯定疗效。

（3）附加精神药物治疗：焦虑症状严重者可加用抗焦虑药；冲动攻击行为、活动过多、兴奋，或情绪不稳定可加用碳酸锂、丙戊酸盐、卡马西平；精神病后抑郁，特别是有自杀倾向者，可加用抗抑郁药物 SSRI 类等，若效果不满意，可考虑使用锂盐。

（4）中医治疗：目前尚无疗效可靠的方剂及针灸穴位治疗推荐。

六、病程和预后

目前认为有间断发作和持续性病程两类，前者指精神症状急剧发作一段时间后，间隔以缓解期，缓解期长短不一，有部分患者一次发作后终身缓解；后者指病程迁延呈慢性，部分患者可出现明显的精神衰退。

由于治疗方法的进展，尤其是精神药物的研发和应用，社会环境的改善，精神分裂症的预后已有很大改善。研究显示，初次发作后患者如能得到有效治疗，40% 的患者可获得临床痊愈、症状彻底缓解或仅残留轻微症状。与预后有关的重要因素有以下几点：①急性起病者预后较好；②以阳性症状为主要表现的患者预后较好；③系统、及时合理治疗的患者预后较好；④能得到家庭及社会网络有效支持的患者预后较好，女性预后一般好于男性。

精神分裂症可共病其他精神障碍。当共病明显的强迫症状时，预后较差；共病边缘性人格障碍症状时，预后较好；共病物质滥用者预后差。

精神分裂症导致暴力行为的风险相对较小，但暴力威胁和轻微攻击行为较常见。少数情况下，患者会袭击或伤害被其认为是造成自己痛苦的人，因此对精神分裂症的全面评估应包括对暴力危险和自杀风险的不断评估。

第三节　双相及其相关障碍

双相障碍以阶段性的情感高涨和低落交替反复发作为主要特点，也可能混合存在。在既往的 ICD 和 DSM 诊断系统中，双相障碍归在心境障碍中，但在 DSM-5 中，双相障碍单列为一类精神障碍。

双相障碍通常发生青年期早期，西方发达国家的终身患病率为 5.5% ~ 7.8%，男女发病比例几乎相等，国内的患病率在 2% 左右。从首次发作到确诊的平均时间约为 10 年，诊断率和治疗率均较低。双相障碍与自杀和躯体疾病（如缺血性心脏病、糖尿病、慢性阻塞性肺疾病、肺炎、非故意性伤害）的风险增加有相关性。约 2/3 的双相障碍患者共病另一种精神障碍，常见的有焦虑障碍、物质滥用、冲动控制障碍。与其他精神障碍相比，在一次发作后一年内的复发风险特别高，第一年的复发率为 50%，第四年的复发率高达 40%。全球疾病负担研究显示，双相障碍在非感染性疾病所致损失中位列第六位。

一、病因及发病机制

近年来虽有大量研究，但到目前确切的病因仍旧不明，一般认为遗传占主要因素。比较成熟的神经生物学假说包括 5-羟色胺和去甲肾上腺素失调。近年来，神经营养因子在精神疾病中的作用也受到了关注。心理社会因素在双相障碍的病因中虽然不如抑郁障碍，但也应该受到足够的重视。有研究认为，应激生活事件可能与情感症状的始发和后期恶化有关。

二、临床表现

主要临床特征是以躁狂或轻躁狂、抑郁或躁狂—抑郁混合相急性发病，之后反复发作与缓解，或部分缓解（即残留症状）。复发可以表现为躁狂、抑郁、轻躁狂或混合发作，复发持续时间从几周到 6 个月。从一次发作到另一次发作的循环时间各不相同。有些患者的发作频率很低，也许终身仅发作数次，而有些患者为快速循环型，每年发作次数大于 4 次。仅有少数患者表现为抑郁和躁狂的规律交替发作，多数患者会以某个疾病相为主。交替发作的形式可以是一种发作紧随另一种发作之后，也可以有一个正常的间隙期。

1. 躁狂发作

躁狂发作的核心症状是心境高涨，伴有思维敏捷和言语动作增多。但有些患者以易激惹为主。

心境高涨表现为自我感觉良好，精力非常充沛，终日喜气洋洋、谈笑风生。讲话声音高亢、中气十足，非常自负，自觉能力强，做事轻率鲁莽而且任性，盲目乐观不计后果地参加各种高风险活动（如赌博、极限运动、滥交）而难以自拔。部分患者会表现为情绪易激惹，令人生厌，情绪不稳，喜怒无常。患者自我感觉亢奋，缺乏内省力，活动过多，做事虎头蛇尾，常导致冲动行为和危险后果。人际关系摩擦可能会使其感受到不公正待遇甚至产生被迫害感。此时，患者可能有对自己或他人造成伤害的危险。

思维敏捷，表现为患者的注意力容易随境转移。联想加快，叙述问题或事件时常有始无终，一件事情刚开始，即又进入下一个事件。常伴有记忆增强、聪明感、思维云集、观念飘忽、反应敏捷。可出现音联、意联的现象。言语往往辞藻华丽堆砌，但给人缺乏深思熟虑，流于肤浅之感。需要注意的是，一些有艺术才华的患者此时可创作出很多优秀甚至是伟大的作品。严重的患者会存在夸大观念，内容多具幻想性。

言语动作增多是躁狂发作时情感高涨和思维敏捷的外在表现。讲话时大量的主动性言语，滔滔不绝不易打断，有的即使声音嘶哑仍喋喋不休。常爱管闲事、打抱不平，但常常有始无终。整日忙碌、不知疲倦；常会穿着华丽或打扮得花枝招展、出手阔绰明显与自己的收入不符、社交活动增加、性欲亢进。患者因"忙碌"而作息不规律，睡眠明显减少，但仍精力充沛。食欲增加，但体重往往因活动过多、能量消耗过多而下降。

除非是极度严重的躁狂发作，一般的躁狂症状都可视为正常精神活动的量的过度，与精神分裂症的质的变化不同。少数患者可出现幻觉、妄想等精神病性症状，多为夸大妄想。一般来说，这些精神症状常随情感症状的缓解而消失。

精神病性躁狂：严重的躁狂发作有时很难与精神分裂症的精神病性症状相区别。患者存在严重的夸大或被害妄想，有时会存在幻觉。兴奋水平明显增高，行为紊乱，会大声尖叫、引吭高歌或者胡乱发誓。情感波动不协调，表现为易激惹。由于过度兴奋，患者可出现轻度意识障碍。

2. 轻躁狂

轻躁狂的发作程度较躁狂轻，与患者平日非抑郁情绪有明显区别。在轻躁狂期间会存在情感高涨、睡眠需要减少、精神活动亢奋。可落笔成文，出口成章，观察问题敏锐，易抓住事物的特点，容易熟悉和适应环境。言语动作常有极强的"感染力"，也让人心生愉悦，自己或旁人常不认为其是病态。对某些患者而言，轻躁狂状态的精力充沛、信心饱满、能力增加可使其社会功能超常。多数患者社会功能无明显受损，甚至良好，因此很多人并不愿意改变这种轻躁狂状态。但也有些患者表现为注意力不集中、易激惹以及情感的不稳定，惹人讨厌。

3. 抑郁发作

抑郁发作可以表现为典型的抑郁症，具体参见抑郁障碍章节。包括心境低落、能力下降、兴趣缺乏、精神运动迟滞、自罪自责、自杀观念及行为。严重者可有自罪妄想，有些患者可有幻觉。

4. 混合发作

混合发作包含了抑郁和躁狂或者轻躁狂的特点。最典型的例子就是患者在躁狂期间突然泪流满面或者在抑郁期间思维奔逸。这种情绪的转换可能存在一定的昼夜节律，如就寝时抑郁或早醒时心境高涨。一种常见的情形是混合了烦躁不安的兴奋情绪、哭泣、睡眠减少、思维奔逸、夸夸其谈、精神运动性不安、消极念头、被害妄想、幻听、犹豫不决和困惑等。

双相障碍根据长期发作的主要临床相可以分为：①双相Ⅰ型，定义为至少有一次完全（影响社会功能和职业能力）的躁狂发作或混合发作，这类患者即使既往或现在无抑郁发作，但今后肯定会有抑郁发作；②双相Ⅱ型，定义为至少一次严重抑郁发作和至少一次的轻躁狂发作，而从没有典型的躁狂发作；③双相障碍未分类型（NOS），无明显的双相障碍特征，不符合其他特定双相亚型的诊断。

三、诊断

主要根据病程特点、既往史和目前临床表现，对照诊断标准作出诊断。有时患者的情绪高涨并不引人注意，而是因开销巨大、冲动的性行为、毒品滥用等来就诊，强烈提示躁狂发作。需要注意的是，对所有患者都必须询问是否存在自杀想法、计划或行为。

（一）躁狂发作

（1）在持续至少1周的时间内，几乎每天的大部分时间有明显异常的持续心境高涨或易激惹，或异常持续的活动增多或精力旺盛。如果症状严重难以管理而住院，病程可不足1周。

（2）存在下列3项或更多以下症状，如果仅仅是易激惹，则需为4项。

1）自尊心强或夸张。

2）睡眠的需求减少。

3）比平时更健谈或语速急促。

4）意念飘忽或主观感受到思维奔逸。

5）自我感到或可观察到的注意力分散（如随境转移）。

6）有目标活动的增多或精神运动性激越。

7）做事不计后果（如无节制购物、性滥交或盲目投资）。

（3）严重到足以导致社会或职业功能损害。

（二）轻躁狂发作

症状标准与躁狂发作相同，但持续时间4天即可，并且无明显的社会功能障碍。

（三）抑郁发作

诊断标准同抑郁障碍。

需要指出的是，准确地诊断更有赖于医生对该病"情感不稳定性"本质的认识，以及对波动性、发作性病程的理解，并以此作为诊断的判断条件，而不是简单而机械地寻找躁狂发作、抑郁发作的证据。

四、鉴别诊断

鉴别诊断主要是需要排除继发性双相障碍，因为精神活性物质或有兴奋作用的药物使用也会出现类似躁狂或轻躁狂急性发作症状；躯体疾病如甲亢患者通常有其特殊的症状和体征，嗜铬细胞瘤的患者有特征性的高血压等。因此，认真的体格检查和完备的实验室检查非常重要。需要重视的是，双相障碍大多存在共病，如物质滥用、焦虑障碍等。

五、治疗

治疗分3个阶段：急性期的目标为快速稳定并控制症状；巩固期的目标是完全缓解症状；最后维持并预防复发，让患者长期保持在缓解状态。由于抑郁障碍章节已经详细描述抗抑郁治疗的方式，在此主要描述躁狂或轻躁狂发作和维持期的治疗。

急性期轻躁狂患者可以在门诊治疗，但多数躁狂发作的患者需要住院治疗。治疗躁狂症的疗程通常为2~3个月，病情缓解后须巩固治疗6~12个月。躁狂发作控制后的6个月内患者仍处在复发的高危险期，需要巩固治疗预防复发。巩固治疗期间有条件时可合并心理社会干预。既往有躁狂发作或反复发作者应长期服用心境稳定剂（如锂盐等）。

（一）药物治疗

躁狂发作的药物治疗包括心境稳定剂和第二代抗精神病药物，它们是双相障碍治疗的基础药物，即不论哪个治疗阶段或哪种心境发作相或缓解期，可以单一使用或合并使用，但剂量应及时调整。心境稳定剂为首选药物，包括碳酸锂、丙戊酸盐、卡马西平。第二代抗精神病药物中阿立哌唑、奥氮平、喹硫平、利培酮和齐拉西酮对躁狂发作也有明确的疗效。一种心境稳定剂疗效不佳时，可以合用另一种心境稳定剂联合治疗。第一代抗精神病药（如氯丙嗪、氟哌啶醇）可以用来治疗躁狂发作，但剂量不宜过大。一些抗抑郁药物有时可用于严重抑郁发作，但抗抑郁药物易诱发躁狂或轻躁狂。一般不作为治疗双相抑郁的单一用药。

药物选择可以根据患者先前用药的疗效和耐受性。如果没有参考可循，可根据患者的临床记录和症状严重程度。对于严重的精神病性躁狂发作，需要快速控制症状并保证患者安全，常直接使用第二代抗精神病药物，可辅助使用一些苯二氮䓬类药物，如劳拉西泮或氯硝西泮2~4 mg肌内注射或口服，每天3次。对于无禁忌证并且症状不太严重的急性发作患者，锂盐对于躁狂和抑郁发作都是很好的选择。但起效时间慢（4~10天），患者的症状可能需要加用抗惊厥药或第二代抗精神病药来控制。

一旦症状缓解，所有双相患者都必须用心境稳定剂预防复发。如果在维持治疗期间复发，应评价患者的依从性，是因不规则服药复发还是疾病本身的反复等。然后决定是否换药、调整剂量或换用其他治疗方法。

1. 锂盐

是心境稳定剂的代表药，对躁狂急性期治疗、维持治疗和预防复发都有肯定的疗效，有效率为65%~75%。同时锂盐有预防自杀和转相的作用，也可作为抗抑郁的增效剂。约2/3无并发症的双相障碍患者应用锂盐有效，可减少患者的情感波动，但对正常人无明显效果。锂盐不论是对混合相还是快速循环型的疗效均可。

碳酸锂从300 mg口服开始，每天2~3次，在7~10天内逐渐加量直至血药浓度达到0.8~1.2 mmol/L。药物在5天后达到稳态浓度。维持治疗的浓度应稍低，保持在0.6~0.7 mmol/L。青少年由于肾脏代谢快需更高剂量，而老年人应降低剂量。锂盐有效剂量在不同个体间的差异较大，故需要测定其血液浓度来调整剂量，以保证疗效，避免中毒。

锂盐有镇静作用但可直接或间接导致甲状腺功能减退，加重痤疮和银屑病。最为常见的轻微急性不良反应是细微的颤动、肌肉抽搐、恶心、腹泻、多尿、口干和体重增加。这些不良反应通常都是一过性的，在减少剂量、增加每天服药的次数后可以得到改善。

锂盐中毒最初表现为肢体震颤、深反射加强、持续头痛、呕吐和意识不清，进一步表现为昏迷、抽搐和心律失常。中毒易发生在老年人、肌酐清除率降低患者和低钠患者身上。噻嗪类利尿药、血管紧张素转换酶抑制剂和除阿司匹林之外的非甾体类抗炎药都会导致血锂浓度升高。应当定时监测血锂浓度，一般在剂量调整时或是维持期治疗每隔 3~6 个月监测。

锂盐长期的不良反应包括甲状腺功能减退，特别是对于有甲状腺功能减退家族史和肾小管功能损害的患者而言。因此，对于有甲状腺功能减退家族史的患者，在开始使用锂盐后至少每年检查一次促甲状腺素水平，其他人可以两年查一次。应及时复查肾功能，前 6 个月内测 2~3 次，之后每年测 1~2 次。

2. 抗惊厥药物

抗惊厥药物作为心境稳定剂，特别是丙戊酸盐和卡马西平，常在急性躁狂发作和混合相（躁狂和抑郁）中使用。拉莫三嗪对于快速循环和双相抑郁有效，并且不诱发躁狂，但对躁狂或轻躁狂发作治疗无效。抗惊厥药物的治疗机制尚不明确，可能包括 γ-氨基丁酸的作用以及 G 蛋白信号系统。它们和锂盐相比治疗范围更广，并且没有肾毒性。

丙戊酸盐的治疗剂量为 20 mg/kg，从 250 mg 到 500 mg（也可使用缓释剂）每天 3 次口服。血浓度在 50~125 μg/mL。不良反应包括恶心、头痛、镇静、脱发、头昏和体重增加。少见的严重不良反应包括肝功能损害、多囊卵巢综合征和胰腺炎。

卡马西平没有明确的负荷剂量，从 200 mg 每天 2 次开始，然后逐渐加量，每次增加 200 mg，直到血浓度达到 4~12 μg/mL（最大剂量 800 mg，每天 2 次）。不良反应包括恶心、头昏、镇静和坐立不安。严重的不良反应包括剥脱性皮炎、再生障碍性贫血和粒细胞性白血病。因此，临床使用该药须告知患者及家属，一旦出现皮疹等，立即停药并及时求医。

拉莫三嗪从 25 mg 每天 1 次口服开始持续 2 周，然后 50 mg 每天 1 次持续 2 周，然后增加到 100 mg/d 持续一周，再逐渐每周增加 50 mg 一直到 200 mg/d。剂量比丙戊酸盐低但高于卡马西平。拉莫三嗪可导致皮疹，因此服用时患者应该及时报告新的皮疹、丘疹、发热、腺体肿大、口腔和眼的溃疡以及嘴唇和舌头的肿胀。对于双相抑郁患者，拉莫三嗪是比较好的选择。

3. 抗精神病药物

急性精神病性躁狂可以用第二代抗精神病药物快速有效地控制，如利培酮（通常 4~6 mg/d），奥氮平（通常 10~20 mg/d），喹硫平（200~400 mg/d），齐拉西酮（40~80 mg/d）以及阿立哌唑（10~30 mg/d），有证据表明在急性期这些药物可以增加心境稳定剂的疗效。

新二代抗精神病药物导致锥体外系不良反应较少，但会出现明显体重增加和代谢综合征，尤其是奥氮平和氯氮平，但阿立哌唑和齐拉西酮较少见。对于极度兴奋而进食较差的患者，在锂盐或抗惊厥药物的基础上辅助抗精神病药物的肌内注射和支持治疗是有效的。

4. 抗抑郁药物

一般而言双相障碍的药物治疗以心境稳定剂为主，避免使用抗抑郁药物。如果患者的双相抑郁发作达中度或重度，选用单纯心境稳定剂无效，或既往停用抗抑郁药症状反复等特殊情况下，可以加用抗抑郁药物，一旦抑郁症状缓解，原则上停用抗抑郁药物，以免转躁。

（二）改良电休克治疗（MECT）

主要适应证为严重躁狂发作、严重消极自杀企图、拒食、冲动、治疗不合作患者或者药物治疗无效或不能耐受药物治疗（如孕妇）等。MECT 可以与药物治疗合用，也可以单用。通常 6~10 次为 1 个疗程。

（三）心理治疗

急性期躁狂症的心理治疗往往无效，缓解期有效，可以促使患者的自知力恢复，增加服药依从性，配合维持治疗，预防复发。团体治疗也常常被推荐给患者及其伴侣，能给患者提供一个分享其经历和感受的机会和平台，这样他们能够了解双相障碍及其社会影响以及情绪稳定剂在治疗中的重要作用。个别心理治疗将有助于帮助患者更好地适应日常生活以及提供对于自身认识的新思路。有循证证据证实，有效的心理治疗包括认知行为治疗、社会节律人际关系治疗和行为伴侣治疗。

（四）其他治疗

光疗对于季节性双相Ⅰ型或双相Ⅱ型（秋冬抑郁和春夏轻躁狂）有效，有研究显示，光疗或许是最有效的增效剂。健康教育在双相障碍的预防复发和维持治疗中非常重要。医师通过解释疾病和药物的作用，增加患者的依从性，使得患者保持长期稳定，在社交、人际、学术、专业领域或艺术追求上更有成效。

健康行为方式指导也很关键，如告知患者尽量避免刺激性药物和酒精的摄入，规律作息、避免过度消费、交友慎重、保持相对固定的性伴侣、避免滥交和物质滥用等，减少共病，促进社会功能的恢复。

六、特殊人群治疗注意事项

由于双相障碍好发于年轻人，对于女性而言，多数在育龄期，因此需注意妊娠期的治疗。在妊娠期使用锂盐会增加胎儿心血管畸形的风险，虽然实际发生极其罕见。妊娠期服用锂盐会增加胎儿先天畸形2倍的风险，卡马西平和拉莫三嗪会增加2~3倍的风险。不建议妊娠期服用丙戊酸盐。大量研究显示，妊娠早期使用第一代的抗精神病药物和三环类抗抑郁药物并未发现不良影响。SSRI中除了帕罗西汀外，其余都比较安全。第二代抗精神病药物对胎儿影响的研究数据目前较少。

阿立哌唑可以用于青少年中度至重度的躁狂发作，但更加要注意药物不良反应发生的可能，一般不要常规连续使用抗精神病药物超过12周。对于儿童及青少年，双相障碍的诊断和治疗都应由有经验的专科医生进行。

第四节 抑郁障碍

抑郁障碍是常见的精神障碍，以心境低落、兴趣缺乏、愉快感缺乏为特征，伴有相应的思维和行为改变。DSM-5中抑郁障碍包括：破坏性心境失调障碍、抑郁症、持续性抑郁障碍（恶劣心境）、经前期烦躁障碍、物质/药物所致的抑郁障碍和其他躯体疾病所致的抑郁障碍。抑郁症具有患病率高、复发率高、致残率高和自杀率高的特点。本节主要涉及抑郁症、恶劣心境。

一、病因及发病机制

抑郁障碍的病因迄今未明，目前认为可能与以下因素有关。

（一）遗传因素

抑郁障碍有家族聚集现象，患者的父母、兄弟姐妹、子女中患抑郁障碍的人数明显高于普通人群。研究显示，2、12和15号染色体与单相障碍相关，抑郁与焦虑在遗传病因上有重叠，提示抑郁障碍的遗传同源性。目前，脑源性神经营养因子（BDNF）、单胺氧化酶-A（MAO-A）等位基因和血清素转运体（5-HTT）基因等基因研究比较热门。抑郁症的发生是基因与环境共同作用的结果，基因可决定抑郁症的易感性，而环境是抑郁症发病的触发器。

（二）神经生物学因素

1. 神经递质

去甲肾上腺素（NE）和5-羟色胺（5-HT）单胺类神经递质紊乱仍是目前抑郁障碍发病机制的主要学说。近年来，有研究者提出，多巴胺（DA）也参与其中。其他相关的递质或多肽包括γ-氨基丁酸

（GABA）、阿片类物质、生长激素释放因子、神经多肽 γ、BDNF，它们可能通过影响神经元的可塑性、突触后 β 肾上腺素能受体敏感性、突触后 5-HT 和环磷酸腺苷（CAMP）活性等作用达到治疗效果。

2. 神经内分泌

早期研究发现，抑郁障碍患者有肾上腺皮质激素的异常，30%～70% 的内源性抑郁患者出现地塞米松抑制试验（DST）阳性。抑郁障碍患者有下丘脑—垂体—肾上腺轴（HPA）的功能异常。近期发现患者的促肾上腺皮质释放激素（CRH）调节异常。约 1/4 的患者有甲状腺功能异常，小剂量甲状腺素有提高抗抑郁药物疗效的作用，因此有研究认为抑郁障碍患者有下丘脑—垂体—甲状腺轴（HPT）功能异常。另外，根据患者的生长激素（GH）分泌反应减弱、催乳素（PRL）激发反应迟钝，老年男性抑郁症和心境恶劣患者与睾酮水平下降有关，雌激素、孕激素与经前紧张症、围绝经期综合征相关，提出了丘脑—垂体—性腺轴（HPG）异常的机制。需要注意的是，这些改变并非抑郁障碍所特有。

3. 神经电生理

部分抑郁症患者有脑诱发电位和认知电位的异常，如潜伏期延长、波幅增大或降低等。特别是睡眠脑电图，抑郁症患者有广泛的异常，如慢波睡眠缩短、快动眼睡眠（REM）潜伏期缩短、频度增加及时相变化等。

4. 脑影像学

脑结构影像研究显示，抑郁障碍的脑体积与健康对照没有显著差异，但局部脑区不足，包括额叶、前扣带回和眶额回皮质。抑郁障碍患者前额叶、脑室旁、基底核、丘脑部位密度增强，杏仁核和海马体积有改变。

脑功能影像学研究显示，抑郁障碍患者较多存在左侧杏仁核、海马、海马旁回激活。首发抑郁障碍静息态 fMR 研究显示边缘—皮质网络异常。PET 研究发现，抑郁障碍患者前额叶皮质、扣带回、岛叶、丘脑和海马的谷氨酸促代谢受体 5（mGluR5）水平低下，抑郁症死者前额叶（Brodmann 区 10）mGluR5 蛋白表达水平低，提示兴奋性神经传递的基础或代偿改变在抑郁障碍的病理生理机制中发挥作用。应用加利福尼亚语词学习测验发现，抑郁障碍患者脑功能影像显示右侧前扣带回、左侧腹外侧前额叶、双侧海马和左眶额叶皮质激活，在语义组织时患者的右前扣带回激活更高，而策略启动时右腹外侧前额叶激活更高。

（三）心理社会因素

绝大多数抑郁障碍患者在首次发病时存在一定的心理社会因素，如不愉快事件，特别是严重生活事件、接踵而来的事件或长期应激性的事件（如婚姻不睦）。

二、临床表现

心境低落、兴趣丧失和愉快感缺乏是抑郁发作的核心症状。心境低落具有晨重夜轻的特点。低落程度轻重不一，从心情不佳到悲观绝望。患者对往日的爱好和活动缺乏兴趣和愉快感。患者的表情常具特征性，即双眉紧锁、愁容满面或精神萎靡、垂首、沉默少言、唉声叹气等。多数患者伴有焦虑或易激惹等。

思维迟缓表现为患者自觉脑子迟钝、联想困难，常伴有记忆力减退、注意力不集中。负性认知评价表现为患者对过去、现在和未来采取悲观、消极的态度。回忆过去，把一些小事夸大，认为是不可原谅的罪过；考虑当前，自觉记忆力差、注意力不集中、能力降低、效率差，常有今不如昔感，缺乏自信；思考未来，感到前途渺茫、自己是家人的累赘，悲观消极、生不如死，患者常有自责自罪的观念、度日如年感。严重者可出现自杀行为。

言语动作减少是心境低落的外在表现。患者表现为沉默寡言，被动，动作缓慢，活动减少。严重者卧床不起，不吃不喝，懒于梳洗，生活需别人催促或照顾，或处于缄默或木僵状态，不能胜任日常的工作、学习和家务。

躯体症状也是抑郁障碍的主要表现之一，如睡眠困难、食欲下降、体重下降（近 1 个月里体重减轻 5% 以上）。睡眠困难以早醒为特点，比平时早醒至少 2 小时，也可以为入睡困难、眠浅，或彻夜不眠。少数患者表现为睡眠过多、食欲增加、体重增加。通常把睡眠、食欲和体重变化视为抑郁发作的生物学症状。便秘、性欲减退、闭经、腰酸背痛、肌肉疼痛、头痛也是常见的躯体症状。有时躯体症状突出而掩盖了情感症状，这种现象多见于中老年患者。其他伴随的症状包括强迫症状、恐惧、人格解体等。

严重抑郁发作者可伴有幻觉、妄想等精神病性症状，可与情感症状协调或不协调，但大多会随着抑郁症状的缓解而消失，不会长期存在。妄想多为罪恶妄想、疑病妄想、虚无妄想、贫穷妄想，或被害妄想。幻觉常与妄想的内容一致，如听到声音诉说他（她）的"罪恶"，提示要对他（她）进行"惩罚""应该去死"等。

作为综合征，心境低落几乎整天存在，至少连续2周或2周以上，一般不随环境而改变，但在一天内可显示出特征性的昼夜差异。临床表现有明显的个体差异，青少年患者非典型的表现尤为常见。某些患者焦虑、痛苦和运动性激越有时比抑郁更为突出，还有些患者易激惹、过度饮酒、恐惧或强迫症状更明显。

抑郁发作病程持续数周至数月不等。心理社会因素诱发者则起病较急。起病或复发的先兆症状常表现为失眠、食欲不振、精神萎靡、工作效率下降等，以后心境低落、悲观失望，甚至消极自杀等逐渐突出。

1. 抑郁症

抑郁症指符合上述抑郁发作特点，病程至少持续2周，且有社会功能损害，排除双相障碍等其他原因。临床上，抑郁症常与其他精神障碍共病，如恶劣心境、焦虑障碍、物质滥用、人格障碍、进食障碍等。

2. 恶劣心境

患者表现为持续的心情不悦，主观症状多于客观症状，患者主诉为缺乏兴趣、没有愉快感、自我评价低、缺乏自信心、感觉不良、思维悲观、社交减少、注意力不集中、记忆力减退、慢性疲劳、有自主神经症状等。但症状没有严重到符合抑郁发作的标准，如没有消极自杀念头和行为，没有迟滞、早醒、性欲和食欲缺乏，没有情绪昼重夜轻的特点。患者社会功能的影响并不显著，但往往对正常生活事件反应过度，常因失败或挫折而谴责、责怪、抱怨别人，造成人际关系紧张。25%~50%的患者脑电图检查有异常发现，REM潜伏期降低、REM密度增加、慢波睡眠减少、睡眠的持续性受损。多数患者起病较早，青少年时就隐约发病，到成人时症状明显。病程至少2年，期间有症状缓解，但不足2个月。

三、诊断

（一）抑郁障碍诊断

抑郁发作的特征性表现包括：对平常能享受乐趣的活动丧失兴趣和愉快感，对平常令人愉快的环境缺乏情感反应，早醒，晨重夜轻，精神运动迟滞或激越，食欲明显下降，体重降低，性欲明显减退。有学者提出如存在上述症状的4条时，可认为是内源性抑郁或抑郁的生物学症状。症状标准要求至少持续2周，但如果症状格外严重或起病急骤，时间标准适当缩短。

DSM-5中抑郁症发作诊断标准如下。

（1）至少连续2周内，心境抑郁、丧失兴趣或愉悦感至少存在1项，加上下列症状中的4项。

1）几乎每天大部分时间都心境抑郁，可以是主观感受（如感到悲伤、空虚、无望），也可是他人察觉（如表现流泪）（注：儿童和青少年，可能表现为心境易激惹）。

2）几乎每天或每天的大部分时间，对几乎所有的活动兴趣或乐趣明显减少（可为主观感受，也可是他人察觉）。

3）在未节食情况下体重明显减轻或增加（如一个月内体重变化超过原体重的5%），或几乎每天食欲都减退或增加（注：儿童可为体重未达标）。

4）几乎每天失眠或睡眠过多。

5）几乎每天存在精神运动性激越或迟滞（他人察觉到，而不仅仅是主观体验到的坐立不安或迟钝）。

6）几乎每天存在疲劳或精力不足。

7）几乎每天都感到自己毫无价值，或过分、不恰当的内疚（可达妄想程度，但并不仅是因患病而自责或内疚）。

8）几乎每天存在思考能力减退或注意力集中困难（可为主观感受，也可为他人察觉）。

9）反复出现没有特定计划的自杀意念，或有某种自杀企图，或有某种实施自杀的特定计划。

（2）这些症状引起有临床意义的痛苦，或导致社交、职业或其他重要功能方面的损害。

（3）这些症状不能归因于某种物质的生理效应，或其他躯体疾病。

另外，需要排除既往有躁狂或轻躁狂发作，目前症状不能用分裂情感性障碍、精神分裂症、精神分裂症样障碍、妄想障碍或其他特定的或未特定的精神分裂症谱系及其他精神病性障碍来更好地解释。

需要提出的是，DSM-5 针对不同抑郁症患者的临床表现，建议在诊断过程中标注是否伴焦虑痛苦、混合特征、内源性特征、非典型特征、精神病性特征、紧张症、孕产期或季节性特征等，旨在为后续治疗方案提供方便。

（二）恶劣心境诊断

（1）持续存在心境低落。

（2）心境低落达不到抑郁发作。

（3）至少有下列两项症状：①食欲减退或过度进食；②失眠或睡眠过多；③活力降低或易疲劳；④自我评价降低；⑤注意力集中困难或做决定困难；⑥没有希望感。

（4）病程至少 2 年。

（5）2 年中正常间隙期不超过 2 个月。

（6）症状引起痛苦，或社会、职业功能受损。

四、鉴别诊断

（一）抑郁障碍鉴别诊断

（1）脑和躯体疾病所致的抑郁症状：许多脑部疾病会出现抑郁情绪，如痴呆、脑卒中、帕金森病、多发性硬化、癫痫等。许多躯体疾病也常伴抑郁症状，如甲状腺疾病、库欣病、艾迪生病、高钙血症、叶酸缺乏、肝炎，人类免疫缺陷病毒（HIV）感染/艾滋病（AIDS）等，临床医生需要注意鉴别和对症处理。

（2）精神活性物质滥用和药物所致的抑郁症状：精神活性物质滥用或戒断，如可卡因戒断、酒精滥用可产生抑郁症状。某些药物使用，如降压药物、皮质醇激素、非甾体类抗炎药、抗肿瘤药物等，也会出现抑郁症状。

（3）双相障碍：抑郁发作并非抑郁症所特有，在作出抑郁症诊断之前，需要排除双相障碍，即仔细询问患者既往是否有过躁狂或者轻躁狂发作。同时，在治疗过程中需要注意评估抗抑郁药转躁的风险。

（4）精神分裂症：精神分裂症在幻觉、妄想影响下，或者在精神病性症状缓解期可出现抑郁症状，需要与抑郁症的抑郁发作进行鉴别，以免单纯使用抗抑郁药物。

（5）焦虑障碍：多数抑郁症患者同时伴有焦虑症状，另外有半数焦虑障碍患者可伴有抑郁症状。因此，需要根据抑郁和焦虑症状的主次及出现的先后顺序进行鉴别。

（6）其他精神障碍：如强迫症、创伤后应激障碍、进食障碍、躯体症状障碍等也常常会有抑郁症状存在，需要注意鉴别。

（二）恶劣心境鉴别诊断

排除躯体疾病、精神活性物质、精神分裂症及其他精神病性障碍引起的情绪症状。排除抑郁发作、躁狂发作、轻躁狂发作、混合发作、环性心境障碍。

五、治疗

抑郁障碍的治疗需注意下述10个方面：①同患者建立和维持治疗联盟；②完成精神科评估；③患者安全性评估；④制订恰当的个体化治疗方案；⑤评估患者的功能损害和生活质量；⑥与其他科医师协调处理患者的躯体情况；⑦定期评估患者的精神状态；⑧选择合适的评估/测量工具；⑨增加患者治疗的依从性；⑩对患者和家属提供抑郁症相关知识教育。

根据病情决定是否门诊或住院治疗，如有无自杀念头和行为、有无精神病性症状、生活和工作功能是否严重受损、对疾病的认识能力、心理社会应激源的严重水平、家庭和社会支持系统是否完好等。

抑郁症因复发率高、致残率高，故需要长期治疗。应告知患者及其家属，需要做好长期服药的准备。患者和家属需要学会识别抑郁发作的症状，如早醒、精力缺乏、食欲和性欲缺乏、情绪昼夜变化等。

抑郁症的治疗目标是：抑郁症状缓解（临床治愈），功能水平恢复到病前状态。目前倡导全病程治疗，即急性期治疗、巩固期治疗和维持期治疗。

（一）急性期治疗

治疗目的是症状缓解、功能恢复到本次发病前水平。治疗包括药物治疗、物理治疗、心理社会治疗和联合治疗，疗程8~12周。根据抑郁的严重程度、是否合并其他躯体疾病或精神障碍、心理社会应激源以及过去的治疗效果和患者的意愿选择治疗方案。

1. 药物治疗

是目前治疗抑郁症的主要治疗手段，优点是有效、起效快。提倡在4~6周内控制抑郁症状，但完全康复需要几个月。因此，继续药物治疗对症状的控制非常必要。症状缓解后需巩固6~9个月预防复发。维持期治疗可有效预防复发。

虽然抗抑郁药物有多种，但总体疗效相近，为50%~70%。治疗初期会有不同程度的不良反应，如胃肠道反应、镇静、性功能下降、体重增加等。药物选择应注意个体化，包括：患者的意愿，既往疗效，药物安全性、耐受性、不良反应，半衰期、价格，潜在的药物相互作用以及合并的躯体疾病和其他精神障碍。一旦选用，应足剂量、足疗程使用。

药物治疗原则包括：①充分评估与监测；②确定药物治疗时机；③个体化合理用药；④单一使用抗抑郁剂；⑤确定起始剂量及剂量调整；⑥换药；⑦联合治疗；⑧停药；⑨加强宣教；⑩治疗共病。

目前推荐的首选有效抗抑郁药物包括：选择性5-羟色胺再摄取抑制剂（SSRIs），如西酞普兰、艾司西酞普兰、氟西汀、帕罗西汀、舍曲林、氟伏沙明；5-羟色胺去甲肾上腺素再摄取抑制剂（SNRIs），如文拉法辛、度洛西汀；多巴胺和去甲肾上腺素再摄取抑制剂（DNRI），如安非他酮；去甲肾上腺素和5-羟色胺调节剂（NSM），如米氮平。其他可选用的抗抑郁药物包括：5-羟色胺调节剂（SM），如曲唑酮；三环/四环类抗抑郁药物（TCAs），如阿米替林、多塞平、丙米嗪、马普替林、米安色林，以及噻萘普汀、贯叶连翘提取物、阿戈美拉汀等。

2. 物理治疗

目前临床上应用的物理治疗主要是改良电休克治疗（MECT）和跨颅磁刺激（TMS）两种。MECT的治疗有效率达到70%~90%，高于抗抑郁药物的有效率。MECT疗效肯定、见效快，对于严重抑郁伴有精神病性症状、紧张症状、自杀危险、拒食的患者可作为一线治疗选择。MECT也适用于心理社会治疗或药物治疗无效，需要快速见效、既往MECT治疗效果好的患者。TMS治疗，近年来逐步在我国开展这方面的应用。

3. 心理治疗

适用于轻度抑郁发作，或严重抑郁发作的恢复期、巩固期和维持期。急性期治疗提倡与药物治疗合用，研究显示，认知行为治疗（CBT）、人际心理治疗和行为治疗有效。其他心理治疗方法如心理动力学治疗、问题解决治疗、婚姻和家庭治疗、集体心理治疗等虽有临床应用，但证据不一。心理治疗的效果与治疗师的技术密切相关。必须强调，在国内应用心理治疗需注意心理治疗师的资质认证和培训、适应证的严格掌握，因为有明确心理社会因素的患者较为适用。

4. 疗效不佳者的处理策略

急性期治疗 4 ~ 8 周抑郁症状无显著改善患者，应重新予以评估，包括诊断是否正确、药物不良反应、并发症和心理社会因素、治疗方案是否恰当、治疗联盟和依从性、心理治疗的技术应用于面谈频率是否适合、药效动力学和药代动力学等问题。如果考虑调整药物治疗，步骤是：①在耐受不良反应的前提下增加药物剂量；②换用同一类不同种或不同类的抗抑郁药物；③联合其他抗抑郁药物，或增效剂如碳酸锂、甲状腺素、抗焦虑药物或第二代抗精神病药物；④联合使用循证依据少的其他药物，如抗惊厥药物、ω-3 脂肪酸等；⑤可考虑联合心理治疗或物理治疗（如 MECT）等方法。

（二）巩固期治疗

为了预防复发，急性期治疗有效者应巩固治疗 4 ~ 9 个月，其治疗药物与剂量应同急性期治疗。巩固期治疗可以联合心理治疗，如部分病情反复者也可考虑使用 MECT。巩固期治疗仍需定期评估患者的症状变化、药物不良反应、治疗依从性和社会功能状态等。

（三）维持期治疗

为了预防复发，对于 3 次或多次复发性抑郁症，在巩固期疗程后，需维持期治疗。如果存在下述复发风险因素：症状缓解不彻底有残留症状、早年起病（25 岁）、持续存在心理社会应激、每次抑郁发作严重、有自杀倾向或精神病性症状、间歇期不足 3 年的第二次复发、有心境障碍家族史，这些抑郁症患者则需要维持治疗。如果是慢性和复发性抑郁症，或者共病其他精神障碍，也需要考虑维持治疗。维持期治疗的药物和剂量，应保持与急性期和巩固期一致，并且定期随访，定期评估。

1. 停药

避免突然停药，减少停药症状。如果病情稳定，在巩固期或维持期结束后可逐渐缓慢减量。停药后最初 2 个月是复发的高风险期，应注意随访。应告知患者停药有风险（包括停药综合征和抑郁复发），切忌自行骤然停药。一旦复发应及时寻求治疗，恢复急性期治疗的药物和疗程。

2. 影响治疗的临床因素

许多因素可以影响治疗，包括自杀观念和行为、抑郁相关的认知功能失调、抑郁的亚型、共病其他精神障碍、心理社会因素、人口学差异、合并躯体疾病。需要兼顾处理合并的躯体疾病，如高血压、心脏病、脑卒中、帕金森病、癫痫、肥胖、糖尿病疼痛综合征、HIV 和丙型肝炎等。

（四）恶劣心境治疗

心理治疗是治疗恶劣心境的主要方法之一，如集体心理治疗、认知行为治疗和人际心理治疗等。应用抗抑郁药物也可获得较满意疗效。

第五节　强迫症

强迫症（OCD）的表现是强迫观念或强迫行为，或两者同时存在。强迫观念是指反复进入头脑中的、不需要的、闯入性的想法、怀疑、表象或冲动。患者常认为这些闯入性思维是不可理喻或过分的，不仅与自己的价值观相违背，也令人痛苦，并试图抵制它们。强迫行为是重复的行为或者心理活动，继发于强迫观念，受其驱使而实施。强迫行为既可表现为某种可被觉察的外显行为，也可以表现为某种不被觉察的内隐性心理活动。强迫症平均发病年龄在 19 ~ 35 岁，56% ~ 83% 的强迫症至少共病一种其他精神障碍。强迫症对婚姻、职业、情感、社会功能等都有不良影响，致残率较高。

一、病因及发病机制

病因较复杂，主要与社会—心理—生物等因素相互作用有关。遗传研究发现，一级亲属中，强迫症的患病率平均为 12%，明显高于普通人群（2%），呈家族遗传性。神经生化研究发现，5-羟色胺、多巴胺和谷氨酸（Glu）等单胺类神经递质失衡与强迫症有关。神经影像学研究发现，眶额皮质—纹状体—丘脑环路的结构与功能异常与强迫症有关。环境等相关因素研究发现，近期的社会心理因素常常成为强迫症发病的促发因素而远期社会心理因素则成为患病的心理素质和人格易感因素。

根据美国DSM-5所列，强迫及其相关障碍包括强迫症、躯体变形障碍、囤积障碍、拔毛癖（拔毛障碍）、抓痕（皮肤搔抓）障碍、物质/药物所致的强迫及相关障碍等。本节仅介绍强迫症的诊治。

二、临床表现

强迫症的临床特点是以闯入性的和反复的想法、观念、冲动、意象（强迫思维）及重复的仪式/强迫行为来减轻内心不安。强迫症的两个核心表现是重复与纠缠。所谓重复是患者花费了大量时间和精力反复做一件事，而达成的效果与付出远远不成比例。所谓纠缠，是指同一个想法或者念头在脑子里不断出现，明知过分或者毫无必要，却挥之不去。重复和纠缠最终造成患者产生强烈的心理痛苦和（或）个人生活与工作能力的损害。

（1）强迫思维：患者自己的词语、想法和信念闯入其思维，患者想方设法去克服。被迫去想和力图抵抗是强迫思维的特征。

（2）强迫怀疑：对某些行为是否充分完成反复疑虑（如是否关紧煤气开关），或担心是否伤害他人（如担心在开车时已伤及他人而自己未加注意）。尽管多次核实，甚至自己也清楚这种怀疑没有必要或事情本身无关紧要，但心中仍然不踏实。强迫怀疑有时也和宗教仪式相关，如怀疑自己是否虔诚地忏悔。

（3）强迫回忆：不由自主地反复回忆以往经历，自己清楚没有必要，但仍挥之不去、无法摆脱。

（4）强迫性穷思竭虑：对一些毫无意义的问题，内心反复地争论或冥思苦想，但毫无结果。

（5）强迫表象：同样具有被迫出现和力图抵抗的特征，但其表现为生动的假象情景，通常为暴力或让患者感到不安的情境，如不正常的性行为。

（6）强迫冲动：患者感到有一种冲动要去做某种违背自己心愿的事。患者不会真的去做，也知道这种想法是非理性的，但是这种冲动不止，欲罢不能，令患者感到十分痛苦。

（7）强迫行为：重复做一些没有必要、无意义的动作或行为。可以是内心活动（如反复计数或默念），也可以是具体动作（如重复洗涤、重复检查等）。患者采取强迫行为或仪式动作后可暂时缓解焦虑、但有时可以是增加焦虑。强迫行为进行后患者常怀疑是否准确无误地完成，结果导致反复进行。

（8）强迫性仪式动作：患者经常反复某些动作，久而久之程序化。此种仪式性动作往往对患者有特殊的意义，患者完成这种仪式是为获得幸运和吉兆，从而使内心感到安慰。

三、诊断

根据DSM-5，强迫症的诊断需符合以下标准。

（1）具有强迫观念或行为，或两者都有。

强迫观念的定义：①在该障碍的某些时间段内，感受到反复的、持续的、侵入性的和不必要的想法、冲动或意向，大多数个体会引起显著的焦虑或痛苦；②个体试图忽略或压抑此类想法、冲动或意向，或用其他一些想法或行为来中和它们（如通过某种强迫行为）。

强迫行为的定义：①重复行为（如洗手、排序、核对）或精神活动（如祈祷、计数、反复默诵字词）。个体感到重复行为或精神活动是作为应对强迫思维或必须严格执行的规则而被迫执行的；②重复行为或精神活动的目的是防止和减少焦虑或痛苦，或防止某些可怕的事件或情况，然而，这些重复行为或精神活动与担心可怕的事件或情况缺乏现实的联系，或者明显是过度的。

（2）强迫观念或强迫行为是耗时的（如每天为此消耗1小时以上），或者这些症状引起具有临床意义的痛苦，或导致社交、职业或其他重要功能方面的损害。

（3）此强迫症状不能归因于某种物质（如滥用的毒品、药物）的生理效应或其他躯体疾病。

（4）该障碍不能用其他精神障碍的症状来更好地解释。

四、鉴别诊断

强迫症主要与抑郁障碍、焦虑障碍、疑病妄想、精神分裂症及强迫型人格障碍等疾病鉴别。

（1）抑郁障碍：抑郁障碍患者可以出现强迫症状，而强迫症患者也可以有抑郁体验，鉴别主要根据哪种症状是原发并占主要地位而定。难以鉴别的话，建议抑郁障碍诊断优先。

（2）广泛焦虑障碍：广泛焦虑障碍表现为一种模糊的但很困扰患者的不祥预感，内容广泛、多不固定，也很少有自我抵抗的感觉。而强迫症的思维通常都有明确的内容，并多数有自我抵抗的感觉。

（3）躯体症状障碍：躯体症状障碍的表现主要是诸多躯体的不适感觉和个人主观的关注；而强迫症的症状不仅仅限于躯体症状。

（4）疑病妄想：疑病妄想是患者将普通的身体体征和症状错认为是严重疾病的表现，从而产生对严重疾病的恐惧。

（5）精神分裂症：精神分裂症患者常出现强迫症状，鉴别诊断主要看患者有无自知力、是否引起痛苦，还是淡漠处之；患者与环境、现实是否保持一致，以及患者有无精神分裂症的其他精神病性症状。

（6）强迫型人格障碍：强迫型人格障碍的强迫症状随着性格形成而发展，逐步起病于青少年，社会功能影响不大，强迫症则是临床症状显著，社会功能受损严重，有较为明确的病程界限。

（7）其他强迫相关障碍：如拔毛癖、揭皮癖、储藏癖、冲动控制障碍等。拔毛癖专注于拔毛，揭皮癖专注于剥皮，储藏癖专注于储藏而无法丢弃和部分持有，冲动控制障碍的体验主要是冲动的难以控制。

五、治疗

首先确定适合患者的治疗目标：强迫症状显著减轻，社会功能基本恢复；症状减轻到对社会功能和生活质量影响较小；对于难治性强迫症患者，应最大限度减少症状的频率和程度，尽可能让患者接受带着症状生活。根据患者的具体情况选择治疗方法。

（一）药物治疗

药物治疗是最主要的治疗方法之一，应足量足疗程。现有证据支持强迫症一线治疗药物（SSRIs 类药物）的总体疗效相似，没有证据支持某一种药物的疗效更显著，但不同的患者可能对药物有较大的个体差异。选择药物时应考虑到患者的安全、既往治疗效果、对不良反应的耐受性、潜在的药物相互作用和当前的共病躯体疾病。常用药物包括氟伏沙明，最高剂量可达 300 mg/d，平均剂量 255 mg/d。氟西汀 20 ~ 60 mg/d，常见不良反应为乏力和失眠。舍曲林 50 ~ 200 mg/d，常见不良反应为早期精神兴奋、失眠、恶心和震颤。帕罗西汀 20 ~ 60 mg/d，常见不良反应有体重增加和抗胆碱能作用。

二线治疗药物有氯米帕明、西酞普兰和艾司西酞普兰。氯米帕明为三环类药物，Meta 分析结果提示氯米帕明的疗效优于 SSRIs，但是优效性微弱，因为不良反应较明显，不作为首选。常见不良反应有 QT 间期延长、抗胆碱能不良反应（包括口干、便秘、尿潴留和心动过速），以及潜在的直立性低血压、恶性综合征和转躁风险。

若足量足疗程的单药治疗方案疗效欠佳，可以考虑联合用药增加疗效。抗精神病药单药治疗不作为强迫症的常规治疗，SSRIs 联合抗精神病药物可以增加疗效。有报道称有效率为 40% ~ 55%。常用的有利培酮（0.5 ~ 6 mg/d）、阿立哌唑（5 ~ 20 mg/d）、氟哌啶醇（2 ~ 20 mg/d）、奥氮平（2.5 ~ 10 mg/d）、喹硫平（150 ~ 450 mg/d）、齐拉西酮和帕里哌酮。

（二）心理治疗

1. CBT 是一线心理治疗选择

主要包括暴露与反应预防（ERP）。该疗法鼓励患者主动地、长时间地面对那些引起焦虑、痛苦并诱发强迫行为的物体、想法或情境直至焦虑和痛苦情绪自发减少，这个过程也被称为习惯化。暴露包括现实暴露和想象暴露，反应预防是预防/阻止回避、仪式化行为、强迫思维，来缓解焦虑、恐惧等情绪。其目的是通过暴露治疗和反应预防治疗打破强迫—焦虑这两者的循环联系，让患者体验到强迫思维引起的强烈感受在缺少现实威胁的情况下能自行缓解，并通过现实检验校正其认知错误，从而获得治疗效果。

认知疗法是通过改变患者不良认知，从而矫正不良情绪和行为的一种治疗方法。认知疗法的目标是帮助患者发现自己平时不能觉察的习惯性自动思维，通过学习对这些自动思维的知觉、监测技术，掌握用理性的思维方法来评价自身周围或环境的各种刺激，有效阻断这些不合理思维引发的痛苦情绪和行为，并通过反复实践训练用新的认知方式取代不恰当认知达到治疗的目的。

2. 心理动力学治疗

强迫症目前主要是短程动力学心理治疗，主要技术包括正性移情、理解防御机制、持续对冲突领域进行干预，帮助患者领悟和理解自己内心的动力、自身个性的优缺点，以恰当的应对方式去体验和行动。

3. 家庭治疗

主要通过家庭沟通和家庭结构分析进行干预，适用于儿童青少年强迫症。治疗技术包括治疗性双重束缚、症状处方、重新框架、积极赋义、循环提问等。

4. 森田疗法

主要是帮助患者"顺其自然"，学会"允许"问题存在，侧重情绪和行动的改变，任其痛苦，忍受不安，为所当为。

5. 团体心理治疗

通过强迫症成员之间的相互影响而达到治疗目的的一种心理治疗方法。主要是团体行为治疗，应用暴露反应预防或认知行为改变技术。

（三）物理治疗

难治性强迫症患者可选择性采用改良电休克及经颅磁刺激。神经外科手术被视为治疗强迫症的最后一个选择，但目前证据不多，必须严格掌握手术指征。

第六节　分离障碍

分离障碍是一类由明显的心理因素、内心冲突、强烈的情绪体验、暗示或自我暗示作用于个体引起的精神障碍，主要包括分离症状和转换症状两种。分离症状是指对自我身份的识别和对过去经历的记忆部分或完全丧失。转换症状是指在遭遇无法解决的问题和冲突时产生的不悦心情，以转化成躯体症状的方式出现，这些症状没有可证实的器质性病变基础。

一、病因及发病机制

目前认为分离障碍是创伤后应激障碍的一种复杂、慢性的形式，由严重、重复的始于5岁之前童年期创伤所导致，婴儿在面对疼痛刺激时，能通过改变成不同的意识状态来提高感觉的阈值，是一种防御的症候群。患者使用了分裂和分离的防御方式来应对创伤，保留好的自身和好的客体，分离了不相容的心理内容。

二、临床表现

分离障碍主要分为分离性身份识别障碍、分离性遗忘症、人格解体/现实解体障碍、其他特定的分离障碍等。

1. 分离性身份识别障碍

以往被称为多重人格障碍（MPD）。分裂出的人格之间知道彼此的存在，也有一些情况，人格之间并没有察觉彼此的存在，这会导致严重的"遗失时间"现象。多重人格患者的每一个人格都是稳定、发展完整、拥有各自思考模式和记忆的。

2. 分离性遗忘症

个体的记忆丧失并非由可识别的器质性病变引起。患者无法回忆起重要的个人信息，包括创伤或应激经历，但并非简单的遗忘。记忆的唤起有可能是逐渐唤起的，但更常见的是突然或自然唤起的。遗忘可以是局限性的和选择性的。

3. 人格解体/现实解体障碍

人格解体是患者不能确认自身的真实感觉并产生一种奇怪的复合体验，常采用"非真实"或"脱离"等来加以描述。现实解体是一种对外界环境的非现实感受，表现为一段时间内，也可能是当下，对所处环境直觉的反常改变。患者一般知道这种改变是不真实的，否则为现实解体妄想。

三、诊断

（一）诊断要点

根据 DSM-5 的诊断标准，分离障碍的诊断需符合以下几点。

（1）存在两种或两种以上不同的身份或人格状态（每一种有自己相对持久的感知、联系以及思考环境和自身的方式），可能在文化中被描述为一种被（超自然的力量）占有的经验，身份瓦解涉及明显的自我感知和自我控制感的中断，伴有情感、行为、意识、记忆、感知或感觉运动功能相关的改变。这些改变可以被他人观察到或由个体自我察觉。

（2）不能回忆重要的个人信息，其程度无法用通常的健忘来解释。

（3）这些症状导致临床意义上的痛苦，影响其社交、职业及其他重要的社会功能。

（4）该障碍并非一个广义的可以接受的文化或宗教实践中的一部分。

（5）这些障碍不是由于物质的生理作用所致或躯体疾病所致。

（二）量表评定与访谈

量表评估包括分离经验量表（DES）、分离问卷、分离经验问卷、分离多维量表和分离综合量表。

访谈包括定式访谈（SCID-D）与医学访谈，前者是半定式问卷，可以用于分离障碍的诊断，也可用于分离症状严重程度的评定。后者是精神检查，包括患者的自我认识、社会支持系统、人际关系和安全感、物质滥用等。当存在下列情况时，应高度怀疑分离症状或分离性障碍的存在：短暂的意识丧失或时间缺失、不能回忆某一个阶段的经历、神游、无法解释的附体、无法解释的人际关系变化、无法解释的知识和技能波动、关于生活史的碎片式回忆、自发的恍惚、超常体验、感到自我的其他部分存在等。

四、鉴别诊断

分离症状可以见于多种精神障碍，尤其在经历重大创伤的应激相关障碍，患者需要鉴别的疾病如癫痫、应激障碍、精神分裂症、诈病、反应性精神病、做作性障碍等。

五、治疗

心理治疗为主，辅以必要的药物治疗。

（一）心理治疗

鼓励患者疏泄不良情绪，引导患者认识疾病的起因和性质，帮助患者分析性格缺陷，指导学习理性的应对技巧。可选择精神动力学或认知行为治疗，但因涉及童年期成长经历等，一般费时较长，且对治疗师有一定资质要求，临床应用面不广。

（二）药物治疗

对伴有情绪和躯体症状的患者可使用适当的抗抑郁、抗焦虑药物对症处理，具体参见其他相关章节。

参考文献

［1］闫剑群．中枢神经系统与感觉器官［M］．北京：人民卫生出版社，2015.

［2］王志敬．心内科诊疗精萃［M］．上海：复旦大学出版社，2015.

［3］郭继鸿，胡大一．中国心律学2015［M］．北京：人民卫生出版社，2015.

［4］朱月永，庄则豪，董菁．消化内科医师查房手册［M］．2版．北京：化学工业出版社，2018.

［5］董为伟．神经系统与全身性疾病［M］．北京：科学出版社，2015.

［6］梁名吉．心内科急危重症［M］．北京：中国协和医科大学出版社，2018.

［7］于皆平，沈志祥，罗和生．实用消化病学［M］．3版．北京：科学出版社，2017.

［8］井霖源．内科学基础［M］．北京：中国中医出版社，2015.

［9］吕坤聚．现代呼吸系统危重症学［M］．北京：世界图书出版公司，2015.

［10］杨岚，沈华浩．呼吸系统疾病［M］．北京：人民卫生出版社，2015.

［11］董卫国，魏云巍，富冀枫．消化系统［M］．北京：人民卫生出版社，2015.

［12］栗占国，张奉春，曾小峰．风湿免疫学高级教程［M］．北京：中华医学电子音像出版社，2017.

［13］张铭，郑炜平．心血管内科医生成长手册［M］．北京：人民卫生出版社，2017.

［14］赵玉沛，吕毅．消化系统疾病［M］．北京：人民卫生出版社，2016.

［15］杭宏东．肾内科学高级医师进阶［M］．北京：中国协和医科大学出版社，2016.

［16］杨长青，许树长，陈锡美．消化内科常见病用药［M］．2版．北京：人民卫生出版社，2016.

［17］顾长明，杨家瑞．口腔内科学［M］．北京：人民卫生出版社，2015.

［18］林三仁．消化内科学高级教程［M］．北京：中华医学电子音像出版社，2016.

［19］黄雯，陈东宁．内科学基础教程：呼吸系统疾病［M］．北京：中华医学电子音像出版社，2015.

［20］钟南山．呼吸病学［M］．北京：人民卫生出版社，2014.